医学元宇宙

娄岩 徐东雨 ◎主编

罗亚梅 余瑾 黄友良 汪红志 邹荣金 程巍 ◎副主编

U0386559

清华大学出版社

北京

内 容 简 介

本教材是专为医学类专业学生、教育工作者和医疗专业人士编写的,旨在介绍和探索元宇宙技术在医学领域的创新应用。

本教材共 15 章,深入剖析了医学元宇宙的基本概念、特征、关键技术、多种应用以及面临的挑战和未来发展趋势,不仅为读者提供了一个全面了解医学元宇宙的途径,还鼓励读者积极参与到这一领域的研究和实践中,共同推动医学教育和医疗技术的进步。通过对本教材的学习,读者将能够掌握医学元宇宙的关键知识,培养创新思维,并为未来的医疗变革做好准备。

图书在版编目(CIP)数据

医学元宇宙/娄岩,徐东雨主编.—北京:清华大学出版社,2024.3
ISBN 978-7-302-65950-1

Ⅰ.①医… Ⅱ.①娄… ②徐… Ⅲ.①信息化－应用－医学 Ⅳ.①R-39

中国国家版本馆 CIP 数据核字(2024)第 060069 号

责任编辑:贾　斌
封面设计:刘　键
责任校对:胡伟民
责任印制:杨　艳

出版发行:清华大学出版社
　　　　网　　　址:https://www.tup.com.cn,https://www.wqxuetang.com
　　　　地　　　址:北京清华大学学研大厦 A 座　　　邮　　　编:100084
　　　　社 总 机:010-83470000　　　　邮　　　购:010-62786544
　　　　投稿与读者服务:010-62776969,c-service@tup.tsinghua.edu.cn
　　　　质量反馈:010-62772015,zhiliang@tup.tsinghua.edu.cn
　　　　课件下载:https://www.tup.com.cn,010-83470236
印 装 者:三河市天利华印刷装订有限公司
经　　　销:全国新华书店
开　　　本:185mm×260mm　　印　　张:24.25　　　　　字　　　数:606 千字
版　　　次:2024 年 5 月第 1 版　　　　　　　　　　印　　　次:2024 年 5 月第 1 次印刷
印　　　数:1~3000
定　　　价:79.00 元

产品编号:101391-01

编　委　会

(以参编章节顺序为序)

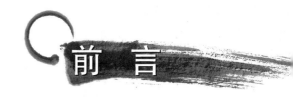
前　言

　　随着科技的飞速发展,我们正步入一个充满无限可能的新时代。在这个新时代中,"元宇宙"概念的出现,为我们构建了一个全新的虚拟世界,它不仅重塑了我们的社交、娱乐和工作方式,更为医学教育和实践带来了变革。本教材旨在为广大医学类专业学生、教育工作者以及医疗专业人士提供一个深入了解和探索医学元宇宙的窗口。

　　医学元宇宙,作为元宇宙技术在医学领域的应用,正逐步改变传统的医学教育模式和临床实践方法。通过虚拟现实(VR)、增强现实(AR)和混合现实(MR)等技术,医学元宇宙为学生提供了一个沉浸式的学习环境,使他们能够在模拟的临床情景中进行实践操作,从而提高临床技能和掌握理论知识的水平;同时,医学元宇宙也为医生提供了一个无风险的手术模拟平台,有助于提升手术技巧和诊疗水平。

　　本教材将从医学元宇宙的基本概念出发,详细介绍其技术原理、应用场景、发展趋势以及面临的挑战。我们将探讨如何利用医学元宇宙进行解剖学教学、临床技能训练、手术模拟和远程医疗等,同时也在伦理、法律和隐私保护等方面提供参考。

　　我们相信,通过对本教材的学习,读者将能够全面理解医学元宇宙的现状和潜力,掌握其关键技术和应用方法,并为未来的医学教育和临床实践提供创新的思路和解决方案。让我们一起踏上这趟探索医学元宇宙的旅程,共同见证和推动医学教育和医疗实践的发展。

　　最后,我们期待本教材能够成为医学领域探索元宇宙技术的有益参考,也希望能够激发更多的创新和探索精神,为人类的健康事业贡献力量。

　　祝愿每位读者在医学元宇宙的世界中,开启一段精彩纷呈的学习之旅。

黄浩

2024 年 4 月 16 日

目 录

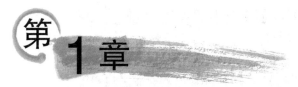

第1章
元宇宙和医学元宇宙的概论

内容与要求

本章主要介绍了元宇宙和医学元宇宙的定义以及国内外的发展现状和未来发展趋势，并对元宇宙和医学元宇宙的起源、特征及相关技术进行了详细的讲解。

"元宇宙的定义"和"医学元宇宙的定义"中要求了解它们的起源、特征、相关技术及定义；"医学元宇宙的发展现状"中要求了解国内外元宇宙的发展现状，并结合医学元宇宙的应用案例了解医学元宇宙的发展现状及趋势；"元宇宙的未来"中要求了解社会元宇宙未来、技术元宇宙未来、教育元宇宙未来及元宇宙可能面临的风险。

重点、难点

本章的重点是元宇宙和医学元宇宙的特征、相关技术以及医学元宇宙的应用案例和发展趋势；难点是理解元宇宙的概念及相关技术。

1.1 元宇宙的定义

1.1.1 元宇宙的起源

元宇宙的概念起源于 1992 年，科幻作家尼尔·斯蒂芬森在他的小说《雪崩》（*Snow Crash*）中首次提出了"metaverse"（元宇宙）这一概念。在这部小说中，斯蒂芬森描述了一个平行于现实世界的网络世界，人们通过各自的"化身"在这个虚拟世界中进行交流和娱乐。该小说描述的世界场景如图 1.1 所示。元宇宙可以看作是现实世界的延伸，是一个脱胎于现实世界，又与之平行、相互影响的在线虚拟世界，被认为是互联网发展的下一个阶段。

在《雪崩》一书中，作者描绘了人类未来的某一天，整个世界变得沉沦不堪，人们到了一个虚拟的、充满阳光的游戏世界里，这个游戏世界称为元宇宙。书中所说的"网络分身"，即英文单词 avatar 的中文音译就是"阿凡达"。2009 年，美国著名导演詹姆斯·卡梅隆的经典电影，就是以它命名的。avatar 的原意是"化身"。如今，电脑游戏或聊天室中玩家使用的虚拟身份，也叫 avatar。元宇宙不是真实的世界，而是一个虚拟的世界。但第一个提出虚拟世

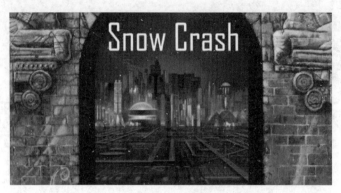

图 1.1 《雪崩》描述的世界场景(图片来源于网络)

界的人并非尼尔·斯蒂芬森。早在 1981 年,美国计算机教授弗诺·文奇在科幻小说《真名实姓》中,就构思了一个可以通过脑机接口进入并拥有感官体验的虚拟世界。而尼尔·斯蒂芬森不过是在弗诺·文奇的奇想上,进行了升华和加强。尽管如此,尼尔·斯蒂芬森仍被认为是元宇宙提法的创始人。

我们现在理解的元宇宙,很多理念最初都源于虚仿游戏。在元宇宙的概念产生之前,开放式多人游戏(Open Multiplayer Game)经历了从文字界面到 2D 图形界面,以及 2D 图形界面到 3D 图形界面的演变,并且在游戏中增加交互与用户生成内容(User Generated Content,UGC)等属性。游戏创作者通过增加游戏的纬度、交互程度以满足用户对于体验的更高需求。开放多人游戏的发展历程如下。

(1) 1979 年出现了第一个文字交互界面,将多用户联系在一起的实时开放式社交合作世界,如诞生了多人历险游戏(Multi-User Dungeon,MUD)等。

(2) 1986 年,*Habitat* 作为第一个 2D 图形界面的多人游戏环境,首次使用了化身 Avatar。它也是第一个投入市场的大型多人在线角色扮演游戏(Massive Multiplayer Online Role-Playing Game,MMORPG)。

(3) 1994 年,Web World 的技术有了突破,实现了第一个轴测图界面的多人社交游戏。用户可以实时聊天、旅行、改造游戏世界,开启了游戏中的 UGC 模式。

(4) 1995 年,Worlds Incorporated(世界公司)成立,第一个投入市场的 3D 界面大型多人在线游戏(Massive Multiplayer Online Game,MMOG),它强调开放性世界而非固定的游戏剧本。

(5) 1995 年,*Active Worlds* 上线,这是基于小说《雪崩》创作的,以创造一个元宇宙为目标,提供了基本的内容工具来改造虚拟环境。

(6) *Second Life* 是第一个现象级的虚拟世界,发布于 2003 年,拥有更强的世界编辑功能和发达的虚拟经济系统,吸引了大量企业与教育机构。人们可以在其中社交、购物、建造、经商。英国广播公司(BBC)、路透社、美国有线电视新闻网(CNN)等将 *Second Life* 作为发布平台,IBM 也曾在该游戏中购买过土地,建立自己的销售中心,瑞典等国家曾该在游戏中建立了自己的大使馆。

(7) 2004 年,Baszucki 和 Cassel 创办了 DynaBlox,一年后改名为 Roblox。它是世界最大的多人在线创作游戏平台。至 2019 年,已有超过 500 万名青少年开发者使用 Roblox 开发 3D、VR 等数字内容,该平台月活跃玩家超 1 亿人,并于 2021 年 3 月 11 日在纽约证券交易所上市。

Second Life 是美国林登实验室推出的一个网络游戏。这款游戏没有经验、等级之类的常见元素,也不以娱乐性为核心,而是非常接近现实世界——每个人在游戏中有着高度的自主性和创造性。他们通过游戏内置的一套 3D 建模工具,创建游戏元素。在游戏中,系统提供给玩家一些土地,玩家成为"居民"。居民可以在土地上创造各种物品,包括房屋、植被、交通工具、生产工具等。这些工具除了自己使用,也可以用来出售。玩家对自己创造的物品有完全的产权。*Second Life* 使"虚拟资产"这一概念让人们广泛认知。*Second Life* 场景如图 1.2 所示。

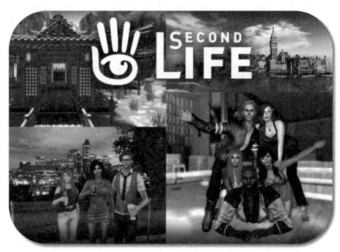

图 1.2　*Second Life* 场景(图片来源于网络)

随着这款游戏越来越庞大,参与的人越来越多,虚拟世界中的商业价值被逐步开发出来。从最开始的广告牌模式到投资虚拟土地的房地产开发商、设计虚拟形象及服饰的设计师等。更重要的是,这些在虚拟世界中被创造出来的虚拟价值,可以有条件地变为真金白银,兑换成现实世界中的货币,这显然是一个伟大的创举。

据民间统计,*Second Life* 世界中有 7000 多种挣钱方式,年经济总产量达到了 6400 万美金,这相当于小型国家一年的国内生产总值(Gross Domestic Product,GDP)。在这样的虚拟资产基础上,许多世界著名的企业开始入驻虚拟世界:IBM 建立了自己的销售中心,美国有线电视新闻网(Cable News Network,CNN)建立了自己的游戏报纸,微软也在游戏中建立了分公司。有大量的玩家辞掉了自己现实世界中的工作,在这个虚拟世界中从事全职工作。游戏中通用的货币林登币(Linden Dollar)已经跟美元实现双向兑换。

回望从 1979 年开始出现游戏,到现在的元宇宙的诞生,可以发现一个主线,即体验的不断提升。人们对于游戏体验的不断追求,造就了游戏技术的不断进步。当 3D 图形游戏成为游戏标配的时候,人们又会追求更高的游戏体验,即沉浸式的、可交互的、用户可编辑的、永久在线的及实时的游戏体验,这就为元宇宙的概念创造了无限想象的空间。

尽管元宇宙的概念和正式命名始于 20 世纪,明确来源于《雪崩》,但采用元宇宙叙事创作的作品,其历史远不止半个世纪。塞万提斯创作于 17 世纪的《唐·吉诃德》就是元宇宙小说的典范,用虚拟的角色打破边界,混淆现实与虚拟。1996 年挪威作家乔斯坦·贾德的畅销书《苏菲的世界》,让人们从宇宙的角度看地球。这类题材之所以能不断萌生,主要是因为20 世纪末的计算机和 3D 技术开始盛行,人们对 3D 虚拟世界,尤其是游戏带给人的体验和想象越来越期待。

从概念到文学,从文学到游戏,从游戏到电影,无论是在虚拟中寻求真实,还是想从真实中探究虚拟,当人们打破这些边界,对"常识之下"的认知进行挑战和探索的时候,元宇宙真正的价值——自反性、超脱性的思维就出现了。元宇宙,可以说是一个关于超越和回溯的虚拟世界。

元宇宙并不是一个全新的技术,而是集成了多种现有技术,如 5G、云计算、人工智能、虚拟现实、区块链等。它为用户提供了沉浸式的虚拟体验,并允许用户在虚拟世界中进行社交、生活,甚至经济活动,实现现实世界和虚拟世界的融合。自《雪崩》发表以来,元宇宙的概念逐渐从科幻小说走进现实。2021 年被许多人称为"元宇宙元年",这一年,人们见证了元宇宙概念的广泛传播和快速发展。许多大型科技公司如 Facebook(后更名为 Meta)、微软、英伟达等都在积极投资和开发元宇宙相关技术。此外,元宇宙的应用也开始从游戏扩展到教育、社交、工作等多个领域。元宇宙的技术起源可以追溯到数字化数据的生成技术,这些技术包括但不限于虚拟现实(VR)、增强现实(AR)、混合现实(MR)以及数字孪生等。这些技术的发展为元宇宙的构建提供了基础,使得人们能够在虚拟空间中创建和体验数字化的自我和环境。

1. 概念起源

元宇宙作为一个概念,最早起源于科幻文学,后来随着技术的发展逐渐进入公众视野。尤其是在社交媒体巨头 Facebook 宣布更名为 Meta 之后,元宇宙概念受到了广泛关注,并开始被认真考虑作为一种新兴的数字样态。

2. 社会起源

从社会学的角度来看,元宇宙的起源与人类社会的数字化进程紧密相关。随着互联网和数字技术的发展,人们的生活方式、工作方式以及社交方式都在逐步数字化。元宇宙可以被视为这一进程的自然延伸,它不仅包括技术的发展,还包括了人类对于数字化身份和虚拟空间的认知和接受。

3. 演变机理

元宇宙的演变机理涉及多个层面,包括技术发展、社会需求、经济模式等。技术的进步使得元宇宙的构建成为可能,而社会需求则推动了元宇宙的发展和应用。经济模式的创新则为元宇宙的商业化提供了动力。这些因素相互作用推动了元宇宙从概念走向现实。

4. 形态发展

元宇宙的形态发展可以分为几个阶段:从最初的纯数字化世界,到数字孪生世界,再到虚实互构世界,最终发展为虚实协同世界。每个阶段都代表了元宇宙在技术和社会层面的不同发展状态和应用范围。

综上所述,元宇宙的起源是一个多维度的概念,它不仅仅是技术的集合,更是人类社会数字化进程的产物。随着技术的不断进步和社会的逐步接受,元宇宙将继续发展和演变,成为未来数字世界的重要组成部分。目前元宇宙是一个仍在不断发展中的概念,它结合了多种先进技术,为人类提供了一个全新的虚拟与现实相结合的生活方式。随着技术的不断进步和应用场景的不断拓展,元宇宙的未来充满了无限可能。

1.1.2　元宇宙的定义

元宇宙(Metaverse)是一个综合性的概念,它涵盖了多种技术和理念,旨在创造一个虚拟的、与现实世界相融合的全新空间。我们可以对元宇宙的定义进行如下概述:

元宇宙是由数字化技术构建的一个数字化虚拟世界和现实世界能够在一定程度上共存共生的数字样态。它不仅是一个虚拟空间,还是一个包含了社交、经济、文化、教育等多方面的复杂系统。

1.1.3　元宇宙的形态发展

元宇宙的发展可以划分为几个阶段:

(1) 纯数字化世界:这是元宇宙最早的形态,主要源于人类的精神活动和虚拟身份的具象化。

(2) 数字孪生世界:侧重于"以虚促实",通过现实世界的数字化映射,将虚拟空间的元素和因果关系处理后反馈到现实世界。

(3) 虚实互构世界:结合了纯数字化世界和数字孪生世界的特点,充分利用虚拟和现实世界的技术优势,提升整体效能。

(4) 虚实协同世界:这是元宇宙发展的高级阶段,要求现实世界与虚拟世界实现高度的整合和协同,满足更高级的社会性活动需求。

元宇宙是一个不断发展和演变的概念,它集成了多种前沿技术,旨在创造一个全新的虚拟与现实相融合的世界。元宇宙的发展不仅是技术的挑战,还涉及对社会、文化、经济等多方面的影响。随着技术的进步和社会的适应,元宇宙有望成为未来社会的重要组成部分。

1.1.4　元宇宙的特征

元宇宙是一个由多个虚拟世界组成的网络,这些虚拟世界相互连接,为用户提供了一个共享的、三维的虚拟空间。它融合了多种技术,如虚拟现实(VR)、增强现实(AR)、3D 建模、人工智能(AI)、区块链等,以提供沉浸式的用户体验。元宇宙的特征主要包括:

(1) 沉浸式体验:元宇宙通过 VR 和 AR 技术,使用户能够在一个三维的虚拟环境中获得高度沉浸式的体验。

(2) 虚拟替身(Avatar):用户在元宇宙中通过虚拟替身进行交互,这些替身可以是基于用户外貌的数字化形象,也可以是用户完全设计的角色。

(3) 社交互动:元宇宙提供了一个社交平台,用户可以在虚拟空间中与其他用户进行交流、合作和互动。

（4）开放性和可扩展性：元宇宙通常设计为开放平台，允许第三方开发者创建内容和应用程序，扩展元宇宙的功能和体验。

（5）经济系统：许多元宇宙拥有自己的经济系统，包括虚拟货币、交易市场和劳动市场，用户可以在其中创造、购买和出售虚拟商品和服务。

（6）持久性：元宇宙中的内容和服务通常是持久的，用户可以随时访问和参与。

（7）跨平台兼容性：元宇宙平台通常支持跨平台操作，允许用户在不同设备上访问和使用。

（8）隐私和安全：随着用户数据的增加，隐私和安全成为元宇宙发展中的重要考虑因素。

（9）虚拟现实与现实世界的结合：元宇宙与现实世界可以通过AR等技术相结合，为用户提供一种新的交互方式。

（10）多感官体验：随着技术的发展，元宇宙正朝着提供更加多感官体验的方向发展，包括对触觉、嗅觉和味觉的模拟。

元宇宙的这些特征共同定义了它作为一个综合性的虚拟环境，不仅是技术的集合，更是一个新的社交、经济和文化领域的平台。随着技术的不断进步，元宇宙的这些特征将不断发展和完善。

1.1.5　元宇宙的技术

元宇宙是一个涵盖了众多技术领域的复杂系统，它不仅包括了传统的信息技术，还融合了最新的前沿科技。以下是元宇宙所涉及的关键技术。

（1）用户接口技术。

用户接口技术是用户与元宇宙之间交互的桥梁，包括以下内容：

① 终端设备：如VR、AR、MR头显、脑机接口等，它们使用户能够沉浸在元宇宙中。

② 自然交互：包括语音、文字、视频等交互方式，使用户能够以自然的方式与元宇宙进行交流。

（2）渲染引擎。

渲染引擎是元宇宙中实现三维数据可视化的关键技术，它负责将虚拟模型渲染成用户可以看到的场景，主要的渲染引擎包括Unity、UE5和Three.js等。

（3）三维建模。

三维建模技术用于创建元宇宙中的虚拟环境和角色，涉及城市建模、建筑建模等，主要技术平台有CityEngine、3d Max、Maya等。

（4）数据中台。

数据中台为元宇宙提供数据驱动支持，使得虚拟对象的动作和事件能够得到有效管理和执行。

（5）人工智能。

人工智能在元宇宙中的应用主要包括自然交互的智能化以及机器人智能的提升。

（6）数字孪生。

数字孪生技术用于创建元宇宙中与现实世界相对应的虚拟副本，实现虚实之间的高度映射和互动。

（7）物联网。

物联网技术为元宇宙提供来自现实世界的数据，通过传感器采集的信息可以更新虚拟对象的状态。

（8）边缘计算。

边缘计算是物联网的重要支撑技术，用于解决计算瓶颈和性能约束问题。

（9）大数据平台。

大数据平台提供元宇宙所需的计算和存储基础设施。

（10）云计算。

云计算作为元宇宙系统的硬件资源管理和分配者，为元宇宙提供必要的硬件支持。

除了上述技术外，元宇宙还涉及以下技术。

① 区块链：作为元宇宙内部经济系统的核心，提供不可篡改、去中心化的特性，支持数字资产的创建和交易。

② 交互体验技术：包括语音交互、动作捕捉、力反馈等，为用户提供更加丰富和自然的交互体验。

③ 通信网络技术：如5G/6G、Wi-Fi 6等，为元宇宙提供高速、低延迟的网络连接。

元宇宙的技术体系非常庞大和多元，它不仅需要各种技术的融合和创新，还需要这些技术在实际应用中的落地和优化。随着技术的进步和产业的发展，元宇宙将逐步成为一个全新的数字化世界，为用户带来前所未有的体验和机遇。同时，元宇宙的发展也将推动相关技术的进步和创新，形成一个良性的技术发展循环。

1.2 医学元宇宙的定义

医学元宇宙是一个虚拟的、由数字技术构建的环境，它结合了增强现实、虚拟现实、3D建模、人工智能以及其他新兴技术，为医学教育、研究、临床实践和患者体验提供了一种全新的方式。在医学元宇宙中，用户可以通过虚拟替身（Avatar）在不同的医学场景中进行互动，这些场景包括但不限于手术室、诊所、实验室和会议室。

在医学教育方面，元宇宙允许医学生和医生在一个没有风险的环境中模拟手术和治疗方法，从而提高他们的技能。在研究方面，它提供了一个平台，研究人员可以在其中进行复杂的生物医学实验，分析大数据，以及进行疾病模型的研究。在临床实践方面，医生可以利用元宇宙与患者进行远程会诊，甚至进行虚拟手术。对患者来说，元宇宙可以提供更加个性化和互动的医疗服务，包括健康咨询、治疗模拟和康复训练。

医学元宇宙的实现，将极大地推动医疗健康领域的发展，提高医疗服务的质量和效率，同时也为患者提供更加舒适和便捷的医疗体验。随着技术的进步和创新，医学元宇宙的应用前景将更加广阔。

1.2.1 医学元宇宙的起源

医学元宇宙的起源与多个关键技术的成熟和融合密切相关。这些技术包括：虚拟现实，通过模拟环境为用户提供沉浸式体验，可用于医学教育和手术模拟；增强现实，将虚拟信息叠加到现实世界中,辅助医生进行诊断和治疗;混合现实,结合 VR 和 AR 的特点,提供更加丰富的交互体验;物联网(IoT),通过传感器和网络连接设备,实现数据的实时收集和分析;人工智能,利用机器学习等技术,提高疾病诊断的准确性和治疗的个性化;区块链,确保数据的安全和透明,提高医疗服务的可信度。

医学元宇宙的概念最早由一些具有前瞻性的医学专家和科技工作者提出。他们认为,通过将上述技术应用于医疗领域,可以创建一个全新的医疗服务平台,这个平台将虚拟世界与现实世界相结合,提供更加高效、个性化的医疗服务。在这一背景下,国际元宇宙医学协会(IAMM)应运而生。该协会成立于 2022 年,旨在推动元宇宙医学的研究和创新,促进医疗服务的数字化转型。协会通过学术交流、技术研究、教育培训等方式,为医学元宇宙的发展提供了坚实的基础。

医学元宇宙的应用前景非常广泛,它不仅可以改善慢性疾病的管理,还可以优化医疗教育、提高手术成功率、促进远程医疗等。随着技术的不断进步和应用的深入,医学元宇宙有望成为未来医疗服务的重要方向。

医学元宇宙的起源是一个不断发展的过程,它代表了医疗领域对未来数字化生存的探索和想象。随着相关技术的成熟和应用的推广,医学元宇宙将为医疗保健带来革命性的变化,同时也带来了新的挑战和问题,如伦理管理、数据安全等,这些都是未来需要重点关注和解决的议题。

1.2.2　医学元宇宙的特征

医学元宇宙是一个新兴的概念,它结合了元宇宙技术和医疗健康领域,旨在通过虚实融合的方式,提高医疗服务的质量和效率。医学元宇宙的特征可以从以下几个方面进行阐述。

(1)身份与社交性(Identity and Social Interaction)。医学元宇宙为医生和患者提供了独立的"数字化身",这使得每个参与者都能在虚拟空间中复刻出一个真实的自己。医生可以通过这个身份进行全方位医患社交和个人品牌信誉打造,同时在不同的医疗服务场景中获得全景式的社交感知与具身的情感体验。

(2)深度沉浸性(Immersive Experience)。通过增强现实、虚拟现实和数字孪生等技术,医学元宇宙能够实现逼真的自然环境和社会空间效果,为患者带来视觉、听觉、触觉与嗅觉等感官的体验。这种沉浸感强调了人们能够在元宇宙中获得真实感知与切实体验。

(3)开放创作性(Open Creativity)。医学元宇宙技术为疾病诊疗提供了全新的载体,医生可以在元宇宙内实现对人体内外环境编辑、疾病产生原因、诊疗过程等方面的智能会话,实现艺术性、技术性和体验性的有机结合。

(4)交互协作性(Interactive Collaboration)。医学元宇宙支持不同地域、不同医疗机构的医生们跨域联合诊疗及相互交流。它可以实现现实医疗机构环境与虚拟世界信息畅通无阻的传输,推进多平台融合,并呈现出标准化、工具化的发展方向。

(5)虚实融合(Blending of Virtual and Real)。医学元宇宙实现了虚拟空间与现实世界的融合,医生与患者将同时拥有虚拟空间中的超现实能力以及与现实世界的作用力。这种融合扩展了自然人和机器人的能力,使得自然人的能力在现实空间和虚拟空间得到双提升。

(6)智能推理(Intelligent Reasoning)。医学元宇宙中的智能推理空间是平行于且超越现实诊疗环境的虚拟活动空间,继承并发展了现实医疗服务环境的所有属性、行为和社会关系。它提供了现实诊疗环境或超现实环境的几乎所有事物,用户可以实现虚实环境的跨界活动。

(7) 人机融合(Human-Machine Integration)。医学元宇宙中,自然人、元宇宙人和机器人的相互关系被重新定义。人机融合、以人为主的诊疗决策在元宇宙中得到突出,实现了人机多学科会诊(MDT),提高了诊疗的效率和质量。

(8) 跨域信息资源调度与共享(Cross-Domain Resource Scheduling and Sharing)。医学元宇宙通过区块链等技术实现跨个体、跨部门、跨学科的安全交流和信息共享。这促进了医疗资源的合理分配和高效利用,同时也保障了患者的隐私和数据安全。

医学元宇宙的特征体现了其在医疗服务领域的创新潜力和应用前景。通过虚实融合、沉浸式体验、智能推理和人机协作等特性,医学元宇宙有望为医疗健康领域带来革命性的变革,以提高医疗服务的质量和效率,同时也为医疗教育和研究提供了新的平台和工具。随着技术的不断发展和完善,医学元宇宙将在未来医疗健康领域发挥越来越重要的作用。

同时医学元宇宙还具有以下几个显著特点。

(1) 沉浸式体验:通过虚拟现实和增强现实技术,用户可以进入一个完全沉浸式的三维环境,体验到高度真实感的医学场景,如手术室、诊所等。

(2) 交互性:用户可以在医学元宇宙中与其他用户(如医生、医学生、患者)或虚拟实体进行交互,进行模拟手术、诊断、治疗等医学活动。

(3) 真实性:医学元宇宙中的模型和数据可以基于真实的人体解剖、疾病过程和医疗设备,提供高度真实的训练和模拟体验。

(4) 可扩展性:元宇宙是一个开放的平台,可以不断扩展和更新,添加新的医学知识、技术和病例,以保持与医学领域的最新发展同步。

(5) 远程协作:医生和研究人员可以在不同的地理位置进入医学元宇宙,进行远程会诊、研究合作和学术交流。

(6) 个性化和定制化:根据用户的需求和背景,医学元宇宙可以提供个性化的学习路径、治疗计划和教育内容。

(7) 数据驱动和AI集成:医学元宇宙可以集成大量数据和人工智能算法,用于模拟疾病发展、预测治疗结果、提供个性化医疗建议等。

(8) 安全性和隐私保护:尽管医学元宇宙是一个虚拟环境,但仍然需要确保用户数据的安全性,特别是在处理敏感的医疗信息时。

(9) 无障碍性:医学元宇宙旨在为所有用户,包括残障人士,提供一个无障碍的医疗学习和工作环境。

(10) 经济系统:医学元宇宙可能包含自己的经济系统,用户可以通过参与活动、提供服务等获得虚拟货币或实际收益。

医学元宇宙结合了多种技术,为医疗健康领域带来了革命性的变化,它不仅改变了医学教育和研究的传统方式,也为患者提供了新的治疗和康复途径。随着技术的不断进步,医学元宇宙的特性和功能将不断发展和完善。

1.2.3 医学元宇宙的技术

医学元宇宙技术是一个融合了多种前沿科技的综合性概念,旨在通过创建一个虚拟与现实相结合的三维空间,来革新医疗健康领域的服务和实践。以下是医学元宇宙技术的几个关键方面:

(1)虚拟现实和增强现实技术:这些技术为用户提供了一个沉浸式的三维环境,可以模拟真实的医疗场景,让用户在虚拟世界中体验到与真实世界相似的感觉。通过头戴设备,用户可以完全沉浸在一个由计算机生成的三维环境中。在医学教育和手术模拟中,VR 技术提供了一种无风险的学习环境,医生可以在模拟的手术中进行实践。

与 VR 不同,AR 技术将虚拟信息叠加到用户的现实世界中。在医学领域,AR 可以帮助医生在手术中查看患者的内部结构,提高手术的精确性和安全性。

(2)3D 建模和渲染技术:这些技术用于创建高度真实的人体解剖模型、疾病模型和医疗设备模型,为医学教育、研究提供直观的学习和模拟工具。

(3)人工智能和机器学习:AI 技术在医学元宇宙中有着广泛的应用,如疾病预测、治疗建议、手术模拟等。机器学习可以用于分析大量的医疗数据,为用户提供个性化的医疗建议。AI 在医学元宇宙中扮演着重要角色,可以用于疾病诊断、治疗方案推荐、患者监护等。AI 算法能够处理和分析大量医疗数据,帮助医生做出更准确的决策。

(4)区块链技术:区块链技术可以用于保护用户的数据安全和隐私,同时也可以用于医学元宇宙中的经济系统,如虚拟货币的交易和管理等。区块链提供了一种安全、不可篡改的数据记录方式。在医学元宇宙中,区块链可以用于确保患者数据的隐私和安全,同时允许跨机构和跨地区的医疗数据共享。

(5)云计算和边缘计算:这些技术为医学元宇宙提供了强大的计算能力和数据存储能力,使得医学元宇宙可以处理大量的数据和复杂的计算任务。

(6)物联网技术:物联网技术可以将现实世界中的医疗设备和虚拟世界中的模拟设备连接起来,实现数据的实时传输和设备的远程控制。物联网技术通过互联网连接各种设备和传感器,收集和交换数据。在医学元宇宙中,IoT 可以使医疗设备和患者监测系统实时传输数据,为医生提供持续的健康信息,从而实现远程监控和治疗。

(7)5G 和未来的 6G 通信技术:这些高速、低延迟的通信技术为医学元宇宙提供了稳定、快速的网络环境,使得远程医疗和实时协作成为可能。5G 的高速率和低延迟特性对于医学元宇宙至关重要,它支持实时数据传输和远程操作,使得远程手术和实时监控成为可能。

(8)数字孪生:数字孪生技术创建了一个真实物体或系统的虚拟副本,可以用于模拟和分析。在医学中,数字孪生可以用来模拟人体器官或系统,以研究疾病的发展和测试治疗方法。

(9)脑机接口(BCI):脑机接口技术允许直接在大脑和外部设备之间建立连接。在医学元宇宙中,BCI 可以用于帮助残疾人士通过思维控制虚拟环境中的行动,或者用于神经康复训练。

(10)混合现实:混合现实结合了 VR 和 AR 的特点,创造了一个既包括真实世界元素又包括虚拟元素的环境。在医学教育和手术规划中,MR 可以提供一个同时包含真实和虚拟信息的环境,增强学习和手术规划的体验。

医学元宇宙技术的发展为医疗健康领域带来了革命性的变革。通过这些技术的融合和应用,医学元宇宙有望提供更加个性化、精准和高效的医疗服务,同时也带来了新的挑战,如数据隐私保护、技术可及性和伦理问题等,需要行业内外共同的智慧和努力来解决。

1.3　医学元宇宙的发展现状

在众多领域中,医学是元宇宙较先爆发的领域之一。基于5G、云计算、人工智能、虚拟现实等技术的成熟,正促进元宇宙基础层技术难点突破向元宇宙医疗应用层突破迈进,加速医疗数字生态的建造。

医学元宇宙就是在元宇宙技术实现的基础上,全方位提升传统医学技术水平,即在元宇宙技术的基础上构建全新的医学体系。未来,通过元宇宙技术赋能(即对传统医学的应用和融合)围绕预防、诊断、治疗、康复的全生命周期,将出现更智能的健康管理体验场景,通过孪生、迭代以及各类可穿戴设备实时监测健康状况并提供预警和解决方案。医学生物信息工程技术与新技术、新材料和新产业深度结合,未来的医疗装备形态将更多元,医疗服务将更精准、更智能、更便捷、更高效。跨界技术的融合创新必将开启医疗的新时代。伴随着医疗产业的加速发展、技术的加速演进、市场的加速扩容及创新企业的加速涌现,这些因素将会形成合力,不断增进人类健康福祉。

未来,医学元宇宙将激发出巨大市场潜力,带来广阔的创新前景。患者可以接受线上3D远程诊断,人工智能和大数据将成为诊断的得力助手。诊断之后基于数字孪生人体,医生能掌握详细的患者数据,做出更准确的治疗规划。手术机器人参与到手术治疗和术后康复之中,患者在术后也可以接受更长距离的远程监护和更长期的慢病管理。

1.3.1　国外医学元宇宙的发展现状

(1) 研究起步较早:国外的医学元宇宙研究起步较早,最早的研究可追溯至2000年,且在2008—2012年间出现了一次研究聚焦阶段。2021年,随着全球元宇宙话题的再次引爆,国外的研究成果数量显著增加。

(2) 研究内容丰富:国外的研究内容涉及元宇宙在医疗领域的多种应用,包括虚拟手术、医学教育和培训、慢性疾病管理、康复训练等。研究者探索了如何利用元宇宙技术提高医疗服务的个性化和精准化。

(3) 技术融合:国外的医学元宇宙研究强调了多种技术的融合,特别是人工智能、物联网、数字孪生、脑机接口等技术在医疗领域的应用。

(4) 研究资助:国外的元宇宙研究成果有一些获得了国家及企业的资金资助,这有助于推动研究的有效开展和成果的产出。

目前,元宇宙在医学领域已经有了一定的应用,阿联酋推出了首家元宇宙医院,如图1.3所示,为患者提供足不出户的医疗服务。这家虚拟医院由医疗保健提供商Thumbay Group管理,医院向就诊者提供VR或AR设备,就诊者可以通过设备访问医院,从咨询台、门诊到各科室都有相应的医生和医护人员与患者接洽。

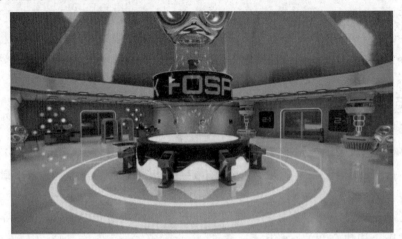

图 1.3　虚拟医院

　　虚拟医院的就诊形式特别适合长期卧床患者的就诊需求。只要他的大脑还在运作,通过 AR 或 VR 技术,就可以在虚拟医院就医,医生也可以在虚拟世界访问患者的家。

　　医学元宇宙在外科手术中的应用越来越被重视。在通常的手术中,躲避错综复杂的人体结构去定位病灶,是手术的关键,如果在术前能有一个逼真的模拟教学,或者在术中有精确的引导,可以有效提升手术质量。Surgical Theatre 作为 VR 医疗服务的领头企业,通过 360°XR 可视化技术为患者及外科医生提供沉浸式的及由内而外的患者解剖结构视图,使他们能够看到看不见的位置。从患者参与、术前规划、医生跨学科合作到进入手术室,可在患者的整个门诊及手术过程中提供帮助。2021 年 9 月 2 日,在以色列一例连体双胞胎头部分离手术中,医生使用了基于磁共振成像(MRI)、电子计算机断层扫描(CT)和血管造影扫描图像的 3D 模型模拟双胞胎血管、脑膜、颅骨和皮肤连接之后,使用了美国 Surgical Theater 公司的 VR 模型,对手术进行模拟并以最准确的方式进行规划。

　　微软在 2019 年曾发布过一款产品"HoloLens 2",该产品逐渐应用在不同的医疗领域中。新加坡国立大学公共卫生(NUHS)专业的学术研究小组借助数字辅助程序,将微软 HoloLens 2 混合现实技术应用在神经外科手术中,从而为医生提供增强版精准 3D 影像视图。HoloLens 2 支持手势识别和语音指令功能,能在手术中帮助外科医生查看由患者早期医学扫描生成的 3D 影像视图。手术过程中这些影像视图会显示在医生佩戴的 HoloLens 2 头显设备上,并通过全息影像同步呈现在患者身体相应的部位上。外科医生可以移动这些虚拟图像,便于多角度观察医学影像。在手术过程中,医生还可以使用 HoloLens 2 访问患者数据、调用视频或文档,甚至联系其他专家寻求建议等。HoloLens 2 应用场景如图 1.4 所示。

　　2021 年微软展示了由其 Azure 云服务支持的混合体验平台 Mesh,该平台允许不同地点的人们在各种设备(包括 HoloLens 2、VR 头盔、智能手机、平板电脑和个人电脑)上加入 3D 全息体验。使用该平台,医科学生可通过"数字化身"在全息模型上完成人体解剖学,剥离肌肉层等实践。

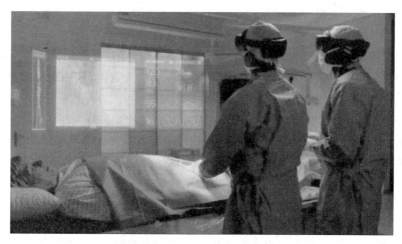

图 1.4　HoloLens 2 应用场景

1.3.2　国内医学元宇宙的发展现状

（1）研究起步较晚：国内的医学元宇宙研究起步较晚，但自 2021 年以来，随着全球元宇宙概念的兴起，国内的研究也逐渐受到关注。

（2）研究领域集中：国内的元宇宙研究较多集中在通信经济、计算机、新闻传播、体育、控制工程等学科，而在医学领域的研究相对较少。

（3）研究资助需求：国内元宇宙研究缺乏企业资助，国家及地方层面的资助意愿也相对匮乏，需要加大对医学元宇宙研究的资助力度。

（4）研究团队建设：国内在医学元宇宙领域缺少高产作者群体和稳定的研究团队，需要多方共同努力推动研究和团队建设。

本书主编娄岩教授的团队于 2014 年起从事 VR/AR 教学和科学工作，先后为全国几十所大学开发了虚拟现实和增强现实项目，并着手启动了基于 5G 技术的 VR/AR 医学创新共享平台的研究工作。随后将其团队开发的大量医学教学和临床实训虚拟现实内容，部署在自研的基于 5G 技术和 B/S 架构的虚拟仿真共享平台的服务器上，通过对图形处理器（Graphics Processing Unit，GPU）底层程序的开发，优化硬件体系结构设计和改进调度资源使终端功能简化为仅提供网络连接、视频解码和人机交互，打破了医疗人员培训面临的时空和人数限制，大大降低了成本，为医学资源的推广和应用开辟了新的道路，更为医学教育仿真系统网络化提供了理论依据和应用方法。该项目获批 2020 中国医药教育协会重大科学攻关问题和医药教育技术难题项目和中国医科大学重大项目，同年入选国家卫健委推广项目，获辽宁省教学成果一等奖、河南省教学成果特等奖、国家教学成果二等奖、中国医药教育协会科技进步奖一等奖，并获得数十项软件著作权和发明专利。

该项目以目前国内外相关研究的局限性为出发点，在符合工程实践的假定条件下，通过对虚拟仿真医学教学与临床实训系统网络化研究，以全新的视角将大量的医学 VR 内容部署到网络服务器上，打破了目前虚拟仿真技术在受训人数和时空上的限制，以及线上学习和培训只能可视化实现，不支持实时交互的壁垒和其应用过分依赖高端 PC 平台支持等问题。该项目的研究，将基于 VR 技术的优质资源，真正用于国内医学生教育与医生的培训，拓展虚拟仿真系统的应用范围和受益人群。为高校教育和临床培训提供了全新模式和理论依据。

2023年6月28日,在上海世界移动通信大会上,源自复旦大学附属华山医院的元宇宙辅助神经外科技术首次亮相。华山医院的神经外科元宇宙混合现实(Mixed Reality,MR)医疗解决方案受到了广泛关注。

神经外科作为一个高风险、高技术难度的学科,不仅需要良好的术前规划与医患沟通,且术中导航是基本需求之一,有助于病灶精准定位降低并发症。但现有设备费用高昂、体积庞大、操作专业性强,更适宜大型三甲医院以及疑难病症的使用,难以大规模下沉基层。因此对于广大基层医院而言,如何在术前、术中快速获得大型三甲医院的指导,并将其转化为术中可用的图像引导方案,对于提高基层医院的手术服务能力和促进同质化诊疗有着积极意义。有鉴于此,华山医院神经外科采用 MR 技术和设备,围绕人工智能医学影像分割与云建模、远程协作与教学、全息可视化医患沟通,高精度轻便定位导航等医疗元宇宙关键技术领域,研发华山特色神经外科元宇宙应用范式。

通过最简化的流程来实现神经外科围手术期元宇宙应用落地。使用者只要将 Dicom 医学影像数据上传至云平台,结合人工智能辅助的图形分割算法进行快速三维建模,然后 MR 设备即可下载导入,在三维空间中进行远程协作与交流,如图1.5所示。

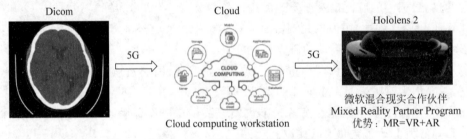

图1.5　MR 设备建模与获取流程

基于云服务的多终端架构和 5G 技术加持实现 MR 系统与各类显示终端低延时连接,可将实时视频、病例信息及建模传输到云端,医生与实际操作人员可在异地实时对建模进行标注、拆分等动作,实现交流"破冰",使交流更有效以减少异地造成的信息不对等导致误诊或信息遗漏。通过这种方式,医生能突破距离和空间的限制,随时与全国乃至世界各地的医生团队、患者进行远程协作和空间交流,这为未来的医疗模式带来巨大改革。目前不仅支持 MR 设备间远程协作,还可实现与手机、平板、PC 和显示屏等设备同时进行实时远程查看的跨平台互通,使交流方式更加多样化,提高沟通效率。

通过混合现实技术还可以在受控环境中进行沉浸式手术规划与模拟。MR 设备可以将手术信息和实时数据以虚拟形式显示给手术医生,医生可以在三维空间中看到患者的解剖结构、血管分布以及病灶位置等,并可于术前进行体位模拟、术式规划,甚至模拟练习手术操作,有了 MR 工具的加持,手术方案不再停留于抽象的概念,为医生提供更准确的操作引导和决策支持。如图1.6所示。

通过自研的 MR 定位算法,课题组已实现高精度、轻便与高效定位导航技术,不依托于其他外部工具,在国内率先实现了 MR 设备在神经外科领域单目导航定位的毫米级精度。把 MR 设备从单纯的远程交互与教学工具,升级为神经外科手术中可用的高效轻便导航利

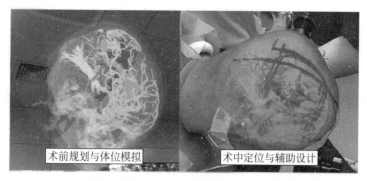

图 1.6 MR 下术前规划与体位模拟,术中定位与辅助设计

器。全息立体成像投影在患者头部,医生看见的是立体的、真实的图像,不再需要通过自己的空间想象力进行转换,赋予了医生"透视眼"。MR 设备不仅便携、操作简单,其系统价格也要远远低于术中导航设备,这使得基层医院经济负担和操作难度大为减轻,实现了多场景多功能与使用成本的有效平衡。

基于对医学元宇宙以及物联网医学的认识,复旦大学白春学教授团队提出"元宇宙医学是通过 AR 技术实施的物联网医学",通过虚实融合、人机融合和虚实联动技术结合物联网全面感知、可靠传输和智能处理的策略,全时空地指导经验不足的医生解决医学问题,以便联动、高效、精准、同质化地提高医疗服务和大健康水平。

2018 年,为了验证这些技术的成熟度,白春学带领团队专门设计研发了一台元宇宙医学原型机雏形 BRM 一体机,开创了国际首个元宇宙医学原型的临床研究。白春学团队还开展了评估肺结节的 PNapp 5A 体系化临床项目和用于新冠病毒感染诊疗的 nCapp 项目。前者用智能处理和全息仿真技术辅助虚、实专家评估难定性的肺结节,提高同质化诊疗水平,助力分级诊疗;后者已经得到美国胸腔学会(ATS)的推荐,可通过精准设计的智能系统,获取相关临床信息和 CT 影像,辅助发现疑似和可疑病例。这两项研究都是基于元宇宙医学技术开展的。

自 2010 年开始,华东师范大学上海市磁共振重点实验室汪红志博士团队开展了大型医学影像设备成像过程的数值计算仿真,此后逐步拓展到对医学影像数字孪生系统的研究开发和应用推广工作,先后完成了台式核磁共振成像仪、临床磁共振成像仪、电子计算机断层扫描(Computed Tomography,CT)成像仪、数字化的放射检查(Digital Radiography,DR)成像仪、放射测量系统和正电子断层成像等数字仿真仪器系列(主要面向抽象复杂的成像原理实验需求),以及 DR、CT、MRI、单光子发射计算机断层成像术(Single-Photon Emission Computed Tomography,SPECT)等医学影像数字孪生系统系列(主要面向技能操作的检查技术实训需求),并且已在教育教学领域得到广泛使用。

对于以"物"性为主的数字孪生技术,汪红志团队提出机理拟真是医学影像数字孪生技术深刻可信的基础。理想的医学影像数字孪生系统需要包括:①视觉表形。高仿真的结构、运动功能化数字人体、沉浸逼真的场景、规范准确的实践流程。②机理拟真。设备+人+环境之间的内在机理关系模拟。在大型复杂且理论艰深的医学影像领域,机理拟真是其数字孪生化的关键和瓶颈。

该研究基于医学影像数字孪生技术以系列医学影像真机为参照物,对受检者(人体)、设备、方法、环境等进行复杂系统的综合建模,利用机理模型法和数值计算技术,构建数字人物理信息数据库、骨关节功能化虚拟人体视觉模型,基于还原论思想构建虚拟数据采集模型,开展内外真实、神形兼具的医学影像数字孪生仿真平台关键技术研究,并通过教学实践评价迭代优化。最终实现实验效果高仿真、计算实时性及深度沉浸感和友好互动性。

该研究的创新性:①首次提出并建立了数字人的医学影像物理信息多维数据库;②创造性地开发了系列医学影像数字孪生系统;③创新性地将数字孪生技术应用于医学影像领域。医学影像数字孪生系统的构建方法如图 1.7 所示。

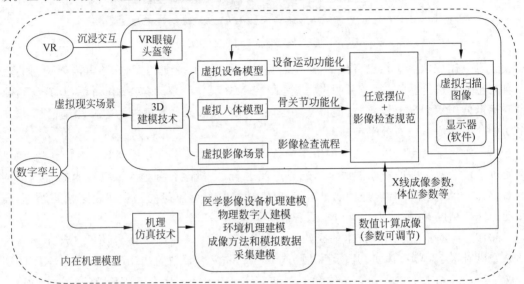

图 1.7　医学影像数字孪生系统的构建方法

综上所述未来发展趋势主要体现在下面几点:

(1) 技术融合与创新:随着技术的不断进步,医学元宇宙将继续推动多种技术在医疗领域的融合与创新,以提供更加高效和个性化的医疗服务。

(2) 应用场景拓展:医学元宇宙的应用场景将进一步拓展,涵盖更多医疗保健领域,如远程医疗、个性化治疗、患者教育等。

(3) 国际合作加强:随着全球元宇宙研究的深入,国际间的合作将加强,共同推动医学元宇宙技术的发展和应用。

(4) 伦理与隐私保护:随着医学元宇宙的发展,如何保护患者的隐私和个人信息,制定合理的管理制度,将成为研究和实践中需要重点关注的问题。

医学元宇宙在国内外均展现出巨大的发展潜力和广阔的应用前景。未来,随着技术的不断成熟和政策的支持,医学元宇宙有望为医疗保健领域带来变革。

1.4　元宇宙的未来

元宇宙到目前为止都只是雏形,换句话说,元宇宙是怎样的一个空间,还不能够被单一和全面地定义。但元宇宙在未来将会是一个巨大的公共网络空间,数字虚拟和物理现实将迎来史无前例的大融合。一方面,元宇宙可以以"游戏"的方式存在,这种"游戏"将由用户构建和维护,装备道具将成为资产,元宇宙或将变成平行于现实世界的另一个空间;另一方面,元宇宙也可以是以虚拟照进现实的方式存在,VR 和 AR 等仿真技术将让数字以更加清晰的方式存在。在未来,各种数据和物理的大杂烩将使元宇宙成为"集大成者",实现数字和物理的完美融合。

1.4.1 社会元宇宙未来

从生活必需品,到体育、娱乐,再到金融甚至政治,元宇宙有着无穷的潜力,未来,这些不同的元宇宙也将会相互打通,它们有着相似的功能却又各具特色,各自的优势会成为类似中国传统榫卯的结构,将这些"平行世界"紧紧连接。

1. 非同质化通证赋能社会元宇宙

提起 NFT,大多数人想到的便是加密艺术品、数字收藏品。的确,在目前的 NFT 市场中,绝大多数商品都属于上述两个类别,目前 NFT 最大的用例是加密艺术与数字收藏品,但 NFT 不止艺术品,金融类 NFT 也在默默地发展着,从 NFT 保单到 Uniswap v3,可以预见在未来,金融类 NFT 一定会占据极大的 NFT 市场份额,而其他更多具有实用性的 NFT 类别也将会诞生并被广泛采用。

在元宇宙中,NFT 有着极其重要的地位。在元宇宙中除虚拟货币外的所有资产都会以 NFT 的形式存在,NFT 让人们把虚拟资产的所有权牢牢掌握在了自己的手里,即使一个元宇宙最终关闭,这些资产仍然会存在于人们的数字钱包中,人们可以把它们搬迁至另一个全新的元宇宙中。

每个人都具有 NFT 所定义的 ID,可以在元宇宙的虚拟餐厅中使用虚拟货币为现实生活中的自己点一份外卖,可以在元宇宙的体育馆中和数字世界的邻居们一起观看球赛、演唱会,可以在元宇宙的交易大厅中直接投资股票、基金、加密货币,还可以在元宇宙中为元宇宙世界治理提案、投出选票,等等。

2. 元宇宙的社会化

在元宇宙里高位截瘫的残障人士戴上 VR 设备可以不用脚就驰骋在整个元宇宙中,渐冻人插上了脑机接口也能像普通人一样体验生活。元宇宙将为所有人提供第二人生,在这里,人们将实现真正的人人平等。

元宇宙的存在将会塑造真正的人类认同,元宇宙可以将世界不同地区的人类在同一时间、同一地区集合在一起完成交互,人与人之间的隔阂将会得到极大的削减。国家存在也会得到一定程度上的重构,文化上的认同将可能取代国籍上的认同,而文化又具有交融性,即使相互冲突的文化,也会在文化承载个体间的交互下实现融合。人们可以在虚拟世界中重获新生,甚至可以以动漫形象、植物形象、动物形象存在。

3. 资源无限

传统经济学假设人都是理性的,资源总是有限的,而在元宇宙中,所谓资源,不过是由 0 和 1 组成的数据的集合,资源数量只是一个变量,可以轻易地改为无穷大。

如果个人进入元宇宙世界,意味着个人可以以极低的成本享受现实世界中难以想象的事情,早上在珠穆朗玛峰起床,迎着朝阳,伸个懒腰,然后转身跌进日本温泉进行洗漱,从温泉门口出来直接进到一辆缓缓行驶的欧洲观光火车,一边看着窗外的阿尔卑斯山和在晨光中苏醒的欧洲乡镇,一边享用着世界上顶级厨师烹饪出来的早餐,甚至可以在世界所有菜系中进行切换。

也就是说,元宇宙的数据构成,只有开发成本,复制成本几乎为零。那么一份资源通过无限复制就可以满足无数人的需求,一个生产力无限高的社会也就达成了,财富差距也就不存在了,因为资源具有无限性。

当然,在这种社会,阶层还是会存在,即算力资源和数据资源的把控者;同时,现实世界中支撑虚拟世界的服务器,以及电力设施也都是有限的资源。

当社会进入了元宇宙的时代,只要个体有着能和现实世界交互的技术和数据编写技术,那么个体将有可能完全脱离社会生存。由于信息复制的零成本,所以个体完全可以存储人类发展的所有科技信息,然后通过现实交互技术完成维持虚拟世界的服务器建设和电力设施建设,个体和社会间唯一的需求是社交需求。

1.4.2　技术元宇宙未来

进入元宇宙时代,工业产品的信息将发生巨大变化,从信息化到数字化,意味着信息更加精确,从定性到定量。信息的完整性、时效性、实时性也都将大幅提升,由于网络能力的提升,可以让生产者与客户、消费者之间建立起更完善的沟通场景、更高效的沟通模式,从而取得更佳的沟通效果。

例如,以往传递的是二维图,今后传递的可能是三维模型,甚至可以传递产品的运动模型以表达产品功能,传递产品的仿真模型以表达产品的刚度、强度。在制造过程中,客户、消费者可以实时掌握生产的进度;生产者遇到问题时可以及时处理,从而避免更大规模的损失,如有新的创意,可以及时落实。在产品的应用阶段,可以利用互联网、物联网、移动网络技术,实现信息物理系统,进而实时性地远程仿真、操控、维护。

元宇宙将产生海量用户创造的有价值的内容;网络等基础设施能力得到充分应用,而且高算力、高展示力设备更为先进;信息的模式发生变革,通过 VR/AR/MR 技术实现更好地展示、交流、体验与交易,手势、体感、脑波等新交互技术可以更好地表达、接收、交流个人思想;人工智能、人机结合、3D 打印、集成制造、智能制造、云制造等工业基础设施可以更加高效、便捷地促进虚拟产品变成现实;工业产品必将极大丰富,更为美观便利,同时成本降低,质量提高,价值提升;国民经济将高速度、大规模、高水平迈向现代化,社会将更具创新活力与创新能力,人民将享受更多的获得感与幸福感。

1.4.3　教育元宇宙未来

元宇宙是人类利用媒介技术根据物理世界而创造的数字虚拟世界,其使用的基本技术有虚拟现实、增强现实、人工智能、网络、区块链、视觉沉浸等。在元宇宙的虚拟世界中,人们可以进行社交、娱乐、学习、购买虚拟商品等。元宇宙为教育提供了一种全新的突破性的教育环境和工具。元宇宙最突出的优势是能够为教师和学生提供一种沉浸式的教学互动场地,满足师生在物理世界和虚拟世界的教与学需求。元宇宙将为教育带来深远的影响。

未来的教师将是学生的指导者和引路人,为学生的成才成长提供全方位的服务,未来的学校也将以学生为中心来重构。以知识为本的传统教学模式要让位给以人为本的个性化学习模式。

未来,以教室、教材和教师为中心的传授型教学模式可能会让位给基于互联网、人工智能和元宇宙的全时空体验式学习模式。因此,教育的时间和空间将得到重构。

1. 元宇宙为教师赋能

元宇宙教育的教师角色将发生变化,具有支配地位的传统教师将逐渐向学生的引导者和陪伴者转变,成为教学活动中的"导演"。此外,教师将在元宇宙教育世界中,成为诸多小的教育元宇宙部分的教师,将成为自由职业者,可以作为个体或者组织同时为多个教育机构服务。

智能机器人教师以及虚拟教师将相继出现,改变教师单一授课模式,从单一教师模式向双师制甚至多师制转型。人类教师在教学活动中的工作重点也将从单一传输给学生知识的模式向为学生提供学习服务和咨询,引导学生完成学习目标的辅助学习模式转变。

2. 元宇宙为学生赋能

元宇宙为学生提供了更加便捷的学习方式。

元宇宙提供了泛在可验证的智慧学习范式。泛在可验证是指教师与学生能够利用教育元宇宙进行跨越时空的验证性学习活动,教师和学生能够在元宇宙空间根据学习需要进行及时的假设验证以及方案改进等学习活动。因此,学生通过泛在可验证性学习,可以在元宇宙教育平台上,利用灵活的人人交互和人机交互,巧妙地验证假设验证结果的有效性和迁移性。

元宇宙提供了深度沉浸的体验性学习过程。沉浸式体验感是元宇宙教育的突出优点,它可以突破传统课堂教育的空间局限性,通过具身体验全方位感知学习过程,并能进行及时反思,不断修正,发现问题,寻求解决问题的方式方法。沉浸式体验学习可以利用穿戴设备、脑机接口以及人机交互等技术与教育元宇宙中的人物、实验设备以及自然环境等进行实时流畅互动与智能反馈。

3. 元宇宙为知识来源赋能

元宇宙具有深度体验、内容创造、角色交流以及价值交换等基本特征,通过元宇宙平台,可以生成虚实融生的协同性知识。虚实融生的协同性知识生成是指学生与元宇宙居民利用元宇宙的虚实融生特性,进行虚拟与现实环境的任意切换、理论与实践的及时验证和改进。教育元宇宙的虚实融生初级阶段是增强现实,发展阶段是数字孪生,高级阶段是人脑融合或者人类意识的网络永生。因此,通过 VR、AR、MR 等虚拟现实技术,实现虚实融生的人机协同来共同生成知识内容,这样可以有效地解决虚拟环境与现实情况之间的矛盾,使得学生能够轻松进入虚实一体的环境来实现元宇宙教育的学习目标。

4. 元宇宙为教育管理与评价赋能

传统教育管理与评价主要依据管理经验和以考试为主要依据的终结性评价为基础。进入元宇宙教育时代,由于人工智能、大数据、区块链技术的介入,可以实现对在教育过程中产生的数据进行处理、分析与应用,做到基于数据的精准化教育管理。区块链技术的应用可以做到真实地记录教育活动的过程性数据和终结性数据,这样可以实现教育的过程性评价与总结性评价的有机结合。因此,基于元宇宙的教育管理与评价,可以为发展高质量的教育提供新的依据与动力。

元宇宙是现实社会的映射,是现实与虚拟的有机结合与高度统一,教育作为社会的重要组成部分,将在元宇宙中得到极大的颠覆与发展。教育元宇宙的理念、教育方式方法、教育管理与评价等与传统教育相比都将发生极大的变化,这些变化对未来教育的发展都将起到关键性作用。

1.4.4 医学元宇宙未来

随着元宇宙相关技术的发展,在医疗领域,元宇宙可以覆盖诊断治疗、远程医疗、远程护理和监控等潜在应用。

1. 模拟手术

VR/AR 能够为医疗行业提供极大的帮助。由于人体的脆弱性,医疗领域是一个对于患者而言具有高风险的行业,特别是一些手术,对医生的专业能力要求非常高。而元宇宙中的 VR/AR 可以为医生提供许多精准的数据模型,让医生能够详细掌控患者的生理状态。同时,医生也可以在虚拟世界中利用数据模型进行"练习",增强自身技能熟练度,还可以多次尝试不同的治疗方案,利用数据反馈来判断出最适合患者的治疗方案,从而大幅降低各种医疗事故发生的概率,如图 1.8 所示。

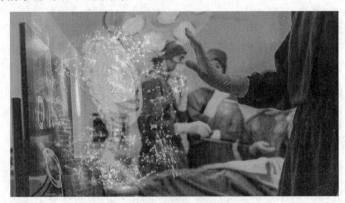

图 1.8　模拟手术

2. 临床治疗

未来的手术机器人将利用远程感知和操控技术,在 3D 和 4D 立体高清视野中融合人工智能等技术进行远程微创手术。虚拟现实模拟真实人体器官,为手术提供准确判断的依据,医生通过虚拟现实技术将病灶进一步还原成可视化的三维影像,有效辅助医生进行诊断,进而对手术的操作流程和风险防范提供有效的图像和数据支撑。

3．辅助诊断

元宇宙使在虚拟世界中进行医疗诊断有了实现的可能性。患者能够不用到医院而利用VR等设备直接和医生进行交流,使医生快速了解患者病情,提供治疗方案。

通过人工智能的深度学习,还能够更好地为医生识别、建立患者的临床指标,在一些常见的病症方面,还能模拟医生思维做出诊断建议供医生参考,如图1.9所示。

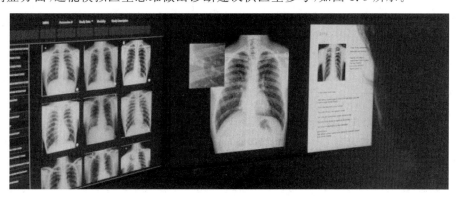

图1.9 辅助诊断

4．远程医疗

在元宇宙中的虚拟问诊室,医生和患者可戴上AR设备,通过3D全息术进行面对面交流。患者不再局限于其物理位置和特定的临床医生进行治疗,可以将数据传输给世界各地的专家,这对医疗专业人员严重短缺的地区以及偏远地区的患者特别有意义。

5．药物研发

药物研发行业有一个著名的"双十定律",即10年时间、10亿美元,才可能研发出一款新药。AI被誉为元宇宙的大脑。新药研发的长周期、高成本、低成功率,无疑给AI留下了巨大的用武之地。通过机器自主学习数据、挖掘数据,总结归纳药物研发规律,继而优化药物研发流程中的各个环节,不仅可以提升药物研发效率与成功率,还有望降低研发费用和试错成本。

6．健康管理

智能化检测设备,便携式、无感化的健康监测设备将成为元宇宙医疗"新基建",如血常规检测仪、尿常规检测仪等医疗检测设备,动态记录心电图、血压等生理指标的健康监测设备,将根据其具体功能、适用人群、使用频次分别部署至不同场景,赋能院外检测,为医患关系建立一种新的就医诊疗程序。

随着AR/VR等技术的发展,患者还可以远程获得自助检测的技术支持,医疗检测的门槛将得以进一步降低,将有更多的设备走出医院进行分布式部署。可穿戴便携式无感化设备的出现,与移动互联网相融合,为医疗元宇宙的建设提供底层数据源。通过可穿戴设备监测身体及社交数据,同时结合人工智能分析,可以提供个性化健康管理的方案,同时进行风险识别,预防重大疾病。

7. 医学资产

医疗影像是常见的医疗诊断依据。这些二维的影像为医生的诊断提供了有利的支撑，同时也是宝贵的影像资料和医学资产。在元宇宙这样的平行世界，同样也可以成为不可或缺的数字资产。得益于元宇宙中底层的区块链框架，元宇宙能为患者建立一份有资产属性且高度安全的医疗档案。区块链构建的去中心化网络，让患者能够掌控自身的就诊信息，当就诊信息被使用时必须通过患者同意和授权才可。区块链对数据的保护也避免了患者的档案信息被泄露，使用户的隐私不会受到侵害。

8. 心理治疗

随着社会发展，人们可能越来越多地关注到自己的心理健康问题，也由于地域、时间成本等因素，远程心理治疗可能会逐渐成为一种趋势。比如焦虑症、暴躁症、抑郁症患者，如果借助 VR、AR 或者 XR 技术，在元宇宙这个虚拟空间进行诊断和干预治疗，可能比物理世界的治疗更能让患者感觉到安全。针对患者的病情，为了找到病因或者更精准地了解患病程度，在元宇宙空间里，可以设计影响患者病情的因素，让患者借助 AR、VR 等技术进入到这个虚拟空间，然后进行场景模拟，以此发现病情的原因，设计治疗方案。

未来，医学元宇宙将改变当前的医院连接模式，同时也将彻底改变目前的就医逻辑以及医患关系。可能在不远的未来，人们触及医学元宇宙的获得感，将比元宇宙娱乐带来的更为真实与迫切。

医学元宇宙可打破空间、时间的局限，赋能强基层、广覆盖的医疗和大健康，可联袂国内外名医开展治疗诊断，在交互培训时，通过虚实互动教学，可提高教学水平。医学元宇宙将为医生与患者、家庭与医院之间带来新的诊断与治疗的变革，将重塑下一代数字医疗。

2023 年至今，元宇宙的发展现状和未来趋势呈现出以下几个关键特征：

（1）技术集成与创新：元宇宙技术集成了人工智能、区块链、5G、物联网、虚拟现实等多种新一代信息技术。这些技术的融合创新，推动了元宇宙的发展和应用。

（2）政策支持与市场发展：中国政府对元宇宙的发展给予了高度重视，并出台了相关政策，如《元宇宙产业创新发展三年行动计划（2023—2025 年）》，旨在推动元宇宙技术、产业、应用和治理的全面发展。

（3）全球与中国市场规模的快速增长：2022 年全球元宇宙市场规模达到 2800 亿美元，预计未来 10 年将以平均 50% 的增速发展，到 2030 年市场规模将达到 63906 亿美元。中国元宇宙市场规模也在快速增长，2022 年约为 425 亿元，预计到 2025 年将突破 2800 亿元。

（4）产业链的不断完善：元宇宙产业链包括硬件制造、软件开发、内容创作和分发、用户体验和社交互动等环节。随着技术的进步和市场的拓展，产业链不断完善，推动了元宇宙行业的发展。

（5）技术创新与应用拓展：元宇宙行业未来发展趋势将主要体现在技术创新、应用拓展、产业链协同和政策支持等方面。随着技术的不断进步和应用场景的不断拓展，元宇宙将更加智能化、多元化和个性化。

（6）重点企业的发展：阿里巴巴、华为、腾讯、百度等中国科技巨头在元宇宙领域进行了重要投资和布局，推动了行业的发展。

（7）元宇宙在工业领域的应用：元宇宙技术在工业领域的应用，如虚拟现实、数字孪生等，正在推动制造业的高端化、智能化和绿色化升级。

（8）安全可信产业治理体系的构建：为了确保元宇宙的健康可持续发展，构建安全可信的产业治理体系至关重要。

综上所述，元宇宙作为一个新兴的、综合性的技术领域，正在全球范围内迅速发展，并展现出巨大的市场潜力和商业价值。随着技术的不断进步和应用场景的拓展，元宇宙的未来发展前景广阔。

1.4.5　元宇宙的可能风险

元宇宙将成为数字经济时代的新型社会生态，其带动的技术进步具有很强的溢出效应，对于提升中国创新科技水平和能力有巨大的推动作用。然而，元宇宙是一个全新的社会建构，这场深刻的变革将涉及生产力、生产关系和社会政治经济形态等各个方面，不可能一蹴而就。推动元宇宙发展的任何短期行为不仅无法达到预期目标，还会造成混乱和扭曲，冲击现有社会秩序。

元宇宙离不开现实世界，其能源供应必须来自外部。作为生产要素之一的算力，无法在断电的情况下取得。人类物质生活基本需求也无法被虚拟数字产品替代，仍由元宇宙之外的经济活动提供。人类在基本物质需求得到满足之后，精神需求迅速增长，元宇宙满足了这部分需求，一部分在现实世界无法参与的活动可以参与了，一些无法实现的体验也可以体验到。因此，虚拟数字产品满足的是精神需求。

人类物质生活仍主要在元宇宙之外进行。元宇宙是现实世界的延伸和拓展，将为人们获取更加丰富多彩的精神满足，增强人类感知、探索和连接外界的能力。虚拟数字世界是真实物理世界的扩展，是对现实世界的数字化映射，能让人类在数字世界中更有效地完成协作和创新，提升现实世界的公平和效率。元宇宙可能永远无法实现现实世界的全部功能，更不可能替代现实世界。虚拟数字空间的产品创造和交易产生的盈利，仍需要先兑换成法定货币，才能用于满足物质需求。元宇宙经济和现实经济的边界并未实际形成，其相互影响也需要进一步观察和研究。

1. 元宇宙的可能风险

在经济范畴里，可以把元宇宙相关的经济活动看作数字经济的一个子集，主要包括数字产品的创造、交易和消费等所有在虚拟数字世界中进行的经济活动。在现实物理世界里以法定货币进行生产、销售和消费活动的经济被称作现实经济，虚拟数字世界里的元宇宙经济则归入虚拟数字经济之类。作为一种经济生态，元宇宙中包含的金融活动具备风险，应接受金融监管，而作为一种社会形态，则存在伦理、法律、意识形态等方面的风险。

（1）通货膨胀和资产泡沫的风险。

虚拟数字商品价格是由供求关系决定的。虚拟数字商品主要用来满足消费者精神层面的需求，共识决定了这类商品的需求。例如，有机构对3000多名来自中、美、英的消费者做了数字产品的消费意愿调研，结果显示：参与者愿意支付平均2900多美元购买一只数码手提包等，与实体商品相比，仅从成本角度计算，这些数字商品价格明显偏高，价格上涨速度偏快。

数字资产泡沫程度比数字货币通胀程度更严重。去中心化的公有链技术尚不成熟,当链上治理或市场共识崩溃时,其代币(Token)的价值可能瞬间归零,此时形成的数字资产或财富损失可能会对虚拟数字社会造成重大冲击。

NFT 作为可锚定现实世界中物品的数字凭证,能映射到特定资产上,将该资产的相关权利、历史交易信息等记录在智能合约中,并在对应的区块链上生成一个无法篡改的独特编码。目前,NFT 作为数字藏品有较高的接受度,数字原生的藏品市场也出现了明显泡沫化现象。美国艺术家迈克·温克尔曼(Mike Winkelmann,又名 Beeple)的 NFT 作品《每一天:前 5000 天》(Everydays:The First 5000 Days)拍卖价格近 7000 万美元。

由于去中心化技术本身特性,对虚拟数字商品或数字资产交易的监控和管理难度较高,可能会造成差距极大的收益分配分布。这类分配机制如果取代了现实经济分配机制,将造成更悬殊的贫富差距。国内在法律上禁止同质化区块链加密币,如比特币、以太坊等的流通和交易。NFT 基于同类技术,国内不支持其公开交易。

(2)去中心化金融的风险。

目前,一些专家认为元宇宙整体是去中心化的,因而需要去中心化金融来构建其金融体系。DeFi 是一类去中心化金融服务,一般是指基于智能合约平台构建的加密数字资产、金融类智能合约(协议)。DeFi 目前在国外已初具规模,实现的主要金融应用包括开放借贷协议、去中心化交易所、去中心化自治组织、聚合收益理财、NFT 等。然而,DeFi 并不是一个可以在传统金融体系之外完全独立运行的系统,也无法完全避开一些传统金融采用的信用风险控制方法,如用 DeFi 借贷仍需要超额抵押才能进行。智能合约有很多基本金融场景还无法处理。有些传统金融可以做的业务,如无抵押贷款和按揭贷款等,DeFi 还无法实施。

DeFi 属于高风险领域,不仅有在传统金融上表现出技术风险,还有流动性风险、市场风险、操作风险等。DeFi 的处理速度和节奏都比传统金融更快,违法者利用掌握的技术优势很容易给普通用户造成重大损失。传统金融存在的其他一些风险因素,同样也体现在 DeFi 中。DeFi 并没有因为区块链的去信任设计而能够完全避免信用风险。

(3)社会文化风险。

随着元宇宙软硬件的发展,人们必然会将一部分生活场景放在虚拟世界之中,元宇宙将成为社会生活的一部分,在文化、政治、法律、伦理道德等方面也将产生难以估量的影响。元宇宙价值观是"共治、共创、共享",目前"共享、共创"都可以做到,但没有实现"共治"的应用案例,需要解决在多大程度上达成去中心化以及相应的治理体系该如何构建的问题。

元宇宙也可能带来一些新的社会问题。西方社会更侧重于关注隐私、个人数据安全、伪造现实场景活动的深度造假、心理健康和沉迷问题,尤其是在儿童身心健康等方面。例如,元宇宙的高沉浸式体验可能对青少年成长带来消极影响。另外,部分成年人长期沉浸于打造理想化生活氛围的元宇宙之中,其认知和行为可能与现实世界的人们脱节。

虚拟数字世界将成为人类生存的第二空间,提供另一维度下的全新生活,并赋予人们虚拟身份,形成与现实社会迥然有别的双轨社会关系。在虚实边界的灰色地带,亦将产生规则、秩序、法律、权力结构、治理体系、分配逻辑、组织形态和虚实混淆等问题。虚拟数字人是真人在元宇宙的化身,虚拟数字世界和现实世界强烈反差造成的不满、憎恨以及对人们婚恋、生育、人际关系、心理精神健康、生产与消费的影响,都将随着元宇宙的发展凸显出来。

技术发展方面,元宇宙仍然充满不确定性,也缺乏实际的产品支持。区块链、5G 通信、人工智能、3D 引擎、VR/AR/MR、脑机接口等底层支撑技术虽已取得巨大进步,但距"元宇宙"概念落地仍有较大差距。试图把现有网络、硬件终端和用户囊括进这一数字虚拟系统之中,并建立完整的元宇宙生态系统,并非朝夕之功,需要大量基础研究和应用场景作为支撑。

元宇宙存在架空主权权威、危害网络数据安全的风险。元宇宙平台规则穿过线下的物理国界线,实际影响多国的用户。此外,在元宇宙生态里,一般网络空间里的侵犯公民个人隐私、黑客攻击破坏的现象仍可能出现。考虑到元宇宙生产生活场景更丰富,用户活动轨迹的全过程数字化,有关破坏性事件可能突发性更强、波及面更广、危害性更大。元宇宙本身的跨国运营特性,也会带来频繁的用户数据出境安全问题。随着 NFT、虚拟货币等新型数字财产有了更广泛的投资交易空间,容易为新形式的洗钱、赌博、诈骗、传销等违法犯罪活动提供通道。

元宇宙存在侵害个人权益、影响生态和能源安全的风险。相对于既有网络平台,元宇宙生态更容易形成闭环,不同元宇宙之间互联互通的难度更大。元宇宙生态中的劳动者、消费者、经营者的权益都可能遭受侵害。借助元宇宙概念进行投机、炒作也会扰乱正常的经济秩序。元宇宙需要大量的算力资源、能源消耗和碳排放量,如果放任其盲目无序发展,也将会对经济社会高质量发展和节能减排带来不利影响。

2. 推动元宇宙规范发展,是元宇宙发展的基石

元宇宙作为一个新兴业态,蕴藏着技术创新的蓬勃活力、应用革新的丰富潜力,也会给经济社会带来潜在的巨大冲击和影响。因此,我们既要认识到元宇宙是一个具有潜在战略意义的新竞争领域,也要针对可能的安全风险提前采取措施,严防各种"灰犀牛"和"黑天鹅"事件。

(1)加强依法治理、风险治理和综合治理。通过明确细化网络安全法、数据安全法、个人信息保护法等网络治理领域法律的延伸运用,为元宇宙发展划清红线、指明方向。深入、动态、全面评估元宇宙在主要应用场景下的具体风险,调查元宇宙相关产业的发展情况及趋势,研究制定和储备具有针对性、包容性、前瞻性的法律政策,争取掌握未来元宇宙技术竞争赛场的规则制定权和国际话语主导权。

(2)加强统筹协调,形成跨部门协调机制,积极应对元宇宙治理跨产业、跨地域、跨国界问题,确保相关产业链、供应链的稳定性。在发展模式、路径尚不成熟和国际竞争优势尚未确立的阶段,注意监管措施的外溢影响,在果断严厉打击违法犯罪行为的同时,做好风险提示和普法教育,教育引导广大群众提高应对元宇宙沉迷的自律意识和辨别借元宇宙之名实施诈骗行为的能力。

(3)充分利用全球资源,提前布局确定性强的关键环节,加大对芯片、GPU 等关键技术的布局,提前部署面向元宇宙的绿色能源体系,加快相关设施和能力的建设,推动实体经济和数字经济深度融合发展。

元宇宙,这个源于希腊语"meta",意为"超越"的词语,如今已经成为科技、娱乐、艺术、社交等多个领域的热门话题。尽管目前元宇宙仍处在发展阶段,但是它的潜力却已经引发了全球范围内的广泛关注。

元宇宙的未来发展趋势将包括技术进步、应用扩展、社交变革和商业创新等多方面。随着技术的不断进步和应用场景的不断扩展,元宇宙将成为人们生活的重要组成部分之一。同时,随着社交变革和商业创新的不断推进,元宇宙也将为人们带来更多的便利和价值。未来,我们需要进一步探索和研究元宇宙的发展方向和应用前景,以期为人们的生活带来更多的惊喜和可能性。

本章小结

本章主要介绍了元宇宙和医学元宇宙的定义、发展现状和未来趋势,对元宇宙和医学元宇宙的起源、特征以及技术进行了阐述,介绍了国内外元宇宙、医学元宇宙的发展现状及元宇宙可能存在的风险,并对他们的未来进行了展望。

医学元宇宙的发展也带来了伦理和法律问题,如隐私保护、数据安全等,需要相关法律法规的完善和行业自律机制的建立。总的来说,医学元宇宙为医学教育和临床实践带来了创新,同时也提出了新的挑战和机遇。随着技术的不断进步,医学元宇宙有望实现更深层次的人机交互,提供个性化医疗服务,并可能推动医学科学的新发现。

在过去的短短数周时间里,迅猛发展,日新月异的 AI 技术就已彻底打破了人类社会供需的原有平衡,并不断改变着我们认知。以 AI 技术为代表的智能技术已经打开了"潘多拉的魔盒",一种超乎自然的力量正驱使着社会文明的发展。元宇宙或许就是未来智能生态的归宿,虚中有实,实中有虚,互为存在,相互依存,虚实共体。路漫漫其修远兮,当今医学元宇宙乃至元宇宙尚处在起步阶段,各种技术、道德、安全和标准等问题还需要解决和精进。但我们有理由相信随着数据、算力和算法的不断迭代升级,尤其是未来通用人工智能和超人工智能的实现,必将让人类认知水平的维度无限延伸,并携手智能技术共建一个凡事皆可能的宇宙共融社会,再无国家之别,星际之分,一切道法自然。

【注释】

1. **Uniswap**:建立在以太坊上的主流分布式加密交易平台。
2. **月活跃玩家**:游戏运营类术语,正常进行游戏一个月以上未被官方删除的用户视为活跃用户。
3. **沙盒游戏**:游戏类型的一种,属于模拟游戏的分支,有时也被称为模拟沙盘游戏,游戏的核心是"自由与开放",游戏通常没有很明显的目标,玩家可以扮演一位角色(主人公),随意跑动或是做一些在游戏主题范围内的事情。
4. **纳威人**:电影《阿凡达》中描述的潘多拉星球上的一种身高 3 米的高级智慧生物(但是他们的文明尚处于原始人类阶段)。
5. **次元**:"次元"源自日语,意思是"维度"。
6. **头显**:是头戴式显示设备的简称,所有头戴式显示设备都可以称作头显。通过各种头戴式显示设备,用不同方法向眼睛发送光学信号,可以实现 VR、AR、MR 等不同效果。

本章参考文献

[1]　娄岩.医学虚拟现实技术与应用[M].北京：科学出版社,2015.

[2]　娄岩.虚拟现实与增强现实应用基础[M].北京：科学出版社,2018.

[3]　李然,娄岩."5G云＋VR"技术在眼眶解剖教学及手术培训中的应用[J].实验室研究与探索 2022 (1)：249-254.

[4]　李然,娄岩,黄和.5G云与VR结合的肾小球疾病实验教学系统建设[J].实验室研究与探索 2022 (8)：242-246.

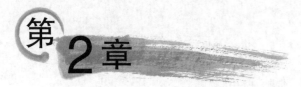

第 **2** 章
医学元宇宙计算技术

内容与要求

本章主要介绍了元宇宙所涉及的计算技术,包括算力、云计算、边缘计算、创新技术以及计算技术赋能医学元宇宙等内容。

"算力"中要求掌握算力的概念、半导体芯片技术、算力上云、算力网络等内容,了解算力的发展历程及元宇宙对算力的新要求;"云计算:元宇宙的动力支撑(一)"中要求掌握云计算的部署模式和服务类型,了解云计算的定义、特点、云计算的发展历程及未来趋势;"边缘计算:元宇宙的动力支撑(二)"中要求掌握边缘计算的概念、原理架构,了解边缘计算的优势、发展历程、面临的挑战和未来的发展趋势;"元宇宙需要创新的计算技术"中要求掌握硬件重构的概念、特点和应用,以及软件的定义、软硬件融合中软件和硬件的关系,了解芯片工艺的发展历程和未来芯片工艺的发展方向;"计算技术赋能医学元宇宙"中要求掌握计算技术赋能医学元宇宙的现状,了解计算技术赋能医学元宇宙的未来。

重点、难点

本章的重点是算力的概念和发展历程,云计算的部署模式和服务类型,边缘计算的概念、原理架构和优势,组织架构创新中硬件重构的概念、特点和应用,计算技术赋能医学元宇宙;难点是元宇宙对算力的新要求,云计算的部署,边缘计算的原理构架,未来计算技术的新要求。

随着数字化和信息化的快速发展,一个以算力为核心生产力的时代加速到来。从以芯片为算力主要载体的芯片时代到云计算技术和数据中心的出现,人们的工作和生活发生了翻天覆地的变化。不同的算力应用和需求衍生出不同的算法和计算架构。随着通信计算技术的不断提升,特别是云计算和边缘计算趋于成熟,为元宇宙提供了重要的算力支撑。而软硬件组织架构、兼容性和芯片工艺等计算技术的创新也将满足日益巨大、复杂、多元的各种计算场景。值得一提的是,计算基因组学、医学信息学、计算神经遗传学建模、计算神经科学、人体建模和数字人体等计算技术也成功应用于医学领域。未来元宇宙计算技术还将广泛应用于疾病辅助诊断与诊断、提高医学图像质量、降低电离辐射、提供精准医疗建议以及减少医疗成本,显著推动医疗模式的进步与革新。

2.1　算力

元宇宙是基于高科技手段进行创造和链接,与现实空间映射交互,形成的虚拟空间,是新型社会体系数字世界。元宇宙被越来越广泛视作互联网未来,是重要数字表现形态与载体。作为构建数字经济重要"底座",在元宇宙庞大技术体系中,算力在元宇宙中发挥重要作用。

2.1.1　算力的发展历程

1. 什么是算力

算力正在像水、电一样成为基础设施,是元宇宙的核心动能。算力是计算机设备或计算中心处理信息的能力,是计算机硬件和软件配合共同执行某种计算需求的能力。算力也可以简单地理解为计算能力(Computer Power,CP)。

按照规模,算力可分为基础算力、智能算力和超算算力。简单来说,满足网购、打游戏这类基础需求,基础算力就能够完成;智能算力,主要用于人工智能的训练和推理计算,常见如语音、图像和视频的处理;超算算力,通俗理解即超级计算机所提供的算力,一般用于行星模拟、基因分析等高科技研究领域。

2. 第一台数字式电子计算机诞生

原始时代,人们使用口算、心算等无工具辅助的计算方式,大脑就相当于一个算力引擎。后来,结绳计算、算盘等辅助计算工具的应用,让人们的计算能力进一步向前。

1946年,世界上第一台数字式电子计算机(Electronic Numerical Integrator And Computer,ENIAC)诞生,如图2.1所示,标志着算力计算第一次步入电子时代。不过,由于当时的技术还不够发达,它由18 000多个电子管组成,占地面积有几间教室那么大,每秒只可进行5 000次计算。

3. 半导体芯片技术

半导体芯片技术的出现,算力有了新的承载物。英特尔创始人之一戈登·摩尔曾经针对半导体创新提出过一个理论,即芯片中集成的晶体管数量大约每24个月翻一番,同时价格下降为之前的一半。后来,这个周期被缩短至18个月。这一定律被用来揭示信息技术进步的速度。很长一段时间内,依托于摩尔定律,计算机的计算能力以可预见的速度进步着。就如人们所看到的,芯片制程工艺的进步,让计算机越造越小、越来越轻薄,算力也越来越强。如今,一台顶配的笔记本电脑,每秒运算次数已达到两亿五千万次到三亿五千万次。

迈入电子信息化时代后,数据呈指数级爆发,智能化与数字化的需求如大浪般袭来。

4. 算力上云与算力网络

作为分布式计算的新尝试,云计算可以把零散的算力打包汇聚。在云计算中,中央处理器(Central Processing Unit,CPU)、内存、硬盘、显卡这些资源被整合调用,以软件形式呈

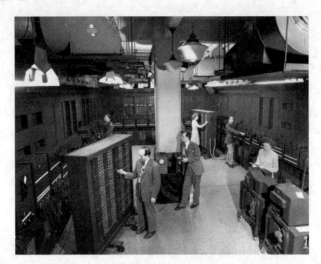

图 2.1　第一台数字式电子计算机 ENIAC

现,成为一个可以无限扩张的虚拟算力池。中国信息通信研究院发布的《云计算白皮书(2022 年)》显示,2021 年中国云计算总体处于快速发展阶段,市场规模达 3 229 亿元,较上一年增长 54.4%。其中,公有云市场规模增长 70.8%,达 2 181 亿元,有望成为未来几年中国云计算市场增长的主要动力;私有云市场则突破千亿元大关,同比增长 28.7%,达 1 048 亿元。这其中,既有以互联网和科技巨头为代表的阿里云、腾讯云、华为云、百度云等,也不乏以运营商为支撑的天翼云、移动云、联通云。它们各自扮演着不同的角色,搅动潮水,也成为潮水的一部分。

人工智能产业的下一步发展,关键在于建好、用好算力基础设施。应该持续推进算力网络的建设,让算力中心从点走向面形成网。当前,全国各地的算力中心纷纷建成,我们不仅要将计算中心作为独立的系统发挥作用,还要逐步让其相互连接,形成全国范围的算力网络,发挥出更大的价值。在电子信息时代,当算力成为核心竞争力,随着元宇宙概念的提出和实施,即将迎来更大的爆发时刻。

2.1.2　元宇宙对算力的新要求

元宇宙的最终理想形态,对算力资源需求近乎无限。算力网络是支撑元宇宙的重要基石,元宇宙海量数据需要传送、处理。元宇宙海量实时信息交互和沉浸式体验提升,需要以通信技术和计算能力持续提升作为基础。没有强大算力网络的有力支撑,元宇宙就如同空中楼阁,无法真正实现。

展望元宇宙的未来,"新生产力"算力重要性不断凸显,相关预测显示,按照元宇宙的构想,至少需要现在算力的 10 的 6 次方倍。元宇宙的未来依旧无法预知,随着算力每上一步台阶,都将为元宇宙扩展更多可能性。分析公司 Gartner 预测,到 2026 年,全球 30% 的企业机构拥有用于元宇宙的产品和服务。

随着大数据、人工智能、云计算等新一代信息技术的发展,算力这一新型生产要素,正不断支撑数字经济发展。在目前阶段,算力产业蕴藏着无限可能,应用开发潜力巨大,将产生不可估量的价值。但同时也要看到,算力似乎还没有充分地转化为生产力,仍然需要持续发力,以应对数字时代带来的挑战。

从技术层面来说,元宇宙沉浸式体验离不开计算机图形图像算力支撑,也离不开低延时网络服务,同时还需要强大的人工智能算力和泛在通达的网络连接,网络和算力的能力直接决定了元宇宙应用的深度和广度。从能源层面来说,稳定算力系统更需要电力系统支撑,这也是元宇宙无法脱离现实而存在的根本原因之一。从场景层面来说,元宇宙目前还处在拓荒阶段,增强现实(AR)、虚拟现实(VR)、混合现实(MR)等虚拟现实等技术也还尚未成熟,应用落地也存在一定难度,现有算力无法真正助力元宇宙实现创新融合发展。

然而无论元宇宙是否能照进现实,未来数字时代将会以哪种形式呈现,对算力的需求只可能是更大、更高、更强。也可以理解为,数字时代的角逐,一定程度上需要靠算力赢得未来。无论是智慧城市的建设、金融科技、无人驾驶等对生活带来变革的应用场景,还是在智能制造、工业互联网等驱动生产环节降本提质增效方面所产生的意义,算力的重要性不言而喻。

2.2 云计算:元宇宙的动力支撑(一)

作为一个虚拟的世界,元宇宙的复杂程度不亚于现实世界,同时也意味着其将产生并包含大量的数据。这个拟真世界的维持和发展无疑需要很强的数据运算能力,这离不开网络和运算技术的支撑。云计算技术就是能够强力推动数据运算能力的发动机,通过提供软件定义的基础设施让元宇宙生态运作起来,向元宇宙用户交付服务器、存储空间、数据库、网络和分析等的资源平台,是元宇宙发展的动力支撑之一。亚马逊全球副总裁、亚马逊云科技大中华区执行董事张文翊认为,"元宇宙一定是云计算可以大量赋能的一个领域。元宇宙本身需要的就是计算、存储、机器学习等,这些都离不开云计算"。

2.2.1 云计算简介

云计算是一种分布式计算,指通过网络"云"将巨大的数据计算处理程序分解成无数个小程序,然后通过多部服务器组成的系统处理和分析这些小程序得到结果并返回给用户。云计算就是把一个个服务器或者计算机连接起来构成一个庞大的资源池,以获得超级计算机的性能,同时又保证了较低的成本。云计算的出现使高性能并行计算走近普通用户,让计算资源像用水和用电一样方便,从而大大提高了计算资源的利用率和用户的工作效率。

根据美国国家标准与技术研究院(National Institute of Standards and Technology, NIST)定义,云计算具有按需自助服务、广泛网络接入、计算资源集中、快速动态配置、按使用量计费等特点。云计算具有3种部署模式:

(1)私有云:云端资源只给一个单位组织内的用户使用。云端的所有权、日程管理和操作的主体到底属于谁并没有严格的规定,可能是本单位,也可能是第三方机构,还可能是二者的联合。

(2)公有云:云端资源开放给社会公众使用。云端的所有权、日常管理和操作的主体可以是一个商业组织、学术机构、政府部门或者它们其中几个的联合。

(3)混合云:由两个或两个以上不同类型的云组成,但对外呈现的是一个完整的实体。

单位正常运营时把自己的数据保存在自己的私有云里面,把不重要的信息放到公有云上,允许在公有云和私有云之间共享数据和应用程序。

云计算服务是指由第三方提供商托管的基础架构、平台或软件,可通过互联网提供给用户,主要有 3 种类型:基础设施即服务(Infrastructure as a Service,IaaS)、平台即服务(Platform as a Service,PaaS)和软件即服务(Software as a Service,SaaS)。每种解决方案都能促进用户数据从前端客户端通过互联网流向云服务提供商的系统,或是反向流动,但具体情况会因服务内容而异,如图 2.2 所示。

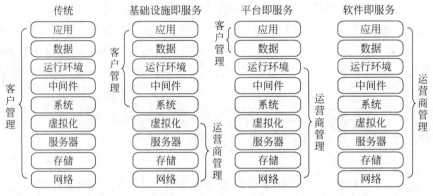

图 2.2　云计算服务类型示意图

(1) IaaS,将基础设施作为服务出租。IaaS 表示将由云服务提供商通过互联网连接为用户管理基础架构,包括实际的服务器、网络、虚拟化和数据存储。用户可通过应用程序界面(Application Program Interface,API)或控制面板进行访问,并且基本上是租用基础架构。诸如操作系统、应用和中间件等内容由用户管理,而提供商则负责硬件、网络、硬盘驱动器、数据存储和服务器,并负责处理中断、维修及硬件问题。这是云存储提供商的典型部署模式。

(2) PaaS,即将平台软件作为服务出租。PaaS 表示硬件和应用软件平台将由外部云服务提供商来提供和管理,而用户将负责平台上运行的应用以及应用所依赖的数据。PaaS 主要面向开发人员和编程人员,旨在为用户提供一个共享的云平台,用于进行应用的开发和管理,无须构建和维护通常与该流程相关联的基础架构。

(3) SaaS,即将应用软件层作为服务出租。SaaS 是将云服务提供商管理的软件应用交付给用户的服务。通常,SaaS 应用是一些用户可通过网页浏览器访问的 Web 应用或移动应用。该服务会为用户完成软件更新、错误修复及其他常规软件维护工作,而用户将通过控制面板或 API 连接至云应用。此外,SaaS 还消除了在每个用户计算机上本地安装应用的必要性,从而使群组或团队可使用更多方法来访问软件。

无论是哪种服务模式,都只是将互联网技术(Internet Technology,IT)系统的基础设施层、平台软件层、应用软件层、数据层这四个层次中的几层出租出去。出租出去的层次由租户管理维护,其余层次由运营商管理维护,这样二者的维护层次加在一起刚好可以形成完整的 IT 系统的四层结构。

2.2.2　云计算的发展历程

云计算的概念可以追溯到 2006 年,时任谷歌首席执行官的埃里克·施密特在搜索引擎大会上,首次提出的"云计算",意味着互联网的发展进入了一个新的阶段,宣告了云计算时代的到来。云计算概念兴起背后是 IT 界从 20 世纪 60 年代兴起并延续至今的计算、存储、网络技术的变革。云计算的发展历程可以分为 4 个阶段。

(1) 资源集中的大型主机系统时代。

1946 年,第一台电子计算机研制成功。1964 年 IBM 推出世界上首个指令集可兼容大型电脑。由此,计算、存储集中于主机的大型主机系统时代到来。资源集中是大型主机的主要特点,不同主机之间通信功能很弱,无法共享信息和服务,所有用户通过终端来分享主机的计算和存储资源。1959 年 6 月,克里斯托弗·斯特雷奇(Christopher Strachey)在国际信息处理大会上发表的论文提出了虚拟化概念,而虚拟化技术是云计算架构的基石。

(2) 资源从集中走向分散的 PC 时代。

1979 年,IBM 推出了个人电脑(Personal Computer,PC),独立的存储和计算能力可以满足个人的计算需求。由此,资源从主机下沉到个人电脑,从集中走向分散,PC 时代得以开启。这一时期也推动了软件行业的发展,日益增加的数据处理需求对更高效的网络传输能力与更强大的计算能力提出了更高的期待。

(3) 资源由分散走向再集中的互联网时代。

1984 年,SUN 公司联合创始人约翰·盖奇(John Gage)提出了"网络就是计算机(The Network is the Computer)"的重要猜想,用于描述分布式计算技术带来的新世界。20 世纪 90 年代,互联网推动计算资源可以在 PC 端更加敏捷地共享。2000 年后,随着移动互联网的快速发展,各类应用程序快速发展,运营上万台服务器的大型数据中心出现,全世界的计算能力通过互联网连接。随着互联网技术、电子计算机断层扫描技术的不断发展和融合,云计算使用成本不断降低,云计算开始快速发展并广泛被接受。

(4) 数智互联时代。

当前,全球 5G 商用开启,人们已经从互联网时代进入了数智互联时代,各类设备通过网络连接在一起,而云计算也成为数字时代不可或缺的基础设施之一。5G 技术也将推动边缘计算快速发展,边缘计算推动资源由集中再走向分散,新一轮 IT 架构变革开启,云计算将迎来新一轮快速发展。

云计算将成为我国企业数字化转型的关键要素,无论是"新基建"将云计算作为基础保障,还是抗击突如其来的疫情,都将我国的云计算发展推向了一个新的高度。根据中国信息通信研究院的预测,未来几年我国公有云市场仍将处于快速增长阶段,私有云未来几年将保持稳定增长,到 2025 年市场规模有望突破 5 400 亿元。

2.2.3 云计算的未来

云计算将在未来数年内扮演越来越重要的角色,为各领域创新发展注入新的活力。中国信息通信研究院发布的《云计算白皮书(2022 年)》对云计算的发展趋势作了如下几点预测:

(1) 云原生架构应用将更加普及。

企业业务模块规模增大、部署环境增多、分布式复杂性增强,加速了软件构建的复杂性,也在无形之中提升了对开发人员的技能要求。相比较传统架构,云原生架构从业务代码中剥离了大量非功能性特性到云计算基础设施中,使得业务开发人员不再关注基础设施的运营维护,转而聚焦业务逻辑的开发,大大降低了企业用云的心智负担。云原生架构的价值正在被更多的企业接受,未来的应用将会更加普及。

(2)算力服务技术体系将更加完善。

算力服务发展已进入快车道,但仍存在服务程度不够、应用渗透能力差等问题。未来,算力服务技术体系将不断完善和发展,探索创新应用,为用户提供更加普惠化、泛在化、标准化的算力服务。

(3)云上系统稳定性将更加优先。

在全面上云的背景下,各行业的正常运转也会高度依赖云上系统,而系统稳定性无疑会成为重要的生产力。云系统的稳定性已经成为支撑数字化转型发展、保障产品和服务质量、提升客户满意度、控制风险的重要影响因子。未来,企业与组织机构需要建立稳定性优先的战略,借助有效的稳定性能力建设路径指引从事前、事中、事后三方面全方位规划企业系统稳定性保障能力。

(4)云安全建设工具将更加便捷。

在安全态势、合规要求和业务需求驱动下,云安全建设由"从无到有"向"从有到优"转变,用户将逐渐关注安全工具便捷性,以提升防护效率:一是统一安全管理,对已有安全工具的整合,减少碎片化和重复的安全工作;二是新工具涌现助力管理机制落地,软件物料清单等安全管理手段将通过自动化工具高效落地。

(5)云优化治理内涵将更加广泛。

随着上云进程的多元化发展,用户在解决单云场景挑战的同时还需要进行多云混合的统一管理,并协调资源在多种云环境中的调度以达到性价比最优。另外,上云后需要稳固基础架构、业务安全和平台安全,并优化云资源与业务的适配、提升云资源效益。为实现这些目标,需要善于使用云平台成熟的 PaaS 能力、多云运营分析类工具以及云优化相关专业服务来促进云业务的优化创新。

2.3　边缘计算:元宇宙的动力支撑(二)

元宇宙是以数字方式创建的一个虚拟世界,可以模拟真实世界的各个方面。作为庞大而复杂的系统,元宇宙的运行会产生大量的数据,按照传统数据处理方式,获取的所有数据均需上传到云计算平台进行分析,云计算平台将面临网络时延高、海量数据处理难、带宽不够和功耗过高等高难度挑战。为了解决这些弊端,边缘计算技术应运而生,在靠近物或数据源头的网络边缘侧,通过融合网络、计算、存储、应用核心能力的分布式开放平台,就近提供边缘智能服务,成为元宇宙又一重要的动力支撑。

2.3.1　边缘计算简介

1. 边缘计算的概念

边缘计算最早来源于内容分发网络(Content Delivery Network,CND)中的缓存概念。2009 年,美国卡内基梅隆大学的施巍松教授把边缘计算描述为:"边缘计算是一种新的计算模式,这种模式将计算与 Cloudlet、微型数据中心或雾节点等存储资源部署在更贴近移动设备或传感器的网络边缘。"2016 年 5 月,美国韦恩州立大学的施巍松教授给出了边缘计算的正式定义:"边缘计算是指在网络边缘执行计算的一种新型计算模型,边缘计算操作的对象包括来自于云服务的下行数据和来自于万物互联服务的上行数据,而边缘计算的边缘是指从数据源到云计算中心路径之间的任意计算和网络资源,是一个连续统一体。"边缘计算是云计算的补充,为移动计算、物联网等提供更好的计算平台。

2．边缘计算的原理架构

边缘计算通过在终端设备和云之间引入边缘设备,将云服务扩展到网络边缘。边缘计算架构包括云层、边缘层和终端层,如图 2.3 所示,可以进行层间及跨层通信。

(1) 云层。由多个高性能服务器和存储设备组成,是最强大的数据处理中心,具有强大的计算和存储功能,可以执行复杂的计算任务。云模块通过控制策略动态管理和调度边缘节点和云计算中心,为用户提供更好的服务。

(2) 边缘层。由大量的网络边缘节点组成,通

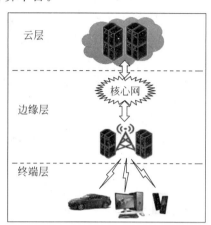

图 2.3　边缘计算体系架构

常包括路由器、网关、交换机、接入点、基站、特定边缘服务器等。这些边缘节点广泛分布在终端设备和云层之间,例如咖啡馆、购物中心、公交总站、街道、公园等。它们能够对终端设备上传的数据进行计算和存储。由于这些边缘节点距离用户距离较近,则可以为运行对延迟比较敏感的应用,从而满足用户的实时性要求。边缘节点也可以对收集的数据进行预处理,再把预处理的数据上传至云端,从而减少核心网络的传输流量。边缘层连接上层主要通过因特网。

(3) 终端层。由各种物联网设备组成,例如传感器、智能手机、智能车辆、智能卡、读卡器等。为了延长终端设备提供服务的时间,则应该避免在终端设备上运行复杂的计算任务。因此,终端设备负责收集原始数据,并上传至上层进行计算和存储。终端层连接上一层主要通过蜂窝网络。

3．边缘计算的优势

边缘计算作为一个新兴的领域,相比传统的云计算拥有一些显而易见的优点,包括以下几点。

(1) 实时数据处理和分析。它将原有云计算中心的计算任务部分或全部迁移到网络边缘,在更接近数据来源的边缘设备处理数据,减少了延迟时间,提高了数据传输性能,保证了处理的实时性,同时也降低了云计算中心的计算负载。

(2) 提升数据安全性。边缘计算模型使数据分散在生成数据的设备之间,可以减少实际存在风险的数据量。一次攻击不足以来摧毁整个网络或破坏所有数据,不会威胁到云计算中心。

(3) 无限的可扩展性。边缘计算提供了更便宜的可扩展性路径,允许公司通过物联网设备和边缘数据中心的组合来扩展其计算能力。使用具有处理能力的物联网设备还可以降

低扩展成本,因此添加的新设备都不会对网络产生大量带宽需求。

（4）低流量。本地设备收集的数据可以进行本地计算分析,或者在本地设备上进行数据的预处理,不必把本地设备收集的所有数据上传至云计算中心,从而可以减少进入核心网的流量。

（5）位置感知。边缘分布式设备利用低级信令进行信息共享。边缘计算模型从本地接入网络内的边缘设备接收信息以发现设备的位置。例如导航,终端设备可以根据自己的实时位置把相关位置信息和数据交给边缘节点来进行处理,边缘节点基于现有的数据进行判断和决策。

（6）更高的应用程序运行效率。随着滞后减少,应用程序能够以更快的速度更高效地运行。

2.3.2　边缘计算的发展历程

边缘计算这一名词由美国太平洋西北国家实验室的 Ryan LaMothe 在 2013 年的一份内部报告中首次提出。边缘计算作为云计算之后集云、网、端、智四位一体的新型计算模型,是解决未来数字化难题的重要途径。从在 SCI 数据库上以"Edge Computing"检索到的计算机科学领域的文章数量来看,边缘计算的发展历经三个阶段：技术储备阶段、快速发展阶段和稳定增长阶段,如图 2.4 所示。

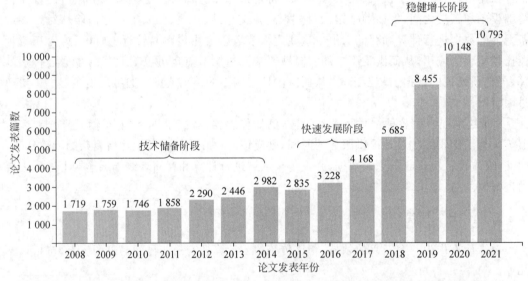

图 2.4　截至 2021 年在 SCI 数据库上以"Edge Computing"检索到的计算机科学领域的文章数量

2015 年前边缘计算处于技术储备阶段。1998 年,Akamai 公司提出内容分发网络,依靠部署在各地的缓存服务器,通过中心平台的负载均衡、内容分发、调度等功能模块,将用户的访问指向最近的缓存服务器上,以此降低网络拥塞,提高用户访问响应速度和命中率。2005 年,美国韦恩州立大学施巍松教授的团队提出了功能缓存的概念,并将其用在个性化的邮箱管理服务中,以节省延迟和带宽。2009 年施巍松等人提出了 Cloudlet 的概念,其部署在网络边缘与互联网连接,可以被移动设备访问为其提供服务。此时的边缘计算将云服务器上的功能下行至边缘服务器,以减少带宽和时延。在万物互联的背景下,为解决边缘数据爆发性增长带来的数据传输、计算和存储过程中的计算负载和数据传输带宽的问题,研究者开始探索在靠近数据生产者的边缘增加数据处理的功能的可行方案,具有代表性的是移动边缘计算(Mobile Edge Computing,MEC)、雾计算和海云计算。

2015—2017 年,边缘计算进入快速发展阶段。不仅在产业界和学术界,工业界也在推动边缘计算的发展,这意味着基于边缘计算模式而开启的万物互联时代逐渐到来。为满足边缘计算的应用需求和相关标准,欧洲电信标准化协会(European Telecommunications Standards Institute,ETSI)在 2015 年 9 月发表关于移动边缘计算的白皮书,并于 2016 年底将移动边缘计算扩展为多接入边缘计算,使边缘计算从电信蜂窝网络延伸至其他无线接入网络。2016 年 5 月,美国韦恩州立大学施巍松教授的团队给出了边缘计算的正式定义。同年 5 月,美国自然科学基金委(National Science Foundation,NSF)将边缘计算列为计算机系统研究中的突出领域;10 月,NSF 举办了边缘计算重大挑战研讨会,就边缘计算未来 5~10 年的发展目标、达成目标所带来的挑战以及学术界、工业界和政府应该如何协同合作来应对挑战展开研究。同时,国际计算机协会(Association for Computing Machinery,ACM)和电气与电子工程师协会(Institute of Electrical and Electronics Engineers,IEEE)联合举办了边缘计算顶级会议。自此之后,重要国际会议也开始增加边缘计算的分会或者专题研讨会。11 月,国内相关研究所和企业在北京成立了边缘计算产业联盟,这利于推动"政产学研用"各方产业资源合作,引领边缘计算产业的健康可持续发展。2017 年 5 月首届中国边缘计算技术研讨会在合肥开幕,同年 8 月中国自动化学会边缘计算专委会成立,标志着边缘计算的发展已经得到了专业学会的认可和推动。2017 年 9 月,ETSI MECISG 完成了数个版本标准化工作,输出了术语、场景、需求、架构、基本的网络能力服务 API 等系列规范。

2018 年后边缘计算正式进入到稳定增长阶段,开始被大众熟知。首先是全球首部边缘计算专业书籍《边缘计算》出版,从需求、意义、系统、应用以及平台等角度出发对边缘计算进行阐述。同时,边缘计算行业参与者迅速增长,范围也逐步扩大,基本涵盖了计算机领域的各个环节,如云计算公司、硬件生产商、公司、通信运营商、科研机构和产业联盟/开源社区等。边缘计算经有望实现学术和产业的融合,加快产品落地,逐步稳健增长。

2.3.3　边缘计算的未来

虽然目前边缘计算已经得到了各行各业的广泛重视,并且在很多应用场景下开花结果,包括医疗保健、车辆互联、移动大数据分析和智慧城市等,但边缘计算的实际应用还存在很多问题需要研究。

(1) 优化边缘计算性能。在边缘计算架构中,不同层次的边缘服务器所拥有的计算能力有所不同,负载分配将成为一个重要问题。用户需求、延时、带宽、能耗及成本是决定负载分配策略的关键指标。针对不同工作负载,应设置指标的权重和优先级,以便系统选择最优分配策略。成本分析需要在运行过程中完成、分发负载之间的干扰和资源使用情况,都对边缘计算架构提出了挑战。

(2) 安全性。边缘计算的分布式架构增加了攻击向量的维度,边缘计算客户端越智能,越容易受到恶意软件感染和安全漏洞攻击。在边缘计算架构中,在数据源的附近进行计算是保护隐私和数据安全的一种较合适的方法。但由于网络边缘设备的资源有限,对于有限资源的边缘设备而言,现有数据安全的保护方法并不能完全适用于边缘计算架构。而且,网络边缘高度动态的环境也会使网络更加易受攻击和难以保护。

（3）互操作性。边缘设备之间的互操作性是边缘计算架构能够大规模落地的关键。不同设备商之间需要通过制定相关的标准规范和通用的协作协议,实现异构边缘设备和系统之间的互操作性。

（4）智能边缘操作管理服务。网络边缘设备的服务管理在物联网环境中需要满足识别服务优先级,灵活可扩展和复杂环境下的隔离线。在传感器数据和通信不可靠的情况下,系统如何通过利用多维参考数据源和历史数据记录,提供可靠的服务是目前需要关注的问题。

未来,边缘计算技术会与终端设备、云计算进行深度融合,共同在工业物联网、车联网、智慧城市和智慧医疗等人们生产生活的各个方面发挥作用。边缘计算技术也必将成为继云计算、大数据之后的下一个热点领域。边缘计算的广阔市场空间将会给整个产业界带来无限的想象空间和崭新的发展机遇。

2.4　元宇宙需要创新的计算技术

元宇宙的"地基"是由物理世界的算力构建的。如果把存储比作元宇宙的"土壤",那么计算就是元宇宙的"能量"。像物理世界的发电厂、电池一样,元宇宙的计算也会以多种形态出现,大体包括云计算、边缘计算、终端计算、去中心化计算和空间计算等。元宇宙可能是下一个主要计算平台,而现在的存储、网络和计算根本满足不了元宇宙计算的要求,元宇宙正面临计算领域的巨大挑战。我们要实现元宇宙计算的要求,必须在相同甚至更低的能耗下实现 1 000 倍的算力增长。然而,由于受限于集成密度、效率性能、功耗以及散热的制约,摩尔定律放缓,致使计算技术的发展不再仅仅依靠通用芯片在工艺上的创新,而是要结合多种创新方式,例如硬件和软件的协同创新,芯片的重新审视,也即探索新的兼容模式和计算架构。才能满足日益巨大、复杂、多元的各种计算场景。目前强大的计算技术和数据正逐渐在医疗领域发挥着越来越重要的作用。

2.4.1　组织架构创新

随着云计算的快速发展,云数据中心的规模越来越大,每个云数据中心的服务器数量达到几万甚至几十万台。边缘数据中心的规模相对小一些,服务器的数量一般是几百或几千台,但由于数据中心数量众多,整体的规模也是很庞大的。这些超大规模数量的服务器,要求系统必须实现硬件和软件的深度融合。

摩尔定律的衰退、阿姆达尔定律的正当其时,意味着低效性将每年的性能改进限制在几个百分点。所以,要想获得更高的性能改进需要新的架构方法,即特定领域的体系架构（Domain-Specific Architectures,DSA）。这意味着以往围绕通用芯片的硬件组合方式需要调整,即硬件重构。如果说,软件定义的方向是一切皆服务,那么硬件重构的方向则是一切皆计算机,其拓展的重要场景之一是数据中心即计算机。它包括通过硬件重构实现资源池化。中央处理器与图形处理器、现场可编程门阵列（Field Programmable Gate Array,FPGA）等各种加速器将更加紧密结合,利用全互联交换芯片 NVSwitch、计算快速链接（Compute Express Link,CXL）、开源一致性加速处理接口（Open Coherent Acceleration

Processor Interface，Open CAPI）等新型超高速内外部互连技术实现异构计算芯片的融合；CPU 之间可以通过池化融合的方式实现灵活组合，可以根据业务场景动态形成一路到多路多种计算单元；异构存储介质，如非易失性内存标准（Nonvolatile Memory Express，NVMe）、固态硬盘（Solid State Drives，SSD）、硬盘驱动器（Hard Disk Drive，HDD）等则通过高速互连形成存储资源池。在计算和存储资源池中，除了传统 CPU、GPU 等，还可以应用更多新型计算芯片、存储介质和互联技术，进一步提升数据中心的处理能力。

软件方面，在可重构的硬件资源池基础上，通过灵活的组织，将不同的资源池组成专业的服务器、存储和网络系统，并实现资源的高效管理、调度以及数据在池化资源的流转。当 AI 与软件定义结合后，赋予了软件定义更高级的含义。从业务上，实现了基于业务特征感知的智能资源调度，让合适的资源在合适的位置去执行合适的任务。从管理上，实现了智能化的运维，也就是智算中心的无人巡检、故障自愈等。软件定义一个典型的趋势是软硬件协同设计，由专用芯片、FPGA 处理更多的业务负载，由软件进行更智能化的管理和调度。

为此，Oracle 数据库认证专家（Oracle Certified Professional，OCP）在 2019 年提出了开放可组合的 API 草案，探索开放可组合架构，将中央处理器、图形处理器、现场可编程门阵列、内存、闪存、磁盘都从服务器里解耦出来，通过数据交换网络、内存交换网络的协助，实现数据中心级别的池化，用软件定义的方式实现资源的管理和调度，如图 2.5 所示。

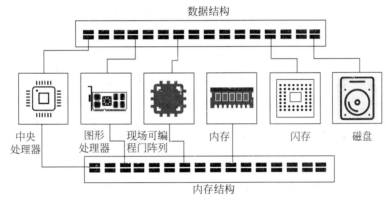

图 2.5　开放可组合架构

软硬件融合并不改变系统的层级结构和组件的交互关系，但打破了软件和硬件的界限，从而达到整体最优的效果。在传统架构下，系统的下层是硬件，上层是软件，分层非常清晰；而在软硬件融合架构下，整个系统分组分块，每个组块是软件还是硬件，或者软硬件协同皆有可能。这样便形成了"软硬件共存，软硬件融合在一体"的效果。

从宏观上看，越是上层的组件，软件成分越多，相对越灵活；越是下层的组件，硬件成分越多，相对越固定。这使得云计算、空间计算等复杂系统的底层工作任务逐步稳定并逐渐卸载到硬件。同样，我们也可以通过软硬件融合的优化技术，使软件更加灵活，功能更加强大。

总之，软硬件融合是为了应对系统规模最大、算力和灵敏度要求最高、成本最敏感的云计算数据中心场景的各种挑战而逐渐形成的一整套技术理念和体系。未来，在自动驾驶、5G/6G 网络、终端计算、医疗元宇宙中的数字孪生和人工智能等场景，对算力都会有更加强劲的需求。面对如此多的复杂场景，软硬件融合也有了更多的用武之地，其价值也会进一步显现。

2.4.2　兼容性创新

RISC-V 是美国加州大学伯克利分校开发的第五代精简指令集计算机（Reduced Instruction Set Computer, RISC）架构, 在其之前, CPU 的指令集合结构（Instruction Set Architecture, ISA）都是封闭的体系。只有 Intel、AMD、盛威三家公司能做 x86 架构的 CPU 芯片, ARM 架构的授权也需要付出很高的代价, 并且随着 ARM 指令集版本的升级, 新的架构授权也需要重新谈判。此外, 还有 POWER、每秒钟执行的百万指令数（Million Instructions Per Second, MIPS）等很多不同的 ISA 架构。CPU ISA 架构的多样性, 使用户在一个平台上写成的程序很难在其他平台上运行, 更难跨不同平台迁移。也就是说, 大量的重复工作很难把各种架构芯片的优势都有效利用起来。

CPU 领域需要标准的开放的 ISA, 要创建"处理器领域的 Linux"。许多组织如果使用相同的 ISA 设计处理器, 那么更大的竞争可能会推动更快的创新。理想情况下, 未来 RISC-V 如果能够形成行业生态的主流, 没有了跨平台的损耗和稳定性风险, 大家就可以把精力更多地放在 CPU 微结构的持续优化和更多上层软件的创新上。

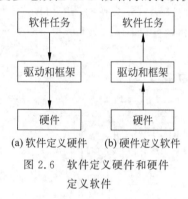

(a) 软件定义硬件　(b) 硬件定义软件

图 2.6　软件定义硬件和硬件
定义软件

传统硬件定义软件的时代, 是先设计好芯片, 芯片制造商开发好软件驱动和框架, 然后软件开发人员根据芯片、驱动和框架来开发上层的软件, 如图 2.6（b）所示。而现在, 进入了软件定义一切的时代, 用户的工作任务已经存在, 其形态通常是运行于 CPU 的软件, 用户的诉求更多的是在不希望改变自己工作任务的业务逻辑的基础上, 寻求更高性能的其他硬件加速引擎或处理器来提升性能, 如图 2.6(a)所示。这样, 硬件就需要不仅能实现好的性能加速, 还要提供足够开放通用甚至弹性的接口, 来适配用户的业务软件。而 AI 加速芯片就是一个典型的例子。目前, AI 的算法还没有完全定型, AI 芯片还处在快速发展阶段, 还没有形成标准的硬件访问接口和统一的框架。这都是阻碍 AI 芯片大规模落地的原因。

在元宇宙时代, 为了实现软件在不同硬件平台的自由迁移, 需要用到各种虚拟化技术。而虚拟化的代价是需要实现硬件虚拟化, 即把硬件接口直接暴露给虚拟机、容器等, 这就意味着各类服务器的设备、加速器接口需要一致的、标注的、开放的接口, 才能更好地使软件自由迁移。

2.4.3　芯片工艺创新

在通往元宇宙的道路上, 芯片是坚实路基和强大底座。在元宇宙中, 对芯片的算力的需求是当前算力的千万倍。我们要想满足这一需求甚至更高的需求, 就需要持续不断地提升算力, 而工艺进步是算力提升的最主要推动力量。为此, 各主要芯片厂商在构筑元宇宙之"芯"时正在八仙过海、各显神通。

台湾积体电路制造股份有限公司（TSMC, 简称台积电）的 3 纳米工艺已经量产, 2 纳米和 1 纳米工艺也在未来几年的规划中。并且, 台积电已经在攻关 0.1 纳米工艺, 半导体工艺即将进入埃米(亚纳米)时代。另外,近些年兴起的3D封装技术,使集成电路由二维进入到三维。除此之外,Chiplet(芯粒)机制的出现,可以把多个芯片裸DIE集成到一起,从三维到四维,进一步增强了单位面积上晶体管的集成度。工艺的不断进步、三维堆积和Chiplet多DIE互联,使得芯片工艺的发展从二维到三维再到四维。这些技术的进步,意味着芯片可以容纳更多的晶体管,芯片的规模越来越大。

未来,随着量子技术的快速发展,量子门电路将代替互补金属氧化物半导体(Complementary Metal Oxide Semiconductor,CMOS)门电路。这样,当前的半导体工艺将进入量子时代,上层构建的芯片和软件生态,在量子门电路的强力工艺支撑下,将得到更加蓬勃的发展。

2.5　计算技术赋能医学元宇宙

随着基因测序、检查检验设备、可穿戴设备等新的检测方法和检测工具等各个方面的新技术不断涌现,获取个人不同尺度上的健康、疾病数据成为可能。这也导致医疗健康相关的数据指数级增长。同时也赋予了医生和临床科研人员更多、更细致的维度去了解疾病发生发展过程,大大拓展了医学研究的深度和广度。但是,医学数据的规模和产生速度远远超出了个人的处理能力,急需新的方式与手段帮助医生和科研人员从多维、立体、融合的数据中摸索出规律,从而更精确地进行疾病的诊断和治疗。

医学元宇宙的发展,从其重要组成部分交互和显示来看,VR要从4K分辨率到视网膜级别(接近16K)的高清晰度,对端到端算力的需求提高数十倍,IT基础设施面临极大挑战。我们需要更大的云数据中心规模,更多的边缘计算,以及数以亿计的各类物理世界的设备端、传感器连接到互联网,共同支撑医学元宇宙的发展。

2.5.1　计算技术赋能医学元宇宙简介

1. 医学元宇宙行业将呈现出新场景、新工具、新生态

例如:医疗体系解构去中心化,未来医疗将更分散于各区域医疗机构、个人等场景,传统医院解构为服务型平台;药械企业向综合服务延伸,基于患者健康信息,围绕药械提供以治疗为核心的预防、数字疗法等定制化服务;政府向赋能者转型,依托海量数据的运行分析转变为优化服务、提升福祉的赋能者。

2. 医疗元宇宙以平台经济为主导开启合约经济新篇章

方案即服务:面向患者、医生及医疗生态,基于临床解决方案产生的价值收费,例如远程医疗及医学科普教育等。

平台即服务:基于平台产生的价值,向医院或者生态企业收费。例如医学元宇宙平台拥有患者全生命周期数据接入,向药械企业临床试验等提供付费支持。

运营即服务:基于提供的运营服务,向医院或者生态企业收费。例如设备运维服务等。

2.5.2　计算技术赋能医学元宇宙现状

类似元宇宙的构建框架,医学元宇宙亦可分为交互层和技术组件层。交互层主要是基于扩展范围(extended-Range,XR)技术的临床解决方案和各种行为产生对产品的价值(X to Earn)的创新应用。技术组件层主要是引擎和开发工具,虚拟经济平台和支撑虚拟和现实交互的元宇宙世界(Meta-World)平台。Meta-World 平台具象在医院端即为元宇宙医疗(Meta-Hospital)平台,它为基于 XR 的临床解决方案落地医院提供真实世界交互、引擎和工作流的支撑。

1. 聚焦交互层:借助计算技术,赋能高沉浸的虚拟与现实结合的临床解决方案

虚拟与现实结合的临床解决方案:元宇宙中的交互方式包括语音交互、手势交互、嗅觉、触感、脑机接口等,多模态融合交互方式可保障全场景交互体验。聚焦交互层的元宇宙企业通过计算技术,为医疗生态中不同关键参与方——患者、医生、医院/医联体、药械企业,创造沉浸式的感官模拟、精准智能的操作支持以及跳脱空间限制的实时交互。

(1)赋能医生/医院。

在疾病筛查和诊断场景下:医生可以借助全息影像和 VR 显示的影像数据,360°全面观察患者病灶细节,深度挖掘影像信息,以缩短医生读片时间、降低误诊率。

在手术场景下:以 Proprio/Augmedics 为代表的 XR 辅助手术技术,通过头戴式显示器实时显示 3D 融合、多模态增强图像,减少组织伤害,同时通过 AI 提高机器人导航和定位准确性。

在临床协作场景下:以 Thirdeye 为代表的远程医疗协助技术,通过 AR/MR 为医生提供即时访问患者的机会,并使他们能够在将患者送往医院之前,协助急救人员提供治疗指导。

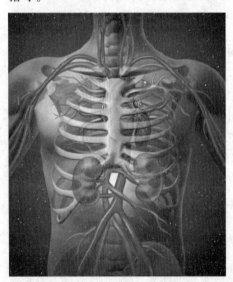

图 2.7 人体数学建模

在医疗教学场景下:以 Osso VR 为代表的虚拟手术教学平台提供方,借助高度逼真的视觉技术为处于 VR 环境中的医生再现手术室场景,在虚拟环境中锻炼各类手术的实际操作。例如,人体数学建模,如图 2.7 所示。

(2)赋能患者。

在患者教育和预防场景下:可通过虚拟现实技术为患者提供沉浸式的可视化疾病知识教育。

在患者诊疗场景下:以 Amedis 为代表的区块链诊所,为患者提供虚拟现实场景的咨询问诊,同时借助 XR 和全息影像,可实现高度可视化的治疗方案沟通。

在随访康复场景下:以 Applied AR 为代表的沉浸式治疗技术提供方,借助虚拟现实技术,通过体验、游戏等与患者产生交互,帮助患者回家后进一步进行沉浸式巩固治疗。

(3)赋能企业。

在销售推广场景下:通过虚拟培训提高培训效率和参与度,例如 Gronstedt Group 与全球领先药企合作开发定制化、沉浸式的 VR 模拟系统,用于对药企员工进行模拟培训。

在药物研发场景下：很多企业通过 NFT 平台推动药物研发知识产权管理、临床试验管理等。例如 iPlexus 通过区块链技术使得药物研发中未发表和已发表的数据更易于使用；Bernstein 推出带时间戳的数字轨迹管理以推动合作式的药物研发；Labii 推出了基于区块链技术的电子实验室笔记本等，如图 2.8 所示。

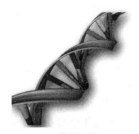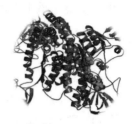

(a) 基音组学　　　　　　　(b) 蛋白组学

图 2.8　基因组学与蛋白组学

在药械供应链场景下：NFT 平台推动药械生产、仓储、物流全链条实现有效监控和追踪。例如辉瑞和基因泰克公司通过 MediLedger 项目帮助制药商、批发商和医院等药品供应链节点在区块链记录药品运送数据，确保药品的原产地和真实性。类似还有 BlockVerify 的医药流通防伪系统、Authentag 的医药追踪及验证系统、Ambrosus 的食品药品物联网系统等。

2. 聚焦技术组件层：引擎及开发工具、Meta-Hospital 平台和 NFT 平台是交互层解决方案落地的基础和保障

引擎及开发工具：AR、VR 和 MR 技术不断成熟，将为用户提供更加真实的体验，降低数字显示与头部运动之间的同步误差，推动从 2D 显示向 3D 显示迭代升级；OpenXR 引擎将实现统一的标准和 API，提高 AR/VR 应用开发速度及质量，降低开发总门槛。

Meta-World 平台：元宇宙平台是虚拟和现实世界交互，同时构建合约经济生态的重要支持；就医疗行业而言，平台主要包括 Meta-Hospital 和 NFT 平台。

Meta-Hospital 平台是各企业支撑各类临床应用场景的保证，也是未来整合患者各类医疗健康数据的核心平台，支持 X to Earn 商业模式落地的基础，各参与企业正在积极布局。例如某全球一流影像企业构建临床医疗平台，使企业和生态伙伴能够快速设计、开发、管理、保护和分发应用、服务和 AI 算法。

NFT 平台可支持去中心化金融、非同质化加密资产、去中心化游戏等元宇宙交互场景；在医疗元宇宙里，最重要的应用在于个人医疗数据确权、X to Earn 和 to B 的平台赋能。

2.5.3　计算技术赋能医学元宇宙未来

未来计算技术将广泛应用于疾病辅助诊断，为医生提供精准医疗建议，能提高医学图像质量、减低电离辐射、减少医疗成本，以及显著推动医疗模式的进步与革新。医疗数据尤其是医学影像数据，如 X 射线、计算机断层成像、磁共振成像、正电子发射型计算机断层显像（Positron Emission Computed Tomography，PET）等产生的海量信息通过神经网络、深度学习等技术，成为计算机辅助诊断、患者个性化治疗等方面重要数据。

在未来精准医疗将成为医学的重要发展方向,精准医疗以患者为中心,综合运用基因组技术、生物信息技术等前沿技术手段,精确定位患者的疾病发生发展原因,并明确疾病治疗靶点,实现个性化的精确治疗。精准治疗当中至关重要的是算法。通过精准的算法,将患者的基因型数据输入药物作用效果的计算模型中,模型可输出该患者对单种或多种药物的敏感性,从而帮助医生筛选出最适合于该患者的治疗药物,实现针对患者的个性化治疗。

本章小结

本章主要介绍了元宇宙所涉及的计算技术,包括算力、云计算、边缘计算、创新技术以及计算技术赋能医学元宇宙等内容。详细介绍了算力的发展历程、元宇宙对算力的新要求;云计算的定义、特点、3 种部署模式、3 种服务类型、云计算的发展历程及未来趋势;边缘计算的概念、发展历程以及面临的挑战;从软硬件的组织架构、兼容性和芯片制作工艺 3 方面介绍了元宇宙对算力的需求,并对软硬件在元宇宙下的定义、硬件重构和软硬件融合的概念、特点和应用进行了详细的讲解,介绍了软硬件兼容性的未来标准和芯片制作工艺的未来发展方向,还介绍了计算技术赋能医学元宇宙现状及未来。

【注释】

1. **CDN**:基本原理是广泛采用各种缓存服务器,将这些缓存服务器分布到用户访问相对集中的地区或网络中,在用户访问网站时,利用全局负载技术将用户的访问指向距离最近的工作正常的缓存服务器上,由缓存服务器直接响应用户请求。

2. **带宽**:用来标识信号传输的数据传输能力、单位时间内通过链路的数据量、显示器的显示能力。

3. **ETSI**:欧洲电信标准化协会(European Telecommunications Standards Institute)是由欧共体委员会 1988 年批准建立的一个非营利性电信标准化组织。

4. **ACM**:即国际计算机协会(Association for Computing Machinery)创立于 1947 年,是世界上第一个科学性及教育性计算机协会,是全世界计算机领域影响力最大的专业学术组织。ACM 所评选的图灵奖(A. M. Turing Award)被公认为世界计算机领域的诺贝尔奖。

5. **IEEE**:即电气和电子工程师协会(Institute of Electrical and Electronics Engineers)是一个美国的电子技术与信息科学工程师的协会,致力于电气、电子、计算机工程和与科学有关的领域的开发和研究,在航空航天、信息技术、电力及消费性电子产品等领域,已制定了 900 多个行业标准,现已发展成为具有较大影响力的国际学术组织。

6. **DIE**:经过光刻,掺加杂质,晶圆上形成点针状晶粒,这个晶粒叫作 DIE。

本章参考文献

[1] 任鹏燕,田康叶,张敏. 云计算:新一轮黄金发展期开启[J].中国电信业,2022(4):15-18.

[2] 中国信息通信研究院. 云计算白皮书(2022 年)[R/OL]. (2022-07-21) [2022-12-28]. http://www. caict. ac. cn/kxyj/qwfb/bps/202207/t20220721_406226. htm.

[3] SHI W, CAO J, ZHANG Q, et al. Edge computing: vision and challenges[J]. IEEE Internet of Things Journal, 2016, 3(05):637-646.

[4] 施巍松,张星洲,王一帆,等.边缘计算:现状与展望[J].计算机研究与发展,2019,56(1):69-89.

[5] 丁春涛,曹建农,杨磊,等.边缘计算综述:应用、现状及挑战[J].中兴通讯技术,2019,25(03):2-7.

[6]　高聪,陈煜喆,张擎,等.边缘计算:发展与挑战[J].西安邮电大学学报,2021,26(04):7-19.

[7]　HENNESSY J,PATTERSON D. A new golden age for computer architecture [J]. Communications of the ACM,2019,62(2):48.

[8]　广东客.Meta Reality Labs 首席科学家为 AR 眼镜提出全新计算架构[EB/OL].(2022-05-04)[2022-12-28]. https://news.nweon.com/96755.

[9]　傅春瑜,刘珂,金平,等.医院智能化的三维全景导航系统构架与实现[J].中国数字医学,2016,11(08):89-91.

[10]　陈鹏.计算医学白皮书发布,数据和计算正在加速改变医学[EB/OL].(2021-08-28)[2022-12-28]. https://www.vbdata.cn/52261.

[11]　孙晓红.计算机技术在医学中的应用分析[J].硅谷,2013,(15):99-107.

[12]　MEHTA V K,DEB P S,RAO D S. Application of computer techniques in medicine[J]. Med. J. Armed Forces India,1994,50(3):215-218.

[13]　BERNSTEIN C. Digital health[EB/OL].(2021-03)[2022-12-28]. https://www.techtarget.com/searchhealthit/definition/digital-health-digital-healthcare.

[14]　佚名.波士顿咨询:未来已来,探索医疗元宇宙新生态[EB/OL].(2022-07-14)[2022-12-28]. https://www.chnmc.com/wisdom/Insights/2022-07-14/17820.html.

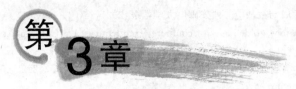

第3章

医学元宇宙存储技术

导 学

内容与要求

本章主要围绕医学元宇宙存储技术而开展,介绍了存储技术的发展及现在阶段存储技术的分类,重点介绍了医学元宇宙存储技术的底层实现以及在医学领域的应用。

"存储技术的发展"中要求了解20世纪初到现今存储技术历经的不同媒介、方式以及存储方法的发展历程,熟悉直连存储、网络连接存储和存储区域网络等存储方式的原理、优劣与适用环境;"元宇宙存储底层逻辑"中要求熟悉元宇宙存储技术的优势,掌握元宇宙医学存储底层逻辑和ISPF协议,理解医学元宇宙所面临的问题;"宇宙医学数据存储"中要求掌握元宇宙存储技术在医学领域的运用。

重点、难点

本章的重点是存储特点、分类和应用领域;难点是元宇宙存储技术尤其是在医学领域的应用。

如今计算机已经渗透到各个角落,各行业依靠所存放的这些业务数据进行决策,因此如何存放数据成为信息系统的重中之重,元宇宙的兴起也改变当前存储方法。那么到底什么是存储? 医学元宇宙存储的含义究竟是什么? 存储包含两个方面的含义:一方面它是数据临时或长期驻留的物理媒介;另一方面,它是保证数据完整安全存放的方式或行为。两个方面结合起来,向用户提供一套数据存放解决方案。

3.1 存储技术的发展

3.1.1 存储技术发展史

信息是人类认知外界的方式,最初的信息都会对应到现实世界的一个客体或者相关描述。人类是通过不断增加、完善信息来接触、认知并改变世界的。

1928年,可存储模拟信号的录音磁带问世,每段磁带随着音频信号电流的强弱不同而被不同程度地磁化,从而使得声音被记录到磁带上。1951年,磁带开始应用于计算机中,最早的磁带机可以每秒钟传输7 200个字符。20世纪70年代后期出现的小型磁带盒,可记录约 660 KB 的数据。1956 年,世界上第一个硬盘驱动器出现,应用在 IBM 的 RAMAC305 计算机中,该驱动器能存储 5 MB 的数据,传输速度为 10 KB/s,标志着磁盘存储时代的开始。1962 年,IBM 发布了第一个可移动硬盘驱动器,它有六个 14 英寸的盘片,可存储 2.6 MB 数据。1973 年,IBM 发明了温氏硬盘,其特点是工作时磁头悬浮在高速转动的盘片上方,而不与盘片直接接触,这便是现代硬盘的原型。1967 年,IBM 公司推出世界上第一张软盘。随后三十年,软盘成为个人计算机中最早使用的可移介质。这个最初有 8 英寸的大家伙,可以保存 80 KB 的只读数据。四年后,可读写软盘诞生。至 20 世纪 90 年代,软盘尺寸逐渐精简至 3.5 英寸,存储容量也逐步增长到 250 MB。截至 1996 年,全球有多达 50 亿只软盘被使用。直到只读光盘(Compact Disc Read-Only Memory,CD-ROM)、USB 存储设备出现后,软盘销量才开始下滑。

21 世纪以来,计算机存储技术飞速发展,如何快速高效地为计算机提供数据以辅助其完成运算成为存储技术新的突破口。在 RAID 技术实现高速大容量存储的基础上,网络存储技术的出现弱化了空间限制,使得数据的使用更加自由。网络存储将存储系统扩展到网络上,存储设备作为整个网络的一个节点存在,为其他节点提供数据访问服务。即使计算主机本身没有硬盘,仍可通过网络来存取其他存储设备上的数据。基于网络存储技术,分布式云存储、容灾备份、虚拟化和元宇宙等技术得以广泛应用,如图 3.1 所示。

20世纪50年代	20世纪80年代	20世纪90年代	21世纪
• 传统存储	• 外挂存储	• 存储网格	• 分布式存储
			• 云存储

图 3.1　存储架构发展历史

3.1.2　直连存储

存储是数据中心不可或缺的重要功能,可分为直连式存储(Direct Attached Storage,DAS)、网络连接存储(Network Attached Storage,NAS)和存储区域网络(Storage Area Network,SAN)3 种类型,其中 DAS 是最常见的存储组织形式,适用于单台主机。DAS 即"直接连接存储",也叫"服务器直连存储",这是一种传统的存储方式。它直接连接到某台计算机且其他计算机无法获取。对于个人计算机用户来说,硬盘驱动器就是直连式存储的常见形式。将外置存储设备通过小型计算机系统接口(Small Computer System Interface,SCSI)等标准接口,直接挂接在服务器扩展接口下,服务器通过输入/输出(Input/Output,I/O)通道直接访问存储设备中的数据。

DAS 又可分为内直连式存储和外直连式存储。

内直连式存储是指存储设备与服务器通过串行或并行 SCSI 总线接 1:3 电缆直接集成在一起,但 SCSI 总线自身有传输距离和挂载设备的限制。

外直连式存储通过 SCSI 或光纤通道将服务器和外部的存储设备直接连接,与内直连式存储相比,外直连式存储可通过光纤通道克服传输距离和挂载设备的限制。

DAS 依赖于服务器,其本身不带有任何存储操作系统,其存储空间由服务器自身的操

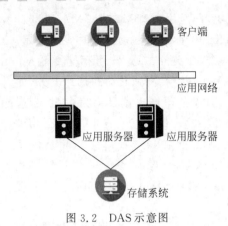
图 3.2　DAS 示意图

作系统进行管理,是服务器存储空间的拓展。DAS 其 I/O 路径为"应用—文件系统—存储设备"。DAS 能够解决单台服务器的存储空间扩展、高性能传输需求。此外,DAS 还可以构成基于磁盘阵列的双机高可用系统,满足数据存储对高可用的要求,如图 3.2 所示。

DAS 是最常见的存储组织形式,专门适用于单台主机。最初,此类存储所定义的特征包括:

(1) 主机和存储设备通过点对点(Peer to Peer,P2P)链路进行互连。

(2) 主机负责对设备进行控制。

面向文件的协议用来处理可变大小文件的数据,然后将其分成存储器处理的块,诸如网络文件系统(Network File System,NFS)的网络连接存储采用了面向文件的协议。由于 DAS 不易受到网络延迟的影响,因而适用于存储诸如引导映像和交换空间等本地数据。根据存储设备相对于主机的位置,DAS 可能是内部的,也可能是外部的。主机的内部硬盘驱动器就是内部 DAS 的一个实例。当然,内部 DAS 的总容量在一定程度上受到计算机机箱内物理空间的限制。在这方面,外部 DAS 显得更加灵活。

对于多个服务器或多台 PC 的环境,使用 DAS 方式设备的初始费用可能比较低,可是这种连接方式下,每台 PC 或服务器单独拥有自己的存储磁盘,容量的再分配困难;对于整个环境下的存储系统管理,工作烦琐而重复,没有集中管理解决方案。

DAS 的适用环境:

(1) 服务器在地理分布上很分散,通过 SAN 在它们之间进行互连非常困难时(商店或银行的分支便是一个典型的例子);

(2) 存储系统必须被直接连接到应用服务器(如 Microsoft Cluster Server 或某些数据库使用的"原始分区");

(3) 包括许多数据库应用和应用服务器在内的应用,它们需要直接连接到存储器上,群件应用和一些邮件服务也包括在内。

3.1.3　网络附属存储

1. 网络附属存储

NAS:一种特殊的专用数据存储服务器,包括存储器件(例如磁盘阵列、CD/DVD 驱动器、磁带驱动器或可移动的存储介质)和内嵌系统软件,可提供跨平台文件共享功能。NAS 通常在一个局域网(Local Area Network,LAN)上占有自己的节点,无须应用服务器的干预,允许用户在网络上存取数据,在这种配置中,NAS 集中管理和处理网络上的所有数据,将负载从应用或企业服务器上卸载下来,有效降低总拥有成本,保护用户投资。

NAS 本身能够支持多种协议(如 NFS、CIFS、FTP、HTTP 等),而且能够支持各种操作系统。通过任何一台工作站,采用 IE 或 Netscape 浏览器就可以对 NAS 设备进行直观方便的管理。建立一个庞大的数据库,把各种信息存入其中,各种功能模块围绕信息库的周围并对信息库进行录入、修改、查询、删除等操作的组织方式。在这个存储系统中包含很多组件,除了核心的机头(控制器)、磁盘阵列和交换机等设备外,还有管理设备等辅助设备。

NAS解决方案通常配置为作为文件服务的设备,由工作站或服务器通过网络协议(如TCP/IP)和应用程序(如NFS或者通用Internet文件系统)来进行文件访问。大多数NAS连接在工作站客户机和NAS文件共享设备之间进行。这些连接依赖于企业的网络基础设施来正常运行。NAS作为集中式存储的一种,大大提高了存储的安全性、共享性和成本。

集中式存储结构中包含一个机头,这个是存储系统中最为核心的部件。通常在机头中包含两个控制器,互为备用,避免硬件故障导致整个存储系统的不可用。机头中通常包含前端端口和后端端口,前端端口用户为服务器提供存储服务,而后端端口用于扩充存储系统的容量。通过后端端口机头可以连接更多的存储设备,从而形成一个非常大的存储资源池。

在整个结构中,机头中是整个存储系统的核心部件,整个存储系统的高级功能都在其中实现。控制器中的软件实现对磁盘的管理,将磁盘抽象化为存储资源池,然后划分为LUN提供给服务器使用。这里的LUN其实就是在服务器上看到的磁盘。当然,一些集中式存储本身也是文件服务器,可以提供共享文件服务。无论如何,我们可以看出集中式存储最大的特点是有一个统一的入口,所有数据都要经过这个入口,这个入口就是存储系统的机头。这也就是集中式存储区别于分布式存储最显著的特点,如图3.3所示。

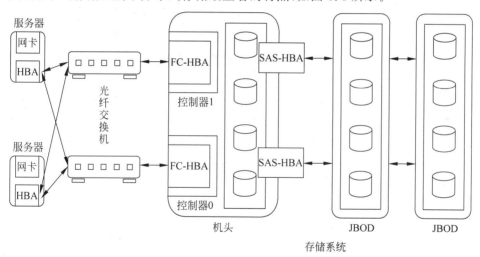

图 3.3 集中存储

2. 优点和局限

NAS数据存储的优点如下:

(1) NAS适用于那些需要通过网络将文件数据传送到多台客户机上的用户。NAS设备在数据必须长距离传送的环境中可以很好地发挥作用。

(2) NAS设备非常易于部署。可以使NAS主机、客户机和其他设备广泛分布在整个企业的网络环境中。NAS可以提供可靠的文件级数据整合,因为文件锁定是由设备自身来处理的。

(3) NAS应用于高效的文件共享任务中,不同的主机与客户端通过文件共享协定存取NAS上的资料,实现文件共享功能,例如UNIX中的NFS和Windows NT中的CIFS,其中基于网络的文件级锁定提供了高级并发访问保护的功能。

局限性包括：

（1）NAS设备与客户机通过企业网进行连接，因此数据备份或存储过程中会占用网络的带宽。这必然会影响企业内部网络上的其他网络应用；共用网络带宽成为限制NAS性能的主要问题。因此NAS系统数据传输速率不高，千兆以太网只能达到30～50 MB/s。

（2）NAS的可扩展性受到设备大小的限制。增加另一台NAS设备非常容易，但是要想将两个NAS设备的存储空间无缝合并并不容易，因为NAS设备通常具有独特的网络标识符，存储空间的扩大上有限。只能提供文件存储空间，不能完全满足数据库应用的要求。

（3）NAS访问需要经过文件系统格式转换，所以是以文件级来访问，不适合Block级的应用，尤其是要求使用裸设备的数据库系统。

（4）前期安装和设备成本较高。

3. NAS的主要应用

办公自动化（Office Automation，OA）是政府机构和企业信息化建设的重点。现代企事业单位的管理和运作是离不开计算机和局域网的，企业在利用网络进行日常办公管理和运作时，将产生日常办公文件、图纸文件、企业资源计划（Enterprise Resource Planning，ERP）等企业业务数据资料以及个人的许多文档资料。传统的内部局域网内一般都没有文件服务器，上述数据一般都存放在员工的计算机和服务器上，没有一个合适的设备作为其备份和存储的应用。由于个人计算机的安全级别很低，员工的安全意识参差不齐，重要资料很容易被窃取、恶意破坏或者由于硬盘故障而丢失。

从对企事业单位数据存储的分析中可以看出，要使整个企、事业单位内部的数据得到统一管理和安全应用，就必须有一个安全、性价比好、应用方便、管理简单的物理介质来存储和备份企业内部的数据资料。NAS网络存储服务器是一款特殊设计的文件存储和备份的服务器，它能够将网络中的数据资料合理有效、安全地管理起来，并且可以作为备份设备将数据库和其他的应用数据实时自动备份到NAS上。

3.1.4　存储区域网络

1. 存储区域网络

SAN采用网状通道（Fibre Channel，FC）技术，通过FC交换机连接存储阵列和服务器主机，建立专用于数据存储的区域网络。SAN是一种连接外接存储设备和服务器的架构。人们采用包括光纤通道技术、磁盘阵列、磁带柜、光盘柜的各种技术进行实现。该架构的特点是，连接到服务器的存储设备，将被操作系统视为直接连接的存储设备。除针对大型企业的企业级存储方案外，随着2000年后价格和复杂度的降低，越来越多的中小型企业也在逐步采用该项技术。

2. 优势

存储器的共享通常简化了存储器的维护，提高了管理的灵活性，因为连接电缆和存储器设备不需要物理地从一台服务器上搬到另外一台服务器上。其他的优势包括从SAN自身来启动并引导服务器的操作系统。因为 SAN 可以被重新配置,所以这就使得更换出现故障服务器变得简单和快速,更换后的服务器可以继续使用先前故障服务器 LUN。这个更替服务器的过程可以被压缩到半小时之短,这在目前还是一个只在新建数据中心才使用的相对新潮的办法。现在也出现了很多新产品得益于此,并且在提高更换速度方面不断进步。例如 Brocade 的应用资源管理器可以自动管理可以从 SAN 启动的服务器,而完成操作的时间通常情况只需要几分钟。尽管此方向的技术现在仍然很新,还在不断演进,许多人认为它将进入未来的企业级数据中心。

SAN 也被设计为可以提供更有效的灾难恢复特性。一个 SAN 可以"携带"距离相对较远的第二个存储阵列。这就使得存储备份可以使用多种实现方式,可能是磁盘阵列控制器、服务器软件或者其他特别 SAN 设备。因为 IP 广域网通常是最经济的长距离传输方式,所以基于 IP 的光纤通道和基于 IP 的 ISCSI 协议就成为了通过 IP 网络扩充 SAN 的最佳方式。使用传统的物理 SCSI 层连接的 SAN 仅仅可以提供数米的连接距离,所以这几乎根本不能满足灾难恢复的不间断业务的需求。

3.1.5 分布式存储

1. 分布式存储的局限

分布式存储最早是由谷歌提出的,其目的是通过廉价的服务器来提供使用与大规模,高并发场景下的 Web 访问问题。它采用可扩展的系统结构,利用多台存储服务器分担存储负荷,利用位置服务器定位存储信息,它不但提高了系统的可靠性、可用性和存取效率,还易于扩展。分布式存储原理如图 3.4 所示。

从单机单用户到单机多用户,再到现在的网络时代,应用系统发生了很多的变化。而分布式系统依然是目前很热门的讨论话题。分布式存储的局限包括:

(1)升级单机处理能力的性价比越来越低。企业发现通过更换硬件做垂直扩展的方式来提升性能会越来越不划算。

(2)单机处理能力存在瓶颈。某个固定时间点,单个处理器有自己的性能瓶颈,也就说即使愿意花更多的钱去买计算能力也买不到了。

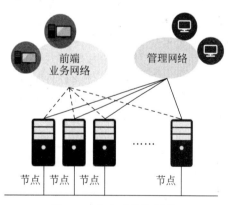

图 3.4 分布式存储原理

2. 分布式存储架构特点

分布式存储架构由三个部分组成:客户端、元数据服务器和数据服务器。客户端负责发送读写请求,缓存文件元数据和文件数据。元数据服务器负责管理元数据和处理客户端的请求,是整个系统的核心组件。数据服务器负责存放文件数据,保证数据的可用性和完整性。该架构的好处是性能和容量能够同时拓展,系统规模具有很强的伸缩性。

尽管如此,分布存储技术仍有部分不足,为助力企业的数字化转型升级,必须着力优化分布式存储关键技术,解决其容错性低、扩展性差及成本高等问题,以进一步提高云存储的性能和功能,满足用户的个性化数据使用需要。

(1) 优化容错性。

元宇宙环境下,提高分布存储关键技术的容错性,可以从两方面展开。一是采用复制容错技术。优化分布存储关键技术的容错性,可通过复制容错技术,创建多个数据模块,将数据分布存储在不同节点中,当某个数据发生意外时,可以通过调用其他的数据模块获得数据。复制容错技术的应用能够直接快速地获得数据,取用数据的效率较高,然而这一技术对数据存储空间的要求较高。二是采用纠删码容错技术。与复制容错技术相比,纠删码容错技术对数据存储空间的要求不高,其通过多个数据对象生成编码,不需要复制完整数据,只是复制丢失的数据,但相应地,其数据处理量相对较大。在分布存储关键技术优化过程中,应根据自身存储需求合理选择引入复制容错技术或纠删码容错技术,解决分布存储的容错问题,为用户提供优质的数据存储服务。

(2) 提高扩展性能。

与传统存储技术相比,分布存储方式为企业提供了一种成本相对较低、扩展性能较高的存储服务。然而元宇宙环境下,随着需要处理的数据规模不断扩大,分布存储技术的扩展性能已成为不可忽视的问题。基于分布式存储技术的存储节点往往数量庞大,其中心的扩展性也需要得到保障。提高分布存储技术的扩展性能,需要着力提高其文件系统的扩展性,优化数据处理方式,压缩文件大小,简化数据分发服务流程,在保障数据服务的基础上,提高数据处理的效率和质量,从而提高数据网络的可用性和扩展性。然而,分布存储技术扩展性能的提升往往伴随成本的增加。因此,在提高分布存储技术的扩展性能时,应注意在应用构架之前就考虑系统的可扩展性,为之后系统的升级预留空间。同时,为了尽可能地降低成本,新增的扩展系统和设备应与原有的系统兼容,循环利用原有的设备,避免资源浪费、成本大幅度增加。

(3) 应用节能技术。

元宇宙环境下,应用分布式存储技术还需要考虑优化节能技术,以减少资源消耗,降低存储成本。一方面,应优化硬件节能技术,选择低耗的硬件存储设备和资源,同时在保障系统运行性能的前提下,构建相对低能耗的数据存储结构,实现节能减排的目标。另一方面,优化软件节能技术,在充分保证分布存储系统服务功能的基础上,强化存储节点的管理,及时关闭剩余的存储节点,避免不必要的存储空间浪费。同时,积极引入高标准的数据管理技术,如缓存数据预取技术、静态数据管理、动态数据管理等,提高数据运行的效率,避免过度运行造成资源浪费。

3.2　元宇宙存储底层逻辑

3.2.1　去中心化存储

"去中心化"储存技术,是基于分布式储存与区块链技术的结合。去中心化存储是把数据分布到多个网络节点,存储供应商(托管主机)基于协约来存储客户数据,同时定期证明它们能够继续提供存储服务,直到协议到期。去中心化存储具有可扩展性强、安全、效率高、自动容错、可靠性高、成本更低等特性。去中心化存储是世界上最热门的区块链用例之一。存储是在计算机或其他电子系统上保留可检索数据。在数据被认为是最有价值的时代，每个人都希望更快、更安全地访问存储。

去中心化存储平台分解用户的文件并将它们分布在其网络上的多个节点上。由于数据分布在多个节点上，因此不存在单点故障。其原理是，数据并不在单个公司的服务器上储存，而是每个数据通过区块链的技术，进行切割、加密和分发，储存在网络上不同的终端上。任何一个储存终端都只有数据的 N 分之一，也就意味着除了数据所有者之外，没有任何一方可以提取、还原数据，也确保了数据在整个网络上有无数个备份，这从根本上解决了数据的泄露和丢失问题。

去中心化存储的兴起得益于海量数据的存储需求。据中国信息通信研究院发布的《中国数字经济发展白皮书（2022 年）》显示，数字经济作为国民经济的"稳定器""加速器"，作用更加凸显。2021 年，我国数字经济发展取得新突破，数字经济规模达到 45.5 万亿元，同比名义增长 16.2%，高于同期 GDP 名义增速 3.4 个百分点，占 GDP 比重达到 39.8%，数字经济在国民经济中的地位更加稳固、支撑作用更加明显。

3.2.2　IPFS 协议

1. IPFS 协议简介

在去中心化存储中，采用了一项新的文件协议——星际文件系统（Inter Planetary File System，IPFS 协议）。行业普遍认为，这将是替代当下互联网 HTTP 协议的下一代协议。IPFS 是由 Protocol Lab（协议实验室）于 2015 年开发的一个分布式文件存储协议。IPFS 是一种基于内容寻址、版本化、点对点的超媒体传输协议，是一个 P2P 的分布式文件系统，对标 HTTP 的新一代通信协议，目标是打造一个更加开放、快速、安全的互联网。IPFS 的核心是一个用于存储和访问文件、网站、应用程序和数据的分布式系统。它与传输层无关，这意味着它可以通过各种传输层进行通信，包括传输控制协议（TCP）、UDT、QUIC、TOR，甚至蓝牙。IPFS 就是一个用来分发和存储各种数据类型资源的分布式存储系统协议。它的其中一个阶段性的目标就是取代 HTTP 成为 Web 3.0 时代的底层（应用层）网络协议。

IPFS 实质是一个点对点分布式存储系统，它可以将文件切割成不同的 256 KB 片段，并随机存储在每个节点上。当用户需要使用数据时，可以通过基于文件内容生成的唯一代码访问网络中的文件资源。具有相同数据的最近节点将使用其服务器的上行带宽检索数据并将其上载给用户。IPFS 通过集成已有的技术创建一种点对点超媒体协议，致力于实现互联网中的永久可用，数据可以永久保存的全球文件夹存储系统，如果说 HTTP 协议是 Web 2.0 的基础设施，那么 IPFS 可以看作是 Web 3.0 的基础设施。

据统计，2020 年全球中心化云存储数据量规模达 2 376 EB，预计未来 5 年全球中心化云存储数据量规模将维持 28% 的年均复合增长率，而全球去中心化云存储数据规模未来五年的年复合增长率达 109.3%，高于中心化云存储增速。

我们可以用一个等式来描述 IPFS 协议，即 IPFS＝分布式哈希表（Distributed Hash Tables，DHT）＋基于内容寻址（Content Based Addressing，CBA）＋借鉴 Git 版本控制（Git Version Control Systems，GiT）＋默克尔有向无环图（Merkle DAG）＋P2P 网络。

2. 工作机制

IPFS 本质上是一种内容可寻址、版本化、点对点超媒体的分布式存储、传输协议,目标是补充甚至取代过去 20 年里使用的超文本媒体传输协议,构建更快、更安全、更自由的互联网时代。IPFS 不是按位置或存储在哪个服务器上来引用数据(照片、文章、视频等),而是通过该数据的哈希值来引用所有内容,即内容寻址。这个想法是,如果你想从浏览器访问特定页面,IPFS 会询问整个网络,"是否有人拥有与此哈希值对应的数据?"IPFS 上包含相应哈希的节点将返回数据,允许你从任何地方(甚至可能离线)访问它。整个过程类似微信名片分享,在无法通过直接搜索微信号的情况下,如果你要找一个人,可以通过有这个人联系方式的朋友分享名片来建立联系。

IPFS 为每一个文件分配一个独一无二的哈希值,这个方式使得 IPFS 可以支持基于文件内容寻址。IPFS 在整个网络范围内去掉重复的文件,并且为每一个文件建立版本管理。当查询文件的时候,IPFS 网络根据文件的哈希值进行查找。为了让用户更好地记住,IPFS 利用 IPNS 将哈希值映射一个比较容易记忆的 IPNS 名字,每个节点除了存储自己需要的数据,还需要存储一张哈希表,用来记录文件存储的位置,进行文件的查询下载,如图 3.5 所示。

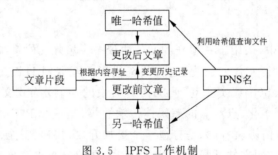

图 3.5　IPFS 工作机制

3. 优点

(1) 无限空间,高速连接。

IPFS 网络中的文件存储是分块的、以独一无二的哈希值存储的。并且也不会重复存储,从而可以大大降低储存成本,减少存储资源浪费。IPFS 是基于内容寻址的存储模式,相同的文件都不会重复存储,它会把过剩的资源挤压下来,包括存储空间都释放出来,数据存储成本就会降低。而且 IPFS 是用 P2P 的方式下载的,可以节省近 60% 的带宽,从多个服务器同时下载,速度也会非常快。

(2) 自动备份,永久保存。

IPFS 网络防止自然灾害损坏文件,来自世界不同地方的分布式备份,紧急恢复功能。可以抵抗 DDoS 攻击。可以自动化版本管理,自动备份,提供了文件的历史版本回溯且数据无法删除,这意味着我们将有一个无限的空间,不用担心数据丢失。IPFS 在协议层面支持永久性保存。在 2020 年 Github 推出了一项永久代码保存计划——Github Archive Program,计划将大量的开源代码存储在北极一个永久冻土区,至少 1000 年。

(3) 安全加密,更加安全。

HTTP 天生就是不安全的,它在设计之初并没有考虑到安全问题,甚至 HTTP 默认还是用明文传输,中心化的服务器一直也是黑客攻击的目标,经常可以看黑客在暗网的交易平台兜售各种用户信息。比如今年就曝出大量 Facebook 用户信息在某黑客论坛交易。我们的隐私文件可以在存放 IPFS 之前加密,即使有人有此文件的哈希值,还需要私钥来查看数据。

元宇宙之外,IPFS 目前已运用于现实物理世界中。IPFS 主要应用场景有搜索引擎、文件传输、社交媒体、内容平台等,未来在医疗、司法、政务、融媒体、大健康以及智慧城市建设基础底层架构等领域。

3.3　元宇宙医学数据存储

3.3.1　元宇宙数据存储安全

在元宇宙空间里,如何既确认数据的真实性,又可以保护用户隐私? 区块链＋隐私计算试图同时解决这一难题。

首先,和传统的以人或组织为背书的信任机制不同,借助分布式记账的理念,区块链实现的是"基于代码共识的信任"。区块链可以在无须借助第三方的信任背书的情况下,实现高度的信任。加密技术的防伪、防篡改等特性使每一个人都在区块链网络中建立了自己的诚信节点。在社会与技术的监督下,一旦某人作恶,将会迎来智能合约下的公开惩罚。

同时,区块链的哈希算法和时间戳技术为"元宇宙"提供了底层数据的可追溯性和保密性。而共识机制则可以解决信任问题,使用分布式模型实现网络中每个节点的自我认证[8]。再者,区块链网络里的通证技术构成了整个元宇宙底层经济运行的核心基础和支撑,这不仅是元宇宙的基础设施,也是元宇宙经济体系的基础,可以更好地保证用户数字资产和数字身份的安全。

但纯粹的区块链也有局限,在区块链网络上,由于任何人都可以访问公开的区块链上的数据,所有人都可以发出交易等待被写入区块链中的数据,区块链上的数据都存放在一个公开透明的数据库里,任何人都可以访问和进行数据记录。这种开放性也带了另一个问题,如果人人都可以公开访问,如何解决保证用户的隐私呢? 和区块链紧密相连的隐私计算带来了解决方案。

隐私计算是涵盖了众多学科的交叉融合技术,是一种包含了安全多方计算、同态加密、差分隐私、零知识证明、联邦学习以及可信执行环境等主流技术子项的相关技术合集及产品方案。因为隐私计算技术和方案的种类较多,为了便于理解和分类,业界通常将上述技术分为三大路径:以安全多方计算为代表的密码学路径、以可信任执行环境为代表的硬件路径和以联邦学习为代表的人工智能路径。但不管哪种技术路径,隐私计算都有同一个目的,就是实现"数据可用不可见"。

第一,要有一个真正地去中心化的数据交互方式,不以中心为中心,所有的数据都可以是中心,也都不是中心。无法确定数据的来源和去处就基本无法控制数据。

第二,在交互中,数据只对需要的用户有用。

第三,数据不会存储在任何位置,但是任何位置又有可能是数据的交互中心。

第四,数据是不会被更改的,只会无限地增加链,所有可查数据都是可以追溯的。

　　在元宇宙中,算力是一项基础设施,为元宇宙内的图像内容、区块链网络、人工智能技术的应用提供了强有力的支持。只有在算力的支持下,元宇宙内的图像内容才能显示出来。元宇宙内的图像显示需要通过计算机绘图来实现,而计算机绘图要将模型中的数据渲染到画面的每一个像素,计算量非常大。目前,用户看到的 3D 画面大多由多边形组合而成,画面中人物所做的每一个动作都是根据光线的变化,结合计算机的计算结果实时渲染出来的。整个渲染过程要经过五个阶段,分别是顶点处理、图元处理、栅格化、片段处理以及像素操作。

　　元宇宙内虚拟内容的创作与体验、更真实的建模与交互都离不开算力的支持。而算力的发展在很大程度上受益于游戏。游戏用户不仅追求高画质,而且对设备的算力提出了较高的要求,这就促使游戏与显卡的发展呈现出"飞轮效应",为元宇宙虚拟内容的创作构建了良好的软硬件基础。在算力的支持下,AI 技术能够为内容创作提供强有力的支持。元宇宙的构建需要创作大量类型丰富、质量较高的内容,而专业创作的成本超出了大多数公司可承受的范围,一个 3A 大作可能需要一个几百人的团队耕耘数年,UGC 平台的内容创作成本虽然低,但质量得不到有效保证。在这种情况下,人工智能辅助内容创作成为大势所趋。人工智能参与内容创作之后将改变内容创作者的结构,真正实现内容创作民主化。

　　人工智能辅助创作工具可以将高级指令转换为生产结果,自动完成编码、绘图、动画等工作,让每个人都有可能成为内容创作者。另外。元宇宙内部还会有非玩家角色(Non-Player Character,NPC)参与社交活动,这些 NPC 拥有沟通能力和决策能力,他们的社交活动会进一步丰富元宇宙中的内容。

　　目前,区块链有一种广泛应用的共识机制——工作量证明(Proof of Work,PoW),这种机制需要借助算力来实现,通过算力付出的竞争来决定胜负准则,从而减少浪费。为了维护网络的可信度与安全性,需要在 PoW 共识机制的约束下对作恶节点进行监管与惩戒,防范恶意攻击。

3.3.2　元宇宙医学数据存储应用

　　医疗元宇宙大数据存储技术对于发展智能医学、询证医学、文本挖掘等领域都有着积极的促进作用,现在医学智能领域的基础是数据,立足于足够多的数据信息,并进行针对性的信息处理和挖掘,用于构建精准医疗、远程医疗、疾病预测等方面的算法模型,辅助简化现有传统医学诊断流程。元宇宙存储技术在医学方面主要有以下几点应用:

　　(1) 医学影像领域。

　　影像大数据时代,各类医学影像都存在 PACS 里面,临床的信息都存在 HIS 里面,检查检验信息都存在 LIS 里面,这些数据的保存要求是在线三年、离线三年,数据需要长期保留。数据显示,美国医学影像数据年增长率为 63.1%,放射科医师年增长率仅仅是 2.2%,差距 60.9%;中国影像数据年增长率为 30%,放射医师年增长率 4.1%,差距为 23.9%。所以仅靠医生人眼观察巨量影像面临着巨大的挑战,这给人工智能为代表的元宇宙技术带来了发展空间。

　　目前,元宇宙存储技术在医学影像领域应用较广且表现优异,尤其是肿瘤影像识别。如一种基于乳腺 X 腺钼靶的 AI 早期乳腺癌自动分类技术区分肿瘤的良性与恶性高达 95.83%;食管癌 AI 影像监测准确率达 98%;可区分浅表食管癌和晚期癌症,肺结核 AI 系统阅片诊断正确率达 92％；胆管癌 AI 磁共振成像诊断准确率达 94％。

（2）健康管理方面。

元宇宙存储技术在医疗健康管理方面的应用也卓有成效，它是一种前瞻性的健康服务模式，可在健康检测、疾病风险预测、睡眠检测、慢病管理、情绪调节、老年人护理、合理膳食等方面提供医疗护理和咨询指导。元宇宙存储技术在医疗健康管理方面的优势为降低疾病风险，元宇宙存储技术可以利用互联网与传感器等获取人类的饮食、心理、身体健康等多方面的个体化信息，对对象的身体素质进行多方面合理化的综合评估，提供更为科学的个性化健康管理方案，同时也可以获取患者各方面的生理参数和健康信息，有针对性地为患者提供更加合理化的恢复方案。如基于哮喘的儿童慢病管理平台通过语音互动代替传统纸质或电话等问诊方式，并提供疑问解答、复诊提醒、预约挂号、满意度调查等服务，平台运行后人工电话减少 60％，实现了医院到家庭的儿童慢病全流程管理。

（3）智能诊疗方面。

元宇宙存储技术还可以运用于智能辅助诊疗方面，其中，IBM 公司开发的"沃森"肿瘤系统（Watson for Oncology），是目前世界上癌症治疗领域最成熟的智能诊疗系统，它可以在数秒钟内阅读患者的文字、影像、病历资料，检索上百万已发表的科学文献及上千万页的肿瘤治疗指南等相关资料，从中提炼出一系列的诊断建议和治疗方案，并同时给出相应的参考文献。该系统从 2017 年进入中国市场，并且使用量逐年上升。诊断过程如图 3.6 所示。

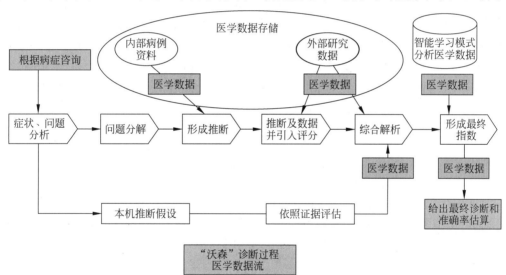

图 3.6 "沃森"诊断过程

（4）智能语音电子病历。

元宇宙存储技术也能同智能语音系统相结合来实现人机交互，让机器通过接收、识别和理解人的语言信号，与所获取的患者信息、相关病历病症进行综合分析，从而借助智能语音识别技术，转变为相应的文本或指令。突破传统医疗报告耗时长、效率低、报告输入或记录模式的限制，减少甚至代替键盘输入可明显提高医生工作效率和服务质量，创新工作模式。Nuance 公司的医疗语音识别系统可将医生报告录入时间缩短为原来的 1/5，有效提高医生的工作效率。借助智能语音输入设备整理病历数据 1 min 可转录 4 000 字，识别准确率达

98%。当前,智能语音电子病历系统仍存在较大的技术挑战,需要构建完备的医学知识图谱,并突破降噪、变异发音单元监测和模型训练等技术问题。随着系统的优化和升级,语音电子病历将逐步提高在医疗场景的应用率。

（5）智能药物研发。

元宇宙存储技术可以用于智能药物研发方面,智能药物研发是指应用 AI 技术机器学习模拟药物研发过程,通过大数据筛查比对,准确地选取药物靶点和化合物、模拟动物实验和临床试验,测试药物疗效和有效性及药物重新定位,缩短药物研发周期,提高研发效率,节省研发成本。van I Jzendoorn 等利用机器学习方法和基因表达数据,发现罕见软组织肉瘤新的生物标志物和潜在药物靶点。Pantuck 等利用 AI 技术鉴定药物剂量和给药效果,将恩扎卢胺和溴代多巴胺抑制剂 ZEN-3694 联合应用于转移性前列腺癌患者,发现 ZEN-3694 比初始剂量降低 50%,已确定最佳剂量阻止癌症蔓延。Moreira-Filho 等利用基于 AI 的计算方法和自动化分析研发并优化血吸虫药物,使血吸虫疫苗成为可能。

本章小结

元宇宙存储技术和人工智能在医疗领域的应用和发展,在我国近年来的医疗卫生领域无疑是一个很大的提升与进步,此类技术不仅减轻了医生的工作负担,也将为患者带来更优质便捷的医疗服务,也使得元宇宙存储技术在医疗卫生领域的研究越来越多元化,已成为影响医疗卫生发展的重要技术手段。随着元宇宙存储技术的不断发展及其与医疗卫生领域的深度融合,其应用场景和技术有望进一步拓展和深化。但当前我国的元宇宙存储技术和 AI 技术还处于弱人工智能时代,在发展过程中还必将面临众多的机遇和挑战,需要各方协力应对。

【注释】

1. **直连存储(Direct-Attached Storage,DAS)**：是一种计算机存储,它直接连接到某台计算机且其他计算机无法获取。对于个人计算机用户来说,硬盘驱动器就是直连式存储的常见形式。

2. **存储区域网络(Network Attached Storage,NAS)**：采用网状通道(Fibre Channel,FC)技术,通过 FC 交换机连接存储阵列和服务器主机,建立专用于数据存储的区域网络。

3. **集中式存储系统**：指建立一个庞大的数据库,把各种信息存入其中,各种功能模块围绕信息库的周围并对信息库进行录入、修改、查询、删除等操作的组织方式。

4. **分布式存储系统**：通过网络使用企业中的每台机器上的磁盘空间,并将这些分散的存储资源构成一个虚拟的存储设备,数据分散地存储在企业的各个角落,简言之是将数据分散存储在多台独立的设备上。

5. **主机总线适配器(Host Bus Adapter,HBA)**：是能插入计算机或大型主机的板卡。光纤通道 HBA(Host Bus Adapter)卡是将主机接入 FC 网络必不可少的设备。

6. **去中心化存储**：去中心化存储是一种通过分布式存储技术将文件或文件集分片存储在不同供应方提供的磁盘空间上的存储商业模式。

本章参考文献

[1]　郎为民,张锋军,姚晋芳,等.移动元宇宙:架构、算法与应用[M].北京:人民邮电出版社,2017.

［2］　郎为民,陈红,姚晋芳,等.现代数据中心直连式存储[J].电信快报,2017,10：1-6.

［3］　HORIE Y, YOSHIO T, AOYAMA K, et al. Diagnostic outcomes of esophageal cancer by artificial intelligence using convolutional neural networks[J]. GastrointestEndosc,2019,89(1)：25-32.

［4］　孔鸣,何前锋,李兰娟.人工智能辅助诊疗发展现状与战略研究[J].中国工程科学,2018,20(2)：86-91.

［5］　杨涛,朱学芳.中医辨证智能化研究现状及发展趋势[J].南京中医药大学学报,2021,37(4)：597-601.

［6］　聂金福.人工智能在生物医疗领域的应用和机遇[J].软件和集成电路,2017,(4)：38-41.

［7］　刘伶俐,王端.人工智能在医疗领域的应用与存在的问题[J].卫生软科学,2020(10)：5.

［8］　ORTIZ-RODRIGUEZ J M, GUERRERO-MENDEZ C, MARTI-NEZ-BLANCO M D R,et al. Advanced Applications for Artificial Neural Networks[M]. London：INTECH,2018.

［9］　牟兴雅.基于大数据技术的医学案例报道文献库构建及分析应用[D].北京：北京交通大学,2021.

［10］　邱陈辉,黄崇飞,夏顺仁,等.人工智能在医学影像辅助诊断中的应用综述[J].航天医学与医学工程,2021,34(5)：407-414.

［11］　马依迪丽·尼加提,阿里木江·阿卜杜凯尤木,米日古丽·达毛拉,等.基于人工智能肺结核筛查技术在基层医院影像诊断中的应用价值[J].新发传染病电子杂志,2021,6(2)：138-142.

［12］　杨春梅,舒健.胆管癌的影像学及相关人工智能研究进展[J].西南医科大学学报,2021,44(5)：491-499.

［13］　庹敏,侯梦婷,鲍娟.人工智能在医疗领域的应用现状和思考[J].中国现代医生,2022,60(22)：72-75.

［14］　李哲明,俞刚.基于人工智能技术的儿童慢病管理平台的研制与应用[J].中国医疗设备,2020,35(2)：172-174.

［15］　刘伯炎,王群,徐俐颖,等.人工智能技术在医药研发中的应用[J].中国新药杂志,2020,29(17)：1979-1986.

第 4 章

医学元宇宙网络技术

导 学

内容与要求

本章主要介绍了元宇宙中计算机网络的概念、特性、Wi-Fi 技术、5G 通信技术、物联网技术,重点介绍了 Web 3.0、无线网络技术和物联网技术在医学元宇宙中的应用。

"元宇宙与计算机网络"中要求掌握计算机网络的概念、Web 3.0 的概念以及 Web 3.0 在医学元宇宙中的应用;"元宇宙与 5G 通信技术"中要求掌握 Wi-Fi 通信技术的特点、网络协议和常见组网方式,了解 Wi-Fi 通信技术在元宇宙的作用,了解 Wi-Fi 通信技术在医学元宇宙中的应用,掌握 5G 通信技术的概念与 5G 通信技术在医学元宇宙中的应用;"元宇宙与物联网"中要求掌握物联网技术与元宇宙的关系,了解物联网技术在元宇宙中的发展趋势,掌握智能传感器的功能、组成,了解智能传感器在元宇宙中发展趋势,掌握 RFID 的组成、特点、工作原理,了解 RFID 技术在医学元宇宙中的应用。

重点、难点

本章的重点是 Web 3.0 技术、5G 通信技术和物联网技术在元宇宙中的应用;难点是 5G 通信的关键技术、Wi-Fi 通信技术的特点、物联网技术架构,以及 RFID 技术工作原理。

4.1 元宇宙与计算机网络

4.1.1 计算机网络

计算机网络是指将地理位置不同的具有独立功能的多台计算机及其外部设备,通过通信线路连接起来,在网络操作系统、网络管理软件及网络通信协议的管理和协调下,实现资源共享和信息传递的计算机系统,如图 4.1 所示。

计算机网络主要是由一些通用的、可编程的硬件互连而成的,而这些硬件并非专门用来实现某一特定目的(例如,传送数据或视频信号)。这些可编

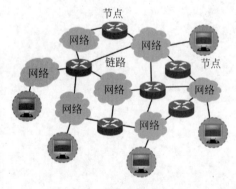

图 4.1 计算机网络连接示意图

程的硬件能够用来传送多种不同类型的数据,并能支持广泛的和日益增长的应用。

1. 发展历程

自从计算机网络出现以后,它的发展速度与应用的广泛程度十分惊人。纵观计算机网络的发展,大致经历了以下四个阶段:

(1) 诞生阶段。

20 世纪 60 年代中期之前的第一代计算机网络是以单个计算机为中心的远程联机系统,典型应用是由一台计算机和全美范围内 2 000 多个终端组成的飞机订票系统,终端是一台计算机的外围设备,包括显示器和键盘,无 CPU 和内存。随着远程终端的增多,在主机前增加了前端机。当时,人们把计算机网络定义为"以传输信息为目的而连接起来,实现远程信息处理或进一步达到资源共享的系统",这样的通信系统已具备网络的雏形。

(2) 形成阶段。

20 世纪 60 年代中期至 70 年代的第二代计算机网络是以多个主机通过通信线路互联起来,为用户提供服务,兴起于 60 年代后期,典型代表是美国国防部高级研究计划局协助开发的 ARPANET。主机之间不是直接用线路相连,而是由接口报文处理机转接后互联的。接口报文处理机和它们之间互联的通信线路一起负责主机间的通信任务,构成了通信子网。通信子网互联的主机负责运行程序,提供资源共享,组成资源子网。这个时期,网络概念为"以能够相互共享资源为目的互联起来的具有独立功能的计算机之集合体",形成了计算机网络的基本概念。

(3) 互联互通阶段。

20 世纪 70 年代末至 90 年代的第三代计算机网络是具有统一的网络体系结构并遵守国际标准的开放式和标准化的网络。ARPANET 兴起后,计算机网络发展迅猛,各大计算机公司相继推出自己的网络体系结构及实现这些结构的软硬件产品。由于没有统一的标准,不同厂商的产品之间互联很困难,人们迫切需要一种开放性的标准化实用网络环境,这样应运而生了两种国际通用的最重要的体系结构,即 TCP/IP 体系结构和国际标准化组织的 OSI 体系结构。

(4) 高速网络技术阶段。

20 世纪 90 年代至今的第四代计算机网络,由于局域网技术发展成熟,出现光纤及高速网络技术,整个网络就像一个对用户透明的大的计算机系统,发展为以因特网(Internet)为代表的互联网。

2. 功能

计算机网络功能主要包括实现资源共享,实现数据信息的快速传递,提高可靠性,提供负载均衡与分布式处理能力,集中管理以及综合信息服务。

(1) 数据通信。

数据通信是计算机网络的最主要功能之一。数据通信是依照一定的通信协议,利用数据传输技术在两个终端之间传递数据信息的一种通信方式和通信业务。它可实现计算机和计算机、计算机和终端以及终端与终端之间的数据信息传递,是继电报、电话业务之后的第三种最大的通信业务。数据通信中传递的信息均以二进制数据形式来表现,数据通信的另一个特点是总是与远程信息处理相联系,是包括科学计算、过程控制、信息检索等内容的广义的信息处理。

（2）资源共享。

资源共享是人们建立计算机网络的主要目的之一。计算机资源包括硬件资源、软件资源和数据资源。硬件资源的共享可以提高设备的利用率,避免设备的重复投资,如利用计算机网络建立网络打印机;软件资源和数据资源的共享可以充分利用已有的信息资源,减少软件开发过程中的劳动,避免大型数据库的重复建设。

（3）集中管理。

计算机网络技术的发展和应用,已使得现代的办公手段、经营管理等发生了变化。目前,已经有了许多管理信息系统、办公自动化系统等,通过这些系统可以实现日常工作的集中管理,提高工作效率,增加经济效益。

（4）实现分布式处理。

网络技术的发展,使得分布式计算成为可能。对于大型的课题,可以分为许许多多小题目,由不同的计算机分别完成,然后再集中起来,解决问题。

（5）负荷均衡。

负荷均衡是指工作被均匀地分配给网络上的各台计算机系统。网络控制中心负责分配和检测,当某台计算机负荷过重时,系统会自动转移负荷到较轻的计算机系统去处理。

由此可见,计算机网络可以大大扩展计算机系统的功能,扩大其应用范围,提高可靠性,为用户提供方便,同时也减少了费用,提高了性能价格比。

4.1.2　元宇宙的网络

1. Web 3.0

元宇宙是人类的历史长河里的下一代网络。如果仅从互联网的历史来看,元宇宙是第三代互联网,有人称之为"3D版的互联网",也有人称之为 Web 3.0。

Web(World Wide Web)即全球广域网,也称为万维网。它是一种基于超文本和超文本传输协议(Hyper Text Transfer Protocol,HTTP)的、分布式的超媒体系统,是建立在互联网上的一种网络服务,为浏览者在互联网上查找和浏览信息提供了图形化的、易于访问的直观界面,其中的文档及超级链接将互联网上的信息节点组织成一个互为关联的网状结构。

1990 年 12 月,英国计算机科学家蒂姆·伯纳斯·李(Tim Berners-Lee)制作了第一个网页浏览器(也是网页编辑器)和第一个网页服务器。自此开始,这个网状结构开始了从 Web 1.0 到 Web 3.0 的征程,如图 4.2 所示。

（1）Web 1.0：PC 互联网。

第一代互联网(Web 1.0)是 PC(个人计算机)互联网,从 1994 年发展至今,提升了全球信息传输的效率,降低了信息获取的门槛。

Web 1.0 是"只读"的信息展示平台。大约从 1991 年持续到 2004 年,这个时期网站信息通常以文本或图像的形式呈现,网站提供什么,用户就查看什么,几乎没有互动。Web 1.0 时代有名的门户网站有谷歌、雅虎、搜狐、新浪等,他们提供各种网页信息的展示,各用户在平台看到的内容完全一致,平台通过吸引用户点击观看,以此定制广告,通过流量变现。

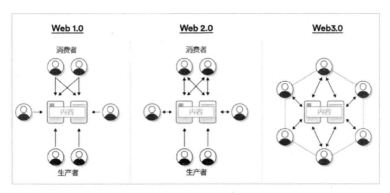

图 4.2 Web 1.0、Web 2.0 和 Web 3.0 的示意图

（2）Web 2.0：移动互联网。

Web 2.0 是相对于 Web 1.0 的新的时代。从 2004 年到现在，都处于 Web 2.0 时期。随着互联网行业的发展，一些基于互联网的商业模式逐渐诞生。比如博客、社交媒体平台、在线社区等，这类网站的最大特点是，允许用户自主生成内容，与网站和他人进行交互和协作。

Web 2.0 相比 Web 1.0 更加注重交互性，不仅用户在发布内容过程中实现与网络服务器之间交互，而且，也实现了同一网站不同用户之间的交互，以及不同网站之间信息的交互。

（3）Web 3.0：去中心化互联网。

Web 3.0 与 Web 2.0 和 Web 1.0 都不同，Web 3.0 不仅是一场技术变革，更是一场商业和用户模式的革新。

Web 3.0 的内容由用户创造，数据归用户所有，所以 Web 3.0 被称为价值互联网。Web 3.0 是开源协议，但通过密码经济学集体所有；独立于传统组织，代码按规定执行；重视开源软件、用户对数据的所有权以及无许可访问，创造一个共同的身份和协作意识。

元宇宙是 Web 3.0 的一个大的应用场景。所谓元宇宙，是指以区块链为基础，虚实融合的，由创作者驱动的，共创、共治、共享的数字新世界，简称多维共创互信网。

多维指的是虚实融合，包含了物理世界与虚拟世界的相融相生。物理世界的人操作其在元宇宙的化身，即虚拟人，采用增强现实、虚拟现实、混合现实、裸眼 3D、全息投影、脑机接口等技术，先是视觉、听觉，继而加上触觉、体感、嗅觉和味觉等，未来或许还可以通过脑机接口刺激神经，逐渐形成虚实融合、身临其境的感觉。

共创是指创作者驱动的内容生产和消费方式，用户集消费者、宣传者、生产者甚至投资者等多种角色于一身。共创、共治和共享的新经济模式是一种"利益相关者制度"。

互信指的是以区块链为基础，构建元宇宙的身份系统和经济系统。其底层网络基础是Web 3.0 这类去中心化的网络结构。

从目前来看，元宇宙是多维共创互信网，是下一代互联网，它的网络基础是 Web 3.0。从长远来看，元宇宙是下一代网络，即从物质、能量、信息和价值演化到创意、思想、意识的协作网络。出现元宇宙的原因本质上是人类的生存和发展的需要，它能帮助更多的人，能够以更低的成本、更便捷的方式享受更丰富的体验。在元宇宙里面，用户集消费者、生产者、宣传者、投资者等两种或多种角色于一身。

当下，我们可以把元宇宙看成是一个场景共同体。其实，元宇宙不仅是 Web 3.0 的应用场景，也是 5G、VR/AR、AI、物联网、区块链、非同质化通证等的应用场景。未来，越来越多的技术和组合的元素将涌入元宇宙,对元宇宙产业发展起到推动作用。

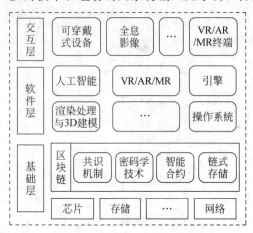

图 4.3　Web 3.0 技术层次

技术方面,Web 3.0 不仅是过往技术迭代,更是多项科技的集成,包括 5G、VR、AR、区块链、云计算、芯片、边缘计算等。更具体地来看,Web 3.0 技术可分为基础层技术、软件层技术、交互层技术。相较于 Web 2.0 时代,Web 3.0 涉及细分技术类别更多、范围更广,其中区块链技术由于其去中心化的特征,成为 Web 3.0 核心底层基础技术,如图 4.3 所示。

Web 3.0 的基础设施有以下几种:

(1) 区块链和跨链技术。

Web 3.0 这个名字出现得比区块链更早。但在区块链兴起之前,Web 3.0 因缺乏解决方案只能停留在概念阶段。随着区块链技术的发展和加密货币投资者的增多,以太坊、Polkadot 等区块链生态中涌现出一批与 Web 3.0 相关的项目。因此,区块链技术奠定了 Web 3.0 发展的基础。就整个区块链行业而言,多链并存的格局还会持续很长时间。在这种情况下,不同区块链生态的 Web 3.0 用户有进行交互的需求,跨链技术会在这个过程中发挥重要作用。目前,主要的跨链技术包括公证人机制、侧链或中继、哈希时间锁定、分布式私钥控制等。

(2) 去中心化身份。

在整个 Web 3.0 的架构中,去中心化身份(Decentralized Identity,DID)是至关重要的一环。DID 与 Web 3.0 的核心理念相符,允许用户拥有并控制自己的数字身份。DID 中包含用户的身份信息和隐私数据,只有在经过用户授权的情况下才能使用,具有安全性、可验证和互操作性等特点。DID 系统以去中心化的方式实现身份的发现、识别和验证,不依赖中心化身份系统的审核和许可。

(3) 分布式存储。

Web 3.0 致力于改变中心化平台对数据的控制,从这个角度来看,Web 3.0 项目不会将数据存储在中心化的服务器中。因此,Web 3.0 项目会有海量的数据存储需求,分布式存储是重要基础设施。相比传统的中心化存储,分布式存储具有安全性高、隐私保护、防止单点失效等优势。但在实际应用过程中,分布式存储面临着可靠性、用户体验和监管政策等方面的风险。当前主要的分布式存储项目包括 Filecoin 和 Arweave 等。

(4) 隐私计算。

在 Web 2.0 中,中心化平台的商业模式普遍是通过用户的数据资源获取流量和利润。在 Web 3.0 中,也存在对数据的使用和分析需求。但是考虑到数据安全和个人隐私,需要在用户的数据和隐私得到保障的前提下,通过隐私计算的方式完成计算任务。安全多方计算是隐私计算的一种解决方案,可以使互不信任的参与方之间保护隐私的情况下实现协同计算。

2. Web 3.0 在医疗领域的应用

医疗领域与 Web 3.0 的结合,大概可以分为六个领域,分别是医疗数据、医疗保险、基因数据、药品溯源、理赔调解与账单管理、药品定价。

传统的医疗数据管理和使用存在几大痛点：

（1）数据容易丢失。

医疗数据丢失的事故在全球屡见不鲜，2017 年 2 月，英国保健医疗系统（National Health Service，NHS）丢失了高达 50 万份的医疗资料。2018 年，湖北省某县医院曾遭黑客大规模攻击。该院 HIS 系统遭勒索病毒入侵，药价、病历等重要医疗数据凭空消失。而在2017 年，美国发生的重大医疗信息泄露事故高达 15 次，至少约 300 万名病人的信息被泄露。

（2）医疗信息不能共享。

众所周知，很多诊所、医院用的记录不同，资料有时不能互通。比如有些检查在 A 医院明明有做过，可是到了 B 医院，资料不能传递，所以又要重做，此时不但浪费医疗资源，浪费时间和金钱，有时更延误医疗时机。如果医院之间能分享数据，相信能为患者提供更全面的诊断，同时还能通过免去重复步骤，降低看病成本。

（3）信息掌握不全面。

如果我们的医疗数据分布在不同的医院、被不同医院掌握，而不是掌握在自己手里，那么患者对自己的病史记录也将只有片段的了解，无法给医生提供完整的病例，对未来的就诊产生不便。就算是对自己而言，也很难全面地了解自身的身体情况。

针对上述医疗数据领域存在的问题，部分公司决定利用区块链的方式去记录和存储数据，让电子病历"上链"，从而使患者本人成为个人医疗数据的真正掌控者，告别书写不统一、可追溯性差、难以界定责任等问题。

① 国外应用场景。

韩国区块链公司 MediBloc 是这一领域的探索者。MediBloc 最初是由两位医生建立的项目，旨在解决使用区块链技术的医疗信息系统的当前问题。通过将患者去中心化的医疗信息从医疗机构返回给患者，并建立一个安全分发医疗信息的生态系统。系统由个人健康数据（PHR）、医院医疗诊断数据（HER）及核心管理区块链系统（Panacea）组成。Panacea 会将患者的 PHR 和 HER 数据以匿名的形式上传至可信的资料库内，医疗保健提供者和研究人员必须出示其认可和证明的证据，才能调阅这些数据。而数据的修改需要经过区块链节点的确认，由此也保障了资料的准确性。在实际意义上，MediBloc 发挥着巨大的作用。例如在紧急情况或发生事故的时候，医生可以通过 MediBloc 尽可能多地了解患者是至关重要的（患者的血型、病史等）信息，以此提供更准确的治疗方案。又或者保险公司需要了解客户的健康资料，也可从中调取数据，有利于保险结算。

除此之外，有些药物研究单位需要一些临床资料。用户可根据需要提供自己的临床数据以换取研究费，这些都是被允许的。目前韩国的大型医疗机构，如庆熙大学口腔医院、Oracle 医疗美容集团都与之进行了合作。

而这一切的实现，都是基于 Web 3.0 底层的区块链技术，其去中心化、不可篡改性、可溯源的特征，确保了医疗数据的正确性与透明性。

② 国内应用场景。

和国外的商业化不同，国内医疗领域在 Web 3.0 的探索，主要集中在互联网大企业、政府合作层面。例如在广东开展"区块链＋肥胖糖尿病"防治项目试点工作，患者可建立基于区块链基础的自由健康档案,有效解决检查检验结果保存难、权益保障弱、数据风险大等难题。

在拥有健康档案时,可解决就医时检查检验申请流程长、跨院诊疗重复检查、对数据使用没有知情权和主张权、数据泄露等问题,减少医疗负担。

医疗数据和 Web 3.0 的结合是医疗事业发展的必然方向,基于区块链技术的医疗数据使用和共享对于促进医疗事业进步,提高公共医疗健康水平有不可估量的作用。

3. 元宇宙的网络安全管理

虽然元宇宙的出现带来了令人兴奋的机会,但是元宇宙将放大如今网上已经存在的网络安全挑战,同时带来许多新的挑战。元宇宙将面临的主要安全问题包括:

(1)网络攻击。

网络攻击是数字生态所面临的主要威胁,元宇宙也无法避免这一危害。网络攻击既可能针对元宇宙的最终用户和设备终端,也很有可能针对元宇宙的运营商或关键服务提供商。

(2)技术安全缺陷。

元宇宙所采取的技术集成模式令其可能蕴藏更多的设计缺陷或漏洞。这些漏洞有可能被网络攻击者利用,也有可能破坏系统自身的运行。由于元宇宙试图实现在线信息的永久保存和系统的完整性,系统整体升级、修复的成本将远大于当前的数字生态系统。一些缺陷有可能在多年后才会被发现和弥补。

(3)关键基础设施。

元宇宙将产生新的关键基础设施,这些基础设施一旦受到攻击或发生故障,所带来的影响和社会冲击非常大。例如元宇宙中的交易市场和信息存储系统如果发生故障,将严重削弱元宇宙的整体价值,造成巨大的经济损失。

(4)篡改、盗取和大规模泄漏。

虽然元宇宙设计者试图运用区块链技术保障元宇宙中用户的信息安全,但区块链技术对于一些网络攻击者来说仍然十分脆弱。元宇宙中用户的"化身"资产和信息如被盗取,其用户价值将瞬间归零。巨大的潜在收益将让全球黑客群体将元宇宙作为下一个开展网络犯罪的重要目标。

例如,数字身份盗窃可以让不法分子访问有价值的数据并控制存储在元宇宙中的资产。网络犯罪分子可以欺骗身份侵入账户,并接管虚拟形象。这种影响不仅是经济上的,还有关于声誉。

(5)区块链安全。

区块链可能是元宇宙中最流行的支付形式,这使得其对云安全的影响成为一个值得关注的领域。NFT 容易受到安全漏洞的攻击,允许用户访问令牌和身份,以及进行非法交易。身份验证漏洞可能允许攻击者非法获得 NFT 的所有权,或者攻击者可能干扰 NFT 媒体数据和元数据以操纵交易。由于一些人喜欢区块链存储的去中心化和廉价的特性,云提供商有责任更仔细地研究其企业基础设施和服务与这些区块链的关系。这一考虑的关键是增强密钥和相关区块链的安全性。

元宇宙将彻底改变了我们与数字世界的互动方式,它要求我们对处理网络安全的方式进行根本性转变。

（1）元宇宙中的身份保护。

身份和访问管理（Identity and Access Management，IAM）是一个成熟的网络安全子集，应用于解决人和机器身份验证、授权和记账问题，也称为 AAA 模型。

虽然诸如单点登录（Single Sign-On，SSO）和零信任架构等技术目前处于不断变化的身份识别领域的前沿，但元宇宙的出现可能会推动新的用户身份模型产生。

为了使数字体验彼此间能够互动，需要采用一个通用的、分散的身份和访问管理框架。而目前的身份认证是在平台环境下创建和管理的。例如，Facebook 账户允许用户对 Facebook 平台上的相关操作进行身份验证。由于更接近元宇宙的去中心化身份模型，单点登录允许应用程序利用另一个合法身份权限者代表其对用户进行身份验证。应用程序可以为用户提供"使用 Facebook 登录"的操作，利用 Facebook 已经认证的身份进行用户授权。为了实现元宇宙平台上的真正互操作性，身份必须具有可移植性，而单一管理组织如 Meta（前身为 Facebook）则不大可能拥有身份。相反，它可能会分散开来，归个人所有。

很多 Web 3.0 创业公司已经开始追逐去中心化的身份，例如 PhotoChromic，它将项目描述为通用数字身份，并利用 NFT 将该身份存储在区块链上。随着我们的数字生活和现实生活开始逐渐融合，对去中心化身份的保护将变得越来越重要。试想您的数字身份在元宇宙中被窃取，然后被心怀不轨的人取而代之，进入数字银行和出纳员进行交流，那是多么糟糕的一件事。

（2）保护元宇宙攻击面。

侧向攻击是一种用于安全行业的术语，用于描述恶意行为者扩展其访问其他设备和通过网络"移动"的行为。虽然安全专业人员习惯于保护计算机网络，但这些同样的概念也需要扩展到数字体验网络的元宇宙中去。

在未来的元宇宙中，攻击面（Fortinet 将其定义为"所有未经授权用户访问系统并提取数据的所有可能攻击点或攻击介质的数量"）不仅包括数字体验，还包括所有其他相关体验。

（3）保障智能合约。

智能合约是一种计算机程序，它在满足预定的条件下自动执行交易。它使用区块链在相关各方之间执行交易协议。由于其广泛应用于医疗、供应链、金融等行业，有效验证技术的需求越来越大。区块链将成为元宇宙的关键，它可以实现数据去中心化和个人所有权。

智能合约的出现给安全专家带来了一些困难。首先，智能合约的创建使用了许多新型的编程语言，其中 Solidity 是其中最流行的语言之一，尤其用来创建以太坊区块链的智能合约。

此外，必须创建新的工具来帮助审核这些智能合同。现有的应用开发安全项目使用静态应用程序安全测试（SAST）和动态应用程序安全性测试（DAST）工具，以使部分审核过程自动化。

（4）元宇宙中的治理、风险和合规性。

安全部门的一个子集称为"治理、风险和合规"（GRC），它涉及管理安全风险、组织战略以及对组织内外要求的合规性，包括合规审计、安全计划管理、政策和程序开发以及法律等任务。

随着元宇宙的出现，新的安全和数据隐私法律法规将会出现。组织需要大量投资以跟上当前和未来的监管形势,像《加利福尼亚消费者隐私法》和《一般数据保护条例》等数据保护法已出台,许多组织已经努力开始应对这一形势。

此外,一些实体的组织结构也将向去中心化的、以贡献为中心的模式转变,这给问责制提出了新的挑战。去中心化自治组织(Decentralized Autonomous Organization,DAO)是一种基于区块链的新概念。由于没有中央机构,作为 DAO 运营的组织在执行安全和数据保护法律方面会遇到新的困难,例如安全违规通知要求。取而代之的是成员(代币持有者)分享权力,共同决定组织的行为方式。

元宇宙为理解数字世界打开了一个令人兴奋的新机会。然而,网络安全行业必须跟上创新的快速步伐。为了应对这些新的安全挑战,安全专业人员需要接受专门的培训,并且需要在创造技术时考虑到安全性。

4.2　元宇宙与 5G 通信技术

元宇宙是一个与现实世界交融的虚拟世界。元宇宙有三大特征:与现实世界平行、反作用于现实世界、多种高技术综合。这是一个属于"未来"的虚拟世界,同时也与现实紧密联系在一起。在这个连接的通道中,5G 作为新一代移动通信技术的代表,以大带宽、低时延、高可靠、广连接等特性,将在元宇宙的推广和发展中发挥巨大的作用,打开人们进入元宇宙的大门。

4.2.1　Wi-Fi 技术

Wi-Fi(Wireless Fidelity Technology)技术是一种无线联网的技术,该技术使用空闲的 2.4 GHz 附近的频段,该频段目前尚属不用许可的无线频段,目前可使用的标准有两个,分别是 IEEE 802.11a、IEEE 802.11b,Wi-Fi 是 WLAN 的重要组成部分。

在 20 世纪 90 年代,IEEE 专门成立 802.11 小组来研究和定制 WLAN(无线局域网)协议和规范,随后推出各代 Wi-Fi 协议,目前版本已到 Wi-Fi 7。

1. Wi-Fi 通信协议

基于 IEEE 802.11 系列标准采用的主要技术包括扩频技术(Spread Spectrum,SS)和正交频分复用技术(Orthogonal Frequency Division Multiplexing,OFDM),其中扩频技术又分为跳频扩频(Frequency Hopping Spread Spectrum,FHSS)和直序扩频(Direct Sequence Spread Spectrum,DSSS)。IEEE 802.11 系列通信协议标准主要针对 Wi-Fi 通信协议的物理层和数据链路层进行了制定,采用不同协议标准实现的 Wi-Fi 通信技术,其在这两层所采用的技术也不尽相同,具体如图 4.4 所示。

物理层定义了网络中设备之间实际通信时的电气特性,同时负责与传输介质的相连,并向上服务于数据链路层。

数据链路层主要负责将网络层的数据信息无差错地传输到相邻节点的目标网络层中。从图 4.4 中可以看出:基于 IEEE 802.11b 标准实现的 Wi-Fi 技术工作在 2.4 GHz 频段,并且采用 FHSS、DSSS 和 IR 等关键技术;基于 IEEE 802.11a 标准实现的 Wi-Fi 技术工作在

802.11逻辑链路控制层(LLC)					数据链路层
802.11媒体访问控制层(MAC)					
802.11 PHY FHSS	802.11 PHY DSSS	802.11 PHY IR/DSSS	802.11 PHY OFDM	802.11 PHY OFDM/DSSS	物理层
802.11b 11Mbit/s 2.4GHz			802.11a 54Mbit/s 5GHz	802.11g 54Mbit/s 5GHz	

图 4.4 Wi-Fi 通信协议

5 GHz 频段,并且采用 OFDM 技术;基于 IEEE 802.11g 标准实现的 Wi-Fi 技术工作在 5 GHz 频段,并且采用 DSSS/OFDM 技术。

2. Wi-Fi 常见的组网方式

(1) 路由模式。

绝大多数无线路由器都工作在这种模式之下,同时使用了路由器的无线接入功能和路由功能。最常见的用法是,路由器 WAN 口连接入户光猫,并设置 PPPoE 拨号上网并提供各种路由及安全防护功能。还可以配置多种上网管控策略,如 IP 地址、网址、应用访问的限制等,具体如图 4.5 所示。

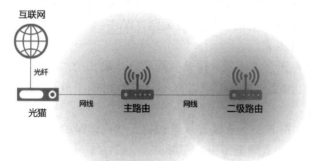

图 4.5 路由模式示意图

(2) AP 模式。

AP 就是指接入点(Access Point,AP)。顾名思义,工作在这种模式下的路由器只有接入功能,并没有用到路由功能,因此就不提路由二字了,直接叫作接入点。接入点没有路由功能,并不代表路由功能就不存在,只是由另一台路由器来承担了而已。也就是说,AP 模式下的路由器无法独立完成上网重任,需要跟另外一台路由器协作,多用于覆盖的扩展,具体如图 4.6 所示。

3. Wi-Fi 与元宇宙

对元宇宙有一定了解后,我们知道一切元宇宙当中的场景都需要在硬件设备上呈现,VR/AR 及智能可穿戴等硬件设备是呈现元宇宙场景的重要载体,头戴显示装置对频宽、更新频率与延迟的要求非常高,如果想得到最佳化无线体验,则需支持最新的 Wi-Fi 规格,至

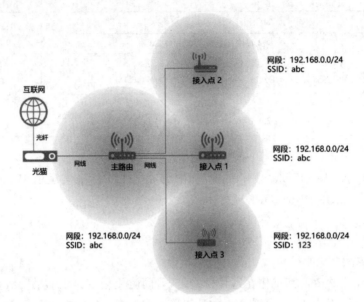

图 4.6　AP 模式示意图

少需支持 Wi-Fi 6,因此 Wi-Fi 6/6E/7 与 5G 毫米波为最适合头戴显示装置的连接技术。在电池使用时间上,Wi-Fi 6/6E/7 与 5G 毫米波也具有很大的优势。

Wi-Fi 6/6E/7 为元宇宙装置无线化的关键;Wi-Fi 供应链是 10 年内数十亿部头戴显示装置潜在市场的主要赢家。

(1) 无线化为改善元宇宙使用者体验与推升硬体成长的关键。Meta 在 2021 年 VR 装置出货量达 900 万部,最受欢迎的 Oculus Quest 系列均采用最新 Wi-Fi 规格以支持无线技术 Oculus Air Link。

(2) 采用最新 Wi-Fi 规格为头戴显示器改善无线化体验的基本要求。2022 年 Meta、苹果与索尼的新款头戴显示器均配备 Wi-Fi 6/6E。

(3) Meta 预计 10 年内元宇宙使用者将达 10 亿人,Wi-Fi 供应链将显著受惠于此趋势。

4. Wi-Fi 在医学元宇宙中的应用

互联网医院是一个平面式的互联互通模式,元宇宙医院就是在此基础上加入传感设备和虚拟现实场景的空间式链接。元宇宙将改变当前医院的连接模式,同时也将彻底改变目前的就医逻辑以及医患关系。伴随元宇宙“新基建”的完善,元宇宙未来将助力医院向去中心化转型,形成分布式的问诊、检查、诊疗节点。结合区块链的数据存储和加密技术,数据将加速互通、加速互认。患者的医疗记录将更完整、准确、可信,这对于疾病的治疗、随访、创新药和器械的研发、医疗保险的精准定制都将带来很大的帮助。

在医院内,元宇宙在院内医疗领域的应用场景丰富,包括协同会诊、术前模拟、术中定位、远程手术、机器人智慧医疗、仿真教学、公共卫生事件应对等。在医院外以及患者生活场景下,预计元宇宙医疗也将落地诸多应用,其中元宇宙医学检测、健康监测设备的落地速度将最为迅速。近年来 Wi-Fi 技术的突飞猛进发展,传输速率也得到质的提高,Wi-Fi 网络在越来越多的医院得到规模部署,使医院可以更加有效地提高医生、护士和管理人员的工作效率,协调相关部门有序工作。概括起来 Wi-Fi 技术在医院的应用主要有以下几个方面:

（1）移动临床系统。基于移动医生、移动护士等软件,通过移动软件与无线网络配合,实现移动临床系统相关功能。

（2）门诊输液。基于无线网络可准确核对药物条形码、病人身份等信息,同时接受病人求助,记录正确地点、时间等信息,提高服务质量与满意度。

（3）无线终端定位。基于 Wi-Fi 技术的无线医院网络网管系统可对 Wi-Fi 手机、PDA、无线计算机、带定位标签的固定资产等无线终端位置进行准确三角定位。

（4）母婴监护。母婴监护分为母婴配对和婴儿防盗两部分,将 Wi-Fi 定位电子标签装于新生婴儿、母亲脚腕上,无特殊情况,新生婴儿在出院前不需打开定位标签,当婴儿出生、母亲入院时医院管理人员就可在 Wi-Fi 定位电子标签内输入婴儿信息,医护人员读取标签信息时,只需查看手持 Wi-Fi PDA,通过成功比对母婴信息,即可防止抱错婴儿。

（5）安全监管。为确保医院病人安全,医院可根据实际确定病人安全范围,实时监管病人。当其走出安全监管区时,带有 Wi-Fi 定位电子标签的病人后端定位服务器会及时发出警告,医院可实时安排护士人员管理病人安全。

5. Wi-Fi 7 在元宇宙中应用展望

在 2022 年世界移动通信大会（MWC 2022）上,中兴推出 Wi-Fi 7 标准的产品。2023 年 1 月 6 日,作为全球率先投入研发 Wi-Fi 7 无线连接技术的企业之一,联发科（MediaTek）在 2023 年国际消费类电子产品展览会（CES 2023）上首次展示了其构建的完整 Wi-Fi 7 全球生态系统,以迎接下一代无线终端设备的规模量产。

第七代 Wi-Fi 无线网络,速度可高达 30 Gbit/s,是 Wi-Fi 6 最高速率 9.6 Gbit/s 的三倍之多。相比于 Wi-Fi 6,Wi-Fi 7 将引入 CMU-MIMO 技术最多可支持 16 条数据流,8 车道变 16 车道,简直是星际高速公路,其次 Wi-Fi 7 除传统的 2.4 GHz 和 5 GHz 两个频段,还将新增支持 6 GHz 频段,并且三个频段能同时工作。有业内人士甚至表示,Wi-Fi 7 可以取代有线接口了。Wi-Fi 7 将支持更多的数据流,将成为虚拟现实、元宇宙、社交游戏和边缘计算等最前沿应用场景的核心。

4.2.2　5G 通信技术

移动通信延续着每十年一代技术的发展规律,已历经 1G、2G、3G、4G 的发展。每一次代际跃迁,每一次技术进步,都极大地促进了产业升级和经济社会发展。移动通信技术的发展历程如图 4.7 所示。

5G 通信技术,即第五代移动通信技术（5th Generation Mobile Communication Technology,5G）,是具有高速率、低时延和大连接特点的新一代宽带移动通信技术,5G 通信设施是实现人机物互联的网络基础设施。5G 作为一种新型移动通信网络,不仅要解决人与人通信,为用户提供增强现实、虚拟现实、超高清（3D）视频等更加身临其境的极致业务体验,更要解决人与物、物与物通信问题,满足移动医疗、车联网、智能家居、工业控制、环境监测等物联网应用需求。最终,5G 将渗透到经济社会的各行业各领域,成为支撑经济社会数字化、网络化、智能化转型的关键新型基础设施。

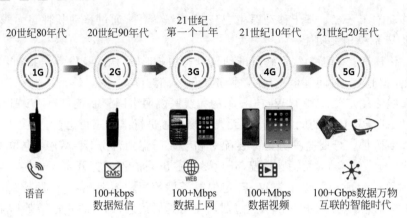

20世纪80年代　20世纪90年代　21世纪第一个十年　21世纪10年代　21世纪20年代

语音　100+kbps数据短信　100+Mbps数据上网　100+Mbps数据视频　100+Gbps数据万物互联的智能时代

图 4.7　移动通信技术的发展历程

1. 5G 通信技术的应用场景

国际电信联盟(International Telecommunication Union，ITU)定义了 5G 三大应用场景，如图 4.8 所示：增强型移动宽带(eMBB)、海量机器类通信(mMTC)及超高可靠低时延通信(uRLLC)。eMBB 场景主要提升以"人"为中心的娱乐、社交等个人消费业务的通信体验，适用于高速率、大带宽的移动宽带业务。mMTC 和 uRLLC 则主要面向物物连接的应用场景，其中 eMTC 主要满足海量物联的通信需求，面向以传感和数据采集为目标的应用场景；uRLLC 则基于其低时延和高可靠的特点，主要面向垂直行业的特殊应用需求。

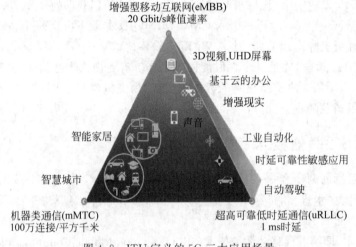

增强型移动互联网(eMBB)
20 Gbit/s峰值速率

3D视频,UHD屏幕
基于云的办公
增强现实
声音
工业自动化
时延可靠性敏感应用
自动驾驶

智能家居
智慧城市

机器类通信(mMTC)
100万连接/平方千米

超高可靠低时延通信(uRLLC)
1 ms时延

图 4.8　ITU 定义的 5G 三大应用场景

2. 5G 通信技术与元宇宙

从 5G 的特性来看，5G 可以满足元宇宙的众多需求：一方面有赖于 5G 自身具备的大带宽、低时延、高可靠、广连接等特性；另一方面有赖于 5G 和云计算、人工智能(AI)、区块链、大视频等新技术的有机结合。

(1) 5G 基本特点。

5G 已经走入了现实，同时 5G 技术正在发展和演进中。5G 有以下几个基本特点：

① 大带宽。

相比于光纤,5G 随时随地可达的便捷性将是虚实融合的最好途径。5G 在频谱上将引入更高的带宽,在毫米波频段可以提供 400 MHz 的频宽给每个用户使用,如果需要 5G 以后会进一步进行载波聚合,成倍扩大带宽。在天线技术上,大规模多进多出(MIMO)技术引入,可以实现天线能量集中在用户的方向,让用户使用更高效的网络能力。在信道编码方面,LDPC 和 Polar 码都已经逼近香农极限。在多址技术方面,正交频分多址(OFDMA)有很强的抗衰弱、抗干扰、高利用率等特点,适合大带宽下的高速数据传输。

② 低时延。

5G 的最低时延可达 1 ms,典型的端到端时延为 5~10 ms,这个时延远小于人类的感知需求。在沉浸式虚拟现实中,如果时延超过 20 ms,将会使人产生眩晕感。速度 120 km/h 的汽车 10 ms 的行驶距离是 33 cm,无人驾驶将对时延有很高的要求。远程医疗对于超声和触觉反应的要求在 10 ms 左右。5G 的低时延在设计之初并不仅仅针对人类的反应,而是力争满足机器反应。

③ 高可靠。

5G 在自动驾驶、远程操作、自动化工厂等方面都有 99.999% 以上的可靠性指标要求,可以算得上"万无一失"。随着 AI 技术的发展,自动化、无人化会逐步在很多行业中成为趋势,高效和安全是这些趋势发展过程中的前置条件。在元宇宙中,经济活动将是一种基本活动,时延就是生产力,可靠就是竞争力。5G 时代将把很多基于光纤的生产和活动逐步实现随时、随地、随需的便捷化发展。

④ 广连接。

5G 的连接密度可达每平方千米 100 万个,可以实现海量机器通信,打造真正万物互联的未来。在打造数字家居、数字城市、数字工厂等的新一代数字环境中,5G 可以使每个数字终端联网互动。在智慧城市的建设中,无处不在的 5G 和城市数字采集设备好像给城市披上了一张皮肤,可以时刻感知外部世界。当人们沉浸在虚拟世界中,需要很多传感器实现"虚实互动",5G 在这方面也可以发挥很大作用。

(2) "5G+"将推动元宇宙的技术发展。

5G 不仅仅是一个纯粹的网络接入技术,而应该被看作以 5G 技术为主体,与其他新技术密切联系的技术集。技术融合是当下推动数字技术发展的关键举措。

① 5G+AR/VR/MR。

AR、VR/MR 是目前人们可想到的沉浸式感受的主要方式。此外,全息投影、8K 视频都是元宇宙感知的方式。5G 标准组织已经对 AR/VR/MR 开展专门研究和标准化工作,直接面对虚实相融世界的多个痛点,将对 AR/VR/MR 的容量、功耗、覆盖、移动性等性能进行评估,并在不同流量模型和无线电频谱范围条件下进行各种性能的评估。目前,增强多媒体和触感网络的工作已经完成,以针对沉浸式 VR、远程控制和机器人协作等场景。当前,5G 标准组织正在研究包括支持 AR/VR/MR 及触感业务(如手、肘、膝等部位)的多流协同传输,实现满足业务需求的超低时延、低抖动及高服务质量,以保证端到端体验。

② 5G+云计算。

连接力和算力将是元宇宙发展的两个重要的能力资源。5G 采用边缘计算让云端的计算、存储能力和内容更接近用户侧,使网络时延更低,用户体验更极致。元宇宙的终端应该是轻便的,依靠 5G 低时延、大带宽能力,终端侧的计算能力可以下移到边缘云,从而使 VR 头盔等终端更轻量化、更省电、更低成本。5G 标准组织正在评估这种"边缘云+轻量化终端"的分布式架构,以优化网络时延、处理能力和功耗等。这种模式将大幅降低终端的价格,摆脱有线的束缚,让元宇宙和互联网一样可以走入每一个人的生活。

③ 5G+安全。

5G 是一种业务的基础连接能力,安全是业务的基础保障能力。目前的安全技术很多,如区块链、量子加密等。在区块链方面,5G 可以大幅度提升区块链系统的交易速度和稳定性,提升元宇宙金融交易的安全性,万物互联的终端可以给区块链带来更多上链数据。在量子加密方面,与 5G 的结合,可以提升元宇宙中点对点通信的安全私密性。此外,5G 自身也采用了全面的安全性技术,从用户和信息两个维度进行了加密和完整性保护,成为元宇宙一个安全的信息通道。

3. 5G 通信技术在医学元宇宙中的应用场景

基于 5G、云计算、人工智能、虚拟现实等技术的成熟,促进元宇宙基础层技术难点突破向元宇宙医疗应用层突破迈进,加速医疗健康检测、监测设备的完善与医疗数字生态的建造,元宇宙医疗第一阶段的特征显现。在临床医学中,VR/AR、人工智能等技术的应用已经成为一种趋势,虚拟现实技术让医生可以开展模拟手术,能够在元宇宙初级阶段在虚拟手术室进行手术预演,医学培训通过 VR 让学生身临其境地学习。人工智能也将发挥更大的作用,从智能导诊、辅助/自动诊断,甚至到可以完成一些基础的自动治疗。2022 年 6 月 9 日,国家卫健委发布《医疗机构门诊质量管理暂行规定》,强调加强医疗机构门诊质量管理,提高门诊医疗服务质量,其中量化了门诊效率的指标要求,要求提高患者到院 30 分钟内的就诊率。新技术、元宇宙"新基建"的介入都可以减少患者的到院就医频次,进而缩短到院患者就医的等待时间。

(1) 5G 与医学中的 AR/VR/MR。

融合 5G 的 AR/VR/MR 产业将进一步充分渗透互动娱乐、智能制造、医疗健康、教育商业等相关产业,推动其产生全新模式的变革。预计到 2025 年,全球 AR/VR/MR 应用市场规模将达到 3 000 亿美元,其中我国市场将占超过 35%。

AR/VR/MR 是近眼现实、感知交互、渲染处理、网络传输和内容制作等新一代信息技术相互融合的产物,新形势下高质量 VR/AR 业务对带宽、时延要求逐渐提升,速率从 25 Mbit/s 逐步提高到 3.5 Gbit/s,时延从 30 ms 降低到 5 ms 以下。伴随大量数据和计算密集型任务转移到云端,未来"Cloud VR+"将成为 AR/VR/MR 与 5G 融合创新的典型范例。凭借 5G 超宽带高速传输能力,可以解决 VR/AR 渲染能力不足、互动体验不强和终端移动性差等痛点问题,推动媒体行业转型升级,在文化宣传、社交娱乐、教育科普等大众和行业领域培育 5G 的第一波应用,5G 与 AR/VR/MR 融合应用场景示意图,如图 4.9 所示。

目前,全国已有多家医院实现 5G+VR 智能医疗领域的落地应用。例如,2021 年,中国医科大学附属盛京医院百台手术直播活动中,如图 4.10 所示,首创性采用 5G TECHE 全景相机进行沉浸式 5G VR 全景手术直播。其他医生或异地人员在手机端或佩戴 VR 眼镜就可以实时观看手术全过程,任意视角观看细节清晰可见。不用进入手术室就可以身临其境地观摩手术,在手术室内外实现高质量的信息即时交互,助力优势医疗资源共享和跨地域优化配置,全景影像的留存亦可用于医学手术教学。

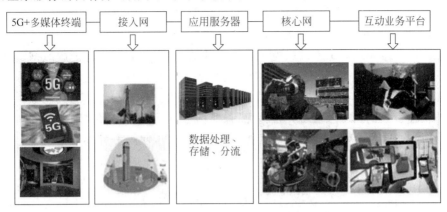

图 4.9 5G+AR/VR/MR 融合应用场景示意图

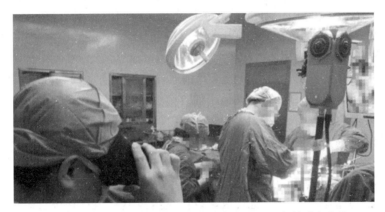

图 4.10 中国医科大学附属盛京医院 5G+VR 全景手术直播

(2) 5G 与智能医疗。

5G 技术在智能医疗领域的实际应用包括诊断、治疗、手术、健康监护、急救等众多医疗场景,可以全面更新当前的医疗模式,带动我国的医疗服务发展,解决为人民提供医疗服务的问题。

① 超声诊断中 5G 技术的应用。

在智能医学领域的诊断中,一种重要的诊断方法是远程超声诊断。在使用智能健康服务平台 5G 通信技术的实际诊断中,医生可以使用远程视频通信功能进行患者反馈,使用智能健康服务平台相应的技术系统,使用机械臂控制超声检测设备进行诊断。这个过程涉及大量的数据传输,需要 5G 通信技术来保证稳定性和高数据速率,减少网络延迟,防止延迟问题影响机械臂验证操作,并导致检查结果失误,这会影响诊断的准确性,不利于医生诊断工作的开展。

② 远程外科手术中 5G 技术的应用。

远程手术也是现代智慧医疗建设的重要组成部分之一,是解决偏远地区医院手术能力不足问题的重要途径。在远程手术中,医生必须使用 5G 通信技术,为手术中的机械臂操控提供低延迟、高吞吐量的技术支持。该过程涉及要传递给外科医生的数据的双向传输。它对通信技术时延和网络流量有严格的要求,而这些要求只有 5G 技术才能实现。同时,还可用于鞘管手术教学。得益于 5G 技术,摄像头系统被用于从患者的手术屏幕上采集数据,然后对图像数据进行采集、存储和传播,以提高医疗标准较低地区的手术水平。

③ 健康数据监测中 5G 技术的应用。

智能健康信息系统以患者健康电子图表为基础,监测和管理患者健康数据是智能医疗系统的重要功能,是现代医疗服务智能化发展的重要体现。在智能医疗保健中远程监控健康数据需要对患者重要信息进行实时监控、分析和管理。这需要使用 5G 技术实时传输患者生命体征监测数据。一旦发现异常情况,首要任务就是系统警报时间。这个过程包括对 5G 通信技术的智能分析、高速监测数据传输和数据挖掘,使医生可以根据患者生命体征监测数据及时为患者提供远程医疗服务。

④ 医疗影像传输中 5G 技术的应用。

在智能健康信息平台中,医学影像信息的传输对于医学院校的医学研究和教学至关重要。借助 5G 医学影像技术,医院影像胶片可以转换为云胶片,实现云存储和医学影像数据共享。同时,通过医学影像的传输共享,还可以实现医院间的检查结果互认,避免患者转移后需要重新检查,既减轻了患者的经济压力,也减轻了患者的负担。

⑤ 急救中 5G 技术的应用。

急诊医疗是医疗服务中比较特殊的医疗情况。在提供急救的过程中,救护人员、救护车、急救中心、医院是连在一起的。同时,实现急诊救治院前急救与住院救治的有机结合,也实现了急诊医疗与急救相结合的融合发展。救护车搭载的 5G 设备可通过高清视频通信,将医疗检测中心急诊患者检测的相关数据实时传输至医院,为医院提供数据支持,为患者节省时间。同时,还可以根据患者的实际情况,实现医疗资源的合理利用,提高急救质量。

⑥ 远程医疗中 5G 技术的应用。

远程医疗包括远程医疗会诊、远程医学教育、建立多媒体医疗保健咨询系统等。远程医疗会诊在医学专家和病人之间建立起全新的联系,使病人在原地、原医院即可接受远地专家的会诊并在其指导下进行治疗和护理,可以节约医生和病人大量时间和金钱。远程医疗运用计算机、通信、医疗技术与设备,通过数据、文字、语音和图像资料的远距离传送,实现专家与病人、专家与医务人员之间异地的"面对面"会诊。远程医疗不仅仅是医疗或临床问题,还包括通信网络、数据库等各方面问题,并且需要把它们集成到网络系统中,所以远程医疗对于网络需求指标要求比较高,如表 4.1 所示。

表 4.1 远程医疗应用场景网络需求指标

业 务 名 称	业 务 类 型	关 键 指 标	指 标 需 求
远程会诊	高清视频类	带宽	$\geqslant$40 Mbit/s
远程示教	高清视频类	带宽	$\geqslant$100 Mbit/s
远程门诊	高清视频类	带宽	$\geqslant$40 Mbit/s
远程超生	远程操控类	时延	$\leqslant$20 ms
远程手术	远程操控类	时延	$\leqslant$20 ms

通过 5G 和物联网技术可承载医疗设备和移动用户的全连接网络,对无线监护、移动护理和患者实时位置等数据进行采集与监测,并在医院内业务服务器上进行分析处理,提升医护效率。借助 5G、人工智能、云计算技术,医生可以通过基于视频与图像的医疗诊断系统,为患者提供远程实时会诊、应急救援指导等服务,例如基于 AI 和触觉反馈的远程超声理论

上需要 30 Mbit/s 的数据速率和 10 ms 的最大延时。患者可通过便携式 5G 医疗终端与云端医疗服务器与远程医疗专家进行沟通,随时随地享受医疗服务。

全国首例 5G 远程心脏手术:中国移动、华为协助海南总医院通过操控接入 5G 网络的远程机械臂成功完成了位于北京的患者的远程人体手术——全国首例 5G 网络下实施的远程手术。5G 智能医疗联合创新中心:上海市第一医院和中国移动合作打造了国内首个 5G 智能医疗联合创新中心,将涵盖远程查房、区域医学影像中心远程会诊、远程手术教学、远程操作机械臂诊疗等服务。

4.3 元宇宙与物联网

元宇宙的技术支柱包括区块链技术、人工智能技术、交互技术、网络及运算、电子游戏技术和物联网技术。物联网技术既承担了物理世界数字化的前端采集和处理职能,同时也承担了元宇宙虚实共生的虚拟世界去渗透乃至管理物理世界的职能。只有真正实现了万物互联,元宇宙才能进入虚实共生的阶段。

4.3.1 物联网技术

物联网(Internet of Things,IoT)是元宇宙中的核心技术之一,它将各种传感设备与互联网结合起来形成一个"万物互联的网络",实现了在任何时间、地点,人、机、物的互联互通。

物联网的核心仍是互联网,是互联网的延伸和扩展。物联网中部署的每个传感器都是一个信息源,这些海量的传感器通常会按一定的时间周期采集信息,并不断更新;不同类别的传感器采集的信息内容及格式各不相同;通过各种有线或无线网络,将采集的信息实时、准确地传递到互联网中,实现物与网的连接。

物联网不仅提供了传感器的连接,其本身也具有智能处理的能力,能够对物体实施智能控制。物联网将传感器和智能处理相结合,利用云计算、模式识别等各种智能技术,分析从传感器获得的海量数据,获得有意义的信息,实现对"物"的智能化识别、定位、跟踪、监控和管理,以及满足不同需求的应用。

1. 物联网的发展

早在 1995 年比尔·盖茨在《未来之路》一书中就提及了物联网概念。1998 年,美国麻省理工学院创造性地提出了当时被称作产品电子编码(Electronic Product Code,EPC)系统的"物联网"的构想。主要是建立在物品编码、RFID 技术和互联网的基础上。1999 年,美国 Auto-ID 实验室首先提出建立在物品编码、RFID 技术和互联网基础上的"物联网"的概念。2005 年,国际电信联盟 ITU 发布了《ITU 互联网报告 2005:物联网》,全面分析了物联网的概念,通常认为从这份报告开始,"物联网"正式命名为"The Internet of Things"。

我国早在 1999 年,中国科学院就启动了物联网相关的研究,那时国内称为"传感网"传感网。温家宝总理多次关注国内物联网的研究与发展工作,并提出了"感知中国"的概念。2006 年至 2020 年,物联网应用从闭环、碎片化走向开放、规模化,智慧城市、工业物联网、车联网等率先突破。中国物联网行业规模不断提升,行业规模保持高速增长,江苏、浙江、广东省行业规模均超千亿元。

物联网的发展经历了三个阶段：

（1）物联网建立阶段。这一阶段主要是网络基础设施建设，各类设备接入通信模块，利用 Wi-Fi、蓝牙、RFID、ZigBee 以及移动网络等各类无线网络连接技术连接入网。

（2）物联网发展阶段。这一阶段由于海量的传感器已经接入网络，产生了海量数据，这些数据汇集到云平台上，在云平台中进行存储、加工、分析。

（3）人工智能应用阶段。将物联网中获取的数据根据各个行业需要进行智能化分析和利用。物联网技术与多学科融合，在云计算、大数据服务平台等技术的支持下，在工业制造、交通物流、社会服务等各个领域得到广泛应用。

物联网发展的终极是元宇宙。物联网技术使无数的物理设备连接入互联网，进行数据收集与共享，万物都成为网络的一部分。物联网技术让我们所处世界更智能，更灵敏，将"数字世界"和"物理世界"融合，最终为人类带来在虚拟世界中的真实感受。在元宇宙的世界中，万物互联，这就是物联网发展的最终形态。

2. 物联网技术与元宇宙的关系

物联网技术是元宇宙中的底层技术。为元宇宙感知物理世界万物的信号传输提供技术支撑。将元宇宙万物进行链接并有序管理。物联网技术是元宇宙实现虚实共生的最重要的支撑。

物联网技术可以分为四个层面：感知层、网络层、平台层和应用层，如图 4.11 所示。

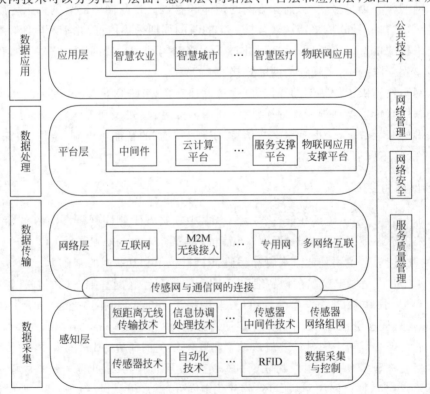

图 4.11　物联网技术架构

（1）感知层。

感知层的主要功能就是采集物理世界的数据，是物联网技术架构的基础。在感知层，通过各类传感器采集到"物"及其周围信息。通过感知层采集数据，为元宇宙的虚拟世界提供了现实数据来源。

感知层主要有传感技术、二维码技术、射频识别技术等。传感技术是从自然信源获取信息，并对之进行处理、变换和识别的一门多学科交叉的现代科学与工程技术。二维码技术通过黑白相间的图形记录数据符号信息，通过图像输入设备自动读取条码信息。射频识别技术（Radio Frequency Identification，RFID），通过无接触地读写 RFID 电子标签上存储的规范信息，实现对物品信息的识别及管理。

另一项重要的技术是嵌入式技术。嵌入式技术是将计算机技术、自动控制技术、通信技术等多项技术综合起来与传统制造业相结合的技术，是针对某一个行业或应用开发出的智能化机电产品，所实现的产品具有故障诊断、自动报警、本地监控或远程监控等功能，能够实现管理的网络化、数字化和信息化。

（2）网络层。

网络层的主要功能就是传输信息，将感知层获得的数据传送至指定的物联网云平台，也负责云平台与应用层的信息传递，在物联网技术架构中起到承上启下的作用。

网络层细分为接入网和互联网。接入网负责将设备接入网络，互联网负责应用间的连接。

传统的网络传输的信息只要打通人之间的信息交互即可，但在元宇宙中，利用物联网技术，实现的是物连接入网，即"接入网络"；再实现人与物，物与物的信息交互，扩大信息交互边界，即"互联网"。这个扩大了交互边界的互联网，更有利于通过大数据、云计算、AI 智能等先进技术的应用来增加物理和人类世界的丰富度。小米、百度、华为、涂鸦、微软、苹果、三星等一众大型公司每年均投入了大量经费研发物联网领域的相关技术。

网络层的主要技术如下：

① 短距离无线通信技术。

物联网大量数据是通过无线网络传输的。无线网络包括 ZigBee、蓝牙、Wi-Fi 等多种技术，技术对比如表 4.2 所示。

表 4.2　常见短距离无线通信技术对比表

种　　类	ZigBee	蓝牙	Wi-Fi	超宽带
单点覆盖距离	50～300 m	10 m	50 m	10 m
可扩展性	自动扩展	无	无	无
电池寿命	数年	数天	数小时	数十天
传输速率	250 kbit/s	最高 1 Mbit/s	1～10 Mbit/s	500 Mbit/s
频段	868/915 MHz，2.4 GHz	2.4 GHz	2.4 GHz	3.1～10.6 GHz
节点数	65 000	8（通常为 1 对 1）	50	
成本	低	低	一般	低

ZigBee 是基于 IEEE 802.15.4 标准的一种短距离、低功耗、低速率的无线通信技术。ZigBee 支持的节点数众多，在数千个微小的节点间相互协调，自组织，实现通信，这些节点只需要很少的能量，以接力的方式通过无线电波将数据从一个节点传到另一个节点，所以它

们之间的通信效率非常高。

蓝牙技术(Bluetooth)是一种以无线局域网的 IEEE 802.11 标准技术为基础的短距离无线通信技术,是无线数据与语音通信的开放性全球规范,在各信息设备间实现方便快捷、灵活安全、低成本、低功耗的语音和数据通信。蓝牙系统的网络拓扑结构有两种形式:微微网(Piconet)和分布式网络(Scatternet)。微微网由主设备(Master)单元和从设备(Slave)单元构成。一个微微网中一定有一个主设备单元,主设备负责发起连接,网络中其他设备为从设备,最多能支持 7 个从设备单元。分布式网络是由多个独立、非同步的微微网形成的。

超宽带(Ultra Wide Band,UWB)技术是一种新型的无线通信技术。UWB 技术采用纳秒级短时间的窄脉冲形式传输数据,使数据传输速度可以达到几百兆比特每秒。UWB 采用了多带调制技术,从而有效降低了对共存的其他窄带设备的干扰。UWB 在早期主要应用在短距离高速数据传输,近年来开始利用其亚纳秒级超窄脉冲来做近距离精确室内定位。

② M2M 系统框架。

M2M(Machine-to-Machine/Man)是一种以机器终端智能交互为核心的、网络化的应用与服务。M2M 技术涉及 5 个重要的技术部分:机器、M2M 硬件、通信网络、中间件、应用,将不同类型的多种通信技术相结合,实现机器与机器通信、人与机器通信、移动互联通信。基于云计算平台和网络,利用传感器网络获取的数据进行决策,控制机器终端。

③ 智能网关。

智能网关是一个中央数据转换单元,基于传统嵌入式技术,运行复杂的嵌入式操作系统实现传感无线网数据与互联网之间的数据交互。智能网关采用嵌入式高性能 ARM 处理器,运行 Linux 操作系统,实现网络的数据 M2M 交互。

(3)平台层。

平台层的主要功能是为设备提供安全可靠的连接通信能力,向下连接海量设备,支撑数据上报至云端,向上提供云端 API,服务端通过调用云端 API 将指令下发至设备端,实现远程控制。物联网平台主要包含设备接入、设备管理、安全管理、消息通信、监控运维以及数据应用等。

平台层要解决海量数据的存储、检索以及数据安全等问题,主要依赖大数据、云计算等技术,利用物联网中间件实现对大数据的存储、检索、管理、实时分析处理。

① 云计算技术。

云计算技术通过网络把多个成本相对较低的计算实体整合成一个具有强大计算能力的完美系统,并借助先进的商业模式为终端用户提供这些强大计算能力的服务。

② 智能运算技术。

智能运算技术对采集到的各类信息进行语义的理解、推理和决策。智能运算需要泛在计算、普适计算,即无论何时何地,只要需要就可以通过各种设备访问到所需的信息进行实现智能控制。现阶段这方面的技术包括人工智能、机器学习、虚拟现实技术与系统、智能控制技术、智能信号处理等。

(4)应用层。

应用层面向最终用户,其主要功能是将根据各个用户具体需求,将各个终端采集来的数据进行处理,为不同应用领域提供智能服务。物联网涉及的应用领域众多,如农业、工业、电力、医疗、物流、环保、城市管理、家居生活等。

　　物联网技术是元宇宙中较为成熟的技术,我们用到的手机、计算机、VR 眼镜乃至未来的 AR 眼镜都属于物联网设备,元宇宙本身是应用场景的体现,多设备互连是时代需求也是元宇宙的根本技术保证,现有的华为生态、小米生态、苹果生态都是物联网的先头军。在不久的将来,若解决了跨系统互连的技术难题和安全隐私问题,元宇宙中的应用场景中各类利用物联网技术的设备将更多,更丰富。

3. 物联网技术在医学元宇宙中的应用

　　近几年物联网技术在医学领域得到了广泛的应用,物联网技术的应用常常是结合光学技术、传感器技术、RFID 技术等,通过传感器网络,利用移动终端、嵌入式技术和医院信息管理平台实现了"智慧医疗"。

　　智慧医疗优点在于:

　　① 自动获取病人数据。

　　病人的临床数据通过各种传感器实现自动采集,自动录入电子病历。临床监护系统实现对病人的监护。

　　② 医疗诊断智能化。

　　通过对诊疗过程中采集到的各种数据进行大数据分析实现辅助诊疗,从诊断、治疗、预后恢复等各方面提供智能化的决策建议。

　　智慧医疗中,物联网技术的应用可分为感知层、传输层和应用层,如图 4.12 所示。

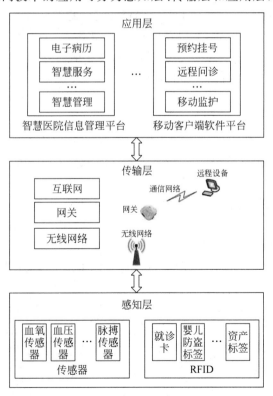

图 4.12　智慧医疗系统结构图

　　感知层是利用传感器技术、RFID 技术等来获取信息。例如,通过传感器可以实时监测病人身体状况,及时进行干预;通过 RFID 手环或者就诊卡来验证病人身份,跟踪药物和医疗设备,以及门禁管理等。例如护士在输液前扫一下病人的腕带和药品编码,即可确认用药是否匹配,避免输液错误。

传输层通过各种无线网络终端将传感器感知信息经由网关传输至通信网络,再由通信网络传输至应用层。由网关起到连接异构网络,支持不同医疗设备的不同协议的作用。这些技术拓展了开展医疗的距离,对远程医疗、远程监护等提供了支持。

应用层软件在接收到由传输层传递来的数据后,对数据进行处理、分析,结合大数据技术实现辅助诊疗等应用。

医疗数据涉及个人隐私,数据安全性要求高,医疗软件要求反应速度快。在元宇宙的世界中,物联网技术在医疗行业会得到更多的应用。

4. 物联网技术在元宇宙中的展望

元宇宙将网络、软硬件设备和用户聚合在一个虚拟现实系统之中,形成一个既映射于、又独立于现实世界的虚拟世界。物联网技术在元宇宙的网络基础设施的实现和发展中将发挥重要作用。虚拟世界与现实世界的泛在连接,离不开大量传感器、智能终端等物联网设备实时采集和处理数据,故物联网可为用户提供真实、持久且顺畅的交互体验,是虚拟世界与现实世界的连接和桥梁。

要想支撑元宇宙的发展,目前的物联网技术仍存在一些瓶颈。

(1)存在于感知层的数据爆炸与有限感知资源之间的不平衡问题。

将现实世界与虚拟世界相连,虚拟世界越真实,需要的现实世界传感的数据就必然越多,势必引起感知层的数据爆炸,而这些巨量数据,以目前的感知资源是无法处理的。目前有人提出了将人工智能与选择性感知相结合的解决方案,有选择地获取感知数据,从而避免数据爆炸。

(2)传感器/控制器性能不佳问题。

现有的传感器和控制器距离我们理想中的元宇宙还有一定距离。在将来采用纳米技术或者其他新材料改善传感器和控制器性能,获得更高灵敏度、更短响应时间和更长使用寿命的传感器。

(3)存在于网络层的连接爆炸与高效通信之间的问题。

随着元宇宙应用的推广,网络层连接量的爆炸也是亟待解决的问题。如何更好地实现高效通信,为应用层提供更精准的服务,都是现在正面临的问题。

随着科技的进步,这些问题逐一得到解决,将为构建元宇宙提供进一步的支撑。

不远的将来,可能不仅仅是物联网(IoT)将物理对象映射到虚拟世界,还会出现人联网(Internet of People,IoP),描述的是由各种人类节点组成的互连网络。在元宇宙时代,IoP在人类社会和元宇宙之间建立了虚实对象的泛在连接,从"社会关系的数字化"过渡到"人与世界的关系数字化"。在元宇宙内容不断丰富的过程中,不仅仅要赋予虚拟原生人与数字人身份,还要考虑其认知与思维。思维联网(Internet of Thinking,IoTk)强调思维创造的过程,进一步深化思维空间与元宇宙之间的互动,使得元宇宙中的对象拥有自动获取、处理、学习和思考知识的自适应感知能力,克服时间和空间的限制,可在不同的地点和时间交换思想,实现准确、高效及便利的合作与交流。

4.3.2　智能传感设备

传感器是一种能将特定的外界信息,如物理、化学、生物等信息,按一定的规律转换成易处理的电信号或光信号之类信号的装置。控制器是根据电信号控制机械动作的装置。传感器和控制器是物联网技术中最底层的设备,通过它们,才能获取"物"的信息并进行操控,从而"物"与"物"相连。

随着计算机技术和测控系统自动化技术的发展,传感器在向着高精度、微型化、集成化、智能化的方向发展。

智能传感器是一种带有微处理机的,兼有信息检测、信号处理、信息记忆、逻辑思维与判断功能的传感器。其最大的特点是将传感器检测信息的功能和信息处理功能融合在一起,即传感器的智能化,这一特点是实现元宇宙必不可少的。

1．智能传感器的功能

(1) 自补偿和自校正功能。

智能传感器通过软件可以对传感器的非线性、温度漂移、时间漂移、响应时间等进行自动补偿。它能开机刚接通电源时自检,运行过程中也可自检,以确定出故障的组件,从而提高工作的可靠性。

(2) 数据处理功能。

智能传感器有对数据的存储和极强的处理能力。智能传感器可以根据传感器内部已有程序,自动处理数据,进行统计分析,去除异常值,等等。

(3) 双向通信功能。

智能传感器具有数据通信功能。微处理器和传感器形成闭环,微处理机不但接收、处理传感器数据,还可以将信息反馈至传感器,对测量过程进行控制,提高信息处理的质量。

(4) 多种输出形式。

智能传感器支持多种输出形式,既可以输出模拟信号,也可以输出数字信号,支持多种方式与计算机相连传输数据。

2．智能传感器的组成

传感器由敏感元件、转换元件和基本转换电路组成。敏感元件感知被测量的信息,转换元件将敏感元件感知到的信息转换成适于测量或传输的信号,基本转换电路对该信号进行放大、调制。

智能传感器由硬件和软件两部分组成。

智能传感器的硬件组成包括:①微处理器,微处理器是智能传感器的核心,由中央处理器和存储器组成;②A/D部分,从工作原理上分,A/D转换器主要有逐次逼近型、双积分型和 V-F 转换器等,A/D 转换决定了智能传感器精度;③传感器测量及其信号调理部分,主要包括信号的放大、滤波、电平转换等,这是传感器主要的部分;④其他辅助部分,如键盘显示电路以及通信接口等。

软件组成包括各种功能模块程序,根据不同需求,实现不同功能:①数据处理程序,完成系统数据处理和控制;②系统监控程序,监控程序用于接收和分析各种指令,管理和协调整个系统各个程序的执行主要包括自检程序、自诊断程序、系统的初始化等；③中断处理程序，中断处理程序是用于人机交互或者产生中断请求以后转去执行并及时完成实时处理任务的程序；④键盘显示程序。

3. 智能传感器在元宇宙中应用展望

元宇宙的核心是人，而传感器是元宇宙获取真实世界数据的核心设备。人能感受到世界的存在，是因为我们有视觉、触觉、嗅觉、听觉等重要的感官。元宇宙需要收集各种环境信息，面部表情、身体互动和触觉感知等都是实现人体沉浸式体验所必需的。与之对应的面部识别、动作捕捉、触觉识别、触觉反馈的各类传感器都还待开发。要让人在虚拟世界中获得与现实世界中一样的体验，现有的传感器还不足以满足需求。

柔性传感器实现"电子皮肤"是目前正在研制的方向。利用柔性传感器和导电体，科学家可以将外界的受力或受热情况转换为电信号，传递给机器人的计算机进行信号处理，这样就可以制作成透明、柔韧、可延展、可自由弯曲折叠、可穿戴的电子皮肤，以便实时精准地监测出人体各项指标。柔性传感器的优势让它有非常好的应用前景，包括在医疗电子、环境监测和可穿戴等领域。例如在环境监测领域，科学家将制作的柔性传感器置于设备中，可监测台风和暴雨的等级；在可穿戴方面，柔性的电子产品更易于测试皮肤的相关参数，因为人的身体不是平面的。当柔性传感器能商业化，广泛应用时，我们才能真正地进入元宇宙。

4.3.3　RFID 技术

无线射频识别技术(RFID)是一种非接触的自动识别技术，其基本原理是利用射频信号和空间耦合(电感或电磁耦合)传输特性，实现对被识别物体的自动识别。

1. RFID 系统组成

典型的 RFID 系统主要包括三个部分：读写器(Reader)、电子标签(Tag)和应用系统。如图 4.13 所示。读写器由天线、射频收发模块和控制单元及接口模块构成。其中控制模块通常包含放大器、解码和纠错电路、微处理器、时钟电路、标准接口以及电源电路等。电子标签一般包含天线和射频芯片，芯片内包含调制器、编码器以及存储器等单元。电子标签中有的带电源，有的不带电源。应用系统是最终的数据处理平台，为了适应不同需求，应用系统中一般都包含中间件，中间件是位于平台(硬件和操作系统)和应用之间的通用服务，这些服务具有标准的程序接口和协议。

2. RFID 的分类

射频识别技术依据其电子标签的供电方式可分为无源 RFID、有源 RFID 和半有源 RFID。

(1) 无源 RFID。

无源 RFID 中，电子标签本身没有电源，通过接受射频识别阅读器传输来的微波信号，以及通过电磁感应线圈获取能量来对自身短暂供电，从而完成此次信息交换。无源 RFID 产品的体积小，成本低，使用寿命较长。但由于没有能源支持，无源 RFID 的有效识别距离非常短，一般用于近距离识别。无源 RFID 主要工作在较低频段 125 kHz、13.56 MKHz

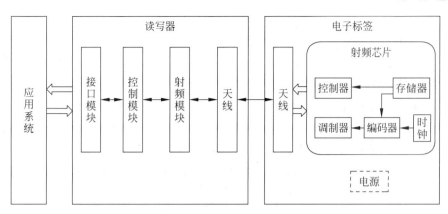

图 4.13 RFID 组成

等。典型应用有：就诊卡、图书馆的图书标签、二代身份证等。

（2）有源 RFID。

有源 RFID 的电子标签通过外接电源供电，主动向射频识别阅读器发送信号。有源 RFID 产品体积相对较大，传输距离较远，传输速率较高。有源 RFID 主要工作在 900 MHz、2.45 GHz、5.8 GHz 等较高频段，且可以同时识别多个标签。典型应用有：高速 ETC、医院门禁、电子围栏及安防报警等。

（3）半有源 RFID。

半有源 RFID 也称为低频激活触发技术。在通常情况下，半有源 RFID 产品处于休眠状态，仅对标签中保持数据的部分进行供电，因此耗电量较小，可维持较长时间。当标签进入射频识别阅读器识别范围后，阅读器先以 125 kHz 低频信号在小范围内精确激活标签使之进入工作状态，再通过 2.4 GHz 微波与其进行信息传递。即先利用低频信号精确定位，再利用高频信号快速传输数据。其通常应用场景为：在一个高频信号所能所覆盖的大范围中，在不同位置安置多个低频阅读器用于激活半有源 RFID 产品。这样既完成了定位，又实现了信息的采集与传递。

3. RFID 的特点

RFID 系统最重要的优点是非接触识别，它能穿透雪、雾、冰、涂料、尘垢和条形码无法使用的恶劣环境阅读标签，并且阅读速度极快，大多数情况下不到 100 ms。射频识别系统的速写能力这一优点使得 RFID 广泛用于流程跟踪和维修跟踪等交互式业务。

目前射频识别系统存在兼容性问题，主要厂商提供的都是专用系统，不同的应用和不同的行业采用不同厂商的频率和协议标准。这种不统一的标准已制约了 RFID 行业的发展。目前许多欧美组织已经着手解决该问题，并取得了一些成果。标准化必将使得射频识别技术得到更广泛应用。

4. RFID 技术工作原理

RFID 技术的基本工作原理并不复杂：标签进入磁场后，接收解读器发出的射频信号，凭借感应电流所获得的能量发送出存储在芯片中的产品信息（Passive Tag，无源标签或被动标签），或者由标签主动发送某一频率的信号（Active Tag，有源标签或主动标签），解读器读取信息并解码后,送至中央信息系统进行有关数据处理。

以 RFID 卡片阅读器及电子标签之间的通信及能量感应方式来看大致上可以分成:感应耦合(Inductive Coupling)及后向散射耦合(Coupling)两种。一般低频的 RFID 大都采用第一种方式,而较高频大多采用第二种方式。

读写器根据使用的结构和技术不同,可以是读或读/写装置,是 RFID 系统信息控制和处理中心。读写器和电子标签之间一般采用半双工通信方式进行信息交换,读写器通过耦合给无源电子标签提供能量和时序,对其进行读写;电子标签是 RFID 系统的信息载体,存储信息。在实际应用中,可进一步通过以太网或无线局域网等实现对物体识别信息的采集、处理及远程传送等管理功能。RFID 技术参数如表 4.3 所示。

表 4.3　RFID 技术参数

参数	低频(LF)	高频(HF)	超高频(UHF)	微波(MW)
频率	125~134 kHz	13.56 MHz	433 MHz,860~960 MHz	2.45 GHz,5.8 GHz
技术特点	穿透及绕射能力强(能穿透水及绕射金属物质),但速度慢、距离近	性价比适中,适用于绝大多数环境,但抗冲突能力差	速度快、作用距离远,但穿透能力弱(不能穿透水,被金属物质全反射),且全球标准不统一	一般为有源系统,作用距离远;但抗干扰力差
作用距离	<10 cm	1~20 cm	3~8 m	>10 m
典型应用	门禁、防盗系统等	智能卡,电子票务等	自动控制、仓储管理、物流跟踪等	道路收费

5. RFID 技术在医学元宇宙中的应用

医学领域的元宇宙对虚实融合、虚实互联有更高的需求。RFID 技术为元宇宙提供了值得信任的数据。RFID 技术在物资管理可视化、医疗信息数字化、医疗过程数字化等几个方面更有助实现智慧医疗,实现医学元宇宙的应用。

(1)医疗用品监管。

将 RFID 技术应用于医疗机构物资管理,可以实现医疗器械与药品研发、生产、配送和使用过程中的防伪、追溯。各医院和运输公司之间还可以借助 RFID 技术建立医疗垃圾追踪系统,对医疗垃圾处理全程进行跟踪,确保医疗垃圾处理的合规性。这不仅能进行全方位实时监控,有效提升医疗质量并降低管理成本,还能避免公共医疗安全问题。

(2)数字化医疗。

RFID 技术在医疗信息管理方面主要用于识别认证,包括身份识别、样品识别、病案识别。其中,身份识别主要包括病人和医生的身份识别;样品识别包括药品识别、医疗器械识别、化验品识别等;病案识别包括病况识别、体征识别等。具体应用分为以下几个方面。

① 病患信息管理:病人的家族病史、既往病史、药物过敏、检查和治疗记录等电子健康档案可以帮助医生制定治疗方案,帮助医护人员实时监测病患生命体征和治疗化疗信息。

② 医疗急救管理:RFID 可靠、高效的信息储存和检验方法可以在伤员较多并且难以与家属联系的情况下帮助快速确认病人身份,为救治病患争取宝贵的时间。

③ 药品储存:将 RFID 技术用在药品的储存、使用、核验流程中可以防止缺货、药物混淆,强化药品管理。

④ 血液信息管理：将 RFID 技术应用到血液管理中能够有效避免条形码容量小的弊端，可以实现非接触式识别和多目标识别，减少血液污染，提高数据采集效率。

RFID 技术在结合前面介绍的医疗器械与药品追溯，将各个 RFID 识别认证信息共享互联还可实现新生儿防盗和报警等各方面。

（3）元宇宙应用展望。

在元宇宙的世界中，患者身份与 RFID 卡绑定，通过 RFID 卡，可自动识别患者身份，监测患者活动，确保其生命安全，并在其遇到医疗风险时可及时提供帮助。患者通过 RFID 卡完成挂号、就诊；医生将诊疗结果传输给相关部门，相关部门依据 RFID 卡的信息将治疗和药物发放给对应患者。RFID 卡不仅可以帮助加强诊疗过程的质量控制，还可以具有 GPS 定位防止患者离开医院，并能提供医疗费用、医保政策、规章制度、护理指导、医疗方案和药品信息等内容，提高患者满意度。

本章小结

元宇宙对算力惊人的要求，使得新场景所需的算力给网络"道路"带来了更多的"车流"，而低延时的要求则要求这条"道路"更加通畅。要实现这些新场景的愿景，要先拓宽网络连接的"道路"，5G 和 Wi-Fi 7 是新时代网络时代两大"拓路者"。

元宇宙需感知物理世界的万物，物联网技术为元宇宙实现虚实共生提供了最重要的支撑。

本章主要介绍的内容是计算机网络，主要涉及的技术有：Web 3.0 技术、Wi-Fi 技术、5G 通信技术和物联网技术，详细介绍了 Web 3.0 技术在元宇宙的应用，Wi-Fi 和 5G 通信技术在元宇宙中的作用及在医学元宇宙中的应用，以及物联网技术在元宇宙中的常见技术及应用。

【注释】

1. **eMBB**：Enhanced Mobile Broadband，增强移动宽带。
2. **mMTC**：massive Machine Type of Communication，海量机器类通信（大规模物联网）。
3. **uRLLC**：Ultra Reliable & Low Latency Communication，超高可靠超低时延通信。
4. **OFDM**：Orthogonal Frequency Division Multiplexing，正交频分复用技术。
5. **IEEE 802.11 协议组**：是国际电工电子工程学会（IEEE）为无线局域网络制定的标准。
6. **PPPoE**：Point-to-Point Protocol over Ethernet，以太网上的点对点协议。

本章参考文献

[1] 孙锐. 计算机网络［EB/OL］. (2022-12-03) https://baike. baidu. com/item/％E8％AE％A1％E7％AE％97％E6％9C％BA％E7％BD％91％E7％BB％9C/18763? fr＝aladdin.

[2] 张江评论. 元宇宙的网络基础：Web 3.0［EB/OL］. (2022-12-15)［2022-06-22］. https://baijiahao. baidu. com/s? id＝1736326934921401704&wfr＝spider&for＝pc.

[3] 识链科技. Web 3.0 如何改善医疗数据领域［EB/OL］. (2022-12-15)［2022-10-19 ］. https:// zhuanlan. zhihu. com/p/575185855.

［4］ 刘涛.保护元宇宙：数字浸入式体验将如何改变网络安全的未来［EB/OL］（2022-12-31）［2022-08-16］.https://www.sohu.com/a/577308462_121124377.

［5］ 刘红冰.计算机应用基础教程 Windows 7＋Office 2010［M］.北京：中国铁道出版社，2015.

［6］ 通信产业网 赛迪智库.重磅！一文尽览 5G 十大应用场景路线图时间表［EB/OL］.（2022-12-15）［2019-4-22］.https://www.c114.com.cn/wireless/2935/a1085596.html.

［7］ 佚名.5g 的关键技术有哪些［EB/OL］.［2022-12-15］(2019-6-17).https://product.pconline.com.cn/itbk/top/1906/12660537.html.

［8］ Condary.元宇宙概述：物联网技术和元宇宙之间的关系［EB/OL］.［2022-12-15］(2022-03-27).https://baijiahao.baidu.com/s? id＝1728453021408049455＆wfr＝spider＆for＝pc.

［9］ 王文喜，周芳，万月亮，等.元宇宙技术综述［J］.北京科技大学学报，2022(004)：744-756.

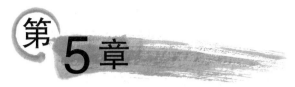

第 5 章
医学元宇宙的互操作性

内容与要求

本章主要介绍元宇宙的核心技术人机接口、脑机接口、数字人、数字孪生等技术的概念、分类、应用等。重点介绍交互技术在医学元宇宙的应用。

"人机接口"中要求掌握虚拟现实、增强现实、人机交互、定位技术等技术原理,以及人机接口在医学元宇宙的应用;"脑机接口"中要求掌握脑机接口技术的概念、分类,以及脑机接口在医学元宇宙中的应用前景;"数字人"中要求掌握数字人技术的概念和发展趋势、医学元宇宙中数字人的应用;"数字孪生"中要求掌握数字孪生技术的概念、数字孪生技术在元宇宙实现的四个阶段,以及医学元宇宙的应用范畴。

重点、难点

本章的重点是元宇宙沉浸交互技术的分类、应用;难点是医学元宇宙沉浸交互技术的原理和实现方法。

在元宇宙庞大的技术产业中,沉浸交互技术是重要技术之一,帮助人们从在线到在场,提升感受的维度。在医学元宇宙中的互操作性技术是为了人和人的交流,代表着物理人和物理人之间,更便捷、更全面、更低成本地沟通,通过交互性沉浸技术,用户能在元宇宙中实现全感官的沉浸式体验,拥有数字世界的虚拟分身,在数字世界里创造内容、社交和交易。

5.1 人机接口

人机接口是人与计算机之间进行信息交换的接口,他们之间建立联系、交换信息,计算机通过输出接口向操作者显示系统的状态、运行参数等信息,另一方面,人通过输入接口输入的各种控制命令,干预系统的运行状态,以实现所要求完成的任务。按照信息传递的方向,分为输入接口和输出接口。在元宇宙中应用虚拟现实与增强现实技术、人机交互技术、定位技术等,进行信息的传递、转换和控制。

5.1.1 虚拟现实

虚拟现实技术利用计算机图形学构造出酷似真实世界的场景。这个合成世界并非静态,它可根据用户输入做出响应。由此定义了虚拟现实的关键特征,即实时交互性。交互性有助于产生沉浸感,即让用户感觉仿佛置身于虚拟世界中一样。元宇宙同现实世界高度同步、高保真,同时运用 VR、AR 等技术,加强虚拟空间和现实世界的密切联系,增加人机交互,提高使用者体验感和沉浸感。

1. 虚拟现实

狭义的虚拟现实就是一种高端的人机交互接口,包括通过视觉、听觉、触觉、嗅觉和味觉等多种通道的实时模拟和实时交互。

从广义来讲,虚拟现实可看成对虚拟想象(三维可视化)或真实三维世界的模拟。即对某个特定环境真实再现后,用户通过接收和响应模拟环境的各种感官刺激,与其中虚拟的人及事物进行交互,从而产生身临其境的感觉。广义的三维世界还可以包含没有三维图形的世界,如视觉、听觉等,若模拟了真实世界的某些特征,如网络上的聊天室、MUD 等,也可称作虚拟世界、虚拟现实。

2. 虚拟现实技术的特征

虚拟现实是可交互和沉浸的。但是,虚拟现实不仅是一种媒体或计算机高端接口,而且包含了解决实际问题的应用。这些应用是由虚拟现实的开发者们设计的计算机程序实现的,特定的应用程序解决特定的问题,而这种应用模拟或执行后的结果是否更逼真,很大程度上取决于人的想象力。因此,虚拟现实系统具有 3 个重要特征:沉浸感(Immersion)、交互性(Interaction)和想象力(Imagination),任何虚拟现实系统都可以用 3 个 I 来描述其特征。其中沉浸感与交互性是决定一个系统是否属于虚拟现实系统的关键特征。虚拟现实技术的 3I 特性三角形如图 5.1 所示。

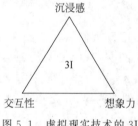
图 5.1　虚拟现实技术的 3I 特性三角形

(1) 沉浸感。

沉浸感又称临场感。虚拟现实技术是根据人类的视觉、听觉的生理、心理特点,由计算机产生逼真的三维立体图像,用户通过头盔显示器(Head Mounted Display)、数据手套(Data Glove)或数据衣(Data Suit)等交互设备,便可将自己置身于虚拟环境中,成为虚拟环境中的一员。用户与环境中各种对象的相互作用,就如同在现实世界中的一样。当用户移动头部时,虚拟环境中的图像也实时跟随变化,物体可以随着手势移动而运动,还可听到三维仿真声音。用户在虚拟环境中,一切感觉都非常逼真。沉浸感是虚拟现实技术最终实现的目标,其他两者是实现这一目标的基础,三者之间是过程和结果的关系。如图 5.2 所示,用户能够沉浸在心脏解剖 VR 场景中。

(2) 交互性。

虚拟现实系统中的人机交互是一种近乎自然的交互,用户不仅可以利用计算机键盘、鼠标进行交互,而且能够通过特殊头盔、数据手套等传感设备进行交互。计算机能根据用户的头、手、眼、语言及身体的运动,来调整系统呈现的图像及声音。用户通过自身的语言、身体运动或动作等自然技能,对虚拟环境中的任何对象进行观察或操作。

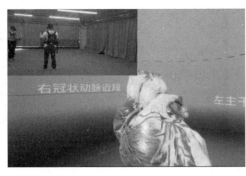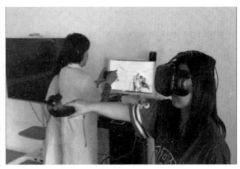

图 5.2　心脏解剖 VR 场景与真实场景

（3）想象力。

由于虚拟现实系统中装有视觉、听觉、触觉、动觉的传感及反应装置，因此，使用者在虚拟环境中可获得视觉、听觉、触觉、动觉等多种感知，从而获得身临其境的感受。虚拟现实的四要素为虚拟世界、沉浸（身体和精神沉浸）、感觉反馈和交互性。

5.1.2　增强现实

增强现实技术利用计算机产生的附加信息来对用户看到的现实世界进行增强，它不会将用户与周围环境阻离，而是将计算机生成的虚拟信息叠加到真实场景中，从而实现对现实的增强，用户看到的是虚拟物体和真实世界的共存。

1. 增强现实

增强现实（AR），是一种实时地计算摄像机影像位置及角度并加上相应图像的技术，这种技术的目的是在屏幕上把虚拟世界合成到现实世界并进行互动。简单来讲，增强现实是指把计算机产生的图形、文字等信息叠加在真实世界中，用户可以通过叠加后的虚拟信息更好地理解真实世界，即增强现实引入了真实世界，因此它不同于虚拟现实。

2. 增强现实技术的特征

（1）虚实结合。

增强现实技术是在现实环境中加入虚拟对象，可以把计算机产生的虚拟对象与用户所处的真实环境完全融合，从而实现对现实世界的增强，使用户体验到虚拟和现实融合带来的视觉冲击。其目标就是为了使用户感受到虚拟物体呈现的时空与真实世界是一致的，做到虚中有实，实中有虚。

"虚实结合"中的"虚"，是指用于增强的信息。它可以是在融合后的场景中与真实环境共存的虚拟对象，如图 5.3 所示，观察者可以看到人体内部结构，还可以看到真实环境的场景信息。除了具体的虚拟对象外，增强的信息也可以是真实物体的非几何信息，如标注信息、提示等。借助 AR 技术可以在真实环境中获得天气信息、时间，以及距离各个建筑物的远近等信息，如图 5.4 所示。

（2）实时交互。

实时交互是指实现用户与真实世界中的虚拟信息间的自然交互。用户可以使用手部动

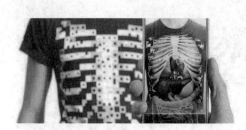

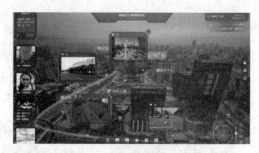

图 5.3　AR 实现人体内部结构的观察　　　　图 5.4　AR 在真实场景中叠加辅助信息

作与手势控制 3D 模型移动、旋转，以及通过语音、眼动、体感等更多的方式来与虚拟对象交互。增强现实中的虚拟元素可以通过计算机的控制，实现与真实场景的互动融合。虚拟对象可以随着真实场景的物理属性变化而变化。增强的信息不是独立出来的，而是与用户当前的状态融为一体。也就是说，不管用户身处何地，增强现实都能够迅速识别现实世界的事物，并在设备中进行合成，并通过传感技术将可视化的信息反馈给用户。

实时交互要求用户能在真实环境中与"增强信息"进行互动。众所周知，心脏解剖结构复杂，涉及心肌组织、血管和传导通路等多方面，必须对其全面掌握才能了解心脏先天发育异常、冠脉血管堵塞等多种疾病的具体病因。借助 AR 技术，可以在模拟操练过程中，通过增强现实系统产生的虚拟信息辅助医生和学生更好地判断病情，并做出合理的决策，如图 5.5 所示。

（3）三维注册。

注册技术是增强现实系统最关键的技术之一，三维注册是指将计算机生成的虚拟物体信息合理地叠加到真实环境中，以保证用户可以得到精确的增强信息。简单来说，三维注册就是定位计算机生成的虚拟物体在真实环境中呈现的位置和方向，相当于虚拟现实系统中跟踪器的作用。主要强调虚拟物体和现实环境一一对应，维持正确的定位和对准关系。计算机首先得到用户在真实三维空间中的位置信息，然后根据得到的信息实时创建和调整虚拟信息所要呈现出来的位置，当用户位置发生变化时，计算机也要实时获取变化后的位置信息，再次计算出虚拟信息应该呈现的正确位置。

AR 在交通领域应用主要表现在 GPS 导航中，借助 AR 三维注册技术，GPS 导航可以将虚拟导航信息准确直接叠加在用户实际视野中，避免了由于低头看手机或汽车导航造成事故的风险，如图 5.6 所示。

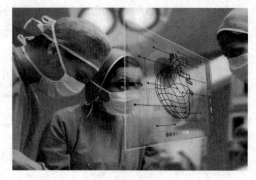

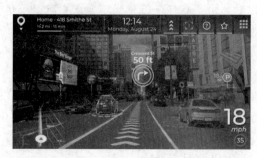

图 5.5　AR 辅助医生心脏手术　　　　　　图 5.6　AR 技术应用 GPS 导航

5.1.3 人机交互

人机交互(Human Computer Interaction,CHI)又称人机接口、用户界面、人机界面,元宇宙世界,在图形用户界面普及应用的基础上,进一步通过多通道感官信息,如视觉、听觉、触觉、嗅觉、力觉等更加符合人们生活习惯的交互方式直接进行人机自然对话,从而传递给用户强烈的身临其境体验感和沉浸感。通常考虑三个元素:人的因素、交互设备、实现人机对话的软件。元宇宙交互模式,从单一通道输入向多通道输入改变,最终达到智能和自然的目的。

1. 眼动跟踪技术

眼动跟踪技术是利用图像处理技术,使用能锁定眼睛的特殊摄像机,通过摄入从人的眼角膜和瞳孔反射的红外线连续地记录视线变化,从而达到记录、分析视线追踪过程的目的。

人们在不转动头部的情况下,注视某个位置,通过眼控仪内置红外光源、光学传感器、图像处理器以及视点计算核心,创建对应的图像投射到人眼,捕获人们的头部、眼睛的图像信息,提取捕获到图像的特征,精准计算注视点的位置,仅通过移动视线观察一定范围内的环境或物体。眼动跟踪方法有眼电图法、角膜反射法、接触镜法等,表5.1归纳了5种主要的眼动跟踪技术及特点。

表 5.1 眼动跟踪技术及特点

视觉追踪法	技 术 特 点
眼电图	高带宽,精度低,对人干扰大
虹膜-巩膜边缘	高带宽,垂直精度低,对人干扰大,误差大
角膜反射	高带宽,误差大
瞳孔-角膜反射	低带宽,精度高,对人无干扰,误差小
接触镜	高带宽,精度最高,对人干扰大,不舒适

2. 语音识别技术

语音识别技术是人以自然语音或机器合成语音同计算机进行交互的综合性技术。机器通过识别和理解把语音信号转变为相应的文本或命令,人通过语音与机器进行对话交流,让机器明白用户的交互意图。

语音识别技术需要对语音识别和语音合成进行研究,还要对人在语音通道下的交互机理、行为方式等进行研究。语音交互过程包括四部分:语音采集、语音识别、语义理解和语音合成。语音采集完成音频的录入、采样及编码;语音识别完成语音信息到机器可识别的文本信息的转化;语义理解根据语音识别转换后的文本字符或命令完成相应的操作;语音合成完成文本信息到声音信息的转换。

3. 多点触控技术

多点触控技术是一种允许多用户、多手指同时传输输入信号,并根据动态手势进行实时响应的新型交互技术。这项技术采用裸手作为交互媒介,使用电学或者视觉技术完成信息的采集与定位。具体地说,"多点"是指其区别于以往鼠标等设备的单一输入信号,多点触控技术可以对采集到的数据源进行分析,从而定位多个输入信号;"触控"是指它使用触点的运动轨迹作为系统的输入指令,不同的点数以及不同的运动方向,都代表了不同的操作意图。多点触控技术打破了传统单一输入响应的局限,并且使用手势输入方式也更加地贴近自然,根据不同的运动轨迹设计不同的操作含义,达到扩展的效果。

研究人员通过视觉技术计算手指接触时和非接触时正面摄像机采集到的阴影面积大小来判断是否有指尖接触。纽约大学教授 Jeff Han 开创了基于计算机视觉的大屏多点触控技术里程碑,他利用光线穿过不同介质时的折射原理,将特定波长的红外光线完全封装到透明亚克力面板里使其一直在板中反射,形成受抑全内反射(Frustrated Total Internal Reflection)现象。多点触控效果如图 5.7 所示,用户可以通过单手或者双手直接触控设备。

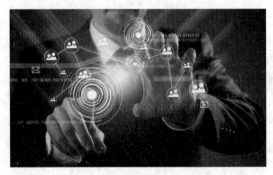

图 5.7 多点触控效果

4. 嗅觉识别技术

嗅觉识别交互是通过人类的嗅觉和味觉与机器进行的交互活动,包括气味合成,气味搜索、气味判断等智能交互功能。嗅觉识别技术涉及计算机、机械、传感和人类感知等多个领域。对于虚拟嗅觉应用,有三个相关要素,即人的嗅觉生理结构、气味源、虚拟环境特性。将各种物体的气味植入气味库,通过嗅觉交互系统对气味物体进行辨别,如虚拟嗅觉呈现器。虚拟嗅觉呈现器可分为电磁阀控制式、喷射式、穿戴式、远程式、无声式和接触式等几种类型。

嗅觉识别技术由气味的生成和发送、气味的改变和驱除、虚拟嗅觉呈现器的研发、嗅觉交互和融合四个关键技术。虚拟环境中的嗅觉感知,首先要让气味源生成气味分子,然后把气味分子发送给用户,根据气味源的不同物理属性,用不同的方法生成气味分子。气味改变是虚拟嗅觉交互的必然要求,充分考虑交互时气味改变的实时性。虚拟嗅觉交互强调用户与虚拟环境之间的气味信息交流,在交互过程中,嗅觉感知必然会与视觉、听觉、触觉、力觉等感知相融合。

5. 力反馈技术

力反馈(Force Feedback)是触觉反馈的一种形式,利用机械表现出的反作用力,将数据信息通过力反馈设备表现出来,可以让用户身临其境地体验虚拟环境中的各种效果。力反馈设备适用于虚拟会议、虚拟模型、维持路径规划、多媒体和分子模型化等诸多应用领域。

皮肤中有四种触觉传感器:触觉小体、Merkel 细胞小体、潘申尼小体和鲁菲尼小体。

当这些触觉传感器受到刺激时，会产生很小的放电，最终被大脑所感知，形成接触反馈（Touch Feedback）和力反馈。能够让本体感受，对自己身体位置和运动的感知，肌肉运动感知是对本体感知的补充。力反馈技术应用的设备有力反馈手套、3D 操纵杆、触觉鼠标等。

5.1.4　定位技术

目前常见的定位技术包含 GNSS（全球导航卫星系统）、基站定位、Wi-Fi 定位、IP 定位等一些常见的室内室外定位技术，这些定位技术在疫情防控、军备建设、肃清网络环境等方面都起着比较重要的作用。

1. 卫星定位

卫星定位系统包含了空间、地面、用户三个部分。手机中一般会提前内置卫星定位芯片，支持多系统的融合定位技术。该芯片被动地接收卫星的广播数据，根据芯片内置的 GPS 解调制算法计算出位置返回给用户。卫星定位的空间部分一般需要 24 颗卫星，均匀分布在 6 个轨道面上保证全球覆盖。

中国自主研发的北斗卫星定位是利用地球同步卫星为用户提供全天候、区域性的卫星定位系统。北斗导航能快速确定目标或者用户所处地理位置，向用户及主管部门提供导航信息。北斗卫星导航系统在 2008 年的汶川地震抗震救灾中发挥了重要作用，在当地通信设施严重受损的情况下，通过北斗卫星导航系统实现各点位各部门之间的联络，精确判定各路救灾部队的位置，以便根据灾情及时下达新的救援任务。现阶段北斗卫星应用民事的比较少，市面上也可以看到有北斗手机和北斗汽车导航。

2. 基站定位

基站定位一般应用于手机用户。手机基站定位服务又叫作移动位置服务，它是通过电信移动运营商的网络（如 GSM 网）获取移动终端用户的位置信息（经纬度坐标），在电子地图平台的支持下，为用户提供相应服务的一种增值业务。人们最熟知的应用是防疫的行程码，用户打开行程码就能看见下面的支持单位。由于 GPS 定位比较费电，所以基站定位是 GPS 设备常见功能。但基站定位精度较低，一般有 500～2 000 m 的误差，基站定位一般用于室内定位。

目前全球最大的基站定位服务商是谷歌和 skyhook，用户手机开启位置服务，全球各个地方的基站信息都在后台能够到这两种服务器里。用户使用的基站定位功能就是通过 CELL_ID、TAC、MCC、MNC 这个几个参数来匹配基站完成定位，用户可以将这几个参数提供给位置服务商，它们就会根据参数计算出大致的位置上报给用户。

3. Wi-Fi 定位

每台设备，如手机、电脑等，都包含全球唯一的 MAC 地址。只要能够搜索到 Wi-Fi 信号，就能获得该设备的 MAC 地址，并把它当成唯一标识。服务器端都有一个 AP 的坐标数据，Wi-Fi 定位是通过一个或者多个 AP 设备的坐标计算得出来的。

Wi-Fi 定位技术是依赖强大的数据库，当用户连接上 Wi-Fi 之后，会给设备下发一个 BSSID（基础服务集群 ID），它是唯一标识设备，一般情况设备不会发生位移，所以我们可以用它来定位。和基站定位一样,只要位置服务商将该设备的 BSSID 集成到数据库中,就可以从中获取到该 BSSID 的大致位置信息。

4. GPS 定位

GPS 定位是最常见的定位技术,在生活中随处可见,特点是高精度、全天候、全球覆盖、方便灵活,如手机中百度地图、高德地图,也应用在物流行业管理行业。汽车常见的导航地图都是应用了 GPS 定位技术。

5. 蓝牙定位

蓝牙 Beacon 是指支持蓝牙 4.0 的低功耗设备。通过广播蓝牙信号,它可用于地理围栏和室内定位功能。Beacon 硬件因为成本低、功耗小、工作时间长、易于部署,目前主要用于室内定位,具有广泛的应用前景。用户终端扫描定位 Beacon 的信号,经过定位引擎处理可以计算出用户当前的位置。蓝牙定位算法具有定位精度高、定位延迟低、设备成本低等优势。室内场景下,终端定位精度可以达到 $60\%\sim70\%$ 在 2 m 以内,80% 以上在 3 m 以内,定位延迟 $1\sim2$ s。

5.1.5 人机接口与元宇宙

元宇宙应用对人机接口提出更清晰的需求,将推动人机交互逐步升级为集合了微显示、传感器、芯片和算法等多项技术在内的新一代人机交互平台。当前我们正站在智能手机时代和下一个交互形态的交界处,我们认为尽管 VR/AR 在输入技术(传感)和输出技术(显示)方面较上一代交互设备有显著飞跃,但目前仍处于发展的早期阶段。在元宇宙里可以使用便携式设备、智能眼镜、可佩戴设备、触摸式设备、手势交互、声控交互、交互式神经网络等人机接口进行交互。随着元宇宙应用的发展和内容生态的完善,元宇宙对人机接口的需求逐步清晰,推动相关设备的逐步升级。

元宇宙是一个存在于网络空间中的虚拟世界,是一个反映和扩展物理世界的数字世界,人机交互元宇宙机制是允许用户之间和虚拟环境相互互动,这是一个共享的、持久的空间,人们可以在这里见面、互动和协作。

元宇宙时代的应用比移动互联网时代更强调沉浸感和交互感,不同应用对两种效果的侧重点各有不同。其中,沉浸感可通过更丰富的音画效果和更多维度的感官交互获得,例如借助场景渲染、沉浸声场、温度模拟、触觉传感等技术营造出逼真的虚拟场景,使大脑产生"身临其境"的感觉;交互感则需借助多样化的输入方式来降低人机交互的操作门槛,例如直接通过识别语音或读取手势来传达指令,无须操作键盘鼠标,增强互动效率。根据不同应用对沉浸感和交互感的要求高低,将应用场景分为三个层次,如图 5.8 所示。

1. 渐成熟期场景

渐成熟期场景有视频和模拟训练(教育)。其中模拟训练(教育)包括专业教育、思政教育、安全教育等,对沉浸感和交互感要求最低;而视频领域对沉浸感的要求相对更高,由于流媒体平台内容生态已经较为完善,随着 VR 配套硬件向元宇宙端渗透,视频有望将是率先成熟的领域之一。

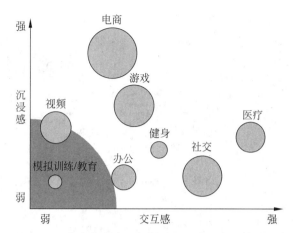

图 5.8 元宇宙各大应用场景对沉浸感和交互感的要求

2．发展期场景

发展期场景有电商、社交、游戏、办公、健身。其中电商与游戏更侧重于追求沉浸感,社交和协同办公对交互感的要求更高。

3．萌芽期场景

萌芽期场景有医疗康养,具体包括疾病监测、辅助微创手术、信号读取、刺激干涉和仿生等。疾病监测随着 ECG 心电图、血糖、血氧等生物传感技术的成熟有望加速落地,而辅助手术、刺激干涉和仿生等领域对输入和输出的精确度要求极高,相关企业及医疗机构仍在探索中。

5.1.6 人机接口与医学元宇宙

人机接口将搭载先进生物监测以及脑电信号处理技术进军医学元宇宙。人机接口在医疗与健康领域有望拓展到服务神经系统和肌肉系统瘫痪的患者,如脑、脊髓疾病、中风、外伤等,这一需求也将为脑机接口技术创造可观的发展前景。

元宇宙中能创造出一种多感觉环境,用虚拟现实治疗法(VRT)让大脑实现超越药物治疗效果的生物结果。例如,瑞士公司 MindMaze 推出了一套 VR 神经康复治疗系统 MindMotion Pro,该系统由软硬件组成,硬件系统主要包含能捕捉手势等动作的深度摄像头和显示屏幕,通过虚拟现实场景来刺激患者的大脑对身体做出相应的活动,让身体慢慢重新回到大脑的控制。元宇宙环境下能模拟各种各样的运动场景,患者可以进行标准康复计划 10~15 倍的运动量,并且具有良好的趣味性,使患者忘记自己是在医院接受治疗。

元宇宙中应用味觉分析系统模拟生物活体的味觉感受机理,采用了人工脂膜传感器技术,可以定性定量地评价食品或药品的五种基本味觉,可以跟人类味觉感官相匹配。

元宇宙中应用语音交互技术,解放了人的双手,数字人可以无阻碍相互交流。福建医科大学省立临床医学院内科教研室与网龙网络控股有限公司共同研发的医学元宇宙教育游戏《暴脾气的真正原因》,医生与患者使用语音交互技术进行问诊,它将元宇宙技术和游戏化学习理念融合应用于继续教育领域,该游戏以甲亢为切入点,模拟一名甲亢患者的就诊全过程，通过该教育游戏学习者可以掌握甲亢和妊娠合并甲亢的诊治要点，如图 5.9 所示。

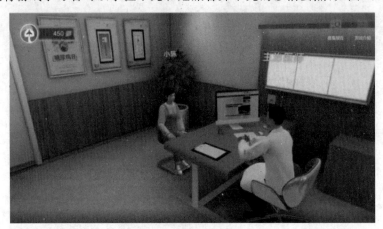

图 5.9 医学元宇宙教育游戏《暴脾气的真正原因》

5.2 脑机接口

脑机接口这一概念很早就被提出，但直到 20 世纪 90 年代以后，才开始有阶段性成果出现，对脑机接口的研究已持续了超过 40 年。20 世纪 90 年代中期以来，从实验中获得的此类知识显著增长。在多年来动物实验的实践基础上，应用于人体的早期植入设备被设计及制造出来，用于恢复损伤的听觉、视觉和肢体运动能力。研究的主线是大脑不同寻常的皮层可塑性，它与脑机接口相适应，可以像自然肢体那样控制植入的假肢。在中国电子学会公布的《新一代人工智能领域十大最具成长性技术展望》中，智能脑机交互在列。

5.2.1 脑机接口的概念

脑机接口，有时也称作"大脑端口（Direct Neural Interface）"或者"脑机融合感知（Brain-machine Interface）"，它是在人或动物脑（或者脑细胞的培养物）与外部设备间建立的直接连接通路。

1. 脑机接口

脑机接口（Brain Computer Interface，BCI），指在人或动物大脑与外部设备之间创建的直接连接，实现脑与设备的信息交换，它是指通过在人脑神经与具有高生物相容性的外部设备间建立直接连接通路，实现神经系统和外部设备间信息交互与功能整合的技术。简单来说，就是实现用意念控制机器。它意味着，人与机器的主要交互方式，还可以直接通过大脑向机器发指令，如图 5.10 所示。

2. 脑机接口的分类

根据脑机接口信号采集过程对大脑的侵入程度，脑机接口技术可以分为两类，一类是侵入式，比如在大脑中植入芯片，还有一类为非侵入式，比如戴上可以采集脑电波的头盔或帽

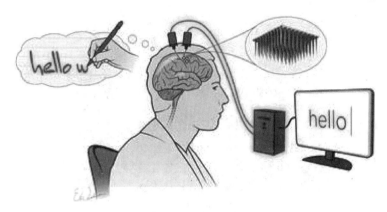

图 5.10 脑机接口示意图

子,如图 5.11 所示。

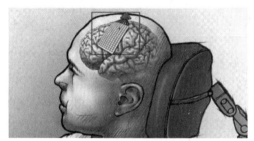 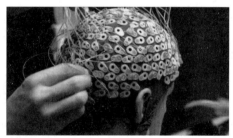

图 5.11 侵入式和非侵入式脑机接口

侵入式脑机接口是指在大脑中植入电极或芯片。人的大脑中有上千亿个神经元,通过植入电极,可以精准地监测到单个神经元的放电活动,但这种方式会对大脑造成一定的损伤。电极的植入不但会损伤大脑神经元,也会有感染的风险。在大脑中植入电极后,周围的胶质细胞会逐渐将电极包裹起来,电极监测到的神经元活动会越来越少。几年甚至几个月后,电极就完全监测不到神经元活动,如果需要再次使用,就得重新植入电极,再次经历风险。侵入式脑机接口主要用于重建特殊感觉(例如视觉)以及瘫痪病人的运动功能。此类脑机接口通常直接植入到大脑的灰质,因而所获取的神经信号的质量比较高。但其缺点是容易引发免疫反应和愈伤组织(疤),进而导致信号质量的衰退甚至消失。

非侵入式的脑机接口是指头戴式的脑电帽,它主要是使用脑电帽上的电极从头皮上采集脑电信号。这种方式可以在头皮上监测到群体神经元的放电活动,主要缺点是不够精准。此外,头戴式的脑电帽虽然不会损伤大脑,但每次使用时都需要先洗干净头发,再往脑电帽的电极中注入导电胶,操作起来十分麻烦。

脑机接口还有其他常见的分类方式:按照信号传输方向可以分为脑到机、机到脑和脑机融合接口,如图 5.12 为渐冻症患者通过“脑到机”方式与外界交流;按照信号生成的类型,可分为自发式脑机接口和诱发式脑机接口;按照信号源的不同还可分为基于脑电的脑机接口、基于功能性核磁共振的脑机接口以及基于近红外光谱分析的脑机接口。

5.2.2 脑机接口与元宇宙

脑机接口也有可能成为元宇宙的终极接入方式,将给人机交互的效率和速度带来巨大

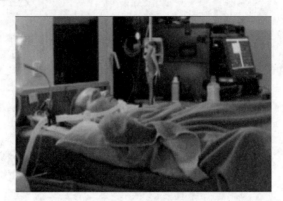

图 5.12 "脑到机"渐冻症患者通过脑机接口与外界交流

提升,脑机接口的实质是人机连接后的信息交互,未来的 6G 通信技术,可能比现在的 5G 带宽要宽千倍以上,能充分地支持多人多地域脑信息的自由交流。如果说人体是一台电脑,那大脑就是电脑的主机,眼睛、耳朵就是鼠标键盘,肌肉、声带就是显示器、打印机,脑机接口技术就是致力于用计算机替代人体的生物反应,直接成为大脑与外界交互的工具,从而实现人们用意念控制计算机,或者用信号刺激感知,最后甚至达到人机融合的目标。

脑机接口技术在元宇宙应用场景将会非常广泛,如航空航天、教育、医疗、娱乐等多个领域。第一类是教育,比如训练学生集中注意力。第二类是医疗领域,比如帮助渐冻症患者或残障人士更方便地操控智能设备。第三类是让正常人的能力得到更好发挥,比如用意念操控电脑或开汽车等等。脑机技术可以通过连接人脑和机器在元宇宙中实现信息的输入和输出。未来元宇宙中脑机接口可能会替代目前依托人脸建模、语音识别的表情生产,通过脑活动传递情感元素。同时,脑机接口未来可能通过影响大脑,为人类提供视、听、触等多方面的体验,让用户能真正做到身临其境,最终实现客观现实世界与算法数字构成的虚拟世界的自由切换。

脑机接口技术在教育领域的应用包括注意力监测、压力监测、教学设计、智能学习和记忆增强,甚至会颠覆现有教育模式。清华大学心理学系和教育研究院联合团队已经研究发现,数学期末考试中可以记录到与学生数学焦虑特质显著相关的神经生理标志物,基于脑机接口技术和神经反馈技术,可以通过调控该神经生理标志物缓解和改善学生的数学焦虑。

脑机接口技术可以与消费产品相结合,提供更直觉交互体验。早在 2014 年,加拿大的 Thalmic Labs 公司就推出了一款臂带式控制器 Myo,通过感知肌肉的生物电活动,可以让使用者通过动动手指就无线控制身边的计算机和其他数字产品。随着技术的持续升级,控制器可以实现通过识别活动意念带来的电流进行控制,意念打字、意念操作玩具等已经不是幻想,如图 5.13 所示。

美国加州大学旧金山分校公布的一项研究表明,对神经活动和声音进行分析和建模,将句子、单词里面每一个因素都与喉部肌肉动作相对应。那么,当采集到想说话的神经信号时,就可以用语音合成器重建这个声音,倾听者能以接近 70% 的复述率成功识别合成语音的内容,而且达到每分钟 150 个单词,合成的脑控声音跟自然的说话已经非常相似了,使用的是 ECoG 电极,它贴在脑皮层表面,比较薄,基本上不会伤到脑组织,可以覆盖比较大的脑皮层区域,适合语音解码。这项研究核心技术在于训练了一个可以将大脑内神经电活动转译成文字的深度循环神经网络模型。通过建立两层双向的循环神经网络模型,将志愿者说

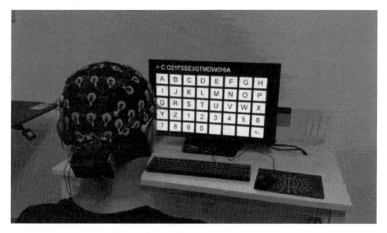

图 5.13 人脑联机——用意念打字

话时的脑皮质电图信号经由发音器官运动特征的中间解码层,间接解码为人类可直接理解的语音。与植入到大脑皮层内部的微阵列电极相比,植入于硬膜外的 ECoG 电极对大脑的侵入程度较低,是半侵入性的,而其获取的神经信号在运动解码上具有相似的效率。因此这一方法有望减少植入式脑机接口的损伤性,并实现长期稳定的植入。

在脑机接口的支持下,游戏玩家可以用意念来控制 VR 界面的菜单导航和选项控制,获得了独立于传统游戏控制方式之外的新的操作体验。人们可以用意念控制开关,甚至控制家庭服务机器人,实现全新意义上的智能家居,其他可穿戴产品普及持续提升。当前更加简单形式的控制,比如眼动追踪摄像头、触摸控制等或限制脑机接口交互需求。未来随着一系列可穿戴设备普及,元宇宙的持续建设,基于脑机接口技术的消费电子产品渗透率将持续提升。

5.2.3 脑机接口与医学元宇宙

脑机接口技术在医疗健康领域有广阔的应用前景。算法学习大大提升了人类对于脑电波数据的分析能力,优化了机器处理神经信号的效率与准确性,从而促进了脑机接口的开发和应用,尤其是临床应用会更多更快。脑机接口技术可以直接实现大脑与外部设备的交互,跨越常规的大脑信息输出通路,同时,随着现代医学对大脑结构和功能的不断探索,人类已经对运动、视觉、听觉、语言等大脑功能区有了较为深入的研究,通过脑机接口设备获取这些大脑区域的信息并分析,在神经、精神系统疾病的体检诊断、筛查监护、治疗与康复领域拥有广泛的应用。医疗健康领域是目前脑机接口最大的市场应用领域,也是增长最快的领域。

2012 年,第一个人脑控机器人出现,通过头上的"插头",患者可以把脑信号传给计算机,进而可以通过集中意念来控制机械臂,抓住水瓶,放到嘴边喝水。在采神经元的信号时,把这个传感器放在离神经元更近的位置,因为离得越近,清晰度就越高。

中国研发脑机接口设备的成果,如李骁健团队研发的脑机接口专用芯片,具有更高时空精度的微型 ECoG 电极阵列,采用了最先进的纳米复合增强技术,采集的神经信号有更多的细节信息,对脑信息的解码具有很大的帮助。浙江大学的研究团队使用商用脑机接口系统,在 72 岁高龄志愿者身上实现了脑控机器人,这位志愿者通过自己的脑控机械手抓取到了油条、可乐,如图 5.14 所示。

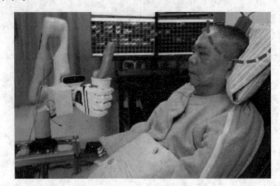

图 5.14 首例植入式脑机接口临床转化研究

脑机接口技术应用于虚拟数字克隆人,让瘫痪失语者能够"正常对话"。这一项成果是数字人科技公司中科相生与 G-Lab 联合实验室最新科研成果,通过使用非侵入式脑机接口驱动失语者 1∶1 专属定制的真人"数字克隆人"给失语者重新与世界对话带来更多可能性,根据脑机接口采集脑电波,通过光学成像技术每秒扫描大脑 100 次,同时使用脑电放大器采集大脑皮层蕴含与意念相关的脑电信号,再用先进的 AT 解码算法对脑电信号进行挖掘和识别,进而转化成机器指令并输出,多达上百个高精度指令级覆盖计算机中的模拟键盘,从而快速与计算机建立通信,失语者只需将注意力集中于屏幕中的模拟键盘,系统就可以将脑电信号翻译成对应文字,通过文字去驱动 1∶1"数字克隆人"去表达自己的想法和意图。如图 5.15 所示,脑机接口技术与数字人相结合。数字人技术是元宇宙中重要的技术之一,这项成果把数字人技术与脑机技术进行深度融合,是医学元宇宙中的成功应用场景。

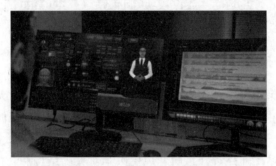

图 5.15 脑机接口技术与虚拟数字人结合

瑞士洛桑联邦理工(EPFL)的神经科学家 Grégoire Courtine 带领的团队利用植入式脑机接口控制脊髓内皮层电刺激构建的闭环神经调控技术,奇迹般地让两只脊髓损伤的猴子恢复了自主行走。该项技术用于 3 位脊髓损伤长达 4 年的病人身上,帮助瘫痪病人恢复独立行走的能力。通过精确分析行走过程中脊髓相应区域的激活情况,针对性地施加硬膜外电刺激,并结合康复训练,实现了脊髓损伤治疗领域的新突破。同时,借助穿戴式设备和手机 App,病人可自主控制训练时间和刺激形式。更重要的是,他们发现这种精确的特异性电刺激可以增强大脑和脊髓神经元之间的联系,并且经过 5 个月的训练,患者即使在没有电刺激的情况下也能在一定程度上恢复对瘫痪肌肉的控制能力。

脑机接口可以帮助实时监控和测量神经系统状态,辅助临床判读。监测型脑机接口应用方向十分多样,包括评测陷入深度昏迷患者的意识等级,测量视/听觉障碍患者神经通路状态协助医生定位病因等。除此之外,通过结合脑电、视频等多元信息进行诊疗,能够辅助医生判读脑损伤、脑发育等多种临床适应症,对心理状态测试方面也有较好的效果,如图5.16所示。

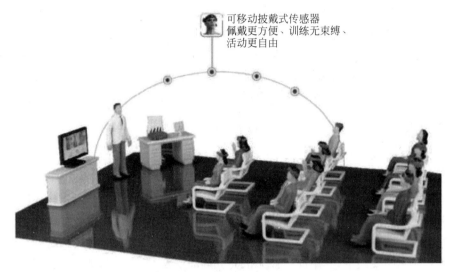

图5.16　伟思医疗团体心理状态测试和交互式生物反馈训练

另外,监测到的脑电信息可以用于加工、反馈,针对多动症、脑卒中、抑郁症等做对应的恢复训练。例如,对于运动皮层相关部位受损的中风病人,脑机接口可以从受损的皮层区采集信号,然后刺激失能肌肉或控制矫形器,改善手臂运动;运动想象类脑机接口可以用于孤独症儿童的康复训练,提升他们对于感觉运动皮层激活程度的自我控制能力,从而改善孤独症的症状,也可以通过脑电信号的反馈,训练使用者的专注力。

脑机接口有望成为医学元宇宙入口的终极形态。一方面对脑机制的根本理解可为脑疾病带来新型疗法,另一方面,依托脑机接口的意念控制机器、脑控开关等新一代交互方式在医疗、教育和消费品等市场具备较大的应用潜力。脑机接口有望成为连接现实世界与数字世界重要入口,构建医学元宇宙时代的核心技术底座。

5.3　数字人

数字人,即通过CG技术进行图形渲染、深度学习、语音合成等技术创造的拟人化形象,本节的数字人范畴,包含数字人、虚拟人、虚拟数字人。数字人是元宇宙最基础的应用之一,每个用户进入元宇宙,均需要创造自己的数字分身。数字人能够在影视、游戏、电商等行业中应用落地。

5.3.1　数字人的概念

数字人能够感知人类生存空间与社会环境,与自然人、机器人实现虚实融生,同时依靠区块链、Web 3.0、数字藏品等技术进行创造经济生活。

1. 数字人

数字人是通过科技创造的存在于虚拟世界,且具有类"人"特质的数字形象。它是元宇宙中自然人进行虚拟时空感知的主要载体,是实现人机融生交互的组成部分,也是元宇宙的经济增值板块。虚拟数字人与自然人、机器人共同组成了元宇宙的"三元"。

数字人能够感知人类不同环境,根据人的需求形成"化身"形象,在极大程度上提升人类社会的想象力、创造力与生产力;在人类个性化设计下,人机交互将被赋予智能化、情感性、思想性特征;作为科技与文化相融合的产物,虚拟数字人将复制人类的知识、记忆、思维、情感;在社交系统、生产系统、经济系统上实现与自然人的虚实共生。

2. 数字人发展趋势

最初的虚拟数字人仅仅以 Logo 的方式呈现,逐渐设计平台形象,承载了被唤起的感性共鸣,并以独特的特质进行区隔,动态的形象更能传递亲切感,引发受众的共情,于是就产生了最原始的数字人,数字化的形象从不会动到会动,但仍然是 2D,并且以动物或类人物形象出现。虚拟人概念流行后,开始推出人形形象,并从 2D 的动画展示进化为 3D 的立体呈现,追求更加拟人化的效果,以拉近和受众的距离,逐渐让虚拟形象越来越鲜活。

数字人在不断发展中,其单向传播无法充分调动受众的参与感,则加入智能语音交互的虚拟人,使之成为帮助用户处理具体事务的虚拟助手角色,或是陪伴用户使用媒介的陪玩角色,当虚拟数字人实现和用户的交互,又开始提升培养用户的产品使用习惯,长时陪伴使得用户产生更深层的情感,甚至形成"养成系"体验,增强数字人的定制感,如微软小冰和红袖读书合作,将 100 位图书数字人通过 AI 唤醒,用户可以根据自己喜好对其进行培养,使其表现出更符合自己预期的行为,实现私人定制化的体验。未来,虚拟数字人不仅能融入用户使用媒介、产品的体验中,更能够打破场景的壁垒,陪伴用户进行其他场合和平台的社交、游戏、办公等活动,实现元宇宙"破壁"般的万物融合。虚拟数字人的身份可以是宠物、伴侣、子女、同学等,令用户不仅能够见证虚拟人被自己塑造而发生的改变,也能洞见自身在这一过程中的成长。如图 5.17 所示。

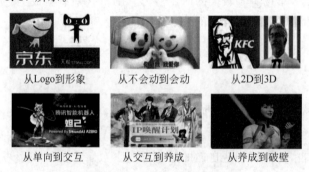

从Logo到形象　　从不会动到会动　　从2D到3D

从单向到交互　　从交互到养成　　从养成到破壁

图 5.17　数字人发展历程

许多研发团队依托计算机图形和 AI 技术搭建元宇宙核心资产,如杭州相芯科技有限公司专注于计算机图形学和人工智能技术的深度融合,自主研发的"虚拟数字人引擎"和"超写实数字物平台"服务了智能终端、汽车、融媒体、在线教育、互动娱乐、短视频、直播、社交等领域,已在逾千家国内外企业得到规模化应用。

技术向工具化与拟人化发展,加速数字人的普及。数字人的创建对设计、建模、编程等的专业知识依赖度高,同时制作周期较长(数月至数年),加之动捕设备昂贵(整套设备可达数十万元),普通用户难以承受。随着数字人向工具化、拟人化发展,其生产时间与资金成本将进一步下降。未来,在数字人相关技术日渐精进的背景下,将有更多用户拥有属于自己的数字人形象。

5.3.2　数字人与元宇宙

受益于 5G、VR、AR、云计算、实时渲染等新兴技术的进步,虚拟数字人的应用范围愈加广泛,虚拟人向元宇宙世界迈进,更多企业、用户将在更多元场景使用数字人。元宇宙中的数字人能够在多种产业应用类型,可分为服务型数字人、身份型数字人。前者体现更强的功能性,提供多种服务,如虚拟教师、虚拟导游等;后者体现身份性,主要用于娱乐、社交,如虚拟偶像、真人偶像的辅助分身等。服务型数字人的技术要求更低,已在虚拟客服、虚拟导游等场景得到更大范围的应用。数字人在元宇宙中应用范围广泛,有以下几个方面。如图 5.18 所示为数字人应用的不同空间。

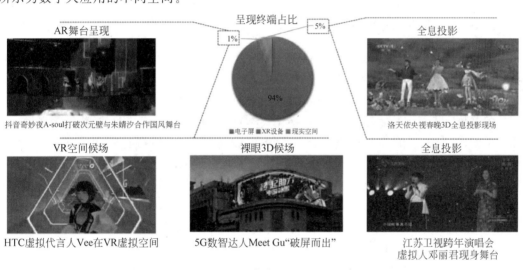

图 5.18　数字人的呈现

1. 文娱领域

数字人在文娱领域可以应用于影视、游戏、演唱会等。数字人角色主要以数字替身、数字角色、虚拟偶像、虚拟主持人等方式呈现,在此领域应用度较为成熟。2017 年,天矢禾念旗下 Vsinger 虚拟歌手洛天依、言和、乐正绫等,在上海举办虚拟演唱会,该演唱会首批 500 张 SVIP 内场票在 3 分钟内售罄。2019 年,洛天依与知名钢琴家郎朗举办演唱会,这是打破次元壁的一次合作,有助于推动行业的持续创新。

2. 营销领域

数字人在营销领域主要应用场景有直播带货、品牌代言等。数字人角色以虚拟主播、虚拟代言人等方式呈现。在此领域应用度较为成熟。2020 年 6 月的直播带货,洛天依在天猫直播间进行直播带货,这也是其第三场直播带货。此次直播洛天依共带货 18 件,在线观看人数高达 630 多万。

3. 服务领域

数字人在服务领域主要应用场景有银行、商场、旅游等。数字人角色以虚拟客服、虚拟讲解员等方式呈现。这类应用成熟度高。2022 年,移动云推出"虚拟客服"——移动云云客服。该客服形象自然、表达流利,同时可与客户实时视频互动,7×24 小时随时响应,为用户提供虚实结合的客服体验。

4. 医疗领域

数字人在医疗领域主要应用场景有初步诊断、心理治疗、家庭健康管理等。数字人角色以虚拟医生等方式呈现。2020 年,医事通上线虚拟医生功能,可实现 24 小时在线服务。患者选择虚拟医生后,通过症状自检,由虚拟医生给出诊疗建议,患者可自行购买非处方药品进行治疗。

5.3.3　数字人与医学元宇宙

"元宇宙＋"不断拓展,向医学延伸,数字人作为医学元宇宙人类的化身,其聚合多种科技创设而成,承担信息制造和传递的责任,是医学元宇宙中人与人、人与事物、事物与事物之间产生联系或发生孪生关系的新介质。

随着数字虚拟人技术的成熟,以数字化人体为研究的数字医学成为热潮,将为患者带来更加微创、精准、安全的医疗体验。推广虚拟数字人医学多领域应用,充分利用虚拟数字人高度拟人化、高感知交互性、高工作效率等特点,替代标准化内容生产中的人工角色。

数字人在医学元宇宙中,可以包含医疗虚拟导诊员等在内的功能性虚拟数字人,它采用语音识别、自然语言理解、语音合成等技术,通过语音、文字与患者"对话"。数字导诊员可以作为医院的"数字名片",其工作涉及指导患者就医、护送患者做化验、检查、交费、取药、办理入院手续,并护送患者到相应科室等一系列细致的内容,使患者得到便利,有利于疾病的康复,也可以作为健康宣传使者向就诊患者及其家属科普预防疾病的知识和保健常识,不断扩大健康教育面。

将患者的影像资料和数字人体的资料进行融合,可以进行虚拟数字人试药、手术等,甚至做相关的检测,通过对虚拟数字人的数据进行监测诊断,可以帮助医生为患者制定出更为准确的就诊方案,减少试错成本。在手术过程中,也可以使用 VR 等技术,让患者从漫长、痛苦的时间体验中得到舒缓。

数字人技术还可以通过复刻亲近的人的面貌,进行情感陪伴治疗。许多病症非常需要情感陪伴治疗方式,如焦虑、抑郁、孤独等精神类疾病,数字人呈现真人面貌和体态,并通过人工智能技术预设交流方式,能达到"从外形到内在"最大程度接近亲人,进而进行治疗。2025 年大阪世博会期间,小冰日本团队将为当地的 60 万个老年家庭带来一批特殊的"AI Companion"(AI 同伴)。老人可以参与到每个虚拟人的定义和训练过程中,让这些智能陪护提供相应的服务,老人可以将其视为自己的儿孙、儿时的好友,甚至让逝去的亲人"复生"。

数字人在医学元宇宙中实验室安全方面扮演角色。在 2022 年的中国国际医疗器械博览会上,盈康一生旗下海尔生物医疗发布行业首个智慧实验室领域的数字人——阿莱蒙,他能"听"会"说",能"理解"会"思考",如图 5.19 所示。阿莱蒙将在医学智慧实验室里充当多个角色。他将是智慧实验室的控制中台,可以控制实验室所有设备和信息,也将是研究人员的操作助手,可以唤醒数字人,与之交流,并发出指令,作为生物安全的守护者,阿莱蒙通过与用户建立连接点创造新体验,带来更安全更智慧的全景守护,加速重塑实验室安全管理模式,引领行业数字化智慧化全新变革。

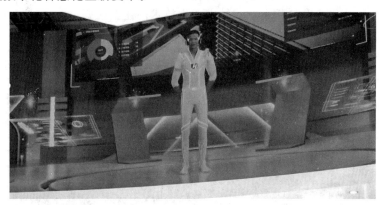

图 5.19 首个智慧实验室数字人——阿莱蒙

5.4 数字孪生

数字孪生是物理系统的虚拟副本,它可以对物理世界进行建模、模拟、监控、分析并不断优化。用数字孪生回答"什么是最好的?""下一步是什么?"等问题,不仅可以让人们了解现实世界当前的运作状况和改进办法,还可以预测不同场景的运作情况。一个产品或系统可以有一个或多个数字孪生,这取决于它不同生命周期阶段的要求。

5.4.1 数字孪生的概念

数字孪生旨在使用正确的频率和保真度弥合"物理和数字"的差距,从而提高性能和可持续性。数字孪生建立了一种闭环的方法来释放价值,带来数据、技术和业务流程之间的协同效应,是智能产业转型的核心。

1. 数字孪生

1991 年,耶鲁大学计算机科学教授 David Gelernter 首次提出了数字孪生的概念。密歇根大学 Michael Grieves 博士被认为是 2002 年首次将数字孪生概念应用于制造业,并正式宣布了数字孪生的软件概念。最终,美国国家航空航天局的技术专家 John Vickers 在 2010 年引入了数字孪生这个术语。

数字孪生思想由密歇根大学的 Michael Grieves 命名为"信息镜像模型"(Information Mirroring Model),而后演变为术语"数字孪生"。数字孪生也被称为数字双胞胎和数字化映射。数字孪生是在模型定义(MBD)基础上深入发展起来的,企业在实施基于模型的系统工程（MBSE）的过程中产生了大量的物理的、数学的模型,这些模型为数字孪生的发展奠定了基础。学术界和产业界有不同的定义,通俗地可以理解为:以数字化的方式建立物理实体的虚拟模型,物理世界数字化,借助历史数据、实时数据和算法模型,实现对物理实体的分析预测和改善优化,具有实时性和闭环性。

数字孪生将割裂的虚拟世界与现实世界融合,是前沿科技下一个代际的发展主题,可以理解为一个具有物理网络实体及虚拟孪生体,且二者可进行实时交互映射的网络系统。在此系统中,各种网络管理和应用可利用数字孪生技术构建虚拟孪生体,基于数据和模型对物理实体进行高效的分析、诊断、仿真和控制。基于此定义,数字孪生应当具备4个核心要素:数据、模型、映射和交互。数字孪生是技术、过程、方法,数字孪体是对象、模型和数据,在智能工厂中可以应用数字孪生技术,如图5.20所示。

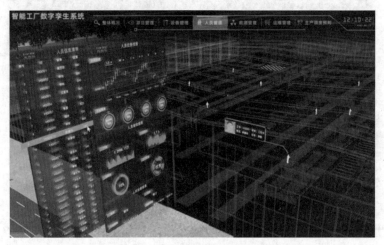

图 5.20　智能工厂数字孪生系统

2. 数字孪生的类型

数字孪生是个普遍适应的理论技术体系,可以在众多领域应用,在产品设计、产品制造、医学分析、工程建设等领域应用较多。在国内应用最深入的是工程建设领域,关注度最高、研究最热的是智能制造领域。

根据物体放大倍数的不同,有多种类型的数字孪生。这对数字孪生最大的区别在于应用领域。不同类型的数字孪生在系统或流程中共存是很常见的,可以通过数字孪生的类型来了解差异以及它们的应用方式。

（1）组件孪生/零件孪生。

组件孪生是数字孪生的基本单元,是功能组件的最小示例。零件孪生也大致相同,但属于不太重要的组件。

（2）资产孪生。

当两个或多个组件一起工作时,它们就形成了所谓的资产。资产孪生让用户可以研究这些组件的交互,创建大量可以处理的性能数据,然后转化为可操作的步骤。

（3）系统孪生或单元孪生。

下一级别的放大将涉及系统孪生或单元孪生,这使人们能够看到不同的资产如何组合在一起形成一个完整的功能系统。系统孪生提供有关资产交互的可见性,并可能建议性能增强。

（4）过程孪生。

过程孪生是放大的宏观层面,揭示了系统如何协同工作以创建整个生产设施。这些系统是否都同步以最高效率运行,或者一个系统的延迟会影响其他系统。流程孪生可以帮助确定最终影响整体效率的精确时序方案。

3. 数字孪生的四个要素

数字孪生的四个要素为数据、模型、映射、交互。基于四要素构建的网络孪生体可借助优化算法、管理方法、专家知识等对物理网络进行全生命周期的分析、诊断、仿真和控制,实现物理网络与孪生网络的实时交互映射,帮助网络以更低成本、更高效率、更小的影响部署各种网络应用,助力网络实现极简化和智慧化运维。

（1）数据。

数据是构建数字孪生可视化的基石,通过构建统一的数据共享仓库作为数字孪生网络的单一事实源,高效存储物理网络的配置、拓扑、状态、日志、用户业务等历史和实时数据,为数字孪生提供数据支撑。

（2）模型。

数字孪生中的模型既包含了对应已知物理对象的机理模型,也包含了大量的数据驱动模型。其中,"动态"是模型的关键,动态意味着这些模型需要具备自我学习、自主调整的能力。

（3）映射。

在数字虚体空间中创建的虚拟事物,与物理实体空间中的现实事物形成了在形、态、质地、行为和发展规律上都极为相似的虚实精确映射关系,让物理孪生体与数字孪生体具有了多元化映射关系,具备了不同的保真度（逼真、抽象等）特征。

（4）交互。

交互是达成虚实同步的关键,数字孪生通过标准化的接口连接网络服务应用和物理实体系统,完成对于物理网络的实时信息采集和控制,并提供及时诊断和分析。

5.4.2　数字孪生与元宇宙

数字孪生系统能够应用元宇宙,是连接物理世界和虚拟世界的过程。按照其所能实现的功能来分,大致可分为四个发展阶段:第一阶段是数字化仿真阶段;第二阶段是分析诊断阶段;第三阶段是学习预测阶段;第四阶段是决策自治阶段。

1. 数字化仿真阶段

在这个阶段,数字孪生要对物理空间进行精准的数字化复现,并通过物联网实现物理空间与数字空间之间的虚实互动。这一阶段,数据的传递并不一定需要完全实时,数据可在较短的周期内进行局部汇集和周期性传递,物理世界对数字世界的数据输入以及数字世界对物理世界的能动改造基本依赖于物联网硬件设备。

这一阶段主要涉及数字孪生的物理层、数据层和模型层（尤其是机理模型的构建）,最核心的技术是建模技术及物联网感知技术。通过 3D 测绘、几何建模、流程建模等建模技术，完成物理对象的数字化，构建出相应的机理模型，并通过物联网感知接入技术使物理对象可被计算机感知、识别。

2. 分析诊断阶段

在这个阶段，数据的传递需要达到实时同步的程度。将数据驱动模型融入物理世界的精准仿真数字模型中，对物理空间进行全周期的动态监控，根据实际业务需求，逐步建立业务知识图谱，构建各类可复用的功能模块，对所涉数据进行分析、理解，并对已发生或即将发生的问题做出诊断、预警及调整，实现对物理世界的状态跟踪、分析和问题诊断等功能。

这一阶段的重点在于结合使用机理模型及数据分析型的数据驱动模型，核心技术除了物联网相关技术外，主要会运用到统计计算、大数据分析、知识图谱、计算机视觉等相关技术。

3. 学习预测阶段

实现了学习预测功能的数字孪生能通过将感知数据的分析结果与动态行业词典相结合进行自我学习更新，并根据已知的物理对象运行模式，在数字空间中预测、模拟并调试潜在未发觉的及未来可能出现的物理对象的新运行模式。在建立对未来发展的预测之后，数字孪生将预测内容以人类可以理解、感知的方式呈现于数字空间中。

这一阶段的核心是由多个复杂的数据驱动模型构成的具有主动学习功能的半自主型功能模块，这需要数字孪生做到类人一般灵活地感知并理解物理世界，而后根据理解学习到的已知知识，推理获取未知知识。所涉及的核心技术集中于机器学习、自然语言处理、计算机视觉、人机交互等领域。

4. 决策自治阶段

到达这一阶段的数字孪生基本可以称为是一个成熟的数字孪生体系。拥有不同功能及发展方向但遵循共同设计规则的功能模块构成了一个个面向不同层级的业务应用能力，这些能力与一些相对复杂、独立的功能模块在数字空间中实现了交互沟通并共享智能结果。而其中，具有"中枢神经"处理功能的模块则通过对各类智能推理结果的进一步归集、梳理与分析，实现对物理世界复杂状态的预判，并自发地提出决策性建议和预见性改造，并根据实际情况不断调整和完善自身体系。

数字孪生作为物理系统的虚拟副本，弥合"物理数字差距"的可靠工具，可无风险、低成本地实现系统改进。数字孪生提供了一体的协作方式。此外，物理系统的可修改虚拟副本使在整个系统生命周期和生态系统中持续监控和优化成为可能。在这种情况下，"系统"可以指产品及其相关服务、生产线、基础设施，除此之外还可以指系统体系。

在这一过程中，数据类型愈发复杂多样且逐渐接近物理世界的核心，同时必然会产生大量跨系统的异地数据交换甚至涉及数字交易。因此，这一阶段的核心技术除了大数据、机器学习等人工智能技术外，必然还包括云计算、区块链及高级别隐私保护等技术领域。

数字孪生为物理世界提供了一个与数字世界交互的平台。数字内在、数字连续性、数字融合三个关键通道可实现物理和虚拟的连接。数字内在是通过充分利用分布式架构和智能的技术进行垂直整合,来保障软件的连接性和安全性;数字连续性是流程的水平集成,这些流程利用不断成熟的云平台的强大功能,支持端到端流程,如产品/资产生命周期管理、供应链管理以及资产或售后管理;数字融合是将系统建模、仿真、监控和分析集成到功能更强大的系统中。

5.4.3 数字孪生与医学元宇宙

数字孪生在医学元宇宙有多种应用。通过使用数字孪生对医疗产品进行分析;接受医疗保健服务的患者也可以采用数字孪生;利用相同类型的传感器生成数据系统可用于跟踪各种健康指标并生成关键见解等等。

1. 新药开发和临床测试

数字孪生通过精确模拟人体,支持更广泛的研究和更快的疗法开发。关于社会方面的可持续性发展,葛兰素史克和西门子合作将疫苗开发和生产过程数字化,以缩短疫苗的开发时间,使疫苗能够以更快的速度、更佳的质量送达给人们。

药物临床试验有着成本高、耗时长、效率低等特点,主要因为寻找符合标准并愿意参与试验的患者对临床试验的开展来说是一项巨大的挑战。初创公司 Unlearn.ai 通过收集参与者的身体数据,创建数字孪生来作为对照组使用。这样可以让尽量多的参与者加入实验组,提升试验效率。2020 年 4 月,Unlearn.ai 加速数字孪生的临床试验,研究人员可以借助已完成试验的数据,建立实验组和对照组的数字孪生体代替部分人类志愿者,以缓解患者招募的压力。

2. 个性化医疗

在生命科学领域,数字孪生在医疗设备制造、药物开发和个性化医疗中得到应用。西门子医疗高级副总裁 Gerd Hoefner 评论数字孪生不仅可以用于诊断,还可以用于测试治疗的安全性,我们可以评估某些心脏药物对数字孪生心脏的有效性,数字孪生还可以用于提前数字模拟心脏导管干预和心脏手术,以确定是否有实际的成功机会。

法国公司达索系统(Dassault Systèmes)使用 MRI 图像和 ECG 测量结果开发了一种数字孪生模型,可以模拟人心脏的结构和某些生理功能,利用数字心脏模拟真实状况,将难以看到的解剖结构可视化,以开发更安全有效的心脏治疗设备及器械,如图 5.21 所示。

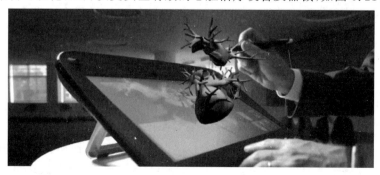

图 5.21 数字孪生心脏模型

3. 医疗设备制造

基于镜像理论和 MAS(Multi-Agent Systems)多智能体系统的建设理论,医疗环境中的任何相关设施都可以有其对应的数字孪生兄弟,这可以作为一部分感知和行动的环境建模,可让感知到的数字孪生体的可观察状态与物理本体的状态耦合起来。病人、生命体征监测装置或车辆或其他设备材料作为一种结构,包括与其他独立的数字孪生体的链接,如医院,包括房间、医疗机构、病人等,不仅指特定的事物,也可以指过程。

初创公司 OnScale 利用数字孪生技术改善医疗设备的设计。由英特尔投资和谷歌旗下的 Gradient Ventures 共同投资的云工程仿真公司,与生物仿真软件公司 LEXMA Technology 合作,共同开发了"数字双肺"模型,帮助临床医生预测新冠病毒感染患者的通气需求,如图 5.22 所示。

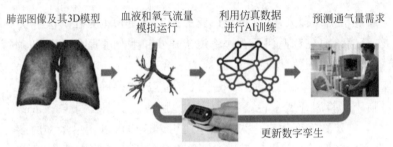

图 5.22　数字孪生双肺工作模型

4. 病患护理

电子病历、疾病注册库和可穿戴设备中的数据可用作创建患者的"数字模型",根据患者目前的状态,数字孪生技术可以将各种数据呈现给医护人员,帮助医护人员及时判断可能会发生的紧急情况并提前做出应对措施。拥有数字孪生技术的"加持",医护人员能获取更多有价值的信息,帮助他们为患者提供更高效更有效的护理服务。

5. 手术预演

手术的过程中,任何小小的失误都将为患者带来不利甚至是致命的后果,手术前的细致规划和预演是必不可少的。如依托患者 CT 图像创建心脏数字模型,医生能在实际操作之前,预先规划复杂的经导管主动脉瓣置换术,从而在实际操作过程中能更稳定发挥。现在,我们可以将复杂的医疗可视化内容发布在 3DCAT 平台上,医护工作者和患者可以使用任意设备获取流畅直观的实时 3D 可视化演示,让医疗协作更加便捷高效。

本章小结

沉浸感和人机交互技术是元宇宙的重要技术之一,它帮助人们从在线到在场,能够提升感受的维度,使元宇宙世界更加逼真,让人有身临其境的感觉,更能解放双手,相互交流,假以时日,将开启一个新时代。

本章主要介绍了沉浸感和人机交互技术的理论知识,阐述了各技术的概念、分类、应用等,并对元宇宙、医学元宇宙的沉浸感和交互技术进行了讲解。

【注释】

1. **MUD(Multiple User Dimension)**:一个多人即时虚拟的游戏空间,玩家通过输入类似自然语言的指令来与虚拟世界中的其他玩家互动。
2. **GPS**:Global Positioning System,全球定位系统。这是一种以人造地球卫星为基础的高精度无线电导航的定位系统,它在全球任何地方以及近地空间都能够提供准确的地理位置、车行速度及精确的时间信息。
3. **受抑全内反射(Frustrated Total Internal Reflection)**:是指受抑全内反射的透过率与气隙厚度、入射光偏振特性、波长和入射角的关系;用实验证明由多光束干涉效应更能合理地描述此效应。
4. **Merkel 细胞小体**:是一种位于光滑皮肤的基底细胞层及有毛皮肤的毛盘,数量很少。
5. **接触反馈(Touch Feedback)**:是一种能够模拟"感觉"的一种技术。传送接触表面的几何结构,虚拟对象的表面硬度、滑动和温度等实时信息。
6. **GNSS(全球导航卫星系统)**:Global Navigation Satellite System,又称全球卫星导航系统,是能在地球表面或近地空间的任何地点为用户提供全天候的三维坐标和速度以及时间信息的空基无线电导航定位系统。
7. **GSM 网**:Global System for Mobile Communications,全球移动通信系统,俗称"全球通"。
8. **CELL_ID、TAC、MCC、MNC**:网络通信词汇,用于识别移动客户所属的移动网络。
9. **MAC 地址**:Media Access Control Address,它是一个用来确认网络设备位置的地址。
10. **AP**:Access Point,无线接入点,它用于无线网络的无线交换机,也是无线网络的核心。
11. **虚拟现实技术(VRT)**:Virtual Reality Technology,是一个跨学科的综合集成技术,是计算机图形学、人机交互技术、传感器技术、人机接口技术及人工智能技术等交叉与综合的结果。
12. **ECoG 电极**:常见的非侵入式记录电极,一般是中间带孔的金属片,中间的孔用于打脑电膏,当然现在也有不用打脑电膏的电极。
13. **CG 技术**:Computer Graphics,指利用计算机技术进行视觉设计和生产。
14. **SVIP**:Super Very Important Person,超级重要的人,超级会员。
15. **AI Companion**:AI 同伴,AI 伴侣。
16. **模型定义(MBD)**:Model Based Definition,基于模型的定义,是一种使用 3D 模型、产品和制造信息以及相关元数据来定义单个部件和产品装配体的方法。
17. **MRI 图像**:磁共振形成的图像。
18. **ECG 测量**:Electrocardiogram,用于记录引发心跳的电信号序列的时间节点和强度,通过测量分析 ECG 图像,医生可以更好地诊断心率是否正常、心脏功能是否存在问题。
19. **3DCAT 平台**:是一个元宇宙实时渲染云,通过 3DCAT 元宇宙实时渲染云端强大的图形渲染算力和高度自研的网络串流技术,将计算结果实时推送。
20. **Beacon**:信标。通信术语。

本章参考文献

[1] LIU J, FU T M, CHENG Z, et al. Syringe-injectable electronics[J]. Nature Nanotechnology, 2015, 10(7): 629-636.
[2] FU T M, HONG G, ZHOU T, et al. Stable long-term chronic brain mapping at the single-neuron level[J]. Nature Methods, 2016.
[3] 于勇,范胜廷,彭关伟,等. 数字孪生模型在产品构型管理中应用探讨[J]. 航空制造技术,2017

(7)：5.

[4]　张新生.基于数字孪生的车间管控系统的设计与实现[D].郑州：郑州大学,2018.

[5]　娄岩.医学虚拟现实与增强现实概论[M].北京：清华大学出版社,2020.

[6]　HOCHBERG L R，BACHER D，JAROSIEWICZ B，et al. Reach and grasp by people with tetraplegia using a neurally controlled robotic arm[J]. Nature，2012，485(7398)：372-375.

[7]　未来智库元宇宙行业专题研究：VR、AR、脑机接口是通往元宇宙的入口[R/OL].(2022-02-22) [2022-12-29]. https://www.vzkoo.com/document/202202230cd53d5798e4db206941ee83.html.

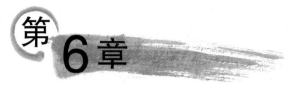

第 **6** 章
医学元宇宙区块链技术

内容与要求

本章主要介绍区块链的概念、基础架构、技术特征和区块链的分类及主流服务平台,对区块链的主要关键技术进行了详细的讲解,并介绍了区块链在医学元宇宙的三大支撑。

"区块链概述"中要求掌握区块链的概念、基础架构、技术特征、分类以及主流服务平台;"区块链关键技术"中要求掌握分布式账本、共识机制、智能合约和加密技术;"医学元宇宙与区块链"中要求了解区块链在医学元宇宙的三大支撑及应用。

重点、难点

本章的重点是区块链的关键技术特征和区块链在医学元宇宙中的三大支撑;难点是区块链的关键技术特征。

当前,新一轮科技革命和产业变革席卷全球,大数据、云计算、物联网、人工智能和区块链等新技术不断涌现,数字经济正深刻地改变着人类的生产和生活方式。

世界经济论坛创始人克劳斯·施瓦布(Klaus Schwab)在《第四次工业革命》一书中指出,自蒸汽机、电和计算机发明以来,我们又迎来了第四次工业革命——数字革命,而区块链(Blockchain)技术就是第四次工业革命的成果之一。"如果互联网彻底改变了信息传递的方式,那么区块链作为构造信任的机器,将可能彻底改变整个社会价值传递的方式"。

6.1　区块链概述

自 2008 年中本聪(Satoshi Nakamoto)提出比特币以来,区块链受到了越来越多的关注。近年来,区块链技术已经被广泛应用于各种领域,包括物联网领域、金融领域、公共服务领域和供应链领域等。以人工智能、量子信息、移动通信、物联网、区块链为代表的新一代信息技术加速突破应用。区块链凭借其独有的信任建立机制,成为金融和科技深度融合的重要方向。

6.1.1　区块链的概念

区块链是分布式数据存储、点对点传输、共识机制、加密算法等计算机技术在互联网时代的创新应用模式。区块链技术被认为是继大型机、个人电脑、互联网之后计算模式的颠覆式创新,在全球范围引起一场新的技术革新和产业变革。

区块链起源于比特币。2008 年 11 月中本聪发表了《比特币:一种点对点的电子现金系统》,文中阐述了基于点对点(Peer to Peer,P2P)网络技术、加密技术、时间戳技术、区块链技术等的电子现金系统的构架理念,这标志着比特币的诞生。2009 年 1 月 3 日第一个序号为 0 的创世区块诞生,6 天后出现序号为 1 的区块,并与序号为 0 的创世区块相连接形成了链,标志着区块链的诞生。

据工业和信息化部指导发布的《中国区块链技术和应用发展白皮书(2016)》,区块链在狭义上是一种按照时间顺序将数据区块以顺序相连的方式组合成的一种链式数据结构,并以密码学方式保证的不可篡改和不可伪造的分布式账本。广义来讲,区块链技术是利用块链式数据结构来验证与存储数据、利用分布式节点共识算法来生成和更新数据、利用密码学的方式保证数据传输和访问的安全、利用由自动化脚本代码组成的智能合约来编程和操作数据的一种全新的分布式基础架构与计算范式。

区块链结构是按照时间顺序排列的链式结构(如图 6.1 所示),每个区块都通过哈希指针指向相邻的前一个区块,第一个区块称为创世区块。

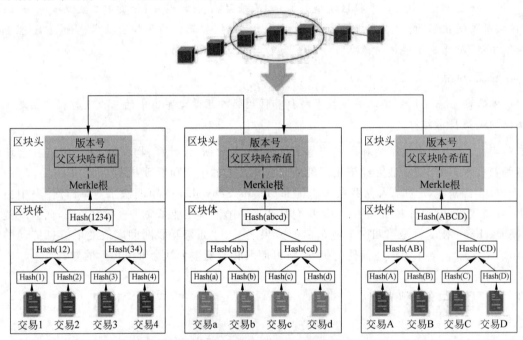

图 6.1　区块链结构示意图

每个区块都包含区块头和区块体。区块头中封装了区块的版本号、哈希值、时间戳及随机数等,被用来作为区块位置的唯一标识。区块体主要包含交易计数器及交易,所有交易以 Merkle 树的形式被组织在一起。这些交易信息可验证且可独立审核,新区块一旦产生,就可以溯源访问链中的所有区块。以区块链上转账为例,其工作流程如图 6.2 所示。

6.1.2　区块链的基础架构

区块链系统一般由数据层、网络层、共识层、激励层、合约层和应用层组成,其基础架构

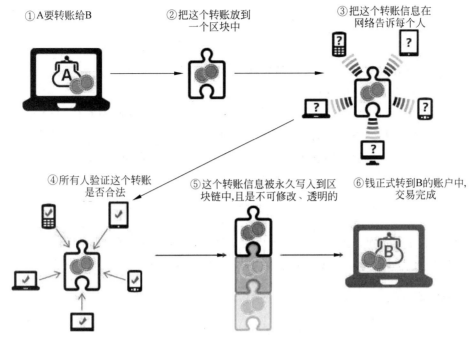

①A要转账给B　　②把这个转账放到一个区块中　　③把这个转账信息在网络告诉每个人

④所有人验证这个转账是否合法　　⑤这个转账信息被永久写入到区块链中,且是不可修改、透明的　　⑥钱正式转到B的账户中,交易完成

图 6.2　区块链工作示意图

如图 6.3 所示。

（1）数据层：数据层封装了底层数据区块及相关的数据加密和时间戳等基础数据和基本算法。

（2）网络层：包括分布式组网机制、数据传播机制和数据验证机制等。

（3）共识层：主要封装网络节点的各类共识算法。

（4）激励层：将经济因素集成到区块链技术体系中来,主要包括经济激励的发行机制和分配机制等。

（5）合约层：主要封装各类脚本、算法和智能合约,是区块链可编程特性的基础。

（6）应用层：封装了区块链的各种应用场景和案例。该模型中,基于时间戳的链式区块结构、分布式节点的共识机制、基于共识算力的经济激励和灵活可编程的智能合约是区块链技术最具代表性的创新点。

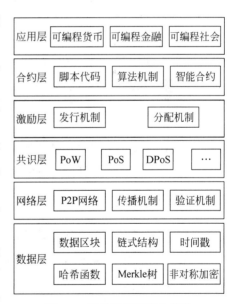

图 6.3　区块链基础架构模型

6.1.3　区块链的技术特征

区块链技术是现代密码学、点对点网络通信、一致性分布式存储和智能合约的结合,具有一些显著的特征,如去中心化、透明性、不易篡改性、抗抵赖性、可追溯性、持久性、可审核

性和匿名性八方面。

1. 去中心化

在传统的分布式交易方案中,所有的交易都需要进行身份验证,这不可避免地造成了开销和流量在中心服务器上的使用。

在区块链中,由众多节点共同组成一个端到端的网络,不存在中心化的设备和管理机构。网络的维护依赖网络中所有具有维护功能的节点共同完成,各节点地位平等,一个节点甚至几个节点的损坏不会影响整个系统的运作,网络具备很强的健壮性。在区块链中,主要用共识算法来保持去中心化网络中信息的一致性。

2. 透明性

链上所有节点都可以使用并确认参与的交易,因此这些交易信息对于所有用户来说都是透明的,主要体现在溯源数据的获取和共享、数据云存储和决策透明性。

3. 不易篡改性

区块链系统中,由于相连区块间后序区块对前序区块存在验证关系,若要篡改某个区块的数据,就要改变该区块及其所有后序区块数据,并且还须在共识机制的特定时间内改完。因此,参与系统的节点越多,区块链的安全性就越有保证。

4. 抗抵赖性

验证私钥正确性的过程将被用来作为签名放置到事务中,然后该签名由使用等效公钥的其他节点进行确认,因此,以加密方式签名的事务不能被事务发起者拒绝。

5. 可追溯性

区块链采用带时间戳的链式区块结构存储数据,为数据增加了时间维度,并且区块上每笔交易都通过密码学方法与相邻两个区块相连,因此任何一笔交易都是可追溯的。

6. 持久性

区块链中事务经常被快速地验证,正常的矿工节点不会允许无效的事务,异常交易很难在区块链内部一次性删除,且很快就会被检测到。

7. 可审核性

一旦当前交易被存储在区块链中,那么未使用的货币或资产将变为已使用,通过这种方式,可以确认和审核交易。

8. 匿名性

区块链中的用户只与公钥地址相对应,而不与用户的真实身份相关联。用户无须暴露自己的真实身份即可完成交易、参与区块链的使用。

6.1.4　区块链的生态系统

随着区块链技术的演进,越来越多的机构开始重视并参与到区块链技术的探索中来。从最初的以比特币、以太坊等公有链项目开源社区,到各种类型的区块链创业公司、金融机构、IT 企业及监管机构,区块链的发展生态也在逐渐得到发展与丰富。

1.五大应用场景

区块链的应用已从单一的数字货币应用,延伸到经济社会的各个领域,其应用场景如图 6.4 所示。

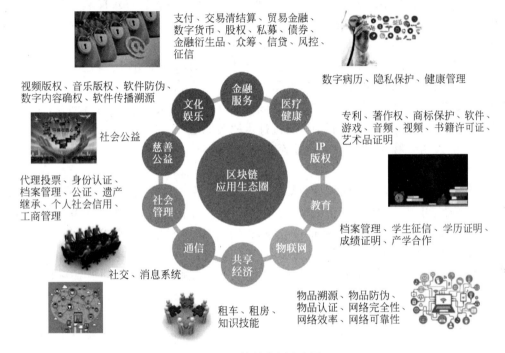

图 6.4　区块链应用生态圈

(1)数字货币。

在经历了实物、贵金属、纸钞等形态之后,数字货币已经成为数字经济时代的发展方向。相比实体货币,数字货币具有易携带存储、低流通成本、使用便利、易于防伪和管理、打破地域限制、能更好整合等特点。

比特币技术上实现了无须第三方中转或仲裁,交易双方可以直接相互转账的电子现金系统。无论是比特币还是 Libra,其依托的底层技术正是区块链技术。

(2)金融资产交易结算。

区块链技术天然具有金融属性,它正对金融业产生颠覆式变革。支付结算方面,在区块链分布式账本体系下,市场多个参与者共同维护并实时同步一份"总账",短短几分钟内就可以完成现在两三天才能完成的支付、清算、结算任务,降低了跨行跨境交易的复杂性和成本。同时,区块链的底层加密技术保证了参与者无法篡改账本,确保交易记录透明安全,监管部门方便地追踪链上交易,快速定位高风险资金流向。证券发行交易方面,传统股票发行流程长、成本高、环节复杂,区块链技术能够弱化承销机构作用,帮助各方建立快速准确的信息交互共享通道,发行人通过智能合约自行办理发行,监管部门统一审查核对,投资者也可以绕过中介机构进行直接操作。数字票据和供应链金融方面,区块链技术可以有效解决中小企业融资难问题。目前的供应链金融很难惠及产业链上游的中小企业,因为它们跟核心企业往往没有直接贸易往来,金融机构难以评估其信用资质。基于区块链技术,可以建立一种联盟链网络,涵盖核心企业、上下游供应商、金融机构等,核心企业发放应收账款凭证给其供应商,票据数字化上链后可在供应商之间流转,每一级供应商可凭数字票据证明实现对应额度的融资。

(3)数字政务。

区块链可以让数据跑起来,大大精简办事流程。区块链的分布式技术可以让政府部门集中到一个链上,所有办事流程交付智能合约,办事人只要在一个部门通过身份认证以及电子签章,智能合约就可以自动处理并流转,顺序完成后续所有审批和签章。

税务部门推出区块链电子发票"税链"平台,税务部门、开票方、受票方通过独一无二的数字身份加入"税链"网络,真正实现"交易即开票""开票即报销"——秒级开票、分钟级报销入账,大幅降低了税收征管成本,有效解决数据篡改、一票多报、偷税漏税等问题。扶贫是区块链技术的另一个落地应用。利用区块链技术的公开透明、可溯源、不可篡改等特性,实现扶贫资金的透明使用、精准投放和高效管理。

(4)存证防伪。

区块链可以通过哈希时间戳证明某个文件或者数字内容在特定时间的存在,加之其公开、不可篡改、可溯源等特性为司法鉴证、身份证明、产权保护、防伪溯源等提供了完美解决方案。在知识产权领域,通过区块链技术的数字签名和链上存证可以对文字、图片、音频视频等进行确权,通过智能合约创建执行交易,让创作者重掌定价权,实时保全数据形成证据链,同时覆盖确权、交易和维权三大场景。在防伪溯源领域,通过供应链跟踪区块链技术可以被广泛应用于食品医药、农产品、酒类、奢侈品等各领域。

(5)数据服务。

区块链技术将大大优化现有的大数据应用,在数据流通和共享上发挥巨大作用。未来互联网、人工智能、物联网都将产生海量数据,现有中心化数据存储(计算模式)将面临巨大挑战,基于区块链技术的边缘存储(计算)有望成为未来解决方案。再者,区块链对数据的不可篡改和可追溯机制保证了数据的真实性和高质量,这成为大数据、深度学习、人工智能等一切数据应用的基础。最后,区块链可以在保护数据隐私的前提下实现多方协作的数据计算,有望解决"数据垄断"和"数据孤岛"问题,实现数据流通价值。

针对当前的区块链发展阶段,为了满足一般商业用户区块链开发和应用需求,众多传统云服务商开始部署自己的区块链即服务(Blockchain as a Service,BaaS)解决方案。区块链与云计算的结合将有效降低企业区块链部署成本,推动区块链应用场景落地。此外,区块链技术还在慈善公益、保险、能源、物流、物联网等诸多领域发挥重要作用。

2. 三类应用模式

根据区块链的开放程度,按照应用形态与场景可以分为公有链(Public Blockchain)、联盟链(Consortium Blockchain)和私有链(Private Blockchain),三者主要对比如表6.1所示。

表 6.1　区块链应用模式对比

对比内容	应用模式		
	公有链	联盟链	私有链
中心化程度	去中心化	多中心化	相对中心化
参与方	任何人	具有特殊特征的成员	中心指定的可参与成员
记账者	所有参与者	参与者协商决定	自定
优点	完全解决信任问题；可全球用户访问，应用程序容易部署，进入壁垒最低	容易进行权限控制；具有很高的可扩展性，易于推广	能耗低；交易量大、交易速度快；节点通过授权进入，不存在51%攻击风险
缺点	交易量受限，对共识机制的安全性要求高	无法完全解决信任问题	接入节点受限，不能完全解决信任问题
使用场景	网络节点间没有信任的场景（如比特币、以太坊）	连接多个公司或中心化组织（如超级账本）	节点之间高度信任场景（如中心化交易所）

（1）公有链。

公有链是真正意义上完全去中心化的区块链，任何用户都可以匿名在公有链上进行网络活动，公有链上的区块信息对任何人都是透明的，公有链一般采用工作量证明或权益证明共识机制，网络中的每个节点都可以随时加入公有链的网络，参与区块链的共识和对交易进行验证，因此公有链也被称为是非许可链。最大的区块链平台比特币和以太坊都属于公有链。

（2）联盟链。

联盟链中所有成员节点通常会代表现实中的实体组织或机构，受准入机制的影响，节点参与者需要在网络中注册后才允许加入网络，并参与网络中的共识和同步数据。联盟链由参与成员机构共同维护，一般具有成员管理、认证、授权、监控、审计等安全管理功能。联盟链适用于行业协会、高级别机构组织、大型连锁企业对下属单位和分管机构的交易和监管。例如，R3 是由 40 多家银行参与的联盟区块链，由 Linux 基金会支持的超级账本项目。

（3）私有链。

私有链的应用场景一般在企业内部，其价值主要体现在为内部网络系统提供安全、不可篡改、可信、可溯源的分布式计算环境，因而可以防范内部威胁和外部攻击。一般私有链会对网络中的数据访问权限进行严格的管理，并不是所有节点都有权利参与链上数据的验证和交易。联盟链和私有链也被称作许可链。

6.1.5　区块链的主流平台

目前有许多主流的区块链平台，例如比特币、以太坊、超级账本和 Corda 等，它们的主要对比如表 6.2 所示。

表 6.2　区块链主流平台

平台	主要功能	类型	管理方	共识	智能合约（编程语言）
比特币	数字货币	公有链		PoW	Script
以太坊	智能合约	公有链	以太坊开发者	PoW/PoS	Solidity/Serpent
Hyperledger Fabric	商业网络	联盟链	Linux 基金会	PBFT/SBFT/Kafka	Go/Java
R3 Corda	金融解决方案	联盟链	R3	Raft	Java/Kotlin

1. 比特币

2008 年爆发全球金融危机,同年 11 月 1 日,中本聪在 P2P Foundation 网站上发布了比特币(Bitcoin)白皮书《比特币:一种点对点的电子现金系统》,陈述了他对电子货币的新设想,比特币就此面世。比特币开创了去中心化密码货币的先河。

与传统法定货币不同,比特币不依靠特定货币机构发行,它依据特定算法,通过大量的计算产生,比特币经济使用整个 P2P 网络中众多节点构成的分布式数据库来确认并记录所有的交易行为,并使用密码学的设计来确保货币流通各个环节安全性。P2P 的去中心化特性与算法本身可以确保无法通过大量制造比特币来人为操控币值。基于密码学的设计可以使比特币只能被真实的拥有者转移或支付。这同样确保了货币所有权与流通交易的匿名性。

比特币是区块链技术的第一个应用,也是最成功的应用之一。

2. 以太坊

以太坊(Ethereum)的概念首次在 2013—2014 年间由 Vitalik Buterin 受比特币启发后提出,意为"下一代加密货币与去中心化应用平台"。以太坊对区块链的发展具有创新性的意义,它使得区块链的应用不只局限于数字货币领域。

以太坊是一个开源的有智能合约功能的公共区块链平台(https://ethereum.org/zh/),它上面提供各种模块让用户来搭建应用,通过其专用加密货币以太币(Ether,简称"ETH")提供去中心化的以太虚拟机来处理点对点合约。以太坊给出了一套图灵完备的编程语言 Solidity,让用户可以通过智能合约自由地开发去中心化应用(Decentralization Application,DApp),并且通过 PoS 共识机制实现了去中心化的数据库,让数据真正属于用户自己。这两个特征使得以太坊成了真正意义上的去中心化计算平台。

以太币与比特币,这两者背后区块链系统的方向完全不同。比特币的定位就是单纯的数字货币,可以被认为是一种点对点的电子现金,主要应用于付款和价值转移。所以比特币背后的整个区块链网络方向都是以货币为主,解决交易、支付问题。而 ETH 则不同,它虽然也是数字货币,具备一定的交易属性,但是 ETH 背后的以太坊区块链网络定位是世界级的通用计算平台,它只是借用比特币中的区块链技术,以此为基础,朝着偏向于互联网的操作系统级应用方面发展。大家可以通过以太坊创建智能合约和构建去中心化应用程序。主要解决了信任、安全等问题。所以以太坊不是单纯的是数字货币,更像一个互联网的操作系统平台,不仅具备交易资产的属性,还有它的服务价值。

3. 超级账本

Linux 基金会于 2015 年 12 月启动了名为"超级账本"(Hyperledger)的开源项目,旨在推动各方协作,共同打造基于区块链的企业级分布式账本底层技术,用于构建支撑业务的行业应用和平台。

超级账本项目提供多种区块链技术框架和代码,包含开放的协议和标准、不同的共识算法和存储模型,以及身份认证、访问控制和智能合约等服务,以支持各式各样的商业应用场景。

超级账本里包括若干不同的项目,每个项目根据发展程度可处于 5 个阶段,分别是提案、孵化、活跃、弃用和终止。区块链框架类项目有 Fabric、Sawtooth、Iroha、Burrow 和 Indy。区块链工具类项目有 Cello、Composer、Explorer、Quilt 和 Caliper。

超级账本联盟成立之后,IBM 把 Open Blockchain 项目的代码给了 Linux 基金会,成为 Fabric 代码的主要组成部分。Fabric 于 2017 年 7 月发布了 1.0 GA 版本,正式进入活跃阶段,并得到较为广泛的使用。

4. R3 Corda

Corda(https://developer.r3.com/corda/)是为商业目的设计的区块链项目(R3 联盟),Corda 定位为金融解决方案。

Corda 允许在一个相对私有的环境里进行区块链操作,Corda 的智能合约可以帮助商业机构之间直接进行价值交换。目前已经有数十家国际银行和金融机构加入,成员遍及全球,成员包括纽约梅隆银行、花旗集团、德国商业银行、法国兴业银行、巴黎银行,以及中国外汇交易中心、中国平安等金融机构。

6.1.6　区块链在医学中的应用

医疗数据的指数级增长,指由电子健康记录、临床试验、移动应用程序、可穿戴设备、健康调查带来的综合功能能力。但是,医疗卫生领域面临两大挑战:一是医疗体系复杂,涉及制药商、医疗服务提供者以及患者等,因此需要连通各方,准确传递信息;二是医疗供应链缺乏追溯性。

区块链作为一种多方维护、全量备份、信息安全的分布式记账技术,为医疗、医药数据共享带来了很多突破点。

1. 区块链在医学中的应用场景

区块链能解决研发、定价、销售,以及患者就诊、保险等环节的问题,帮助实现数据共享、透明可信、防伪溯源等功能。

(1)打破医疗数据孤岛,让病人高效就医。

区块链具备去中心化的特性,可以实现数据的实时共享。区块链医疗平台的应用,将会在各个医院之间,建立起医疗数据流通的桥梁。在保证病人隐私的前提下,可以将病人的治疗情况、用药情况等数据,以最快的方式,在主治医生和专家之间,进行同步,让病人在跨医院、跨科室进行治疗时,可以高效地就医。

(2)病人数据永久保存,科学进行健康管理。

借助区块链中数据不可篡改、永久保存的特性,病人在区块链医疗平台的客户端,可以通过自己在平台的个人健康档案,便利地查看到自己所有的医疗诊断数据,这样在进行二次就医时,医生可以更好地进行治疗和诊断。针对所有诊断数据的汇总分析,医疗链还将提供专业的治疗分析,为用户提供科学的健康管理方法,指导用户从饮食、睡眠、运动等方面,进行全方位的健康管理。

(3)药品从生产到使用,全程可追溯,保证用药安全。

利用区块链数据公开透明,全程可追溯的特性,区块链医疗平台将实现药品上链,保证药品从生产到使用全程可追溯。这样,病人可以知道药品的准确来源,选择服用正规安全的药物,保障自己的生命健康安全。

(4) 医疗设备、药品病患等大数据管理,有效应对各种公共卫生事件。

医院和卫健委等机构,可以利用区块链医疗平台,对医疗设备、药品病患等数据,进行实时管理和查看。当出现公共卫生事件时,可以借助该平台,对相应的资源进行合理调配,通过身份标记、健康码等手段,进行有效的防控。医院接收的捐赠物资,通过上链之后,也可以保证公开透明,全程可追溯,保证物资合理有效的使用。

(5) 多方参与共同监督,高效理赔。

在医疗保险中,病人的诊疗数据、就医情况是理赔是否成立的关键,区块链医疗平台中,可以让医院、病人、保险公司、监管机构等多方共同参与进来,所有病人的诊疗数据、就医情况将实时在各方审核验证下,完成上链。区块链数据不可篡改、实时同步的特性,保证了数据的真实有效。借助智能合约,在满足理赔条件时,病人还将在第一时间,获得保险公司的理赔。

2. 区块链在医学中的应用案例

(1) 电子病历系统:MedRec。

2016 年,麻省理工学院的 Azaria 等首次提出将区块链技术应用于医疗数据管理并提供一个功能齐全的原型机 MedRec。

MedRec 是一个基于以太坊区块链的电子病历系统,是在医疗领域建立一条公链,可以为用户提供一个新颖的、分散的记录管理系统,使用区块链来保存管理电子病历。

该系统将存储在各医疗机构中的患者医疗信息相关联,以允许第三方用户在成功认证后访问数据。该系统中存在挂号员合约、医患关系合约、总结合约的三个智能合约。挂号员合约将患者的身份字符串放到区块链上的地址上,相当于公共密钥。医患关系合约定义了一系列数据指针和关联的访问权限,用于识别由医护人员持有的记录。

(2) 药品供应链:MediLedger。

2017 年 9 月,基因泰克和辉瑞等制药公司联合推出了 MediLedger 区块链药品追踪项目。MediLedger 项目已经得到了国际供应链咨询组织 LinkLab 的支持,使用摩根大通的企业级区块链平台 Quorum 来开发其区块链医疗应用软件。

通过 MediLedger 区块链平台,药品供应链的所有节点都将在区块链上对流通的药品信息进行记录,任何药品在区块链上都能够得到验证,最大程度保证了药品的可追溯性,使药品盗窃与假药销售无处下手,进而保证病患的用药安全。此外,还能促使制药公司严格按照药物供应安全法案的要求进行药品生产作业,从而保证药品安全。

(3) 处方管理:BlockMedx。

BlockMedx 通过 NFT 领域技术,在全球范围内实现电子处方的分发和接收,实现处方有效管理。在阿片类药物防止过度处方、打击处方滥用的管理过程中,BlockMedx 通过建立区块链平台,使医生、药房、患者共同实现有效管理。医生可以访问其自有的患者处方,可验证患者是否看过其他医生,平台的 MDX 令牌将验证该处方的真实性和安全性,确保每个处方与令牌配对,该处方是分布式记账且拥有不可变更记录。类似 BlockMedx,ScalaMed 和 Project Heisenberg 也提供了一系列基于 NFT 技术的处方管理。

（4）医疗平台：Patientory。

Patientory 区块链医疗平台为患者和护理人员提供了一个安全的数据存储点，以便他们能够查看医疗保健计划，保持医护人员和患者之间通畅的交流。

Patientory 区块链医疗应用将患者信息存储在一个安全的、符合健康保险携带和责任法案（Health Insurance Portability and Accountability Act，HIPAA）的区块链技术平台上。区块链医疗应用程序允许用户创建个人档案，通过这些信息，他们可以查看自己的健康信息，与医护人员取得联系，甚至可以在区块链医疗平台上与医生聊天。

通过区块链来保存医疗健康数据，患者自己就能控制个人医疗的历史数据。对于医疗行业来说，这将使医院、保险公司与医学实验室实现实时连接和即时无缝的信息共享，不需要再担心信息被泄露或篡改。

（5）医联体：阿里健康。

2017 年阿里健康与常州市开展"医联体＋区块链"试点项目的合作，将区块链技术应用于常州市医联体底层技术架构体系中，解决长期困扰医疗机构的"信息孤岛"和数据隐私安全问题。

医联体是以三级医院为核心，结合区域内的二级医院和一些社区卫生服务中心、乡镇卫生院、乡卫生所构成的。在这套体系中，病人所有的医疗信息都被串在一条链上，各级医院的医生，在经过授权后可迅速了解病人的过往病史和体检信息，病人也不需要重复做不必要的二次基础检查，从而享受医联体内各级医生的"管家式"全程医疗服务，实现早发现、早诊疗的"治未病"。

另一方面，相关医疗数据也得到了更好的保护。首先，区块链内的数据存储、流转环节都是密文存储和密文传输，即便被截取或者盗取也无法解密。其次，专门为常州医联体设计的数字资产协议和数据分级体系，通过协议和证书，明确约定上下级医院和政府管理部门的访问和操作权限。最后，审计单位利用区块链防篡改、可追溯的技术特性，可以精准地定位医疗敏感数据的全程流转情况，如在什么时间点，被哪个医疗机构授权给了谁，授权的具体范围是什么。

（6）医疗保险：Dokchain。

PokitDok 与英特尔达成合作，共同研发医疗块链解决方案 Dokchain。英特尔为 PokitDok 提供其开源软件 Hyperledger Sawtooth 作为 Dokchain 的底层分布式账本，并将英特尔芯片用于处理块链交易。

Dokchain 可以提供身份管理，用来验证医疗交易买卖双方的信息，验证成功后，这笔交易可以立即按约定的合同执行；应用在医疗索赔方面，将会大大提高赔付效率；用于医疗供应链的验证，当医生开处方后，信息会被记录在块链上，消费者会看到公开透明的药物价格，这也将会在医疗用品的库存和订单管理上产生深远影响。Dokchain 可以有效降低医疗欺诈，消除目前工作流程的大量摩擦并且有效保护患者隐私。

6.2 区块链的关键技术

区块链四大核心技术为：①分布式账本，在区块链中起到数据的存储作用；②共识机制，在区块链中起到统筹节点的行为，明确数据处理的作用；③智能合约，在区块链中具有数据执行与应用的功能；④数据安全技术，可以保证数据安全和隐私保护，验证数据归属。区块链技术模型如图 6.5 所示。

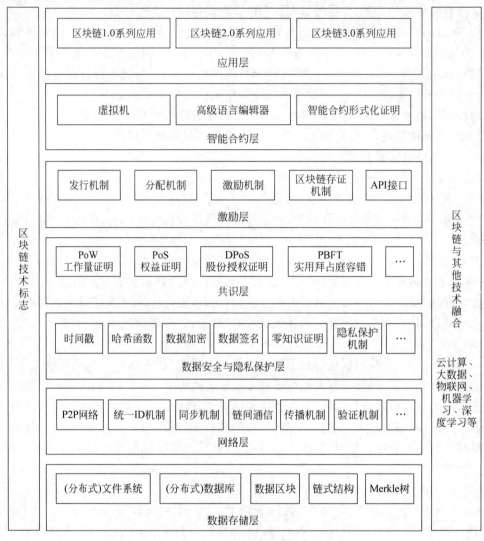

图 6.5   区块链技术模型

6.2.1   分布式账本

分布式账本(Distributed Ledger)记录网络参与者之间的交易，比如资产或数据的交换，是一种在网络成员之间共享、复制和同步的数据库。分布式账本，从实质上说就是一个可以在多个站点、不同地理位置或者多个机构组成的网络里进行分享的资产数据库。在一个网络里的参与者可以获得一个唯一、真实账本的副本。账本里的任何改动都会在所有的副本中被反映出来。

区块链发展第一阶段是以比特币为代表的分布式账本。分布式账本分布到网络中的所有成员节点，以加密散列链接的块的顺序链，永久记录网络中对等点之间发生的资产交换的历史记录。

账本记录应包括以下功能：支持持久化存储账本记录；支持多节点拥有完整的数据记录；支持向获得授权者提供真实的数据记录；确保有相同账本记录的各节点的数据一致性。

6.2.2 共识机制

基于区块链的各种应用，其实质是去中心化应用（DApp）。去中心化应用在网络中的各个节点同时运行，其结果需要通过共识机制来形成共识，使得 DApp 应用状态在区块链网络中得到确认。

共识可简单理解为，不同群体所寻求的共同的认识、价值、想法等，在某一方面达成的一致意见。共识机制就是确定达成某种共识和维护共识的方式。

与中心化架构不同，在区块链中各个参与节点都有平等的记录数据的权利。为了保证数据的正确性，使得所有节点对数据达成一致并防止恶意节点提交假数据，就需要共识机制。区块链中常用的共识机制有 PoW、PoS、DPoS、PoA 和 PBFT 等。

1. 工作量证明机制

工作量证明机制（Proof of Work，PoW）是公有链上常见的一种共识机制。它的基本思想是，通过竞争完成一个有难度的任务来决定出块记账权。一般来说，任务的设计应该是很难计算答案的，但若知道答案，却又很容易验证该答案是否正确，而且难度还可以随时根据网上的算力来进行动态调整。

工作量证明机制具有完全去中心化的优点，在以工作量证明机制为共识的区块链中，节点可以自由进出。大家所熟知的比特币网络就应用工作量证明机制来生产新的货币。比特币的 PoW 通过算力竞赛来形成对记账权的共识，其工作量也没有其他价值。因此这种机制其实带来了巨大的资源浪费。

2. 权益证明机制

权益证明机制（Proof of Stake，PoS）主要是根据参与者手中持有代币的多少和时间长短（币龄）来决定获得出块记账权的概率，持的币龄越多，被选中出块记账的机会就越大，获得的奖励就越多。

与 PoW 相比，PoS 的优点是能大幅提升共识效率，降低共识成本，减少算力浪费。PoS 的缺点是安全性比较差，节点可以低成本地分叉作恶，造成 PoS 公平性先天不足。PoS 共识机制与 PoW 一样，每个节点都可以创建区块，这样参与共识的节点比较多，效率也相应比较差。

3. 股份授权证明机制

股份授权证明机制（Delegated Proof of Stake，DPoS）是由被社区选举的可信账户（受托人）来创建区块。为了成为正式受托人，用户要去社区拉票，获得足够多其他用户的信任。用户根据自己持有的加密货币数量占总量的百分比来投票。DPoS 机制有点类似于股份制公司，广大股民通过选择自己最信任的股东代表来参加公司管理。最后得票率最高的一定数量的参与者获得创建区块以及完成交易信息或者区块信息验证的代理权。

相比于 PoW 共识机制和 PoS 机制,DPoS 机制只需要更少的区块链应用的参与者来完成区块的创建以及各种交易信息的验证,从而大大提升了传播速度(因为不需要在全部的区块链应用参与者中进行全网传播,只需要在这些代理之间实施传播即可),同时也节省了大量的算力资源,节省了大量的能源消耗。但是 DPoS 机制是建立在社区选举的基础之上的,选举的可靠性和安全性将直接制约 DPoS 机制的有效性,也将带来一些安全隐患。

4. 权威证明机制

权威证明机制(Proof of Authority,PoA)是一种基于声誉的共识算法,通过基于身份权益的共识机制,提供更快的交易速度,此共识算法的引入为区块链网络特别是私有区块链提供了实用且有效的方案。权威证明共识算法运用身份的价值,这意味着,被选为区块链的验证者凭借的不是抵押的加密货币(即不需要挖矿)而是个人的信誉。权威的人士(事先公认的)用他们的声誉去验证交易和区块,通过把身份和声誉绑定在一起,见证人被激励去验证交易和维护网络安全。

PoA 共识机制的思路是,每当有了交易,大家不再互相发了,而是统一发送到权威手中,由它来验证交易。PoA 网络中的验证人,就是大家选举出来的权威。验证人验证并签署交易之后,普通节点都从验证人那里同步数据。

5. 实用拜占庭容错机制

拜占庭容错技术(Byzantine Fault Tolerance,BFT)是一类分布式计算领域的容错技术。拜占庭假设是对现实世界的模型化,由于硬件错误、网络拥塞或中断以及遭到恶意攻击等原因,计算机和网络可能出现不可预料的行为。BFT 被设计用来处理这些异常行为,是要确保诚实的将军们在受到叛徒干扰的情况下也能达成共识。

应用到分布式区块链系统中,每个将军就是一个节点,拜占庭容错就是要保证该系统能够容忍一定程度的拜占庭失效,让诚实节点(将军)免受恶意节点的影响,达成共识、保证系统正常运行。

实用拜占庭容错机制(Practical Byzantine Fault Tolerance,PBFT)是为了解决拜占庭将军问题,运用集体决策的力量降低恶意节点对整体网络的影响力,避免网络出现严重故障。

6.2.3　智能合约

1995 年 Szabo 首次提出智能合约(Smart Contract),Szabo 对智能合约的定义为:"智能合约是一套以数字形式定义的承诺,包括合约参与方可以在上面执行这些承诺的协议。"

1. 智能合约

智能合约能够部署和运行在区块链环境中,由一段代码来描述相关的业务逻辑。部署后的智能合约在区块链中无法修改。智能合约的执行完全由代码决定,不受人为因素的干扰。一般来说,参与方通过智能合约规定各自的权利和义务、触发合约的条件以及结果,一旦该智能合约在区块链环境中运行就可以得出客观、准确的结果。

智能合约的概念具备承诺、协议、数字形式三大要素,因此能够将区块链的应用范围扩展至金融行业交易、支付、结算和清算的各个环节。

2. 去中心化自治组织

在 2015 年以太坊区块链上的一份名为去中心化自治组织(Decentralized Autonomous Organization,DAO)的智能合约中,首次正式提出 DAO 概念。DAO 是将组织不断迭代的管理和运作规则(共识)以智能合约的形式逐步编码在区块链上,从而在没有第三方干预的情况下,通过智能化管理手段和通证(Token)经济激励,使得组织按照预先设定的规则实现自运转、自治理、自演化,进而实现组织的最大效能和价值流转的组织形态。DAO 具有以下特征:

(1) 分布式与去中心化:DAO 不存在中心机构,它通过网络节点之间的交互、竞争与协作来实现组织目标。因此,DAO 遵循平等、互惠、互利的原则,每个组织节点都将发挥自己的资源优势和才能,有效协作,从而产生强大的协同效应。

(2) 自主性与有序性:依靠智能合约,DAO 的运转规则、职责、权利以及奖惩机制等均公开透明,去中心化,自动运行。此外,通过一系列高效的自治原则,参与者的权益得到精准分配,使得组织运转更加协调、有序。

(3) 智能化与通证化:DAO 底层封装了区块链技术,改变了传统的集权式组织管理方式,实现了组织的智能化管理。通证(Token)作为 DAO 治理过程中的重要激励手段,将组织中的各个元素(如人、组织、知识、事件、产品等)通证化,从而使得货币资本、人力资本以及其他要素资本充分融合,更好地激发组织的效能和实现价值流转。

6.2.4 数据安全技术

无论是传统的应用还是基于区块链技术的应用,都面临数据安全与隐私保护问题。虽然区块链技术可以大大增强数据的安全性以及在一定程度上增加隐私保护的程度,但是仍面临不少挑战。

区块链的安全,需要通过数据安全与隐私保护层来进行保护。主要技术包括:密码学加密技术、哈希算法、数字签名技术、身份认证技术、授权鉴权技术、零知识证明等隐私保护技术、防范网络攻击技术、审计追溯技术以及抗量子安全算法等安全保障技术。与传统的中心化公钥基础设施(Public Key Infrastructure,PKI)安全体系不一样,区块链上的安全技术强调采用"去中心化"的区块链安全技术体系和隐私保护体系。

1. 时间戳

区块头里面必须包含一段时间戳信息。需要了解的是,基于"去中心"的设计思想,区块链的网络中一般没有一个中心化的时间服务器,因此各个节点的时间可能不一致,比特币区块链中的假设是各个节点的时间不超过 2 小时的偏离。因此,区块链的时间戳服务并不是指具体区块头里的时间戳信息,而是把区块链中的各区块生成的顺序作为一种广义的时间戳服务。这种区块顺序的时间戳服务可以防止双重支付,也可以提供一个溯源的作用。

2. 哈希函数

哈希函数是一种从任何一种输入数据中创建小的数字"指纹"的方法。哈希函数把输入数据按一定的算法计算出来,生成固定长度的摘要,叫作哈希值的"指纹"。哈希值通常看上去像一些随机字母和数字组成的固定长度的字符串。哈希函数一般具有这样的特点:哈希值能和输入数据一一对应,给定输入数据,非常容易通过哈希函数计算得出固定长度的哈希值,但给定哈希值,要逆向计算出输入数据需要有天文数字的计算量。而且也没有办法找到两个相同的输入数据通过哈希计算得出同一个哈希值(密码学术语叫"碰撞")。

区块链通常采用双哈希函数(SHA-256),即将任意长度的原始数据经过两次 SHA-256 哈希运算后转换为长度为 256 位(32 字节)的二进制数字来统一存储和识别。

3. 数据加密

为了确保数据的传输安全,某些区块链应用需要对区块进行加密后再传输。另外,除了传输内容本身的加密外,为了安全传递密钥,也需要对钥匙进行加密。

数据加密算法主要有两大类,分别为对称加密算法和非对称加密算法。

(1)对称加密算法。

对称加密算法主要用于对区块链的交易和区块进行加密,其加密钥匙和解密钥匙使用同一把密钥。

(2)非对称加密算法。

非对称加密又包含两种:一种是公钥加密—私钥解密,其主要目的是用来安全传递密钥;另外一种是私钥加密—公钥解密,即数字签名,其目的主要用来作为签名使用,防止各种抵赖行为的发生。

6.3　医学元宇宙与区块链

元宇宙的出现正是区块链技术、金融和社会属性发展的必然趋势,其持续性、实时性、开放性、兼容性、连接性、创造性、多样性等特点将会构建更多数字场景,也将推动建立以区块链为核心的 Web 3.0 数字生态,在推动数字产业化的同时促进产业数字化的发展。区块链的应用发展阶段如图 6.6 所示,从比特币到以太坊,再到 DeFi 和 NFT,区块链技术展示了其作为跨时空清结算平台的高效性。

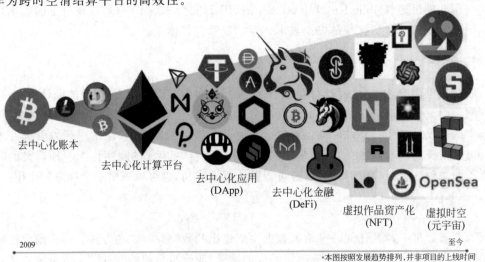

去中心化账本

去中心化计算平台

去中心化应用
(DApp)

去中心化金融
(DeFi)

虚拟作品资产化
(NFT)

虚拟时空
(元宇宙)

2009　　　　　　　　　　　　　　　　　　　　　　　　　　　　　　　至今

*本图按照发展趋势排列,并非项目的上线时间

图 6.6　区块链的发展阶段

从区块链技术说起,它的本质是要解决人与人、机构与机构、人与机构的信任问题。在元宇宙中,数据和存储基于去中心化的区块链,这确保了每个人的数据主权,没有任何人可以肆意删改你账户的内容,去中心化的网络赋予了数字资产最高的安全性。元宇宙若要进行大范围扩张,必须保证用户能够控制自己的资产、身份和数据。用户的虚拟资产必须能跨越各个子元宇宙进行流转和交易,才能形成庞大的经济体系。

基于区块链技术,将有效打造元宇宙去中心化的清结算平台和价值传递机制,保障价值归属与流转,实现元宇宙经济系统运行的稳定、高效、透明和确定性。

元宇宙是现实物理世界和虚拟数字世界相互融合的新世界,也是人工智能、泛在计算、移动网络、区块链、VR/AR等新型互联网技术的综合应用场景。在元宇宙中,区块链具有去中心化、透明性、不易篡改性、抗抵赖性、匿名性等特征,是元宇宙建设必不可少的技术之一。区块链提供了元宇宙去中心化所必需的基础架构以及元宇宙经济系统所必需的通证体系,如图 6.7 所示。区块链提供了元宇宙基础的组织模式、治理模式、经济模式所必需的技术架构,从而解决身份和经济问题。

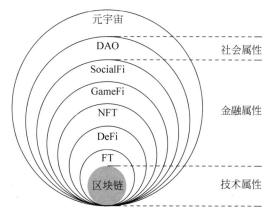

图 6.7 以区块链为核心的元宇宙

2022 年 2 月 19 日,由上海呼吸物联网医学工程技术研究中心、元宇宙医学联盟筹委会联合主办,国际呼吸病学会、国际智能健康协会和联盟、中国肺癌防治联盟、上海市呼吸病研究所和复旦大学呼吸病研究所协办的元宇宙医学协会暨联盟创立大会在沪举行。会上,元宇宙医学联盟(International Association and Alliance of Metaverse in Medicine,IAMM)正式成立。复旦大学附属中山医院呼吸科教授、上海市呼吸病研究所所长白春学出任元宇宙医学创立大会主席。

6.3.1 区块链在元宇宙的应用

区块链基于自身的技术特性,天然适配元宇宙的关键应用场景。区块链是元宇宙时代的"基础设施",依靠其分布式账本、智能合约、分布式存储、NFT、各种加密算法等,为元宇宙建立"可信任"的去中心化的基础网络,通过"共识机制"激励用户进行分布式创造、贡献及协作,保障用户虚拟资产、虚拟身份的安全,实现元宇宙中的价值交换,并保障系统规则的透明执行。依靠区块链发挥出串联和激活的功能与作用,真正让元宇宙成为一个融通的、生态的、看得见、摸得着的存在。区块链借助自身的特性可以用于数字资产、内容平台、游戏平台、共享经济与社交平台的应用。

1. 基于区块链的元宇宙的基础设施

区块链技术是连接元宇宙底层与上层的桥梁。区块链是一种按时间顺序将不断产生的信息区块以顺序相连方式组合而成的一种可追溯的链式数据结构,是一种以密码学方式保证数据不可篡改、不可伪造的分布式账本。区块链打通了虚拟世界和现实的桥梁,让"虚拟世界"变成了"平行宇宙"。其意义在于保障用户虚拟资产、虚拟身份的安全,实现元宇宙中的价值交换,并保障系统规则的透明执行。所以,区块链也被称为元宇宙的基础设施。

区块链通常可被分为五层架构,分别包含数据层、网络层、共识层、合约层和应用层。

(1)数据层:提供区块链数据的分布式存储架构,可对元宇宙生态的关键数据进行封装,提供防篡改机制。

(2)网络层:使用网络协议构建了可靠的分发机制,为元宇宙生态参与者的点对点通信提供支持。

(3)共识层:解决分布式场景的一致性问题,使更多相关方参与元宇宙生态的治理。

(4)合约层:为分布式编程赋能,使元宇宙中的各种资产可编程,更灵活地适应各种生态场景。

(5)应用层:为区块链生态保驾护航,促进更多领域进入到元宇宙中。

伴随区块链基础架构而来的是 Web 3.0 时代。Web 3.0 为元宇宙中异构的分布式应用提供了通信基础、网络架构和交互模式。图 6.8 从各技术层级描绘了区块链技术在元宇宙中的应用。

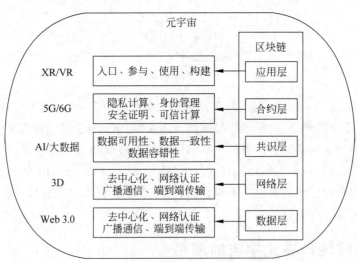

图 6.8 区块链技术在元宇宙中的应用

2. 基于区块链的元宇宙的身份价值网络

与现实的社会生态一样,组织、身份、资产、活动等四项关键要素将成为促进元宇宙健康发展的核心要素,其中身份作为元宇宙生态的关键要素,可以支持组织、活动和资产要素,为元宇宙生态提供多样性的身份支持。元宇宙中组织、资产、活动三要素依托身份这一要素的关系结构,如图 6.9 所示。区块链的技术、金融和社会属性可以丰富元宇宙的身份形式,帮助构建可信数字化价值交互网络。解决元宇宙的身份问题有助于进一步实现元宇宙中的可信计算。

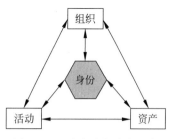

图 6.9 元宇宙中的身份要素

2022 年 4 月 1 日,深圳市信息服务业区块链协会组织起草的两个团体标准《基于区块链技术的元宇宙身份认证体系》《基于区块链技术的元宇宙支付清算体系》,这是国内首批发布的元宇宙技术标准。

(1) 以区块链为核心的密码学身份。

基于区块链技术的数字身份,可以确保身份由所有者完全掌控,避免伪造、冒用、盗窃,有效保护隐私,实现身份可验而不可见。在数字身份生态中,每个人都可以基于数字身份拥有自己的数据权益,在保护个人隐私的同时充分释放数据价值。数字身份和认证体系构建数字世界的安全基础。区块链作为新型信息处理技术,在信任建立、价值表示和传递方面有不可取代的优势,为数字身份管理提供了分布式信任基础。

使用区块链的基于身份的密码系统,该系统将链中的节点拆分,分别完成用户身份验证和私钥保护。此外,为了防止网络攻击,还在识别过程中使用时间戳、随机数和哈希算法,确保该系统的正确性、安全性和性能效率。基于属性的密码进一步扩展了身份的含义,使得身份不再与唯一的字符串绑定,可以使用多种维度刻画用户。

(2) 基于 NFT 的数据身份。

传统的数字身份强调了个人从现实世界到虚拟世界的映射和绑定关系。以区块链和分布式账本技术为支撑 NFT 数字资产凭证将身份的属性进一步赋予任意的数据和资产,不仅可以在元宇宙生态中实现万物互联和价值生成,而且能充分兼顾隐私性。NFT 与我们日常使用的同质化货币不一样,每一个通证都代表着一个唯一的数码资料,彼此无法相互替换,可以简单理解为标记数字物品独一无二属性的代码文件。

NFT 利用区块链的非对称性加密技术和去中心化存储技术,可以将虚拟或实体艺术品进行加密,形成一段独一无二的识别信息,明确作品的创作者与所有权;另一方面,NFT 的所有交易记录都完整保留在区块链上,具有难以篡改、可追溯等特性,从创建到交易,整个过程每个通证都可以进行验证,以辨真伪,可以保证数字藏品作品所有权不会被更改或窃取,版权保护更加可靠。NFT 具有不可互换性、独特性、不可分性、低兼容性以及物品属性,可应用于流动性挖矿、艺术品交易、游戏/VR 以及链下资产 NFT 化等场景,大幅提升数据流转效率,NFT 商业模式如图 6.10 所示。

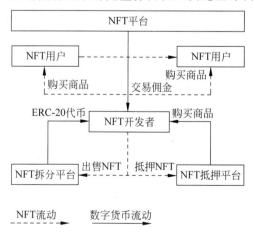

图 6.10 NFT 商业模式示意图

NFT 实质是区块链网络里具有唯一性特点的可信数字权益凭证,是一种可在区块链上记录和处理多维、复杂属性的数据对象。NFT 是区块链技术的一种应用,NFT 是发行在区块链上的差异性数字资产。区块链使数字资产的交易变得更加自由、可信和可靠。NFT的最大特征在于兼具不可分割性和唯一性,因此非常适合对具有排他性和不可分割性的权益和资产进行标记,并可以实现自由交易和转让。

在元宇宙的整体架构中,在基础设施、数据和算法层之上、应用层之下,需要一套完善、缜密且成熟的技术系统支撑元宇宙的治理与激励,而NFT可以充当元宇宙激励环节的媒介,在元宇宙中可以扮演关键资产的角色。

元宇宙激励环节的特征在于确保数字资产的不可复制,因此可以保障元宇宙内经济系统不会产生通货膨胀,确保元宇宙社区的稳定运行。凭借区块链技术,元宇宙参与者可以根据在元宇宙的贡献度(时间、金钱、内容创造)等获得奖励。通过使用数字化身,物理世界的个人可以完成虚拟世界的创作、娱乐、社交、交易等诸多活动。基于区块链的NFT可以使数字化身无争议地完成资产、所有权的控制。

(3)数字身份认证体系。

基于区块链的数字身份和认证体系,利用区块链的去中心化、多方共识、公开透明、防篡改、可追溯等特征赋能数字身份认证体系,主要体现在以下三个方面:

① 在多认证机构(Certification Authority,CA)之间建立联盟链,打通多信任域,通过对多CA证书全生命周期记录管理,实现跨域证书的快速查验,解决多CA互信复杂的问题;

② 将传统先申请证书再配置证书的应用逻辑,改变为先产生配置证书再发布证书。设备商在生产过程中制证,经区块链节点多方验证并达成共识之后发布,有效提升证书批量配置的效率;

③ 区块链不依赖中心化第三方,通过自身分布式节点进行数字证书的存储、验证、传递和使用,有效避免传统PKI体系单点故障问题。

3. 基于区块链的元宇宙的经济金融体系

由于区块链网络本身的公开透明特性,智能合约具有自动化、可编程、公开透明、可验证等卓越特性,从而无须在第三方验证平台的前提下即可进行链上可信交互。如果将元宇宙中的金融系统构建于区块链之上,那么可以利用智能合约的特性将契约以程序化、非托管、可验证、可追溯、可信任的方式进行去中心化运转,从而大幅降低金融系统中可能存在的寻租、腐败和暗箱操作等有害行为,可广泛应用于金融、社交、游戏等领域。

金融属性相关的同质化通证(Fungible Token,FT)、去中心化金融(Decentralized Finance,DeFi)、非同质化通证NFT和xFi(泛指在各个领域的金融形式)通过大量的应用探索数字化金融服务模式。

(1)基于加密货币的元宇宙数字货币。

如同真实世界建立在法定货币上一样,未来的元宇宙不可避免地需要数字货币,以实现元宇宙中的货币流通、支付和结算功能。而数字货币是区块链赋能的主要应用之一。广大用户的信任支撑了数字货币的价值体系,推动了数字货币的流通和交易。迄今为止,全球已发行超过1.2万种数字货币,并且不断推出新的虚拟货币。发展较为成熟的数字货币,有比特币和以太币等。

元宇宙的用户需要交换不同的数字货币,以实现价值交换。数字货币的出现丰富了支付渠道,降低支付成本,提高了支付清算效率。

（2）基于 NFT 的元宇宙数字资产。

资产是物理世界和数字世界的核心要素，是促进经济循环的必要载体。在数字世界中，资产的形态可以多种多样，可以是文字、视频、音频等数据资产，也可是游戏装备、影视作品、数字藏品、数字建筑等数字资产，也可以表现为股票、证券等金融资产，这些资产都可以表现为 FT 和 NFT。以资产为核心的元宇宙应用场景才能成为可持续发展的产业和生态，只有完成资产的确权，并进行转移、交易和流通才能形成真正的经济体系。元宇宙中的道具、装备等内容都需要以区块链为核心的元系统提供注册、登记、交换、交易等功能，区块链的技术属性将为资产提供存证和确权等支持，金融属性将为资产提供载体和表现形式，同时为基于资产的价值交换提供保障，社会属性的组织治理模式将加速数字资产在元宇宙中的交换和流通。

在元宇宙里，借助区块链技术的 DAO 和 NFT 这两种方式，打造了一种新模式，鼓励创作者、运营者以及社区在一个新的相互依赖的所有权机制下共同协作：所有创作将完全由创作者、经营者和消费者所有，公司与创作者并非固定的绑定关系。

DAO 能够让它的创作者、支持者、贡献者和观众成为整个集体的所有者，即所有人都是整个集体的股东。所有参与者都参与投资，获得代币（即 DAO 的股份）。未来的所有广告、订阅、活动以及其他方式的收入都将被汇集到账户中，所有收支公开透明。

DAO 创建的所有数字资产都为 NFT。利用这种方式，可以通过智能合约很便捷地管理、监控和拥有每个资产。这意味着创作者、运营者和参与者都是 NFT 资产的合作者。

（3）基于以太坊的元宇宙金融协议。

2017 年 12 月 17 日，以太坊上第一个完全去中心化的数字稳定币——Dai 正式发布，它是去中心化金融的基石。去中心化金融 DeFi 也称为"开放式金融"，是基于区块链的金融服务体系，是以比特币和以太币为代表的加密货币，区块链和智能合约结合的产物。

DeFi 通过运用加密货币和智能合约在区块链上提供交易、借贷和投资等金融服务，但不依托于任何中心化的金融机构、中介或交易场所。DeFi 有两大支柱，一是以比特币和以太币为代表的稳定币，二是实现交易、借贷和投资的智能合约。

在 DeFi 这套体系中，用户可以完全控制自己的资产，并且能够获得相关的金融服务。和现在的金融体系不同，用户的资金不会存放在第三方的金融机构中，而是通过各种智能合约去实现协议和信任，如此可以最大程度地减少风险。因为没有了中介机构的参与，整体的金融服务成本也会相对降低，从而打造更加高效的金融体系。总的来说，DeFi 使用基于区块链和智能合约的机器信任，代替了基于人和第三方机构的信任，最终打造透明、高效、便宜的新一代金融体系。

DeFi 的最终目的是构建一个透明的金融系统，这个金融系统向任何可以连接互联网的人开放服务，而且无须获得任何组织的许可，不用依赖于第三方机构即可满足个人的金融需求，从而让用户在真正意义上可以控制自己的资产。DeFi 的应用场景非常广泛，目前涉及资产管理、区块链基础设施建设、区块链借贷、去中心化交易所、金融衍生品等业务。

通过 NFT、DAO、智能合约、DeFi 等区块链技术和应用，将激发创作者经济时代，催生海量内容创新。基于区块链技术，将有效打造元宇宙去中心化的清结算平台和价值传递机制，保障价值归属与流转，实现元宇宙经济系统运行的稳定、高效、透明和确定性。

（4）支付和清算系统。

基于区块链的基本特征包括不易篡改、公开透明、P2P 支付等。在元宇宙中,经济系统将会成为其实现大规模持久运行的关键,而区块链技术由于其天然的"去中心化价值流转"特征将为元宇宙提供与网络虚拟空间无缝契合的支付和清算系统。

支付清算标准体系主要规范数字资产标识、资产生命周期管理,规范数字世界与物理世界在经济层面的互通,形成经济体系高度数字化、智能化的完整闭环,实现数字经济与实体经济的融合。

6.3.2　区块链在医学元宇宙的应用

区块链让用户能够以安全、可靠、可验证的数字方式共享信息,可支持医学元宇宙多领域场景,向患者、医生、医院和药械企业提供价值,为医学元宇宙及 Web 3.0 参与者提供支持。

1. 区块链在医学元宇宙的应用场景

（1）基础设施支撑。

区块链技术因其具有去中心化、可追溯性、自治性特点,可大大提高数据和信息交易安全与效率。区块链既是医学元宇宙的架构、多种新技术的融合平台、信息传播的途径,也是医学相关内容生产与医疗经济运行的平台,更是医疗健康行业参与者沉浸式体验、进行医患互动与创作的平台。

由北京微芯研究院、清华、北航、腾讯和百度等知名高校、企业共同研发的长安链,致力于为用户高效、精准地解决差异化区块链实现需求,构建高性能、高可信、高安全的新型数字基础设施。该平台已发展联盟成员 50 家,包括中国通用、建设银行、国家电网等知名企业。中国通用还打造基于长安链的"小通医链",广泛链接全国各级医疗机构、政府主管单位和金融保险机构,实现医疗健康全生态可信数据互联、价值互联。

（2）医学数据确权。

区块链是医学元宇宙领域的重要组成部分,因为它允许通过智能合约控制去中心化,并记录数字世界中的环境甚至物品的"所有权"。高价值的健康数据的管理和安全是区块链在医疗保健领域最突出的应用。通过区块链技术,患者全生命周期的数据均可以安全地整合到患者自己独有的电子病历系统中,这一技术也可以保障患者可选择何时向何人授权访问其医疗记录。

数据确权是指数据的使用权和归属权。在医学元宇宙中可以通过针对医疗数据定制的NFT 发行模板,激励患者主动参与数据确权,帮助用户加强数据采集和数据资产的转换过程,加强医疗数据流动。

（3）医学数据资产化。

在医学元宇宙中构建一个关于医疗数据的激励层,突破医疗的数据孤岛,让大家能够自由分享个人的脱敏的医疗数据,让全人类共同获益。通过区块链技术驱动、NFT 平台支撑的医学元宇宙应用,能够实现数据资产化,从而极大提升患者的参与度和依从性。

用 NFT 技术搭建支持共享经济商业模式的基础链,实现去(弱)中心化的共享,帮助供需双方建立信任,保证分享行为的顺利实施。例如未来通过影像及其他数据分享,实现用户收益,以帮助企业进行产品忠诚度管理;或者通过真实世界数据交换,实现用户行为变现,帮助开展药物研发。

在医学元宇宙中,可以利用 NFT 运动设备,通过运动赚取加密资产,增加运动的乐趣与收益,从而促进患者康复、激励目标人群运动,形成健康的运动方式。类似还有通过高质量睡眠、规律性活动赚取加密资产等。

在医学元宇宙中,要在传统医疗基础上去构建一个针对患者和医生的数据资产变现的NFT 资产。患者和医生之间能够在 NFT 的数据铸造以后的资产增值以后,进行一个更加良好的互动,在元宇宙的范围内重塑生产关系。

2. 基于区块链的医疗元宇宙案例:DeHealth

英国非营利组织 DeHealth 正在创建一个基于区块链的医疗元宇宙,把数以百万计的医生和患者带到一个新的世界,在那里他们可以工作,通过 VR/AR/MR 以全 3D 形象相互交流,并可通过出售他们的匿名医疗数据来赚取虚拟资产。DeHealth 于 2022 年 2 月 18 日起在多个平台进行首次区块链数字资产的发行(Initial Digital Assets Offering,IDO)。

如图 6.11 所示,DeHealth 用于在医疗数据的拥有者和买家之间的市场上进行数据验证、数字化、转移和销售。DeHealth 生态系统中包括医疗数据的拥有者(各个个体)、供应商和消费者以及平台自身,DeHealth 作为中间商收取服务费,拥有者"出售"脱敏后的医疗数据获得 DHLT 通证即收入,医疗数据加工者即供应商获得大致 20% 的收入分成,DeHealth 一期将向三百万患者开放访问(https://dehealth.world)。

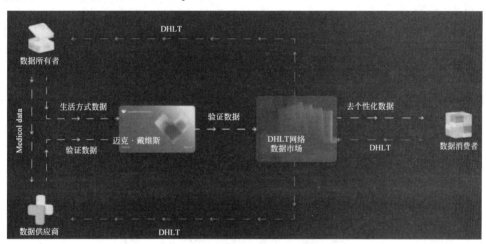

图 6.11 DeHealth 的生态系统

架构上,DHLT 网络是 DeHealth 的中心,如图 6.12 所示。Chainlink 帮助 DeHealth 构建了具有 PoA 共识机制的基于以太坊虚拟机(Ethereum Virtual Machine,EVM)的私有区块链 DHLT 网络。DHLT 网络承担数据市场职责,用户和消费者通过这个"市场"交换/交易医疗数据,DHLT 网络的 PoA 共识机制确保数据的合法性和可溯源。

DeHealth 内部使用 DHLT Token(通证)结算。DHLT 是在币安智能链(BSC)上的标准 BEP-20 通证。DHLT 通证归属 Utility 类型,主要有三个使用场景:支付、激励和健康保险。DHLT 允许用户将他们的医疗资产(来自数据和活动)货币化,从而激励他们将健康作为一种新的优质生活方式。

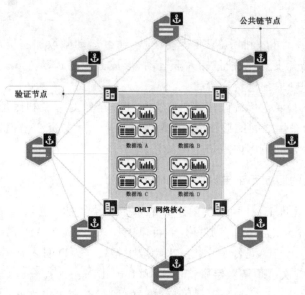

图 6.12　DeHealth 的网络架构

　　DeHealth 相关方通过移动 App 即 dApp 与系统交互。如图 6.13 所示,dApp 是一个去中心化的应用;它让用户能够安全匿名地将医疗数据保存到 DHLT 网络中,用户可直接通过 dApp 存储、共享、管理和货币化自己的医疗数据。

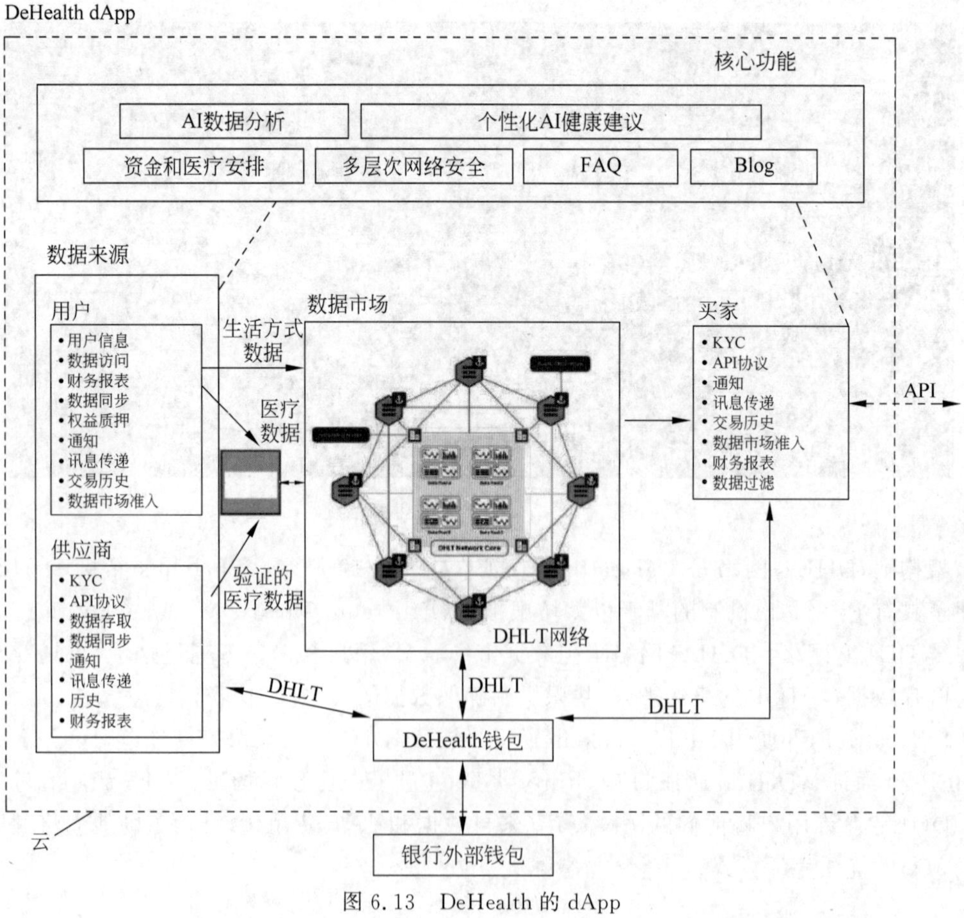

图 6.13　DeHealth 的 dApp

本章小结

区块链在狭义上可以看作是一个分布式账本,链上存储的是随时间先后依次连接的区块,区块中包含的是网络中完成的各种交易信息。而在广义上看,区块链是一种全新定义的分散式基础架构,由链上的所有节点共同维护,区块的上链存储需要在各节点间达成共识,具有透明、去中心化、不可篡改以及可追溯等特性。

本章主要介绍了区块链的概念、基础架构、应用模式分类及其在医学中的应用,并对区块链的关键技术进行了详细的介绍。

此外,本章还介绍了基于区块链为元宇宙去中心化所必需的基础架构以及元宇宙经济系统所必需的通证体系:基础设施、身份价值网络和经济金融体系三大支撑。最后介绍了基于区块链的医疗元宇宙案例:DeHealth。

【注释】

1. **P2P**:Peer to Peer,点对点。
2. **BaaS**:Blockchain as a Service,区块链即服务。
3. **DApp**:Decentralized Application,去中心化应用。
4. **DLT**:Distributed Ledger Technologies,分布式账本技术。
5. **HIPAA**:Health Insurance Portability and Accountability Act,健康保险携带和责任法案。
6. **PoW**:Proof of Work,工作量证明。
7. **PoS**:Proof of Stake,权益证明。
8. **DPoS**:Delegated Proof of Stake,委托权益证明。
9. **PoA**:Proof of Authority,权威证明。
10. **PBFT**:Practical Byzantine Fault Tolerance,实用拜占庭容错。
11. **DAO**:Decentralized Autonomous Organization,去中心化自治组织。
12. **Turing Complete**:图灵完备。在可计算理论中,当一组数据操作的规则(一组指令集、编程语言或元胞自动机)满足任意数据按照一定的顺序可以计算出结果,则称为图灵完备。
13. **SHA**:Secure Hash Algorithm,安全散列算法。
14. **FT**:Fungible Token,同质化通证。
15. **NFT**:Non-Fungible Token,非同质化通证。
16. **ERC**:Ethereum Request for Comments,以太坊征求意见提案。
17. **CA**:Certification Authority,认证机构。
18. **PKI**:Public Key Infrastructure,公钥基础设施。
19. **DeFi**:Decentralized Finance,去中心化金融。
20. **MetaFi**:Meta Finance,元宇宙的去中心化金融工具。
21. **IDO**:Initial Digital Assets Offering,首次区块链数字资产的发行。
22. **EVM**:Ethereum Virtual Machine,以太坊虚拟机。
23. **KYC**:Know Your Customer,充分了解你的客户。是对账户持有人的强化审查,是反洗钱用于预防腐败的制度基础。

本章参考文献

[1]　Nakamoto S. Bitcoin:A Peer-to-Peer Electronic Cash System[J]. consulted,2008.

[2]　Azaria A，Ekblaw A，Vieira T，et al. Medrec：using blockchain for medical data access and permission management［C］//Proc of the 2nd International Conference on Open and Big Data. Piscataway，NJ：IEEE Press，2016：25-30.

[3]　袁勇,王飞跃.区块链技术发展现状与展望[J].自动化学报,2016,42(04)：481-494.

[4]　施瓦布.第四次工业革命[M].北京：中信出版社,2016.

[5]　邹均,张海宁,唐屹,等.区块链技术指南[M].北京：机械工业出版社,2016.

[6]　工业和信息化部.中国区块链技术和应用发展白皮书(2016)[R].(2016-10-18)[2022-12-10].

[7]　邹均,于斌,庄鹏,等.区块链核心技术与应用[M].北京：机械工业出版社,2018.

[8]　中国信息通信研究院.区块链白皮书(2018)[R].(2018-09-05)[2022-11-10].

[9]　刘敖迪,杜学绘,王娜,等.区块链技术及其在信息安全领域的研究进展[J].软件学报,2018,29(7)：2092-2115.

[10]　中共中央网络安全和信息化委员会办公室.区块链技术的五大应用场景[EB/OL].(2019-11-06)[2023-01-02].http：//www.cac.gov.cn/2019-11/06/c_1574572443976601.htm.

[11]　季菲.基于区块链的药事供应链管理系统研究[D].南京：南京邮电大学,2021.

[12]　邢杰,赵国栋,徐远重,等.元宇宙通证[M].北京：中译出版社,2021.

[13]　胡腾.区块链分布式计算环境安全威胁研究[D].成都：电子科技大学,2021.

[14]　宋晓玲,刘勇,董景楠,等.元宇宙中区块链的应用与展望[J].网络与信息安全学报,2022,8(4)：45-65.

[15]　中通服咨询设计研究院有限公司.元宇宙技术全景白皮书(2022)[R].(2022-07-05)[2022-10-15].

[16]　杨拯.通用区块链智能合约自动形式化验证技术研究[D].成都：电子科技大学,2022.

[17]　李鸣,张亮,宋文鹏,等.区块链：元宇宙的核心基础设施[J].计算机工程,2022,48(6)：24-32,41.

[18]　李鸣.元宇宙是以区块链为核心的 Web 3.0 数字生态[EB/OL].(2022-01-12)[2023-01-02].https：//new.qq.com/rain/a/20220112A0591P00.

[19]　IBM.什么是区块链技术？[EB/OL].[2023-01-02].https://www.ibm.com/cn-zh/topics/what-is-blockchain.

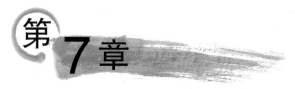

第7章

医学元宇宙大数据技术

内容与要求

本章主要介绍了元宇宙背景下大数据技术的基础知识和基本理论,阐述了健康医疗大数据的特征、应用场景和挑战,介绍了两种主流的大数据分析平台,提供了典型元宇宙大数据医学应用案例,讨论了元宇宙大数据发展趋势和前景。

"大数据技术概述"中要求读者掌握大数据的基本概念、主要来源和处理流程;"健康医疗大数据概述"中要求读者掌握健康医疗大数据的海量性、复杂性、精确性、安全性、异构性和封闭性特征,临床操作、医药及其支付、医药研发、新的医疗商业模式和公众健康应用场景;"大数据分析平台"中要求读者掌握 Hadoop 和 Spark 平台的基本工作原理和搭建方法;"元宇宙与大数据"中要求读者了解 IBM Watson(临床操作领域)、PDMP(医药及支付领域)、医疗网络平台和社区(新型医疗商业模式)三个案例的应用情况;"元宇宙医学大数据发展趋势"中要求读者了解未来元宇宙医学大数据未来发展的愿景和期望。

重点、难点

本章的重点是大数据的基础知识和基本理论,尤其是大数据的来源和处理流程;难点是健康医疗大数据的特征和面临的挑战。

元宇宙技术正在成为推动人类信息技术革命的重要动力。元宇宙技术和传统医疗行业的融合与创新,为传统的医疗模式带来了新的机遇和挑战。随着医疗信息数据的剧增,如何有效组织管理以及运用这些数据,成为急需解决的问题。大数据技术能够从大体量、高复杂的医疗数据中淬炼出高价值的信息,可以加速医学猜想到医疗实践的转化,可以促进医疗技术、医疗产品的不断涌现。对医疗大数据的分析和处理可以带来更有效的医疗诊治,更和谐的医患关系,更优质的医疗服务,更高效的医疗救治,更可观的经济效益和社会效益,能够给医疗行业开拓一个新的黄金时代。

7.1 大数据技术概述

7.1.1 大数据的概念

1980 年,未来学大师阿尔文·托夫勒在《第三次浪潮》一书中,将大数据热情地赞颂为

"第三次浪潮的华彩乐章"。大数据或称巨量资料,是指无法在一定时间范围内用常规软件工具进行捕捉、管理和处理的数据集合。

随着互联网技术的蓬勃发展,我们已经迎来大数据的智能时代,即大数据技术和生活紧密相连,它再也不仅仅是人们津津乐道的一种时尚,而是成为生活上的向导和助手。据国际数据公司(IDC)统计,2020—2024 年全球大数据市场规模在 5 年内约实现 10.4% 的复合增长率,预计 2024 年全球大数据市场规模约为 2 983 亿美元,到 2026 年将超过 3 600 亿美元。全球大数据市场规模及预测如图 7.1 所示。

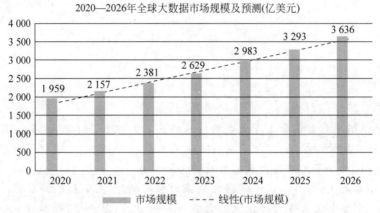

图 7.1   2020—2026 年全球大数据市场规模及预测

大数据正在以不可阻拦的磅礴气势,与当代同样具有革命意义的最火科技进步(如虚拟现实、人工智能、物联网和移动平台应用等)一起,揭开人类新篇章的序幕。

7.1.2   大数据及医疗大数据的主要来源

大数据的数据类型包括结构化数据、半结构化数据和非结构化数据,其来源非常广泛。

1. 大数据的来源

(1) 信息管理系统。

企业内部使用的信息系统,包括办公自动化系统、业务管理系统等。信息管理系统主要通过用户输入和系统二次加工的方式产生数据,其产生的大数据大多数为结构化数据,通常存储在数据库中。

(2) 网络信息系统。

基于网络运行的信息系统即网络信息系统是大数据产生的重要方式,如电子商务系统、社交网络、社会媒体、搜索引擎等都是常见的网络信息系统。网络信息系统产生的大数据多为半结构化或非结构化的数据,在本质上,网络信息系统是信息管理系统的延伸,专属于某个领域的应用,具备某个特定的目的。因此,网络信息系统有着更独特的应用。

(3) 物联网系统。

物联网是新一代信息技术,其核心和基础仍然是互联网,是在互联网基础上的延伸和扩展的网络,其用户端延伸和扩展到了任何物品与物品之间,进行信息交换和通信,而其具体实现是通过传感技术获取外界的物理、化学、生物等数据信息。

（4）科学实验系统。

主要用于科学技术研究，可以由真实的实验产生数据，也可以通过模拟方式获取仿真数据。

2. 医疗大数据的来源

根据健康活动的来源，医疗大数据可以分为临床大数据、健康大数据、生物大数据、运营大数据，在临床科研、公共卫生、行业治理、管理决策、惠民服务和产业发展等方面影响着整个医疗行业的变革。

（1）临床科研：临床医疗的主要目标是关注个人身体健康状况，临床数据主要包含电子健康档案、生物医学临床大数据影像和信号、自发性报告系统等数据。

（2）健康大数据：包括对个人健康产生影响的生活方式、环境和行为等方面的数据。

（3）生物大数据：指从生物医学实验室、临床领域和公共卫生领域获得的基因组、转录组学、实验胚胎学、代谢组学等研究数据，有助于理解遗传标记与疾病之间的因果关系，将传统的"一刀切"治疗方法转变为基于基因组数据的定制治疗，已成为一种新兴的疾病预防和治疗手段。

（4）运营大数据：指各类医疗机构、社保中心、商业医疗保险机构、药企、药店等运营产生的数据，包括治疗成本与报销数据，成本核算数据，医药、耗材、器械采购与管理数据，药品研发数据，产品流通数据等。

7.1.3　大数据的处理流程

大数据处理流程一般分为四个步骤：数据采集、数据导入和清洗预处理、数据分析和挖掘、结果可视化。大数据处理的基本流程如图 7.2 所示。

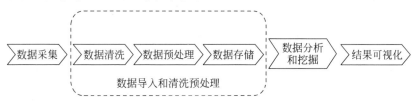

图 7.2　大数据处理的基本流程

1. 数据采集

大数据的采集一般采用抽取转换加载（Extract-Transform-Load，ETL）工具负责将分布的、异构数据源中的数据，如关系型数据、平面数据以及其他非结构化数据等抽取到临时文件或数据库中。

大量非结构化数据带来的是数据量爆发式的增长，对存储容量、传输速率、计算速度等要求更高，因此必须考虑更具性价比的计算和存储方式。为了提高快速高效地处理大量数据的能力，需要对整个 IT 基础设施进行优化设计，充分考量后台数据中心的高节能性、高稳定性、高安全性、高可扩展性、高度冗余性，同时要解决大规模节点数的数据中心的部署、高速内部网络的构建、机房散热以及强大的数据备份等问题。只有构建好这样的一个强大的后台支持，大数据应用才能保证正常运转。

2. 数据导入和清洗预处理

采集好的数据,一般存在着大量重复或者冗余的数据,此时需要对数据进行简单的清洗和预处理,使得不同来源的数据整合成一致的、适合数据分析算法和工具读取的数据,如数据去重、异常处理和数据归一化等,然后将这些数据存到大型分布式数据库或者分布式存储集群中。

3. 数据分析和挖掘

数据分析需要用到工具来处理,比如 SPSS 工具、一些结构算法模型,进行分类汇总以满足各种数据分析需求。

与统计分析过程不同的是,数据挖掘一般没有什么预先设定好的主题,主要是在现有数据上面进行基于各种算法的计算,起到预测效果,实现一些高级别数据分析的需求。比较典型算法有 K 均值聚类(K-means Clustering Algorithm,K-means)、支持向量机(Support Vector Machine,SVM)和朴素贝叶斯分类器(Naive Bayes,NB)等算法,主要使用的工具有 Hadoop 的 Mahout 等。

4. 结果可视化

大数据分析的使用者有大数据分析专家,同时还有普通用户,但是他们二者对于大数据分析最基本的要求就是可视化分析,因为可视化分析能够直观地呈现大数据特点,同时能够非常容易被读者所接受,就如同看图说话一样简单明了。

7.1.4 大数据主要技术之数据可视化

大数据技术的体系庞大且复杂,主要技术包括数据的采集与预处理、分布式存储、NoSQL 数据库、数据仓库、机器学习、并行计算等,这些技术在本书的不同章节都有涉猎,这里不再赘述,仅从数据可视化角度进行阐述。

传统的数据可视化工具仅仅是将数据加以组合,通过不同的展现方式提供给用户,用于发现数据之间的关联信息。随着大数据时代的来临,数据可视化产品要求能够快速地收集、筛选、分析、归纳、展现决策者所需要的信息,并根据新增的数据实时更新。因此,大数据时代的数据可视化工具必须具有以下特性。

(1)实时性:数据可视化工具必须适应大数据时代数据量的爆炸式增长需求,快速地收集分析数据并对数据信息进行实时更新。

(2)操作简单:数据可视化工具满足快速开发、易于操作的特性,能满足互联网时代信息多变的特点。

(3)更丰富的展现:数据可视化工具需具有更丰富的展现方式,能充分满足数据展现的多维度要求。

(4)多种数据集成支持方式:数据的来源不仅仅局限于数据库,数据可视化工具将支持团队协作数据、数据仓库、文本等多种方式,并能够通过互联网进行展现。

1. 大数据可视化的分类

数据可视化技术的出现是在 1950 年左右计算机图形学发展后出现的,最基本的条件就是通过计算机图形学创造出了直观的数据图形图表。如今,我们所研究的大数据可视化主要包括数据可视化、科学可视化和信息可视化。

(1)数据可视化。

数据可视化是指大型数据库中的数据,通过计算机技术能够把这些纷繁复杂的数据经过一系列快速的处理并找出其关联性,预测数据的发展趋势,并最终呈现在用户面前的过程。通过直观图形的展示让用户更直接地观察和分析数据,实现人机交互。数据可视化过程需要涉及的技术主要有几何技术、面向像素技术、分布式技术、图表技术等。

(2)科学可视化。

科学可视化是指利用计算机图形学以及图像处理技术等来展示数据信息的可视化方法。一般的可视化包括利用色彩差异、网格序列、网格无序、地理位置、尺寸大小等。但是传统的数据可视化技术不能直接应用于大数据中,需要借助计算机软件技术提供相应的算法对可视化进行改进。目前比较常见的可视化算法有分布式绘制和基于CPU的快速绘制算法。

(3)信息可视化。

信息可视化是指通过用户的视觉感知理解抽象的数据信息,加强人类对信息的理解。信息可视化处理的数据需要具有一定的数据结构,并且是一些抽象数据。如视频信息、文字信息等。对于这类抽象信息的处理,首先需要先进性数据描述,再对其进行可视化呈现。

2. 大数据可视化过程

大数据的可视化过程可以分为3个基本阶段:

(1)数据预处理阶段。

这是数据可视化过程的一个基本阶段,数据预处理是指将收集到的数据进行一些简单的预处理加工,把相关联的数据整合,并进行模块化处理。具体来说,数据预处理包括对数据进行基本的格式化和标准化、进行数据相关变换、将数据压缩和解压缩等。对于不同领域,有些数据还要进行异常值检查、聚类等处理。

(2)绘测阶段。

绘测指的是将信息数据转换为几何图像,此阶段需要考虑不同用户群的需求。

(3)显示和交互。

显示功能指的是将绘测阶段生成的数据图形和图像按照用户的要求输出结果。这一阶段除了单纯的显示数据图像信息,还要传递数据之间的关联性以及数据发展趋势,并把用户的反馈信息传递到软件层,以实现人机交互。

3. 常见大数据可视化工具简介

现在已经出现了很多大数据可视化的工具,从最简单的Excel到复杂的编程工具,以及基于在线的数据可视化工具、三维工具、地图绘制工具等,正逐步改变着人们对大数据可视化的认识。

(1)入门级工具。

入门级工具是最简单的数据可视化工具,只要对数据进行一些复制粘贴,直接选择需要的图形类型,然后稍微进行调整即可。常见的工具如表 7.1 所示。

表 7.1　常见入门级工具

工　具	特　点
Excel	操作简单;快速生成图表;很难制作出能符合专业出版物和网站需要的数据图
Google Spreadsheets	Microsoft Excel 的云版本;增加了动态、交互式图表;支持的操作类型更丰富;服务器负载过大时,运行速度变得缓慢

（2）在线工具。

目前,很多网站都提供在线的数据可视化工具,为用户提供在线的数据可视化操作。常见的工具如表 7.2 示。

表 7.2　常见在线工具

工　具	特　点
Google Chart API	包含大量图表类型;内置了动画和交互控制;不支持 JavaScript 的设备无法使用
Flot	线框图表库;开源的 JavaScript 库;操作简单;支持多种浏览器
Raphaël	创建图表和图形的 JavaScript 库
D3(Data Driven Documents)	JavaScript 库;提供复杂图表样式
Visual. ly	提供了大量信息图模板

（3）三维工具。

数据可视化的三维工具,可以设计出 Web 交互式三维动画的产品。常见的工具如表 7.3 所示。

表 7.3　常见三维工具

工　具	特　点
Three. js	开源的 JavaScript 3D 引擎;低复杂、轻量级的 3D 库
PhiloGL	WebGL 开源框架;强大的 API

（4）地图工具。

地图工具是一种非常直观的数据可视化方式,绘制此类数据图的工具也是很多。常见的工具如表 7.4 所示。

表 7.4　常见地图工具

工　具	特　点
Google Maps	基于 JavaScript 和 Flash 的地图 API;提供多种版本
Modest Maps	开源项目;最小地图库;Flash 和 ActionScript 的区块拼接地图函数库
Poly Maps	一个地图库;具有类似 CSS 样式表的选择器
OpenLayers	可靠性最高的地图库
Leaflet	支持 HTML5 和 CSS3;轻松使用 OpenStreetMap 的数据

（5）进阶工具。

进阶工具通常提供桌面应用和编程环境。常见的工具如表 7.5 所示。

表7.5 常见进阶工具

工 具	特 点
Processing	轻量级的编程环境；制作编译成Java的动画和交互功能的图形；桌面应用；几乎可在所有平台上运行
Nodebox	开源图形软件；支持多种图形类型

（6）专家级工具。

如果要进行专业的数据分析，那么就必须使用专家级的工具。常见的工具如表7.6所示。

表7.6 常见专家级工具

工具	特 点
R	一套完整的数据处理、计算和制图软件系统；非常复杂
Weka	基于Java环境下开源的机器学习及数据挖掘软件
Gephi	开源的工具；能处理大规模数据集；生成漂亮的可视化图形；能对数据进行清洗和分类

7.2 健康医疗大数据概述

健康医疗大数据是指在人们疾病防治、健康管理等过程中产生的与健康医疗相关的数据。健康大数据包括与维持机体健康相关的生活行为方式、遗传、社会环境因素和医疗过程中的相关数据信息，涵盖范围广泛，贯穿人的整个生命周期，既包括个人健康，又涉及医药服务、疾病防控、健康保障和食品安全、养生保健等多方面数据的汇聚。

7.2.1 健康医疗大数据的特征

健康医疗大数据除了具有传统大数据的大量性、多样性、快速性、价值密度低特征之外，由于行业的特殊性，还具有海量性、复杂性、精确性、安全性、异构性和封闭性等特征。

（1）海量性。医疗卫生机构除了传统临床和检验中产生的数据之外，还会产生大量的医疗即时数据，比如便携式医疗设备上二维码标签所产生的数据等。加之各种健身、健康等可穿戴设备的出现，使得血压、心率、体重、血糖、心电图、血氧浓度等监测都变为现实，信息获取和分析的速度已从原来的按"天"计算，发展到按"小时""秒"计算。此外，人类基因数据的体量也非常庞大，比如一次全面的基因测序，产生的个人数据达到300 GB。

（2）复杂性。医疗领域包含了大量的医学专业用语，仅疾病名称就包括3万多种，另外还有数以万计的诊断、手术和药物名称，以及大量影像、医嘱等非结构化数据。由于医疗数据是不同临床诊疗服务过程中的产物，因此数据之间关系复杂，且易受到不同因素的影响，致使某些数据带有偏倚性。即使是同一个描述形式，其语法和语义上也不尽相同，更加导致了数据的复杂性。

（3）精确性。医疗行业数据与人的健康、疾病和生命息息相关，任何失误都可能导致错误结论，并进一步误导临床诊治工作，对临床实践造成巨大损害。因此在数据处理时必须保证数据完整性和约束完整性。数据完整性指数据的正确性、一致性和相容性；约束完整性指数据与数据之间的关联关系，是表征数据间逻辑的唯一特征。

（4）安全性。医疗数据除了包含病人隐私信息，也包含了大量关于医院运转、诊疗方法、药物疗效等信息。这些信息一般都较敏感，某些可能会涉及商业利益，医疗机构不愿意公开数据，而某些可进行数据处理的部门却没有数据。

（5）异构性。异构性主要包括数据源的异构、管理系统的异构及所采用标准的异构。数据源的异构是指医疗数据来源广泛，数据源的类型多样，有结构化数据、半结构化和非结构化数据；管理系统的异构既有管理系统所运行的操作系统、采取的数据库的不同，还有不同的管理系统采用不同技术实现的异构；所采用的标准目前主要有 CDA、HL7、DCOM 接口等。

（6）封闭性。由各独立的自治系统导致了信息孤岛，每个不同的医疗机构都自成一个体系，是一个独立运行的实体，导致数据无法共享。需要制定统一的数据表示方式或是采用某种统一的方法对其进行封装，实现统一的处理，最终实现全国范围内系统之间的互联互通。

所有这些特性使得健康医疗大数据工作者在具体实践中面临巨大的挑战，同时其中也蕴含着巨大的机遇。

7.2.2　健康医疗大数据的应用场景

健康医疗大数据的应用场景主要包括临床操作、医药及其支付、医药研发、新的医疗商业模式和公众健康等，服务对象涵盖居民、医疗服务机构、科研机构、医疗保险机构、公共健康管理部门等。

1. 临床操作

在临床操作方面，大数据有 5 个主要的应用场景：比较效果研究、临床决策支持系统、医疗数据透明、远程病人监控、分析病历，如图 7.3 所示。

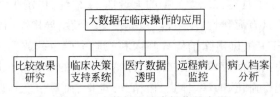

图 7.3　大数据在临床操作的应用

（1）比较效果研究。

比较效果研究（Comparative Effectiveness Research，CER）是基于疗效研究的方法之一，包括患者体征数据、费用数据和疗效数据在内的医疗大数据集使得比较效果研究的准确性得到保证。基于比较效果研究，可以帮助医生制定最适合患者的治疗方案，并应用在一定的治疗方法中，并对寿命、生活质量的改善、并发症与不良反应进行评价，这些研究结果可以作为临床决策支持的背景数据。

（2）临床决策支持系统。

通过临床决策支持系统，医疗服务提供方可以降低医疗事故率，特别是由于临床错误引起的医疗事故。大数据分析技术使临床决策支持系统更加智能化，为医生提出更有效的诊疗建议，使医疗过程中大部分的工作由护士和助理医生完成，从而提高治疗效率。

（3）医疗数据透明。

大数据分析可以提高医疗过程数据的透明度，也可以带来医疗业务流程的精简，从而提高医疗护理质量并给患者带来更好的体验，同时使医疗服务机构的业绩增长。公开发布医疗数据，可以帮助患者做出更明智的就医决定，也可以帮助医疗服务提供方提高总体水平，使其更具竞争力。

（4）远程病人监控。

大数据技术在远程病人监控领域的应用是通过对慢性病患者的远程监控系统收集数据、进行数据分析，并将分析结果反馈给监控设备（例如，查看病人是否正在遵从医嘱），从而确定患者进一步的用药和治疗方案。通过对远程监控系统产生的数据进行分析的主要目的是减少病人住院时间，减少急诊量，实现提高家庭护理比例和门诊医生预约量。

（5）分析病历。电子病历系统包括三部分数据，即电子病历数据、医学检验数据和医学影像数据。大数据可以对海量的患者临床病历和健康档案进行分析，确定哪些人是某类疾病的高危人群，并按照不同患者的既往病史为其提供不同的治疗模式和不同的预防性保健方案，以达到最佳治疗效果。

2. 医药及其支付

在医药及其支付方面，大数据有 2 个主要的应用场景：多种自动化系统、基于卫生经济学和疗效研究的定价计划。

（1）多种自动化系统。

医学大数据不仅可以自动保护患者的信息，还可以自动挽救患者的生命。根据美国疾病控制与预防中心（CDC）的数据，每年配药过量致死的病人中超过一半的死因与管制药品有关，这些管制药物的滥用造成美国每年损耗 550 亿美元。药房、医生和医院可以借助多样的数据资源分析数据，以便追踪非正常活动来减少管制药物乱用的现象。

（2）基于卫生经济学和疗效研究的定价计划。

医疗支付方可以利用大数据分析衡量医疗服务提供方的服务水平，并以此为依据进行定价。医疗服务支付方可以基于医疗效果进行支付，可以与医疗服务提供方进行谈判，根据医疗服务提供方提供的服务是否达到特定的基准。

3. 医药研发

（1）预测建模。

大数据的预测分析可以用到临床数据、医疗图像、分子数据等来构建疾病预测模型，为医生干预疾病，改善患者愈后效果有着积极意义。

（2）临床试验的设计及数据分析。

传统的临床试验方法上的缺陷有时不可避免，通过大数据挖掘临床数据，可以得到更多关于患者治疗的有效方式。

（3）个性化治疗。

对包括患者体征数据、费用数据和疗效数据在内的大型数据集进行分析，可以帮助医生确定临床上最有效和最具有成本效益的治疗方法。利用大数据技术记录这些患者的个性化数据，对患者和医生来说都是有好处的。

（4）疾病模式的分析。

通过对疾病模式和趋势进行大数据分析可以帮助医生探索出某些疾病的关联，进而分析出更多的疾病模式，帮助医生实现对疾病的既治标又治本。

4．新的医疗商业模式

（1）汇总患者的临床记录和医疗保险数据集。

汇总患者的临床记录和医疗保险数据集，并进行大数据分析具有重要意义。对医药企业来说，他们不仅可以生产出具有更佳疗效的药品，而且能保证药品适销对路。

（2）网络平台和社区。

网络平台是一个潜在的、由大数据启动的商业模型，大量有价值的数据已经在这些平台产生。因此，这些网络互动信息平台是最好的医疗大数据来源。

5．公众健康

从个人健康管理到公共健康管理，大数据对个人医疗的改变极具价值。在国内，百度公司首先发布大数据引擎，将开放云、数据工厂、百度大脑三大组件在内的核心大数据技术进行开放。同时，百度研发了"软硬云"结合的智能健康医疗移动平台，记录下人们日常生活方式，例如每天的运动量和运动时间、睡眠量、久坐时间、身高、血压等，这些被量化的数据具备了长时性和趋势化，可以成为病情分析的重要依据。

7.2.3　我国健康医疗大数据应用发展中的挑战

由于历史和习惯等原因，导致我国医学"重临床、轻数据"的现象比较普遍，医疗数据呈现出数量大、质量差等特征，同时出现缺乏统一标准、医疗机构间数据孤岛等问题，这些都严重限制了健康医疗大数据的发展。

1．信息孤岛使互联互通难以实现

我国医疗行业在快速发展的同时，各医院间、科室间数据孤岛现象严重，使得健康医疗数据的利用困难重重。需要政府加大基础网络设施的建设，并且鼓励各医疗机构建立健康医疗大数据的相关技术体系，畅通资源共享渠道，依托政务网构建横向到边、纵向到底的健康医疗信息网络，进一步在国家层面建立全民健康医疗大数据的收集、应用体系。

2．数据安全保护任重道远

在健康医疗大数据的应用和发展过程中，数据安全要放在重要位置，需要相关制度的保障和切实有效地落实，尤其是在规章制度的完善和建设上，汲取域外的经验，对数据安全的保护纳入法律范围之内。

健康医疗大数据与个人隐私密切相关，在法律法规层面，国家要明确相关立法，使得大数据在应用的过程中权责清晰，不让数据利益相关人的权利受到损害。在医疗健康大数据的使用中，要明确相关的程序和监管责任，明确各环节的管理义务。

3．缺乏高素质水平的专业人才队伍

目前我国医疗卫生信息化水平与国外发达国家存在较大的差距,其中最主要的原因是缺乏高素质水平的专业人才队伍。我国在健康医疗大数据的应用上还在初始阶段,整个医疗领域缺乏医疗业务水平强、现代技术过硬的复合型人才。

4．数据共享过程缺乏行业标准规范

在确保健康医疗大数据收集环节的广泛多样真实互联后,还应将采集数据标准和规范进行统一和完善,对大数据技术和管理等方面进行规范化和标准化。在政府层面,需要制定配套制度并完善相关法律,由政府主导梳理和建立健康医疗数据目录,并将大数据进行分级、分类、分地域和分专业的编制,将横向大数据和关于个人的纵向大数据整合,并进行针对居民的个性化医疗服务,以及针对医疗研究的横向大数据的应用,不断扩宽健康医疗大数据的应用范围。

7.3 大数据分析平台

大数据分析是在研究大量的数据的过程中寻找模式、相关性和其他有用的信息,以帮助企业更好地适应变化,并做出更明智的决策。下面列出了两个主流的大数据分析平台。

7.3.1 Hadoop 平台

1．Hadoop 简介

Hadoop 是一个由 Apache 基金会所开发的分布式系统基础架构。Hadoop 是以分布式文件系统(Hadoop Distributed File System,HDFS)和 MapReduce 等模块为核心,为用户提供细节透明的系统底层分布式基础架构。用户可以利用 Hadoop 轻松地组织计算机资源,搭建自己的分布式计算平台,并且可以充分利用集群的计算和存储能力,完成海量数据的处理。

2．Hadoop 的架构与组成

Hadoop 的核心组成部分是 HDFS、MapReduce 以及 Common,其中 HDFS 提供了海量数据的存储,MapReduce 提供了对数据的计算,Common 为其他模块提供了一系列文件系统和通用文件包。Hadoop 的主要组成部分架构如图 7.4 所示。

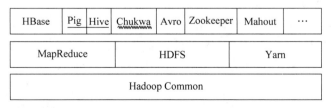

图 7.4 Hadoop 主要模块

3. Hadoop 组成模块介绍

（1）HDFS。

HDFS 是 Hadoop 体系中数据存储管理的基础。它是一个高度容错的系统，能检测和应对硬件故障，用于在低成本的通用硬件上运行。HDFS 简化了文件的一致性模型，通过流式数据访问，提供高吞吐量应用程序数据访问功能，适合带有大型数据集的应用程序。

（2）MapReduce。

MapReduce 是一种编程模型，用于大规模数据集（大于 1 TB）的并行运算。MapReduce 将应用划分为 Map 和 Reduce 两个步骤，其中 Map 对数据集上的独立元素进行指定的操作，生成键值对形式的中间结果。Reduce 则对中间结果中相同"键"的所有"值"进行规约，以得到最终结果。MapReduce 这样的功能划分，非常适合在大量计算机组成的分布式并行环境里进行数据处理。MapReduce 以 JobTracker 节点为主，分配工作以及负责和用户程序通信。

（3）Common。

从 Hadoop 0.20 版本开始，Hadoop Core 模块更名为 Common。Common 是 Hadoop 的通用工具，用来支持其他的 Hadoop 模块。实际上 Common 提供了一系列文件系统和通用 I/O 的文件包，这些文件包供 HDFS 和 MapReduce 公用。它主要包括系统配置工具、远程过程调用、序列化机制和抽象文件系统等。它们为在廉价的硬件上搭建云计算环境提供基本的服务，并且为运行在该平台上的软件开发提供了所需的 API。其他 Hadoop 模块都是在 Common 的基础上发展起来的。

（4）Yarn。

Yarn 是 Apache 新引入的子模块，与 MapReduce 和 HDFS 并列。由于在老的框架中，JobTracker 负责分配计算任务并跟踪任务进度，要一直监控 job 下的 tasks 的运行状况，承担的任务量过大，所以引入 Yarn 来解决这个问题。Yarn 的基本设计思想是将 MapReduce 中的 JobTracker 拆分成两个独立的服务：一个全局的资源管理器 ResourceManager 和每个应用程序特有的 ApplicationMaster。其中 ResourceManager 负责整个系统的资源管理和分配，而 ApplicationMaster 则负责单个应用程序的管理。

当用户向 Yarn 中提交一个应用程序后，Yarn 将分两个阶段运行该应用程序：第一个阶段是启动 ApplicationMaster；第二个阶段是由 ApplicationMaster 创建应用程序，为它申请资源，并监控它的整个运行过程，直到运行成功。

（5）Hive。

Hive 最早由 Facebook 设计，是基于 Hadoop 的一个数据仓库工具，可以将结构化的数据文件映射为一张数据库表，并提供类 SQL 查询功能。Hive 没有专门的数据存储格式，也没有为数据建立索引，用户可以非常自由地组织 Hive 中的表，只需要在创建表时告知 Hive 数据中的列分隔符和行分隔符，Hive 就可以解析数据。Hive 中所有的数据都存储在 HDFS 中，其本质是将 SQL 转换为 MapReduce 程序完成查询。

（6）HBase。

HBase 即 Hadoop Database，是一个分布式的、面向列的开源数据库。HBase 不同于一般的关系数据库，其一，HBase 是一个适合于存储非结构化数据的数据库；其二，HBase 是基于列而不是基于行的模式。用户将数据存储在一个表里，一个数据行拥有一个可选择的键和任意数量的列。由于 HBase 表示疏松的数据，用户可以给行定义各种不同的列。HBase 主要用于需要随机访问、实时读写的大数据。

（7）Avro。

Avro 由 Doug Cutting 牵头开发，是一个数据序列化系统。类似于其他序列化机制，Avro 可以将数据结构或者对象转换成便于存储和传输的格式，其设计目标是用于支持数据密集型应用，适合大规模数据的存储与交换。Avro 提供了丰富的数据结构类型、快速可压缩的二进制数据格式、存储持久性数据的文件集、远程调用 RPC 和简单动态语言集成等功能。

（8）Chukwa。

Chukwa 是开源的数据收集系统，用于监控和分析大型分布式系统的数据。Chukwa 是在 Hadoop 的 HDFS 和 MapReduce 框架之上搭建的，它同时继承了 Hadoop 的可扩展性和稳健性。Chukwa 通过 HDFS 来存储数据，并依赖于 MapReduce 任务处理数据。Chukwa 中也附带了灵活且强大的工具，用于显示、监视和分析数据结果，以便更好地利用所收集的数据。

（9）Pig。

Pig 是一个对大型数据集进行分析和评估的平台。Pig 最突出的优势是它的结构能够经受住高度并行化的检验，这个特性让它能够处理大型的数据集。目前，Pig 的底层由一个编译器组成，它在运行的时候会产生一些 MapReduce 程序序列，Pig 的语言层由一种叫作 Pig Latin 的正文型语言组成。

7.3.2　Spark 平台

1. Spark 简介

Spark 是一个开源的通用并行分布式计算框架，2009 年由加州大学伯克利分校的 AMP 实验室开发，是当前大数据领域最活跃的开源项目之一。Spark 是基于 MapReduce 算法实现的分布式计算，拥有 MapReduce 所具有的优点；但不同于 MapReduce 的是将操作过程中的中间结果保存在内存中，从而不再需要读写 HDFS，因此 Spark 能更好地适用于数据挖掘与机器学习等需要迭代的 MapReduce 算法。

Spark 也称为快数据，与 Hadoop 的传统计算方式 MapReduce 相比，效率至少提高 100 倍。比如逻辑回归算法在 Hadoop 和 Spark 上的运行时间对比，可以看出 Spark 的效率有很大的提升，如图 7.5 所示。

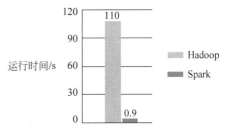

图 7.5　逻辑回归算法在 Hadoop 和 Spark 上的运行时间对比

2. Spark 的架构与组成

Spark 整个生态系统分为三层，如图 7.6 所示。

从底向上分别为：

（1）底层的 Cluster Manager 和 Data Manager：Cluster Manager 负责集群的资源管理；Data Manager 负责集群的数据管理。

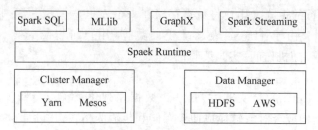

图 7.6　Spark 生态系统组成

（2）中间层的 Spark Runtime，即 Spark 内核。它包括 Spark 的最基本、最核心的功能和基本分布式算子。

（3）最上层为四个专门用于处理特定场景的 Spark 高层模块：Spark SQL、MLlib、GraphX 和 Spark Streaming，这四个模块基于 Spark RDD 进行了专门的封装和定制，可以无缝结合，互相配合。

3．Spark 组成模块介绍

（1）底层的 Cluster Manager 和 Data Manager。

① 集群的资源管理可以选择 Yarn、Mesos 等。

Mesos 是 Apache 下的开源分布式资源管理框架，它被称为是分布式系统的内核。Mesos 根据资源利用率和资源占用情况，在整个数据中心内进行任务的调度，提供类似于 Yarn 的功能。Mesos 内核运行在每个机器上，可以通过数据中心和云环境向应用程序（Hadoop、Spark 等）提供资源管理和资源负载的 API 接口。

② 集群的数据管理则可以选择 HDFS、AWS 等。

Spark 支持两种分布式存储系统：HDFS 和 AWS。亚马逊云计算服务（Amazon Web Services，AWS）提供全球计算、存储、数据库、分析、应用程序和部署服务；AWS 提供的云服务中支持使用 Spark 集群进行大数据分析。Spark 对文件系统的读取和写入功能是 Spark 自己提供的，借助 Mesos 分布式实现。

（2）中间层的 Spark Runtime。

Spark Runtime 包含 Spark 的基本功能，这些功能主要包括任务调度、内存管理、故障恢复以及和存储系统的交互等。Spark 的一切操作都是基于弹性分布式数据集（Resilient Distributed Datasets，RDD）实现的，RDD 是 Spark 中最核心的模块和类，也是 Spark 设计的精华所在。

可以简单地把 RDD 理解成一个提供了许多操作接口的数据集合，和一般数据集不同的是，其实际数据分布存储在磁盘和内存中。

对开发者而言，RDD 可以看作是 Spark 中的一个对象，它本身运行于内存中，如读文件是一个 RDD，对文件计算是一个 RDD，结果集也是一个 RDD，不同的分片、数据之间的依赖、Key-Value 类型的 Map 数据都可以看作 RDD。RDD 是一个大的集合，将所有数据都加载到内存中，方便进行多次重用。

（3）高层的应用模块。

① Spark SQL。

Spark SQL 作为 Spark 大数据框架的一部分，主要用于结构化数据处理和对 Spark 数据执行类 SQL 的查询,并且与 Spark 生态的其他模块无缝结合。Spark SQL 兼容 SQL、Hive、JSON、JDBC 和 ODBC 等操作。Spark SQL 的前身是 Shark,而 Shark 的前身是 Hive。Shark 比 Hive 在性能上要高出一到两个数量级,而 Spark SQL 比 Shark 在性能上又要高出一到两个数量级。

② MLlib。

MLlib 是一个分布式机器学习库,即在 Spark 平台上对一些常用的机器学习算法进行了分布式实现,随着版本的更新,它也在不断扩充新的算法。MLlib 支持多种分布式机器学习算法,如分类、回归、聚类等。

③ GraphX。

GraphX 是构建于 Spark 上的图计算模型,GraphX 利用 Spark 框架提供的内存缓存 RDD、DAG 和基于数据依赖的容错等特性,实现高效健壮的图计算框架。GraphX 的出现,使得 Spark 生态系统在大图处理和计算领域得到了更加的完善和丰富,同时与 Spark 生态系统其他组件进行很好的融合,以及强大的图数据处理能力,使其广泛地应用在多种大图处理的场景中。

GraphX 实现了很多能够在分布式集群上运行的并行图计算算法,而且还拥有丰富的API 接口。因为图的规模大到一定的程度之后,需要将算法并行化,以方便其在分布式集群上进行大规模处理。GraphX 优势就是提升了数据处理的吞吐量和规模。

④ Spark Streaming。

Spark Streaming 是 Spark 系统中用于处理流数据的分布式流处理框架,扩展了 Spark 流式大数据处理能力。Spark Streaming 将数据流以时间片为单位进行分割形成 RDD,能够以相对较小的时间间隔对流数据进行处理。Spark Streaming 还能够和其余 Spark 生态的模块,如 Spark SQL、GraphX、MLlib 等进行无缝集成,以便联合完成基于实时流数据处理的复杂任务。

7.4 元宇宙与大数据

7.4.1 元宇宙与大数据的关系

元宇宙的虚拟世界里,由数字化技术勾勒出来的空间结构、场景、主体等,实质都是以数据方式存在的,其数字化程度远高于现实世界。元宇宙可以视为大数据和信息技术的集成机制或融合载体,不同技术与硬件在元宇宙的"境界"中组合、自循环、不断迭代。

数字世界和物理世界正在加速融合,据华为 GIV 预测,到 2030 年,全球每年产生的数据量将超过一千万亿吉字节。全新的数据类型和海量的数据体量正在成为元宇宙技术蓬勃发展的动力和源泉。

1. 元宇宙和大数据

元宇宙的发展某种意义上是基于大数据技术由物理世界向数字世界演进的过程。人们需要不断地进行大数据的采集、分析和处理,利用大数据来构建一个更加丰富多彩、五彩斑斓的虚拟世界。元宇宙也将创建数字时代人们精神文化的"第三空间"。

2. 元宇宙与大数据技术

元宇宙是基于大数据技术和人工智能等技术推动的数字世界。因此,元宇宙与大数据技术具有高度契合性。大数据技术可以让用户感知各种信息和决策行为,将技术融合在现实世界中的数据中。元宇宙是大数据技术所产生的虚拟世界,通过互联网将各行各业联接交通、创新融合的结果。大数据技术中的机器学习、深度学习、机器翻译、图像识别、语音识别等是元宇宙技术重要的核心技术及应用场景。

从医学和生理学角度来看,人类各种生命体征最终是通过生物电信号和化学成分的传导和刺激实现,体现在数据上是电生理指标和信号。因此在元宇宙世界中,生活在元宇宙的人群,会形成生命体征数据、生活状态数据和疾病诊疗数据的深度融合,最终达到健康诊疗数据的无缝衔接。通过健康医疗大数据的收集与计算,构建新的连接,为患者提供更高效的治疗手段和方案。

7.4.2 元宇宙大数据医学应用案例

1. IBM Watson

IBM Watson 是 IBM 公司的一台超级计算机,它将人工智能和复杂的分析软件结合起来,作为一个问答系统来实现最佳性能。IBM Watson 最早应用于医疗领域,为癌症患者带来了精确的药物,并帮助研究人员确定现有药物的新适应症,从而为患者开发了一种新的治疗方法。IBM Watson 还为肿瘤学带来了自信的决策,并在理解了数百万数据后为患者提供了护理。

下面是 Watson 在医疗领域的训练过程(如图 7.7 所示):

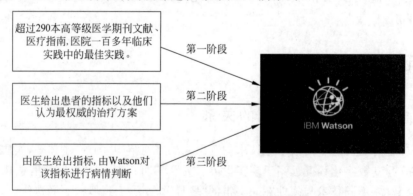

图 7.7 Watson 在医疗领域的训练过程

第一阶段:MSKCC 癌症中心的专家将 290 多篇的高等级医学期刊文献和医疗指南、该中心所属医院一百多年临床实践中的最佳方案输入 Watson,这一阶段仅是把知识本身输入了 Watson 中,Watson 中的算法还没有发生作用。

第二阶段:由医生给出患者的指标以及他们认为最权威的治疗方案,让 Watson 去理解两者之间的关系,这一阶段为 Watson 的训练过程。

第三阶段:由医生给出指标,由 Watson 对该指标进行病情判断,再由医生评判 Watson 的实际能力。

IBM Watson 对于肿瘤学疾病的诊断操作流程包括分析患者医疗记录、提供治疗方案和排序：

(1) 分析患者医疗记录，包括结构化和非结构化的数据；

(2) 提供治疗方案选项，通过分析各种医疗数据，IBM Watson for Oncology 为每一位患者提供几种治疗方案，医生可在这些方案中挑选；

(3) 方案排序，给各种治疗方案排序，并注明其医学证据。

IBM Watson 的疾病诊断过程如图 7.8 所示。

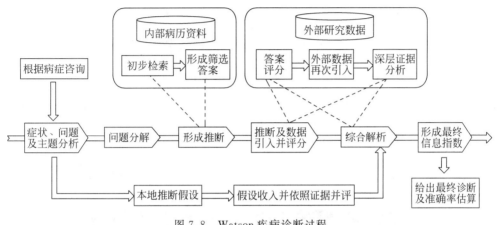

图 7.8　Watson 疾病诊断过程

2. PDMP

在美国加利福尼亚州的处方药监控项目（Prescription Drug Monitoring Program，PDMP）中，PDMP 作为帮助医生制定处方的一种有效的临床工具，可以帮助医生及时获取患者的历史信息，协助医生为患者开具和分发管制药物，如下面的例子所示。

D 医生详细介绍了 PDMP 帮助他确认一个患者确实需要用药帮助的情况（如图 7.9 所示）。PDMP 报告表明这位患者从多个医生处开出了多种管制药物，同时在服用这些药物。通过与患者通电话，患者告诉了 D 医生所有的情况：他还在另外两个医生那里检查，他很担心医生们的治疗效果是否有效。D 医生告诉他问题的严重性在于他的药物上瘾问题。经过 PDMP 报告和电话的内容分析后，D 医生最后决定该患者的合理用药方法是每两天减少一剂药剂。通过病情分析和 PDMP 来核对患者用药历史成为美国医学协会减少阿片类处方药物滥用的重要保障措施之一。

3. 医疗网络平台和社区

大数据分析给医疗行业带来了新的商业模式，通过汇总患者的临床记录和医疗保险数据集，可以提高医疗支付方、医疗服务提供方和医药企业的决策能力。另一个潜在的商业模式是网络平台和社区的出现。

网络平台社区能够产生大量有价值的数据，如 PatientsLikeMe.com 网站，这是一个医疗社群网站，成立于 2004 年，总部位于美国马萨诸塞州。比如，一个糖尿病患者可以到 PatientsLikeMe 上分享病情症状、饮食控制、治疗方式等资讯，供其他病患参考。

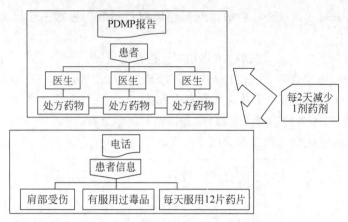

图 7.9　在 PDMP 指导下指导患者用药过程

　　目前,这个网站上能分享的病症包括多发性硬化、帕金森病、艾滋病、慢性疲劳综合征等,网站如图 7.10 所示。还有其他一些网站也可以供用户分享医疗见解等,这些平台都可以成为宝贵的数据来源。

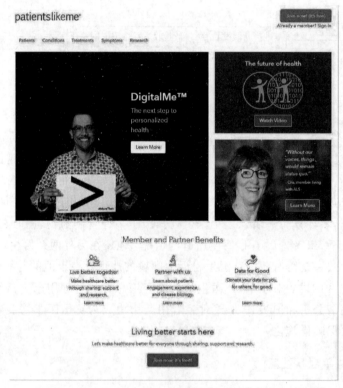

图 7.10　PatientsLikeMe.com 网站

　　好大夫在线创立于 2006 年,是中国领先的互联网医疗平台之一,如图 7.11 所示。好大夫在线已经在医院/医生信息查询、图文问诊、电话问诊、远程视频门诊、门诊精准预约、诊后疾病管理、家庭医生、疾病知识科普等多个领域取得显著成果,受到了医生、患者的广泛信赖。

　　好大夫在线拥有数量众多的优质医生群体。截至 2022 年 6 月,好大夫在线收录了国内

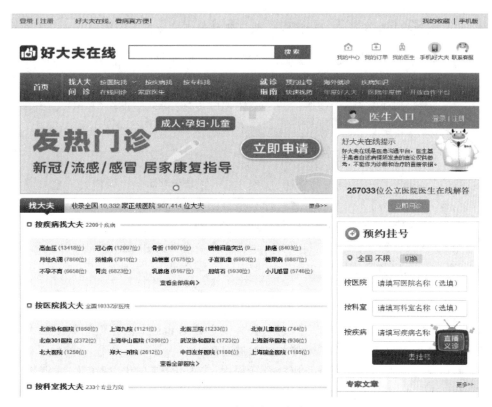

图 7.11　好大夫在线首页

10 100 家正规医院的 89 万余名医生信息。其中，24 万名医生在平台上实名注册，直接向患者提供线上医疗服务。在这些活跃医生中，三甲医院的医生比例占到 73%。

用户可以通过好大夫在线 App、PC 版网站、手机版网站、微信公众号、微信小程序等多个平台，方便地联系到 24 万公立医院的医生，一站式解决线上服务、线下就诊等各种医疗问题。

除了以上列举的案例外，医疗大数据的应用范围还有很多，面对医疗行业海量数据和非结构化数据的挑战，近年来很多国家都在积极推进医疗信息化发展，这使得很多医疗机构有资金来做大数据分析。因此，医疗行业将和银行、电信、保险等行业一起首先迈入大数据时代。

7.5　元宇宙医学大数据发展趋势

大数据逐渐成为我们生活的一部分，它既是一种资源，又是一种工具，让我们更好地探索世界和认识世界。大数据提供的并不是最终答案，只是参考答案，它为我们提供的是暂时帮助，以便等待更好的方法和答案出现。

在全球经济、技术一体化的今天，中国医疗健康行业已经开启了大数据的起航之旅，行业大数据已经在经济领域发挥重要作用。未来大数据将在医疗健康领域市场规模占据近一半的市场份额。未来，医疗健康行业大数据将呈现以下发展趋势。

1. 行业大数据在临床诊断、远程监控、药品研发等领域发挥重要作用

中国目前已经有十余座城市开展了数字医疗。病历、影像、远程医疗等都会产生大量的数据并形成电子病历及健康档案。基于这些海量数据,医院能够精准地分析病人的体征、治疗费用和疗效数据,可避免过度及副作用较为明显的治疗,此外还可以利用这些数据实现计算机远程监护,对慢性病进行管理等。

2. 医疗云平台建设步伐加快

我国各地各类医疗云平台布局全面、层次丰富,在建设主体和运营模式上也形成了政企合建、市场运营的良好局面。我国智慧医疗云平台的构建主要是以人口信息数据库、电子病历数据库和电子健康档案数据库等三大数据库为支撑,并通过平台支持公共卫生、计划生育、医疗服务、医疗保障、药品供应和综合管理等六大类业务应用,正逐步形成国家、省、地市和县的四级区域人口健康信息平台。

3. 医疗大数据来源多样化且快速增长

我国医疗大数据主要由医院临床数据、公共卫生数据和移动医疗健康数据三大部分组成,各数据端口呈现出多样化且快速增长的发展趋势。

当前,中国正处在全面建设成小康社会征程中,工业化、信息化、城镇化、农业现代化任务很重,建设下一代信息基础设施,发展现代信息技术产业体系,健全信息安全保障体系,推进信息网络技术广泛运用,是实现四化同步发展的保证。

4. 促进数据安全与隐私保护

对海量数据进行挖掘分析时,患者的隐私信息存在不同程度的风险。利用访问控制技术,对不同的人员设置不同的访问权限,构建完善的数据分级制度,对于不同级别的个人信息和数据采用不同的保护措施,通过加强相关政策制定与立法,可使个人隐私得到安全保护。

总之,医疗大数据发展前景广阔,是一门横跨生物学、心理学、信息学等诸多学科的新兴交叉性热点技术。医疗大数据也逐渐从"概念"走向"价值",用医疗信息去影响医学实践并最终实现人类健康,这一点终究会得到人们的认可。此外,医疗大数据催生和完善了循证医学,也准确地预测个体患病风险和预防治疗。医疗大数据可视化程度高、传播范围广。

本章小结

近年来大数据应用带来了令人瞩目的成绩。作为新的重要资源,世界各国都在加快大数据的战略布局,制定战略规划。目前我国大数据产业还处于发展初期,市场规模仍然比较小,2012 年仅为 4.5 亿元,而且主导厂商仍以外企居多。

健康医疗大数据发展前景广阔,是一个横跨生物医学、心理学、信息学、网络科学、系统科学等诸多学科的新兴交叉性热点领域。如何使其能够得到更好规范、管理和共享利用,是未来研究的一个主要课题。此外,还应结合临床实践做一些预测性的工作,充分发挥医疗大数据的优势。只有牢牢地抓住这一点,解决好医疗大数据研究面临的主要问题,改变医学实践的发展模式,才能最终实现个体化治疗和群体性预防的目的。

　　总而言之,大数据技术的发展必将解开宇宙起源的奥秘和对人类社会未来发展的趋势有推动作用。

【注释】

1. **ETL**:一种数据仓库技术,描述将数据从来源端经过抽取、转换、加载至目的端的过程。
2. **K-means**:著名的划分聚类算法,给定一个数据点集合和需要的聚类数目 K,K 由用户指定,K 均值算法根据某个距离函数反复把数据分入 K 个聚类中。
3. **SVM**:一类按监督学习方式对数据进行二元分类的广义线性分类器,其决策边界是对学习样本求解的最大边距超平面,可以将问题化为一个求解凸二次规划的问题。
4. **NB**:统计学的一种分类方法,它是一类利用概率统计知识进行分类的算法。
5. **Mahout**:ASF(Apache Software Foundation)旗下的一个开源项目,提供了一些经典的机器学习的算法,旨在帮助开发人员更加方便快捷地创建智能应用程序。
6. **CER**:评价不同治疗方案对特定患者的疗效差异,针对不同类型患者,找出最好的治疗方法的研究。
7. **HDFS**:一个文件系统,用于存储文件,通过目录树来定位文件。它是分布式的,由很多服务器联合起来实现其功能,集群中的服务器有各自的角色。
8. **Yarn**:Yarn 是一个 Hadoop 资源调度平台,负责为运算程序提供服务器运算资源,相当于一个分布式的操作系统平台。
9. **Mesos**:Mesos 是 Apache 旗下的开源分布式资源管理框架,它根据资源利用率和资源占用情况,在整个数据中心内进行任务的调度,提供类似于 YARN 的功能。
10. **AWS**:AWS 是亚马逊提供的面向全球的云计算服务平台。
11. **SIR**:Susceptible(易感者)-Infected(感染者)-Removed(康复者)模型。
12. **SEIR**:Susceptible(易感者)-Exposed(潜伏者)-Infected(感染者)-Removed(康复者)模型。

本章参考文献

[1]　赛迪网. 全球及中国大数据市场发展现状[EB/OL]. (2022-04-15)[2022-12-12]. https://www.china5e.com/news/news-1132841-1.html.

[2]　搜狐网. 元宇宙与数字时代[EB/OL]. (2022-10-03)[2022-12-14]. https://www.sohu.com/a/589953207_121124787.

[3]　华为云开发者联盟. 大数据的处理流程[EB/OL]. (2022-07-29)[2022-12-18]. https://blog.csdn.net/qq_45974639/article/details/126055999.

[4]　樊林. 医学大数据的研究进展及应用前景[EB/OL]. (2016-05-18)[2022-12-20]. https://www.sohu.com/a/75955106_390793.

[5]　国家卫生健康委员会. 关于印发国家健康医疗大数据标准、安全和服务管理办法(试行)的通知[R/OL]. (2018-9-15)[2022-12-26]. http://www.cac.gov.cn/2018-09/15/c_1123432498.htm.

[6]　刘加玉. 国内外健康医疗大数据建设及应用发展现状分析[EB/OL]. (2019-8-06)[2022-12-27]. https://www.xiaoshanxin.com/news/new/1761.html.

[7]　邢丹,姚俊明. 医疗健康大数据:概念、特点、平台及数据集成问题研究[J]. 物联网技术,2018,8(08):104-106.

[8]　医药及医疗健康团队. 我国健康医疗大数据建设及应用过程中合规问题探析[EB/OL]. (2021-7-16)

[2022-12-28]. http://www.east-concord.com/zygd/Article/20204/ArticleContent_1663.html.

[9] 亿信华辰. 大数据时代下的数据可视化方法[EB/OL]. (2020-04-15)[2022-12-30]. https://www.
     esensoft.com/industry-news/data-visualization-2721.html.

[10] 兰州大学西部生态安全协同创新中心. 兰州大学对 2021.11-2022.04 全球新冠肺炎疫情的预测与分
      析[EB/OL]. (2021-11-15)[2022-12-30]. http://covid-19.lzu.edu.cn/info/1131/2443.htm.

第**8**章
医学元宇宙的人工智能技术

 导 学

内容与要求

本章主要介绍了人工智能技术概述、启发式搜索、神经网络、自然语言处理以及人工智能在医学元宇宙中应用的现状与展望。

"人工智能技术概述"中要求理解和掌握人工智能的定义和研究范围,了解人工智能的研究方法;"元宇宙与启发式的搜索"中要求理解几种启发式搜索的算法原理以及它们的优缺点;"元宇宙与神经网络"中要求掌握神经网络的结构、神经元模型,了解感知学习规则、增量学习规则,掌握人工智能、机器学习和深度学习的关系;"元宇宙与自然语言处理"中要求理解自然语言处理中的基本概念、基本术语,了解其与人工智能的关系。"人工智能在医学元宇宙应用的现状与展望"中要求了解前沿人工智能应用以及人工智能与医学元宇宙应用的现状和未来的发展趋势。

重点及难点

本章的重点和难点是人工智能求解的问题和方法、启发式搜索中的各算法、神经网络的工作原理、反向传播算法的原理、形式语言理论中的四种语法。

8.1 人工智能技术概述

人工智能(Artificial Intelligence,AI)是研究、开发用于模拟、延伸和扩展人的智能的理论、方法、技术及应用系统的一门新的技术科学。1956 年,人工智能的概念由约翰·麦卡锡(John McCarthy)首次提出,当时的定义为"制造智能机器的科学与工程"。人工智能的目的就是让机器能够像人一样思考,让机器拥有智能。时至今日,人工智能的内涵得到了极大的拓展,成为一个交叉学科。本节将从其基本概念和可解决的问题进行简单介绍。

8.1.1 基本概念

人工智能是什么,至今为止没有一个统一的标准化的定义。根据人工智能之父约翰·麦卡锡的说法,它是"制造智能机器的科学与工程,特别是智能计算机程序"。"人工"即由人类创造、设计。而"智能"根据罗伯特·斯滕伯格(Robert J. Sternberg)所言,是个人从经验中学习、理性思考、记忆重要信息,以及应付日常生活需求的认知能力。

现在已经明确了"智能"的概念,接下来要了解的是,怎样判断某些人(或物)有智能?这就不得不说到著名的"图灵测试",这是艾伦·图灵(Alan Turing)在1950年提出的一项著名的实验,它用来检验一台机器是否能够思考,判断一台机器是否具有和人类一样或者无法区分开的智能。如果一个人用一种被测试者都能听懂的语言,向两个他看不见的物体提出一系列问题。这些物体之一是人类,而另外一种则是机器。在多次的询问之后,如果人类无法区分出两个物体的本质差别,那么这台机器就通过了图灵测试。在这篇文章中,图灵暗示,任何一个通过了图灵测试的人都必然具备"脑能力",以应付任何合理、相当于人们在普遍意义上接受的人类水平的智能挑战。

8.1.2　可利用人工智能求解的问题和方法

1. 搜索算法和拼图

搜索算法、问题求解技术和启发法应用的一个经典例子是拼图和相关的搜索拼图(如8拼图和3拼图)。以8拼图为例,将一个图片均等分成9份,附上数字1到8,然后去掉其中的一份并打乱顺序。具体如图8.1所示,其中斜线方格为空白部分。

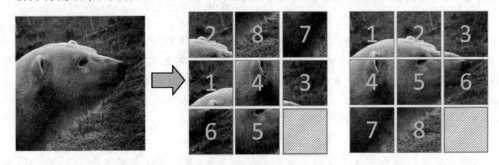

图8.1　原图片(左)初始状态(中)和目标状态(右)

通常一个拼图问题包含初始状态和目标状态。目标状态是要恢复成的图片顺序,初始状态是开始恢复时的图片顺序。要注意的是,两个状态都可以是随机的,包括目标状态,不过目标状态一般是有序的。

拼图的目的是从杂乱的状态移动成合理的状态,也就是从图8.1的初始状态移动成目标状态。在大部分实例中,通过最少的移动次数达到目标状态是研究者的目标。对于给定问题所有可能状态的组成的结构称为状态空间图(state-space graph)。这个状态空间图可以看作是问题的讨论范围,它包括了问题中所有可能的状态,这些状态用节点表示,状态之间的所有合法转换(例如拼图中的合法移动)由边表示。空间树通常是状态空间图的完全子集,它的根是初始状态,目标状态是一个或多个叶子节点。深度优先搜索(Depth First Search,DFS)和广度优先搜索(Breadth First Search,BFS)是数据结构中经常探讨两种经典的盲目搜索算法,这两个算法分别从深度和广度两个角度按顺序访问每个节点,而这两个算法也是解决此问题的经典方法。

2．二人博弈

而二人博弈，通俗来讲，就是两个人持对立角色进行游戏，像石头剪刀布、象棋、五子棋以及经典的"囚徒困境"（两个犯罪嫌疑人被捕并受指控，但除非其中有人揭发，否则警方并不能判刑，警方把他们两个关入不同的牢房进行审问）。它们与拼图问题的本质区别之一是：玩二人博弈游戏时，你不能只专注于达到目标，同时也要保持警惕，注意和阻碍对手的前进。

3．自动推理

自动推理系统是输入一系列事实进行推导的系统。推导是一种类型的推理，在推导过程中，用给定的信息推理出新的、可能的、希望有用的事实。

逻辑推理的方式分为很多种，最为基本的推理方式是演绎推理，其进行推理时，主要根据需求，从简单推理逐步向着复杂特殊的推理进行，使其能够达到合理有效且符合需求的目标，为推理的开展提供良好的逻辑设计。归纳推理主要是从特殊推理不断地向一般推理进行发展，相关人员进行设计时往往会注意其特点，避免与演绎推理程序混淆，影响程序的正常工作。默认推理主要是在知识不完全的背景下，进行假设推理。根据假设条件对已经存在的一些知识信息进行一定的推理分析，最终得到理想的结果。

4．产生式系统和专家系统

在人工智能中，产生式规则是知识表示的方法。一般，产生式规则具有如下形式：

IF（条件），THEN 动作

或者

IF（条件），THEN 事实

专家系统的设计是产生式系统的应用领域之一，专家系统是一个有某个有限问题领域详尽知识的软件。用于电动车诊断的专家系统的某个部分可能包含了以下规则：

IF（电动车不启动），THEN 检查车头灯。

IF（前灯工作），THEN 检查轮胎。

IF（轮胎气压低），THEN 给轮胎打气。

IF（前灯不工作），THEN 检查电池。

只要提供了一套广泛的产生式规则，对机械不太敏锐的人也可以正确诊断他们的电动车。在 20 世纪 70 年代初，人们开发出了最初的专家系统（MYCIN、DENDRAL、PROSPECTOR），并在 20 世纪 80 年代后期逐渐成熟。

5．细胞自动机

在 n 维空间中细胞的集合被视为细胞自动机（Cellular Automata，CA），系统中每个细胞都有若干个相邻细胞，对于每个细胞来说，它们可以处于少量状态中的任何一种状态，一般一个细胞的状态数为 2，例如，一个细胞可以是黑色或白色（也就是两个区别较大的状态）。因此，CA 的显著之处在于：通过应用几个简单的规则创建复杂的模式。此外，CA 还可以使用两个额外的特性进行表征：

（1）物理拓扑，指 CA 的形状，如矩形或六边形。

（2）更新规则，细胞自动机是同步系统，以固定的间隔进行更新。根据细胞当前状态及其邻域若干细胞的状态决定细胞的下一个状态。通常假定，在每个维度上 CA 是无界的，单个细胞处于两种状态中的一种，用"0"和"1"表示。

6. 神经计算

20 世纪 40 年代，麦卡洛克（McCulloch）和皮茨（Pitts）的研究揭开了神经计算研究的序幕。神经计算的基础是人工神经元，这种神经元用阈值逻辑单元（TLU）进行建模，如图 8.2 所示。

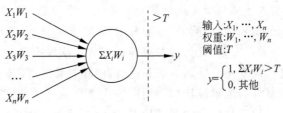

图 8.2　阈值逻辑单元

假设该神经元的输入为 X_1 和 X_2，且二者是二进制输入，这些输入通过实值权重 W_1 和 W_2 的调整来实现后续计算。当输入向量点乘以这组权重得到的值超出或等于单位阈值（阈值也是实值数量）时，TLU 的输出等于 1；反之，TLU 的输出等于 0。

实际的应用需要多个阈值单元，一般要进行有实用价值的模式识别任务需要几百甚至几千个基本阈值单元。大量的阈值单元组成可用于执行有实用价值的数据处理任务的神经网络，如识别手写文本，在历史活动的基础上预测股票的未来价格。

7. 进化计算

进化算法是人工智能的分支，也被称为是演化算法（Evolutionary Algorithms，EA）。进化算法是一个"算法簇"，而不是一个具体的算法。大自然中的生物进化一般包括基因编码，种群初始化，交叉变异算子，经营保留机制等基本操作，进化算法就是借鉴了这些生物进化操作。与传统的基于微积分的方法和穷举方法等优化算法相比，进化计算是一种成熟的全局优化方法，它具有高稳健性和广泛适用性。同时，进化计算不受问题性质的限制，具有自组织、自适应、自学习的特点，能够有效地处理传统优化算法难以解决的复杂问题。

在进化计算中，类似真实世界中生物适应自然环境一样，它针对问题提出的拟解决方案可以适应不同的条件。在遗传算法（Genetic Algorithms，GA）中，问题被编码为串，GA 对随机选择的大量二进制串应用遗传算法，利用适应度函数来收集相对优化的串。例如，在 8 拼图中，将空白方块的一系列移动编码为 0 和 1 序列，适应度函数为对应的移动序列的串分配相应的值，通过选择更优的串使拼图的状态更接近目标状态。

8. 知识表示

知识表示问题是人工智能问题的基础性问题之一。人工智能系统需要获得和存储知识用于处理知识、产生智能结果，因此识别和表示知识是达到这个目的的重要一步。而选择何种表示方法,就要先考虑所要解决和理解问题的本质。正如波利亚[2]所说的,一种好的表示选择与为特定问题设计的算法或解决方案一样重要。好的表示方法有利于迅速得到可理解和可使用的解决方案,反之,差的表示方法则让问题无法解决。

9. 不确定性推理

传统数学方法通常处理确定的事物,例如集合 A 要么是集合 B 的子集,要么不是。而日常生活发生的事件常常是不确定的,例如,如果一个新冠病毒未感染者和新冠病毒感染者同处一个空间,那么未感染者有可能被感染,但也有可能仍然是阴性。人工智能系统与生活类似,充满了不确定性,因此概率问题是人工智能必须要考虑的问题。试考虑这样的集合:满意生活条件的人的集合和不满意生活条件的人的集合。对于一些人,同时属于这两个集合是非常正常的。一些人可能喜欢他们的生活,但也会有鸡毛蒜皮的小事让他感到崩溃,这样,我们把将对生活条件感到满意的人的集合视为模糊集合,因为它随着条件的变化而变化。

8.1.3 双向奔赴的人工智能和元宇宙

元宇宙的高质量应用,离不开人工智能的协力和赋能。当前,人工智能作为引领新一轮科技革命和产业变革的战略性技术,已经极大地影响和改变了众多行业与社会生活的面貌。在元宇宙这一全新的世界维度中,人工智能不仅能使元宇宙的形式更多样、体验更动人,还能使元宇宙本身的产业赋能效应得以更充分地发挥,实现过去未曾实现的创意。此外,元宇宙也能将人工智能的应用触角延伸至更广阔的维度,从而实现人工智能与元宇宙的双向奔赴。人工智能创造出了更好的元宇宙,同时元宇宙也为人工智能创造了更大的想象和可供作为的空间。

8.2 元宇宙与启发式的搜索

本章的主题是启发式搜索法。在实现目标状态时,采用启发式搜索法可以大大降低搜索数量。对于复杂度迅速增加的问题,启发式搜索是最好的选择。好的启发式方法不能保证获得解,但是它们经常有助于引导人们获取到达解的路径。乔治·波利亚(George Polya)由于写了一本里程碑式的书——*How to Solve It*,也许有可能被称为"启发式之父"。波利亚的工作侧重于解决问题、思考和学习,他建立了启发式原语的"启发式字典",运用形式化观察和实验的方法来寻求创立和获得人类问题求解过程的见解。

本章的各节将依次介绍最基本的爬山法,模仿物理冶金学的模拟退火法,从达尔文的进化论中得到灵感的遗传算法,从社会习俗中得到启发的禁忌搜索算法,最后是从蚂蚁的行为中得到的蚁群优化算法。

8.2.1 搜索和状态空间图

人们一直在设法应用计算机解决一些生活中的实际问题,搜索算法则是运用电脑的强运算能力,对问题解空间中的一部分或全部可能情形进行穷尽,以求出问题的解。现如今,搜索算法包含了枚举算法、深度优先搜索、广度优先搜索、A＊算法、回溯算法、蒙特卡洛树搜索、散列函数等。本章主要介绍启发式搜索，下面的各节介绍了启发式搜索中的爬山法、模拟退火法、遗传算法、禁忌搜索、蚁群优化法。启发式搜索算法是使用启发法指导智能搜索过程。

8.2.2　爬山法

爬山法是最基本的启发式搜索算法。正如其名，爬山算法背后的原理模仿了爬山的过程。想象一下在云雾缭绕的群山之中攀登，既看不到最高的山峰，又不知道哪条路是通往山巅的路。你能做的，只有从当前的位置开始，一路向上爬，期望着自己能到达山巅。最终可能到达了最高的山峰，也可能到达了与之毗邻的次高的山峰。爬山法是一种局部最优的贪心搜索算法，其本质上类似梯度下降法。该算法不会保存任何的历史信息，也不会从错误的结果或错误的路径中回退回来。它通过一种度量（好比攀登的高度，将该度量最大化，或者最小化）引导其到达目的地，从而引导下一次"移动"。

该算法每次从当前的节点开始，与其相邻节点进行比较。如果当前节点是最高的，则将当前节点作为结果返回；反之如果当前节点是最小的，就用最高的相邻节点替换当前节点，从而实现爬向山顶的目标。重复以上步骤找不到更高的节点为止。

爬山法容易出现三种问题。第一个问题是山麓问题（Foothills Problem）。如上文所述，爬山法是一种贪婪算法，不会保存任何的历史信息，因此它可能会困在局部最大值中，这意味着虽然解或目标状态似乎可以达到，但是却无法从一个局部最优解的周围到达。如图 8.3 所示，在处于当前解时，爬山法搜索到局部最优解后，就会停止搜索，因为在局部最优解这个点，无论向哪个方向小幅度地移动，都无法得到更优解。这可能就像到达当初以为的山顶后，才发现"一山还有一山高"。

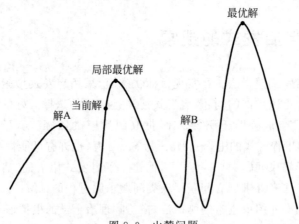

图 8.3　山麓问题

第二个问题称为高原问题（Plateau Problem）。假设有一组相邻的节点，它们的值相等，就像爬山爬到一处半山腰的平地一样。在这种情况下，因为相邻节点的值都相同，爬山算法很难确定最佳的搜索方向，就会产生随机走动，使得整体搜索效率下降。

最后是山脊问题（Ridge Problem），爬山算法在搜索的过程中，很可能在"山脊"的两侧来回震荡，使得搜索前进的步伐很小，搜索效率低下。

有几种方法可以解决这些问题。解决局部最优问题可以通过追溯到较早期的节点,并从另一个方向进行尝试;解决高原问题可以通过随机选择一个远离当前节点的节点重新进行搜索,从而跳出"平地"。最后,对于山脊问题,可以尝试在多个方向上同时进行搜索,从而避免搜索过程的震荡。

8.2.3 模拟退火

模拟退火(Simulated Annealing,SA)模拟金属退火时固体内能的改变。在冶金学中,金属往往需要在退火过程中实现原子重排,即在遵循局部能量最小化原则的前提下,将金属中的原子进行排列。此过程首先需要加热金属到液化,然后令其缓慢冷却凝固。经过退火过程后的金属许多性能都得到了提升,例如韧性和硬度。

就像冶金学中为了让原子达到较低能量的排列却反而先将其加热一样,SA 有时为了避免被困在局部最优值中,可以允许进行情理之外的移动。回想爬山算法有时找不到全局最优值,一味地追求最优却被困在局部最优解中,如图 8.4 所示。

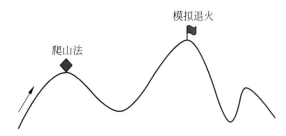

图 8.4 模拟退火相较于爬山法更容易找到全局最优解

所有搜索算法都包含两大要素:开发(Exploitation)和探索(Exploration)。开发本着好的解决办法可能互相临近的准则,就是说当找到了一个好方法时,检查其附近是否存在更好的解决方案。而探索秉持"无风险则无回报"的原则,即在状态空间的未知领域中可能存在更好的解,不把搜索局限在一个很小的范围,对未知进行探索。一个理想的搜索算法应该能够很好地兼顾这两种冲突的策略。爬山法充分利用了开发策略,找到了局部最优解。但如果要寻找全局最优解,就必须要加上一些探索,譬如模拟退火算法允许情理之外的移动。

8.2.4 遗传算法

1859 年,达尔文的《物种起源》出版了,"适者生存"一词就是在这本书中由达尔文创造出来的。达尔文提出,生物的种群数量是与环境相适应的,也就是说,在世代交替过程中,生物总能保留能更好地适应环境的特性,他把这个现象叫作"自然选择"。如果把自然选择看作一种学习方法,一个物种通过自然选择可以学会怎样更好地适应环境。

20 世纪 60 年代后期,约翰·霍兰德(John Holland)受达尔文著作的启发,在密歇根大学提出了遗传算法(Genetic Algorithm,GA),并于《自然系统和人工系统中的适应》一书中对其进行了详细描述。在 GA 中,问题的解由字符串表示。尽管实数和其他表示方法也可行,但是在规范的 GA 中,这个字符串是二进制的序列。这个字符串通常被称为染色体。在搜索算法的开始,随机生成一组字符串,这组字符串被称为初始种群。在每次算法的迭代中,将遗传算子(如选择、交叉、变异等)应用于当前这一代染色体,产生一组新的、可能包含了一个更理想的解决方案的字符串种群。在 GA 生成不断迭代的过程中,如果有足够好的解决方案,则停止迭代;否则这个算法可能会超时。

遗传算法的关键是适应度函数。字符串的适应度是衡量字符串有效地解决问题的程度。程序开始于随机生成字符串种群,然后应用选择、交叉和突变的遗传算子生成一系列的后续种群,直到在某一代中某个字符串理想地解决了问题。一个好的适应度函数不仅需要衡量字符串是否解决了问题,还应该指明字符串能够在多大程度上满足了最初的期望。

8.2.5　禁忌搜索

禁忌(忌讳)是一种文化行为,这种行为即便不被人们明令禁止,也会让人厌恶。随着时间的推移,曾经是禁忌的行为,现在有可能已为人们所接受。20 世纪 70 年代,弗莱德·格洛费(Fred Glover)提出了禁忌搜索(Tabu Search,TS)算法。这种算法使用两种类型的表:禁忌表和特赦表。联系上文,为了防止收敛到局部最优值,SA 允许以一定的概率向后跳跃,同样的,TS 也允许向后跳跃。禁忌表的作用是为了防止对已经搜索过的节点的重新访问,同时也是为了避免循环搜索。如果某次移动可以明显地提高目标函数的值,例如某个自变量 X 使得目标函数大于等于任何以前得到过的值,那么尽管移动到 X 是一种禁忌,也是可以的。由特赦表记录这些打破禁忌的条件。

8.2.6　蚁群优化

许多算法都参照了自然界的某些现象,前文提到遗传算法是其中之一,本节要介绍的蚁群优化算法也是一种。M. 多里戈(M. Dorigo)首先发现了蚁群行为可应用于组合优化。蚂蚁群落展示出来的智慧是一种突现行为的例子,突现行为是指一种来自较低层次,却产生此层次不可预见的行为,例如人类的意识。人的大脑由十亿至百亿个神经元组成,它们负责处理视觉和听觉输入,控制呼吸、运动等生理功能。意识看起来似乎没有规律,但是这存在于人们的"自我"意识中,其中较低层次基于规则的组织获得了意想不到的、较高层次的行为。

蚁群算法的基本思想,是利用人工蚂蚁和人工信息素路径求解问题。在求解过程中,蚁群的全部路径组成了待优化问题的求解空间。空间中的每个路径都含有一些人工合成的信息素,这些人工合成的蚂蚁可以感应到其他蚂蚁在路线上遗留下来的信息素,并且留下自己的信息素。在较短路径上蚂蚁释放的信息素量较多,随着时间的推进,较短的路径上累积的信息素浓度逐渐增高,选择该路径的蚂蚁个数也越来越多。路径上的信息素浓度是按照特定的公式来更新的,而人工蚂蚁则会根据某个公式来确定下一次移动的节点。最后,在正反馈的作用下,整个蚁群都会朝着最佳路径方向靠拢,即追寻问题的最优解。

8.2.7　启发式搜索与医学元宇宙

启发式搜索作为人类使用有限资源探索无限可能的重要方式之一,在医学元宇宙中同样会起到十分重要的作用。作为现实生活的模拟,在医学元宇宙中同样存在着诸如调度问题、路径搜索问题等通过简单的遍历搜索算法比较难解决的实际问题。譬如医学资源的调度、医学影像中病灶位置的搜索等。这些问题大都具有非线性和问题规模庞大等特点,也是这些问题的难点所在。而启发式搜索可以有效地解决这些问题。同样,元宇宙作为强调虚实结合的虚拟概念,借助其强大的模拟能力,使得人们更加有能力探索新的启发式搜索算法。

8.3　元宇宙与神经网络

人的大脑由 100 亿～1 000 亿个神经元组成,这些神经元高度紧密相连。其中,一些神经元可能与几十个相邻的神经元进行通信,而其他神经元则与数千个神经元共享通信信息。在过去数十年里,有研究人员从这种生物结构获取了灵感,设计了人工神经网络(Artificial Neural Network,ANN)。许多领域都存在着人工神经网络的应用,例如股票发展预测,自动驾驶等方面。本章将从人工神经元与其生物对应、感知及学习规则极其局限性、增量规则、反向传播及其应用领域进行介绍,并对机器学习和深度学习进行简单介绍。

8.3.1　人工神经元与其生物对应

神经元是脑组织的基本单元,是神经系统结构与功能的基本单位,其结构如图 8.5 所示。

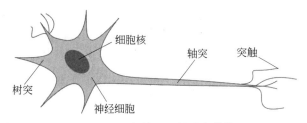

图 8.5　生物神经元的基本结构

人工智能采用了这种生物学模型的 4 个要素。

生物模型:①细胞体;②轴突;③树突;④突触。

人工神经元:①细胞体;②输出通道;③输入通道;④权重。

如上所述,权重(实值)担任的是突触的角色。权重作用是调节一个神经元对另一个神经元的影响程度,它反映了生物突触的导电水平。图 8.6 所示的是抽象神经元模型,有时也称为单元或节点,或仅称为神经元。抽象神经元模型的输入为 $x_1,\dots,x_n$,输入与神经元的参数 $w_1,\dots,w_n$ 相乘并求和,然后通过一个激活函数 f 得到最终的输出结果。

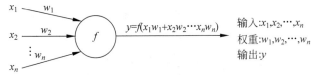

图 8.6　抽象神经元模型

生物神经元有许多树突,树突在人工神经元中的表现就是输入信号,这些输入信号作用到人工神经元上。由于神经元刺激的作用不同,生物神经元中的突触具有不同的性质和强度。同样在人工神经元中,为了模拟生物神经元中突触的性能,也就是突触的不同连接强度及突触的可变传递特性,每一个输入都会设置一个可变的加权。为了模拟生物神经元的时空整合功能,人工神经元通过对所有的输入进行累加求和来表示全部输入作用的总效果,用这个所求的和来模拟生物神经元的膜电位。在生物神经元中,只有在膜电位超过动作电位的阈值时,生物神经元才能产生神经冲动,反之则不能。因此,在人工神经元中,也必须考虑该动作的电位阈值,用来实现神经冲动。因为生物神经元只有一个轴突,人工神经元也只有一个输出。同时,由于生物神经元的膜电位与神经脉冲冲动之间存在一种数模转换关系,因此在人工神经元中要考虑输入与输出之间的非线性关系。

8.3.2　感知器学习规则及其局限性

感知器学习规则是 1958 年由心理学家弗兰克·罗森莱特(Frank Rosenblatt)提出的,把管理系统权重调整的过程称为学习规则。感知机的学习规则是监督式的学习,简单来说,就是在传入数据的同时给出明确答案,感知机通过判断传入数据,得到结果。在结果与答案不同时,进行系数的自动修正来实现机器学习。感知机学习规则如图 8.7 所示,w 代表每次感知机训练传入数据的系数,默认这些系数是正态分布,并对传入数据进行判断。例如在感知机的训练实例中,根据这些系数对数据进行动物种类的判断(例如判断一个动物是猫还是狗),如果在感知机的训练中判断结果与答案是有出入或者错误的,就会自动修改这些系数来进行学习。

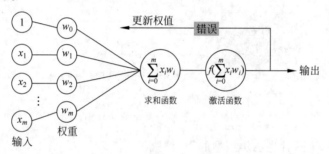

图 8.7　感知机学习规则

但感知机学习规则也存在局限性,它只能表示由一条直线、平面或超平面分割的空间。这种空间称为线性空间,而由曲线、曲面、超曲面分割而成的空间称为非线性空间。感知机无法表示非线性空间。

8.3.3　增量规则

与感知器学习规则相比,增量规则可以解决少数输入违反了线性可分离原则的问题,它具有更好的稳健性。

作为一种神经网络的学习规则,增量规则也被称为 Adaline 规则或者 Widrow-Hoff 规则,它是一种梯度下降的数值方法。单层神经网络的增量规则训练过程如下:

(1)以适当的值初始化权值。权值的初始化可以是随机的,也可以是预先优化的,或者是经验值。

(2)从{输入、正确输出}的训练数据中提取输入数据,并将其输入神经网络。计算神经网络的输出 y_i 与输入对应的正确输出 d_i 之间的误差:$e_i = d_i - y_i$。

(3)根据增量规则计算权值更新:$\Delta w_{ij} = \alpha e_i x_j$。

（4）调整权值：$w_{ij} = w_{ij} + \Delta w_{ij}$。

（5）对所有训练数据执行第（2）～（4）步。

（6）重复第（2）～（5）步，直到误差达到可接受的水平。

8.3.4　反向传播

反向传播算法是目前用来训练人工神经网络的最常用且最有效的算法。

反向传播工作原理就是：

（1）前向传播：将训练集数据输入到人工神经网络 ANN 的输入层，经过隐藏层，最后到达输出层并输出结果。

（2）反向传播：由于 ANN 的输入结果与输出结果有误差，则计算估计值与实际值之间的误差，并将该误差从输出层向隐藏层反向传播，直至传播到输入层。

（3）权重更新：在反向传播的过程中，根据误差调整各种参数的值；不断迭代上述过程，直至收敛。

总结来说，反向传播算法可以看作具有 4 个步骤的过程：①前馈计算；②反向传播到输出层；③反向传播到隐藏层；④更新权重。程序停止的标准类似于"增量规则"：要么是训练的批次（Epoch）数超出了限制，要么是网络的误差 E 变得足够小。

8.3.5　机器学习与深度学习简介

人工智能、机器学习和深度学习覆盖的技术范畴是逐层递减的，三者的关系如图 8.8 所示，即：人工智能＞机器学习＞深度学习。

机器学习（Machine Learning，ML）是人工智能的子领域，也是人工智能的核心。机器学习的理论主要是设计和分析一些让计算机可以自动学习的算法。假设要构建一个识别猫的程序，传统上如果让计算机进行识别，需要输入一串指令，例如猫长着毛茸茸的毛、顶着一对三角形的耳朵等，然后计算机根据这些指令执行下去。但是如果仅对程序展示一只老虎的照片，程序应该如何反应呢？更何况通过传统方式要制定大量所需的规则，而且在此过程中必然会涉及一些困难概念的定义，例如对毛茸茸的定义。因此，更好的方式是让机器自学。

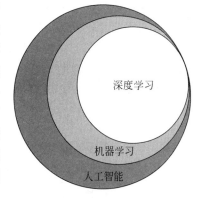

图 8.8　人工智能、机器学习和深度学习的关系

在为计算机提供大量的猫的照片之后，神经网络以自己特有的方式查看学习这些照片。随着实验的反复进行，网络系数会不断学习更新，最终能够准确地判断出哪些输入是猫，哪些输入不是猫。

深度学习（Deep Learning，DL）是机器学习的子类。通过参照人类大脑的思考方式，研究人员提出了深度学习的概念。深度学习是利用深度神经网络来解决特征表达的一种学习过程。深度神经网络本身并不是一个全新的概念，它可以被理解为包含多个隐含层的神经网络结构。为了提高深层神经网络的训练效果，人们对神经元的连接方法以及激活函数等方面做出了调整。深度神经网络的目的主要是建立和模拟人脑进行分析学习的神经网络，模仿人脑的机制来解释数据,如文本、图像、声音等。

8.3.6　计算机视觉概述

关于计算机视觉主要由两种被普遍接受的定义。第一种认为,计算机视觉是从数字图像中提取信息并加以应用。这些信息和应用可以是物体识别、位置测绘以及增强现实等。第二种定义认为计算机视觉是构建了可以理解数字图像内容的算法。

计算机视觉技术的应用非常广泛,可以说是深入到了普通人生活的方方面面。在这些应用中,除了我们日常比较容易接触到的,例如面部识别、光学字符识别(OCR)、电影特效、视觉搜索以外,还包括最近几年飞速兴起的自动驾驶、自动无人商店、虚拟现实、增强现实等。

在计算机视觉中,最基础的模型和操作,分别是像素表示的图像和卷积操作。

把图像信息利用像素来进行表达是一种非常直观简单的表达方式。对于黑白图像来说,图像就被转换为 0 或者 1 的二元矩阵。这个矩阵的每一个元素就是一个像素,0 代表黑,1 则代表白。对于灰度图像来说,每一个像素,或者说是矩阵的每一个元素,代表灰度的"强度"(Intensity),从 0 到 255,0 代表黑,255 代表白。对于彩色的图像来说,我们一般要先选择一种模型来表示不同的颜色。一种较为流行的表达方式是 RGB(红、绿、蓝)模型。在这样的模型中,任何一个彩色图像都能够转化成为 RGB 这三种颜色表达的叠加。具体来说,就是 RGB 分别代表三种不同的"通道"(Channel)。每一种通道都是原始图像在这个通道,也就是这个原始颜色下的表达。每一个通道都是一个矩阵像素表达。每一个像素代表着从 0 到 255 的值。换句话说,一个彩色图像在 RGB 模型下,是一个"张量"(Tensor),也就是三个矩阵叠加在一起的结果。

卷积是计算机视觉中最常用的操作之一。卷积本用作图像的信号处理,在深度学习中,信号处理的固定卷积核被替换成可学习的卷积核,从而将卷积操作引入深度学习中,极大提升了深度学习在图像上的速度和效果。如图 8.9 所示,卷积操作一次计算过程为,使用一个卷积核与图像对应位置的元素相乘相加,并将结果赋予中心点。而整个卷积需要将卷积核从图像左上角按固定步长从左到右,从上到下的顺序,重复进行单次卷积计算过程。最终的计算结果组成了一个新的数值矩阵。

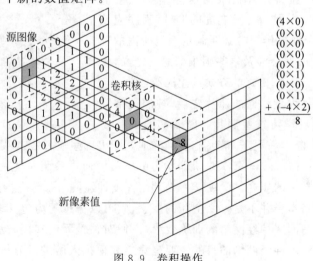

图 8.9　卷积操作

卷积作为一个局部计算的算法,对图像的空间结构的捕捉能力以及局部信息的提取能力很强,被广泛应用在深度学习中的各个领域。

8.3.7　神经网络与医学元宇宙

在过去几十年里,神经网络得到了充分的发展和广泛的应用,在控制、搜索、优化、函数近似、模式关联、聚类、分类和预测这些方面有了不错的进展。在控制领域,向包含了神经网络的智能设备输入数据,产生所需的输出。例如一些车的尾部配备了后置摄像机、声呐设备以及神经网络,通过它们可以实现自动并行停车。在模式分类中,根据特定模式类的成员身份对输入模式进行分组。例如 NETtalk,可以将 NETtalk 看作一台会说话的打字机,它能够将书面文字转换为声音序列,再把这些声音序列送到语音合成器中生成声音。在预测方面,人们希望可以估计在未来某一时刻的现象。预测可以看作函数近似,其中函数的定义域是时间,其值域是所研究现象的未来行为。

智能医学影像是人工智能、神经网络在医疗领域的另一重要应用,它将人工智能技术应用在医学影像的诊断上,例如放射类影像(如 X 射线)、计算机断层扫描(Computed Tomography,CT)等。在医学影像领域,人工智能技术主要体现在两方面:一是图像识别,应用于感知环节,其主要目的是将影像进行分析,获取一些有意义的信息;二是深度学习,应用于学习和分析环节,通过大量的影像数据和诊断数据,不断对神经元网络进行深度学习训练,促使其掌握诊断能力。

2016 年,科大讯飞与安徽省立医院合作研发了人工智能医学影像辅助诊断系统。该系统首先实现的功能是胸部 CT 和乳腺钼靶影像的智能辅助诊断及辅检工作,通过学习 68 万张肺部 CT 影像资料,进行深度学习训练,获取并分析影像数据,辅助医生进行诊断。之后,该系统在安徽省立医院 CT 室进行前期试点运行,辅助医生诊断了约 11 000 人次的 CT 影像资料,诊断准确率达 94%,基本达到三甲医院医生的平均水平。同时,为了推进分级诊疗,让基层医疗也能实现智能化,这套影像辅助诊断系统对接了安徽省"医学影像云"和安徽省立医院医联体远程会诊系统,将应用范围扩大到了省内的 41 家县级医院。这样,县医院医生直接将医学影像上传到医学影像云中心,该系统便可在很短的时间内响应,产生结果,给医生提供辅助诊断材料。

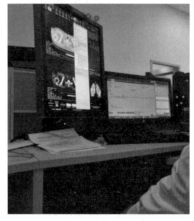

并且,在新冠疫情暴发之初,科大讯飞在三天内实现新冠病毒感染影像辅助诊断系统现场部署并成功落地应用,同时,提供数据迭代与算法优化来实现系统的每日升级。图 8.10 是中科大附一院南区影像科的医生正在使用新冠病毒感染影像辅助诊断系统。

图 8.10　影像科医生使用新冠病毒
感染影像辅助诊断系统

8.4　元宇宙与自然语言处理

语音和语言处理是最古老、研究最多、要求最高的人工智能领域之一。只要试图开发智能系统,最后都离不开同一个问题,即以什么形式来沟通。举例来说,与使用图形化系统或以数据为基础的沟通方式相比,语言沟通往往更受欢迎。20世纪四五十年代,人们运用有限自动机、形式语法、概率等技术,为自然语言的理解奠定了坚实的基础。然而,在20世纪五六十年代,早期用机器翻译语言的尝试被证明是无效的。20世纪70年代,采用符号法和随机法是发展的趋势。在此基础上,本章将探讨自然语言处理(Natural Language Processing,NLP)的发展,这种发展推动了随机过程、机器学习、信息提取和问答等现有方法的应用。

8.4.1　语言的问题和可能性

语言神秘莫测,它既精确又模糊。在法律或科学中,语言是十分精确没有任何歧义的;而它又可以有意地以"艺术"的方式(例如诗歌或小说)来表达。作为交流的一种形式,书面语或口头表达可能模棱两可而产生误解。口语可以让人们进行同步交谈,可以和一个或者更多的人进行互动。这也许是最普遍最古老的语言交流方式。语言能使人们更有表达能力,更重要的是它能使人与人之间相互聆听。尽管语言有其精确性,但少有人能精确地运用它。当交流的人们说着不一样的语言、对语言的不同解读、用词不准确、发音模糊、听不清,或者是受当地方言的影响等等情况下,就很容易产生误会。此外,文本语言可以提供记录(无论是书、文档、电子邮件还是其他形式),但是文本语言缺乏口语所能提供的自发性、流动性和交互性。

本章将介绍一些自然语言处理的基本概念,来帮助了解计算机如何处理它们。

8.4.2　句法和形式语法

学习语法是一种不错的学习计算机语言的方法。费根鲍姆(Feigenbaum)等人将语言的语法定义为"指定在语言中所允许语句的格式,和将单词组合成形式完整的短语和子句的句法规则"。

语言学家诺姆·乔姆斯基(Noam Chomsky)从数学的角度对语言语法进行了开创性的系统的研究,为日后计算机语言学的发展打下坚实基础。他将形式语言定义为一组符合语法规则的由符号组成的字符串,而字符串集是无数可能的字符串组成的集合,符号的词汇表与有限的字母或词典相对应。

在乔姆斯基的形式语法理论中,给定词汇和一组产生式,语法可以创造出符合规则的所有可能的句子的。乔姆斯基证明了这种形式语言理论能生成4种基本类型的语法。这四种语法包括:①递归可枚举语法(0型文法),递归可枚举语法不约束产生式的形式,泛泛无用,所有现代计算机理论基础的图灵机都可以识别从这种类型的语法产生的句子;②上下文相关语法(1型文法),此文法对应于线性有界自动机;③上下文无关语法(2型文法),在上下文无关语法中,左侧只能包含一个非终端符,上下文无关意味着,在语言中的每个单词,如果有规则应用于此单词上,则这个规则与单词所在的上下文无关,这种语法最接近于自然语言;④正则语法(3型文法),这种类型的语法也称为有限状态语法,它对应于有限状态自动机。

从递归可枚举语法一步步到正则语法的过程中,约束越来越多,语法从一般转向特别。

换句话说,正则语法都是上下文无关的,上下文无关的语法又都是上下文相关的,上下文相关的语法都是递归可枚举语法。因此,递归可枚举语法基本是没有任何限制的。规则的限制越多,所生成的语言就越简单,越特殊。

尽管在编程语言的设计和大部分自然语言的解析中,上下文无关语法还是很有用的,但乔姆斯基认为这些语法并不能完全代表自然语言。即语法对于理解自然语言是必要的,但仅靠语法是远远不够的。

8.4.3 语义分析和扩展语法

乔姆斯基很清楚形式语法的局限在哪里,他认为,语言应该从两个层次来分析:分析语法的表层结构和保持语句的语义信息的基础结构(深层结构)。

更深层的问题可以通过获取更多的知识来解决,例如了解句子的更深层次的结构、句子的目的、词汇的知识,以及句子和词组的全部可能的意义和知识。下面将介绍四类扩展语法:转换语法、系统语法、格语法和语义语法。

1. 转换语法

转换语法的工作就是把两个层面(句法层面和语义层面)联系在一起。将转换语法引入时态、单复数、主动和被动语态之间并对其进行调整。通常的做法是和词典(专业词典)结合起来,并与上下文无关语法共同分析表层结构和转换规则,把表层结构转化成深层结构。一个用转换语法进行解释的完整框架被称作"解释语义"。

查询可以识别结构不同但语义(深层结构)相同的句子,并做出智能回答。为了实现这一点,需要两个附加组件:语音组件,将句子从其深层结构转变回其表层结构,以便正确发音;语义组件,确定深层结构所表示的意义。

2. 系统语法

生成自然语言的上下文不同,句子的意义也会明显不同,这就是句子非常容易被误解的原因。早期处理上下文的系统之一是由伦敦大学的迈克尔·哈利迪(Michael Halliday)发明的。系统语法中最重要的概念就是语言的作用和目标。这个研究重点放在了语言的功能语境,即语用学。哈利迪定义了每个句子通常提供的3个功能:①概念功能;②句子的结构和情绪;③从"人际交往"的角度来看,即句子所表达的情绪(一般是用标点符号来补充表示);从"文本功能"的角度来看句子,例如了解之前的内容、问题的主题或者陈述的主题,了解新知识和给定的知识的含义。

这种对语言和语言语境的语用学研究,可以帮助人们更好地了解句子的含义,从而排除大多数语言中的语义模糊。

3. 格语法

名词的格取决于所使用的名词后缀。格包括主格、属格、宾格、与格以及离格。这些后缀可以帮助人们确定名词在句子中的作用(例如主语、直接宾语、所有格等)。因此,名词在句子中带有"标签",显示了其用法。这使得一个句子的单词顺序的重要程度降低了。语言研究的这种方法称为格语法,是由菲尔莫尔(Fillmore)引入的,是乔姆斯基的转换语法的延伸。

深层格可以帮助人们正确地抽取出具有相同意义但结构不同的句子。例如,"猫撞倒垃圾"和"垃圾被猫撞倒"。尽管格语法的确给研究带来了一定的进展,但却暴露了试图从语法上推断语义的困难。

4. 语义语法

语义语法是加里·基尔代尔(Gary Hendrix)在构建自然语言工具 LIFER(具有省略和递归的语言接口装置)和数据库查询系统 LADDER(具有错误恢复功能的分布式语言数据库)中的成果。

实验发现,对于这些形式语法的系统,添加到系统中的知识越具体,系统的表现就会越好。因此,为了提高系统的表现,使用语义语法来编写自然语言解释器,需要为每个单词生成所有可能情况,并进行列表。如果仅仅使用文法规则覆盖哪怕五分之一真实的语句,文法规则的数量至少也要几万条,而且还要说明各个规则特定的使用环境。这一巨大的工程量使得基于形式语法的系统几乎很难实现。

8.4.4 NLP 中的统计方法

一个句子可能有多棵不同的解析树,这就使系统难以选择最佳解析并由此推导出正确的语句含义。一种解决此问题的办法是为每棵解析树分配概率,选取概率最高的解析树。在过去,概率统计方法几乎成为了语言处理的标准。NLP 研究一直以统计方法作为主要解决此领域长期存在问题的方法。

统计解析中,概率解析器将概率分配给每个解析树,以确定最有可能的解析。一般是通过给每个产生式规则分配条件概率来获得整体的解析概率。为了使用概率解析器,首先需要获取语法中每个产生式规则的概率。有两种为产生式分配概率的方式。第一,如果能够使用树库,可以直接记录非终结符号 A 按照指定产生式规则进行扩展的次数。第二,如果树库不可用,就需要对系统进行句库的训练。解析器从每个规则等概率开始,在句库中解析句子并计算这些解析树的概率。然后解析器根据第一次解析的结果,对每一条规则进行概率修正。再利用修正后的参数对语句进行解析,如此反复,直至解析器将最适合的概率分配给每一条规则。

现在,大部分的概率解析器的增广都是在考虑其他的语法和语义特征的情况下进行的。在此,尤其要提到的是柯林斯(Collins)解析器,该解析器属于一种更为复杂的已知的概率词法化解析器。

早期的机器翻译大多采用非统计分析的方式,但没有一种是非常成功的。20 世纪 90年代早期,IBM Candide 系统的发展使机器翻译逐渐转向了统计学。该计划对后来的机器翻译研究产生了很大的影响,并且在以后的几年里,基于统计学的研究方法逐渐成为主流。概率演算法是在语音识别背景下发展起来的,并在 IBM 的机器翻译研究中得到了运用。机器翻译的统计方法是基于嘈杂通道模式的思想,即将源语言中的语句看作是在目标语言中的一个嘈杂版本。计算目标语言中对应于源语言的噪声输入最可能的句子。IBM 所采用的短语对齐算法在机器翻译的研究中起着关键作用,统计方法使其超越了先前的研究。

统计方法也被应用到了自然语言处理中的一个关键任务——词义消歧。因为词汇的语义因其语境而异,其语义的模糊性也成为了很多问题的根源。例如,单词 stand 可用于描述站立这一动作,也可用于指人们忍受的心情。像这样的例子数不胜数,要想真正找出词语的正确含义必须从词语出现的上下文入手。当有人在阅读一本书时,一次读一个字,就好像是用一个字宽的小孔遮住了一本书,很明显,逐字阅读是无法辨别它的意义的。但若把小孔的宽度扩大,使人们能看见相关的中心词,也能看见中心词两侧的 N 个字,人们就能理解语句的意思了。

8.4.5 统计 NLP 的概率模型

统计方法涉及了概率模型的计算,这个模型对于给定任务每个可能的结果都分配一个概率。在很多 NLP 应用程序中,隐马尔可夫模型(Hidden Markov Models,HMM)都被当作统计模型使用。与有限状态自动机一样,使用有向图描述 HMM。在有向图中,顶点和圆弧分别代表不同的运算状态和状态间的转换。与加权有限状态自动机相似,HMM 给每个弧分配概率,以此代表从一种状态向另一种状态变化的可能性大小。

马尔可夫链是加权有限状态自动机。在马尔可夫链中,通过自动机进行的转换由输入唯一确定。换言之,每一次输入都会唯一生成一条通过自动机的路径。将路径上的弧线的概率全部相乘可以得出输入生成这条路径的概率。由于这些模型的马尔可夫属性,即可以将概率相乘来对转移概率进行估计,从而可以忽略之前发生的事件。转移概率仅取决于当前状态和后续状态,并不依赖于序列中之前的转移。这种方法可以简化概率估计,而且可以把每个弧形的概率相乘得到整个序列的概率。

在实际生活的应用中,存在着大量的状态和大量的观察数据,一个一个地计算是不可能的。更可行的方法是利用动态规划算法,将中间结果保存到表格中,而不需要反复计算。维特比(Viterbi)算法是一种动态规划算法,它可以在 HMM 中寻找最可能的状态序列。在运行过程中,这个算法会创建一张表,表中的每个单元格表示在观察到一定数量的输出观测值之后处于某个状态的概率。

8.4.6 医学元宇宙中的信息提取和问答系统

人工智能技术在越来越多的医疗场景中体现出应用价值,医疗智能问答是自然语言处理领域的一个重要的方向,旨在让用户提问并获得答案,模拟医患对话。医疗智能问答系统通过建立可靠的算法模型,帮助用户缩短等待专业医生解决问题的问诊时间,同时在业务方面减少问诊医生的时间成本,协助问诊医生提供基础、可靠的问诊回复。

医疗智能客服系统是医疗智能问答领域的成功应用之一,通过大量的知识处理,积累医疗知识,模拟辅助问诊过程。该应用适合进行大量的问答处理、根据不同的语义语境、病种名称、症状描述、各地方言等条件自动问答,并有逻辑地推理出病症,是医疗机构不可或缺的应用之一。智能客服不仅为医院提供了细致的知识管理技术,还为企业与海量用户之间的沟通建立了一种基于自然语言的快捷有效的技术手段,还能够为企业提供精细化管理所需的统计分析信息。

2019 年 12 月起,克拉玛依市中心医院开始以自主研发的"医疗大数据平台自然语言处理中台系统"为基础,探索"智能问答机器人"功能。经过前期测试,"智能问答机器人"于2022 年 1 月正式上线。该系统不仅为广大患者开辟了一条全新的自助式咨询通道,还大大减轻了客户服务中心的接线压力,患者足不出户就能通过手机与智能机器人对话,快速、准确地获取医疗服务信息。

2020 年 11 月 6 日,全球领先的生物制药公司诺和诺德与微软在第三届中国国际进口博览会现场共同宣布,将充分利用诺和诺德在糖尿病预防及治疗领域的丰富知识、能力和经验,结合微软智能云 Azure 及人工智能技术,共同研发能够提供全中文服务的糖尿病科普知识智能问答机器人——小诺老师,以帮助更多中国患者了解糖尿病科普知识,提升疾病认知,从而更科学有效地进行自我生活管理,最终改善广大糖尿病患者的生活质量。

小诺老师(糖尿病科普知识智能问答机器人)基于微软智能云 Azure,采用微软(亚洲)互联网工程院面向本地行业和用户需求开发的智能对话引擎,并集成了诺和诺德生产的涵盖大量糖尿病相关常见问题及答案的知识库。基于深度神经网络的自然语言处理模型,小诺老师提供全中文语音和文字交互。可视化的运营后台以及未来的智能运营,使得小诺老师可以从与用户的交互中持续学习,实现快速迭代升级。

与之类似,小笨智能结合"智能服务机器人智大屏＋智能导诊医疗解决方案"推出的智能导诊机器人解决了医院的痛点难题。医院可根据自身需求,将智能导诊机器人放置在医院挂号、收费大厅、门诊分诊台等地,为前来就诊的患者提供医院信息查询、医生信息查询、病情咨询、健康宣传、就医分流等服务。院方可以通过患者与机器人的互动,辅以强大的医疗知识库,解决患者多、需求杂的状况,同时以机器人代替人工解答问题,对高频问题进行解答,缓解导诊压力,提高导诊效率。此智能导诊机器人如图 8.11 所示。

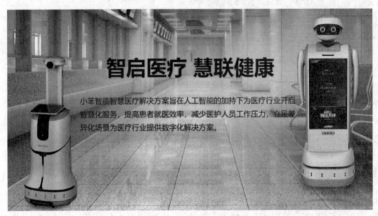

图 8.11　小笨智能导诊机器人

8.5　人工智能在医学元宇宙应用的现状与展望

人工智能已经逐渐走进我们的生活,并应用于各个领域,它不仅给许多行业带来了巨大的经济效益,也为我们的生活带来了许多改变和便利。如图 8.12 所示,人工智能可以应用于交通、医疗多个领域。本章主要讨论人工智能的基本应用以及在医疗方面的应用。

8.5.1　元宇宙医疗应用:虚拟诊疗

作为元宇宙场景构建重要的技术支持,人工智能将人和计算机间的信息交互通道由二

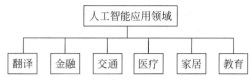

图 8.12 人工智能的应用

维(声音和图像)扩大到多维(声音、图像和时间等)。其中,感知技术将现实世界映射到虚拟世界中,同时通过人工智能支持的场景构建,如 3D 重建、图像生成等技术,又把虚拟世界的场景映射到现实世界里,以保证虚拟场景的真实性和交互性。

虚拟诊疗是借助虚拟现实技术构建虚拟的人体模型器官以及手术场景等,提供虚拟场景的真实感,借助虚拟技术帮助人们进行更加真实的医疗知识学习和医疗实践的虚拟现实应用。目前,虚拟诊疗是元宇宙在医疗领域的重要应用之一,也是目前大力发展的一个领域。由于伦理和道德的限制,大多数的医学生很难在课堂上体会到身临其境的手术场景,这也就无法提前发现一些实际诊疗时可能出现的问题。元宇宙通过大量数据训练,并结合 3D 重建和感知技术来进行真实手术场景的模拟。通过虚拟诊疗,让医生可以更早地体验真实的手术场景,与虚拟化的患者进行沟通,以达到更加直观地进行学习的目的。因此,虚拟医疗培训是虚拟诊疗的一个可行性应用之一。

学习者通过佩戴 VR/AR 可穿戴设备进入虚拟场景,查看患者病灶的 360° 全景视图,做出诊断,并能模拟具体的诊治过程,例如手术、解剖等需要练习操作的过程。这不仅会让医务人员在更加安全的环境下进行临床实践,规避一些有伤害的风险,同时会为他们提供真实且方便的临床实践场景。

除此之外,虚拟诊疗在实际的外科手术中也有很高的应用价值。在 2021 年的一项连体双胞胎头部分离手术中,主治医生使用基于 MRI、CT 和血管造影扫描图像的 3D 模型来模拟双胞胎血管、脑膜、颅骨和皮肤,同时,使用 Surgical Theatre 的 VR 模型,对手术进行模拟并准确判断。虚拟现实模拟真实人体器官,为手术进行模拟并提供准确判断的依据,为以人工智能为基础的元宇宙在医学上的实践成功地迈出了一步。

8.5.2 计算机博弈与医学元宇宙

计算机博弈(Computer Game),在某些时候也被称为机器博弈,在近年来受到了越来越大的关注。博弈可以被视为是一种竞争,目前,竞争现象广泛存在于社会活动的许多方面,因此博弈论可以很自然地引入并应用到含有竞争现象的政治、经济、军事、外交等各个领域。然而,从狭义的"博弈"来讲,人机博弈(计算机下棋)是各个领域博弈理论的起源与基础,在人工智能方面更是一个重要的研究方向。

计算机博弈的研究广泛且深入。早在 20 世纪 50 年代,研究者们就设想利用机器智能来实现机器与人的对弈,随着计算机博弈的不断发展,国内外许多知名学者和知名科研机构都曾涉足过这方面的研究,计算机之父冯·诺依曼(Von Neumann)就提出了用于博弈的极大极小定理,信息论的创始人克劳德·艾尔伍德·香农(Claude Elwood Shannon)教授,又给出了极大极小算法,著名的计算机学家艾伦·图灵(Alan Turing)也曾做过计算机博弈的研究。

历经半个多世纪,计算机博弈到目前为止已经取得了许多惊人的成就。IBM 的"深蓝"战胜了国际象棋世界冠军卡斯帕罗夫,这是一个划时代的成果,表明计算机的弈棋能力已经可以和人类精英较量。后来,加拿大阿尔伯塔大学的奥赛罗程序 Logistello 和西洋跳棋程序 Chinook 也相继成为确定的、二人、零和、完备信息游戏世界冠军,而在西洋双陆棋这种存在不确定因素的棋类领域,美国卡内基梅隆大学研制的西洋双陆棋程序 BKG 也取得了世界冠军。对围棋、中国象棋、桥牌、扑克等许多其他种类博弈游戏的研究也正在进行中。同时伴随着计算机硬件的飞速发展,Alpha-Beta 剪枝算法的提出、极小树的证明、负极大值算法的给出与迭代深化思想的实现,都使得计算机博弈有了长足进展。如今,计算机博弈已经成为一个独立而重要,颇有发展前途的学术研究领域。

计算机博弈的另一种形式就是电子游戏。作为元宇宙最重要的应用场景之一,电子游戏已经不仅仅是消遣时间的工具。现在电子游戏更多地转向了竞技化,催生出了一种全新的产物——电子竞技(Electronic Sports)。电子竞技就是利用电子设备作为运动器械进行的、人与人之间的智力和体力结合的比拼。而结合元宇宙的全新形式的电子竞技将会是未来发展方向之一。想象一下,电子竞技赛事或许可以跳脱出现有的直播模式,通过元宇宙的虚拟赛场,让观众能有更多的身临其境的感受。甚至跳出在传统观赛席观赛的体验,进入到比赛的电子竞技游戏中,称为对战的亲身参与者。

8.5.3　机器人技术与医学元宇宙

"机器人(robot)"这个词是捷克剧作家卡雷尔·恰佩克(Karel Čapek)在题为《罗萨姆的万能机器人》(R.U.R.)的剧本中首次提出。在捷克语中,机器人意指劳动或工作,但是在戏剧的上下文中,这意味着奴隶制或强迫劳动。目前,我们对机器人的期待越来越高,我们希望它们不仅可以帮助人,还要效仿人,并拥有比普通人更强的能力,甚至根据人的形象重新创造或替代人类。

因此,机器人不仅要执行人们不得不做的平凡任务,同时也能够进行手术、进入危险场所、承受重负荷,甚至安全驾驶无人汽车等困难任务,并且能够比普通人更准确、更快速、更有效地完成这些任务,从而将人们从这些任务的危险和挑战中解放出来。

目前,机器人领域已经创造了很多种具有基本的物理和导航功能的机器人,同时,随着社会的发展,将机器人应用在日常生活中的需求也日益增加,例如将机器人结合到从娱乐到卫生保健的日常生活中。机器人的应用可以将很多人从危险情况中解脱出来,本质上就是让机器人作为人类的替代品来使用,机器人技术领域所研究的很多应用程序已经开始实现这种可能了。另外,机器人还可以用于普通的工作,如看门工作。

机器人的组件如下。①身体或实体。具有物质身体(physical body)的机器人可能产生自我的感觉。也就是说,它可以思考这样的问题:我在哪里、我的状态(或条件)以及我要到哪里去。②感知环境的传感器。对机器人的一个重要要求就是感官知觉,它必须可以感知环境,并对环境做出反应以及采取行动。通常情况下,这种反应涉及运动,而运动是机器人的基本任务。③实现动作的效应器和执行器。末端执行器是使机器人能够采取行动的组件。运动和操作构成了机器人技术的两个主要子领域。前者涉及移动(即机器人的腿),而后者关注处理事物(即机器人的臂)。④实现自主行为的控制器。控制器是使机器人能够独立自主的硬件或软件。这个装置控制机器人做出决定,可以被视为是它们的大脑。而如果机器人部分或完全由人类控制,那它们就不是自主的。

在未来的医学元宇宙中,通过结合元宇宙和机器人,可以实现各诸如:远程操控机器人问诊、远程操控机器人手术等功能。在这些功能中,实体的机器人负责执行对病人的检查、问诊、手术等现实操作,而医生可以通过虚拟的医学元宇宙远程模拟这些操作,通过在元宇宙中执行相关操作来远程操控机器人。其中,元宇宙负责模拟和远程操控,机器人负责采集数据和执行操作。使得病人在原地即可远程享受各地专家的问诊和治疗,极大地减少了医疗资源的浪费,节省了病人和医生的时间。

元宇宙和机器人虚实结合,以虚辅实,以虚助实。通过结合二者,相信在未来可以实现各种如今看来天马行空的功能。

8.5.4 量子计算与医学元宇宙

量子计算是一种依照量子力学理论进行的新型计算,它的基础和原理以及重要量子算法为在计算速度上超越图灵机模型提供了可能。

量子计算(Quantum Computation)的概念最早由 IBM 的科学家 R. Landauer 及 C. Bennett 于 20 世纪 70 年代提出,它使用亚原子粒子的物理学领域来执行复杂的并行计算,从而取代了当今计算机系统中更简单的晶体管。

量子计算机使用量子比特计算,计算单元可以打开,关闭或二者之间的任何值,而不是传统计算机中的字符,要么打开,要么关闭,要么是 1,要么是 0。量子比特居于中间态的能力(称为"态叠加"),这为计算方程增加了强大的功能,使量子计算机在某种数学运算中更胜一筹。简单来说,量子计算机就是使用量子器件制造,利用量子的叠加与纠缠特性,运行量子算法与量子软件的新型计算设备。在处理某些特定问题上相对于经典计算机具有指数级别的加速优势,为密码分析、气象预报、石油勘探、药物设计等所需的大规模计算难题提供了解决方案,并可揭示高温超导、量子霍尔效应等复杂物理机制,为先进材料制造和新能源开发等奠定科学基础。

元宇宙概念的实现需要大量的算力。在现实生活中,万事万物都是并行进行的,如果在元宇宙中想要使得万事万物各自独立又相互联系,在某种程度上,量子计算未来可以为元宇宙的并行模拟提供远超现有计算模式的算力。通过对量子态的叠加,可以同时模拟指数级的现实状态。为元宇宙提供硬件级的保障,是未来广泛推行元宇宙的可行的康庄大道之一。

8.5.5 人工智能与医疗

人工智能目前已经被广泛应用在医学诊疗的各个领域当中。人工智能的引入可为医生临床诊断提供更多的科学依据,针对性地提供可靠技术与数据支撑,大幅提高了医疗质量。目前已经有许多人工智能辅助诊疗的案例。

人工智能辅助心血管疾病的早期筛查以及危险分层。以卷积神经网络为主导的深度学习方法可以自动测量视网膜照片中视网膜血管直径(包括远程 AI 眼底图像分析系统),能够有效地预测人群的心血管疾病风险,或许能作为一种新型工具来帮助临床医生尽可能早地筛查出潜在的风险人群,进行早期干预。AI 算法还能够根据基因、整合环境和遗传因素变量预测高血压发病风险。

人工智能诊断糖尿病性视网膜病变。糖尿病视网膜病变是糖尿病慢性并发症,长期高血糖环境会损伤视网膜血管,引起一系列眼底病变,例如微血管瘤、渗出、新生血管、黄斑水肿等。该病进展十分隐匿,初期患者通常没有任何症状,当出现可感知的视力受损时,病情往往已十分严重,可导致永久视力损伤甚至失明,给个人、家庭和社会造成沉重负担。然而,眼底摄片筛查的普及却困难重重。我国成年糖尿病人数高达 1.298 亿,全国注册眼科医生人数却仅 4.48 万,比例高达 3 000∶1,DR 筛查面临眼科医生不足的困境。且人工读片具有耗时较长、主观性较强(需要两到三名医生阅片复核)、对医生要求较高(对微血管瘤等轻度病变诊断困难)的特点。

针对这种情况,上海交通大学附属第六人民医院内分泌代谢科、上海市糖尿病研究所、上海市糖尿病临床医学中心贾伟平教授课题组基于全球最大的眼底图像数据库,创新性研制迁移强化的多任务学习框架,研究构建了糖尿病视网膜病变辅助智能诊断系统——DeepDR,实现了对糖尿病视网膜病变从轻度到增殖期病变的全病程自动诊断,并能对眼底图像的质量进行实时反馈以及眼底病变的识别分割。

本章小结

人工智能凭借强大的学习能力,能够广泛地在医学领域得到应用,可以极大地减轻医生的工作量,同时提高诊断正确率。相信在人工智能的辅助下,医学可以得到长足的发展和进步。

【注释】

1. **DFS**:即深度优先搜索,是一种用于遍历或搜索树或图的算法。这个算法会尽可能深的搜索树的分支。会优先沿着树的深度遍历节点。
2. **BFS**:即广度优先搜索,是一种用于遍历或搜索树或图的算法。这个算法会尽可能广地搜索树的分支,会优先沿着树的宽度遍历节点。
3. **激活函数**:就是在人工神经网络的神经元上运行的函数,负责将神经元的输入映射到输出端。通常是非线性函数,目的是在神经网络中引入非线性元素,使得神经网络可以逼近任意函数。
4. **梯度下降**:是一个一阶最优化算法,通常也称为最速下降法。要使用梯度下降法找到一个函数的局部极小值,必须向函数上当前点对应梯度(或者是近似梯度)的反方向的规定步长距离点进行迭代搜索。如果相反地向梯度正方向迭代进行搜索,则会接近函数的局部极大值点。这个过程则被称为梯度上升法。
5. **隐马尔可夫模型**:隐马尔可夫模型是马尔可夫链的一种,它的状态不能直接观察到,但能通过观测向量序列观察到,每个观测向量都是通过某些概率密度分布表现为各种状态,每一个观测向量是由一个具有相应概率密度分布的状态序列产生。

本章参考文献

[1] TURING A M. Computing machinery and intelligence[M]. Mind,1950,59(236):433-460.
[2] POLYA G. How to Solve It [M]. 2nd Ed. Princeton:Princeton University Press,1957.

[3] ZADEH L. Commonsense knowledge representation based on fuzzy logic[J]. Computer，16：61-64，1983.

[4] DARWIN C. Origin of Species[M]. New York：Bantam，1859.

[5] HOLLAND J. Adaptation in Natural and Artificial Systems［M］. Ann Arbor：University of Michigan，1975.

[6] GLOVER F. Tabu search fundamentals and uses[J]. Technical Report. University of California at Davis，1995.

[7] DORIGO M. Optimization，Learning and Natural Algorithms[J]. Thesis Politecnico Di Milano Italy，1992.

[8] ROSENBLATT，F. The perceptron：a probabilistic model for information storage and organization in the brain.[J]. Psychological Review，1958，65：386-408.

[9] SIPPER M，MANGE D，A Pérezuribe. Evolvable Systems：From Biology to Hardware，［J］. Lecture Notes in Computer Science，1998，1259(4)：56-65.

[10] TESAURO G. Temporal difference learning and TD-Gammon[J]. Communications of the Acm，1995，38(3)：58-68.

[11] FOGEL D B，CHELLAPILLA K. Verifying Anaconda＇s expert rating by competing against Chinook：experiments in co-evolving a neural checkers player[J]. Neurocomputing，2002，42：69-86.

[12] SEJNOWSKI T. Parallel networks that learn to pronounce English text[J]. Complex Systems，1987，1.

[13] BARR A，FEIGENBAUN E A. The Handbook of Artificial Intelligence[J]. Computer Music Journal，1980.

[14] CHOMSKY N. Syntactic structures[J]. Mouton，1957.

[15] 徐心和，邓志立，王骄，等. 机器博弈研究面临的各种挑战[J]. 智能系统学报，2008，3(4)：6.

[16] TING D S W，CHEUNG G C M，WONG T Y. Diabetic retinopathy：global prevalence，major risk factors，screening practices and public health challenges：a review[J]. Clinical & Experimental Ophthalmology，2016，44(4)：260-277.

[17] DAI L，WU L，LI H，et al. A deep learning system for detecting diabetic retinopathy across the disease spectrum.[J]. Nature Publishing Group，2021(1).

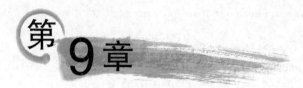

第 9 章
医学元宇宙与医疗融合

内容与要求

本章主要介绍了医学元宇宙与医疗相融合的起源及目标,传统医疗模式的发展历程、现状及问题,并对医学元宇宙医疗服务的价值构建进行了详细的讲解,介绍了医学元宇宙在医疗行业的技术发展前景。

"传统医疗模式的价值"中要求了解医学元宇宙与医疗相融合的起源及目标,熟悉传统医疗模式发展历程的三个阶段,了解传统医疗模式的现状及问题所在;"医学元宇宙医疗健康服务价值构建"中要求掌握医学元宇宙医疗服务的价值构建,熟悉虚拟病人、虚拟医生的概念,掌握医学元宇宙医疗健康服务的个性化体验及医学元宇宙医疗四大应用场景,熟悉医学元宇宙在医疗行业的新技术大发展前景。

重点、难点

本章的重点是医学元宇宙医疗服务的价值重构;难点是医学元宇宙医疗健康服务的个性化体验。

元宇宙是整合多种新技术产生的下一代互联网应用和社会形态,它具有大、多、增三大特点。第一个特点是"大",基于扩展现实技术和数字孪生实现时空拓展性;第二是"多",基于人工智能和物联网实现虚拟人、自然人和机器人的人机融生性;第三是"增",基于区块链、Web 3.0、数字藏品等实现经济增值。通过在社交系统、生产系统、经济系统上实现虚实共生,每个用户都可进行内容编辑、生产并拥有数字资产。

在医疗行业,元宇宙也带来了新的方向。2022 年 2 月 19 日,中国首个"元宇宙医学联盟"(International Association and Alliance of Metaverse in Medicine,IAMM)在上海成立。此前,元宇宙已经与第三代半导体、6G 通信、量子计算和新一代信息技术融合应用等,写入《上海市电子信息产业发展"十四五"规划》。

医疗元宇宙的终极目标是"治未病",最终是要全面提升国民健康,这也和《健康中国2030 规划纲要》里的目标一致。通过全面监测人体微生物、营养、心理等更高层次的生命体征指标,为综合提高人体健康提供数据基础,由此寻找健康干预的生物学靶点。

我国传统医疗模式面临医疗资源利用不合理、医疗服务质量欠佳、医疗体系效率较低、慢病诊疗管理覆盖面窄等困境。随着元宇宙元素的出现及应用,医疗体系或将重构生态体系——围绕患者体验,建立起现实与虚拟之间的联系,最终实现健康元宇宙中全民健康的愿景。

9.1　传统医疗模式的价值

传统的医疗模式下,一个人如果觉得自己不舒服,感觉自己生病了,会到医疗机构寻求帮助,经过挂号、就诊、检查、取药或住院治疗等,在症状缓解、治愈或不治等情况下才离开医疗机构,重新回归社会和家庭。这种医疗模式主要围绕实体性的医疗机构开展,所有的患者信息、医疗服务、药品供应、医疗检查都在某一个特定区域开展,医患双方的交流与互动也是点对点进行,医疗机构和医务人员处于依患者请求而被动开展诊疗行为的状态。在传统医疗模式下会产生"三低、二难、四差"(高端设备覆盖率低、技术掌握度低、患者认可度低;看名医难、入名院难;预防差、保健差、管理差和康复差)等现状,业界也在致力于探索以数字新技术破局传统就医模式中的"老问题"。

随着云技术、大数据、物流网、可穿戴设备等新型技术快速发展,医疗模式正朝着具有价值取向的、促进医患互动的、患者激活的、全程健康管理的、临床决策支持的、患者权益等特点的以"人"为中心的方向转变。

9.1.1　传统医疗模式的发展历程

医疗模式,是指人们对社会某一发展阶段医学形式的看法和总体概况。具体来说,就是在一定的情境下,病人在康复的过程中,医护人员采用相应的医疗设备及药物,对其采取的治疗方式,以及病人与医护人员建立起来的特定合作关系。某一时代的医疗模式与该时代的社会经济状况、医疗技术发展水平、科学文化的道德价值取向等因素息息相关。综观医学的发展过程,传统医疗模式的发展历经了三个阶段:古代的经验医疗模式;近代工业革命以来的生物医疗模式;现代的生物-心理-社会医疗模式。

历史史籍记载,古代人类需要与自然界生存战斗,利用砭石除脓血,中国古代有扁鹊、华佗等名医著有相关的医学论著。当时的医学技术水平很低,医疗是建立在个人的感性经验上,主要以医生的眼、耳、鼻及简单的工具作为技术手段。

自然科学在西方文艺复兴之后得到了快速的发展,生物学、电学、物理学以及化学等自然科学的发展,特别是光学在医学领域的发展,使得现代医学开始进入了实验研究阶段,不同学科的发展让人类对人体结构以及致病原因等研究得更加透彻,生物医学模式使得现代医学的发展开启了新纪元。

随着医学领域的不断开拓,以"疾病为中心"的生物医学模式因为存在局限性,已经不适用现代医疗卫生事业的发展,新的以"病人为中心"的现代医学模式——生物-心理-社会医疗模式已经形成。人类疾病与心理、生物以及生活环境之间的关系已成为现代医学模式关注的焦点问题,而在医学模式和医学技术的发展过程中,医德建设也成为现代医院建设的主要内容。生物-心理-社会医疗模式的出现改变了医学功能的设置,现代医院功能开始向"预防、保健、医疗、康复"方向的转化。

9.1.2 传统医疗模式的现状分析及问题所在

1. 优质医疗资源过度集中

医疗资源分布失衡的问题反映在医疗机构和医生资源两个层面。医疗机构尤其是以三甲医院为代表的优质医疗资源,仍然集中在东部沿海地区,与之对应的是医疗人员、大量的诊疗活动也集中于东部地区:数量上,按照卫生部门统计数据,截至 2021 年,中国共有三甲医院 1 441 所,仅广东、山东、江苏三省就占全国总数的 20.58%;根据复旦大学医院管理研究所每年发布的全国综合排行榜,百强医院主要分布在华东和华北地区,2020 年东北、西北占比分别仅为 6%、3%,而华东和华北分别占 37%、26%。

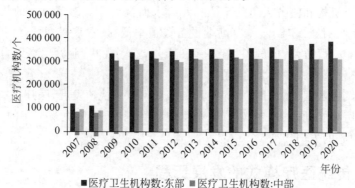

图 9.1 我国医疗机构数东西部分布

从医生资源数量上来看,医生资源分布失衡。东西部城市的差距则更为明显,一些东部发达城市的医生资源可达到西部城市的 3~4 倍。另外,优质医生资源向三级医院过度集中。在我国被调查的医院中,三级医院中级以上职称医生人数占到总数的 55.7%,而非三级医院中的中级以上职称医生比例仅为 19.8%。

2. 分级诊疗推行效率低

虽然新医改提出要逐步建立分级诊疗制度(示意图见图 9.2)以完善体制,从而解决"看病难、看病贵"现象。然而,新医改实行至今已有 10 余年,分级诊疗制度的建设仍未见明显效果,大型医院患者多,基层医院患者少的"抽水机现象"(将超级医院比喻成抽水机,源源不断地将整个地区甚至是整个省份的病人、优秀的医生、医保资金"虹吸"入自己囊中)愈演愈烈,"看病难、看病贵"等问题长期得不到解决。最为突出的问题就反映在双向转诊的推广和实践上。在我国,双向转诊面临社会基本医疗保险导向性差、机构转诊制度缺失、管理割裂和区域卫生规划不合理等困难。

如何能够打破旧模式下所形成的行业壁垒、部门利益、行政区划和专业局限,对各类医疗资源进行重组优化,已成为新一轮医疗卫生体制改革推进过程中最迫切的需求。

3. 医疗领域信息交换差,存在"数据孤岛"现象

在线医生、在线问诊……在新冠疫情期间,互联网医疗得到很大发展。不言而喻,互联

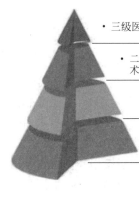

- 三级医院:提供急危重症和疑难复杂疾病的诊疗服务。

- 二级医院:接收三级医院转诊的急性病康复期患者、术后恢复期患者及危重症稳定期患者。

- 县级医院:提供县域内常见病、多发病诊治,及急危重症患者抢救和疑难复杂疾病向上转诊服务。

- 基层医疗卫生机构和慢性病医疗机构:为诊疗明确、病情稳定的慢性病患者提供治疗、康复、互联服务。

图 9.2　分级诊疗示意图

网医疗的优势是通过连接和赋能医疗资源供给侧,让患者看病少跑腿,能共享优质医疗资源,但与此同时互联网医疗也存在很多问题。首先,大部分医院之间的数据信息不能共享,包括患者疾病信息、影像检验报告、互联网诊疗记录、药品使用等基础数据在医院系统中好比一个个"数据孤岛",难以形成互联互通的合力。从主观方面看,患者病历实际上体现着接诊大夫的经验和能力,各医疗机构为了各自利益不愿将患者相关信息共享、公开。从客观方面看,技术标准不统一,不仅各医疗机构使用的信息系统不同,标准化水平低,相互之间难以实现连接,也难以实现信息共享。其次,一些互联网医疗平台上医生注册数量及级别资质较为庞大,但是看似庞大的医疗数据背后,存在着不少"僵尸医生"。前期各大平台为了抢占医生资源,大力宣传推广、线上奖励等烧钱策略,快速提高注册医生的数量,最终出现了高注册量、低使用率的情况。有数据显示北京三甲医院的医生手机上,平均约有 5 个以上的 App 在同时注册使用,但活跃度非常低。全国政协委员、战略支援部队特色医学中心主任顾建文在接受《环球时报》记者采访时表示,互联网医疗将是一个发展趋势,建议打破医疗领域"数据孤岛"局面,推进医师多点执业。

4. 医疗供需矛盾仍然突出

十九大以来,我国健康医疗事业长足发展,人民健康和医疗卫生水平大幅提高,但健康医疗事业发展不平衡不充分与人民健康需求之间的矛盾仍然较为突出,同发达国家相比还存在较大差距。医疗卫生资源相对稀缺且存在分布不均衡、人口老龄化加快、慢性病患者增多、亚健康普遍等现状,对我国健康医疗事业的发展提出了更为强烈的需求。

医疗资源总量不足、医护人才缺口大是导致供需矛盾的直接原因。据统计,我国人口占世界人口的 22%,但医疗资源仅占世界医疗资源的 2%,平均 1 个医生要服务 1000 个患者。以北京协和医院为例,医院员工总数 4 000 多人,每年医院的接诊量约为 226 万左右。而同为美国顶尖诊所的梅奥诊所员工总数 61 100 人,是协和的 15 倍,而年接诊量约 116 万左右,仅为协和的一半。

而地区间、城乡间医疗资源配置的不均衡则加重了这一矛盾。2016 年 11 月,复旦大学医院管理研究所发布了《2015 年度最佳医院排行榜 100 强》,这 100 强中的一半医院来自北京和上海。而在最佳专科医院排行榜中,36 个专科中有 30 个专科冠军来自北京和上海,而山西、贵州、内蒙古、西藏、青海等省份的医院无一上榜。

上述问题在现有技术框架下已经显示无解状态,能否应用元宇宙技术在元宇宙医疗框架下推动解决已经成为社会各方共同探讨的话题和课题。

9.2　医学元宇宙医疗健康服务价值构建

清华大学《元宇宙发展研究报告 2.0 版》提出元宇宙医疗实现"病症可视、名医普济"。"病症可视"即：利用 DR、CT、核磁共振等影像设备及相关信息数字化技术，把隐藏在人体内部、看不见的器官病症变得可视化，甚至可以构建全息数字人，为手术规划提供参考。比如肺结节定位与三维可视化技术，通过 CT 拍出极薄的连续断层切片图像，让"看不见"的人体器官"现出原形"。"名医普济"即：借助元宇宙、AI 等新技术的力量，推进远程诊疗、分级诊疗，以增加专家资源的普惠性，让更多的患者能在家门口得到专业的诊治，实现"破困赋能，善莫大焉"。

《元宇宙发展研究报告 3.0 版》提出元宇宙医疗实现"救人疗伤、事半功倍"，即医疗通过元宇宙技术赋能大大提升诊治效率、效果。比如元宇宙技术营造心理诊疗和冥想空间，可保障心理疾病患者安全隐私、免打扰，通过带来深度沉浸式体验、陪伴式生活、量身定制化服务等来辅助心理疾病的治疗，帮助其康健。

随着元宇宙医疗的发展，未来除了"病症可视、名医普济""救人疗伤、事半功倍"之外，更将逐步实现"虚实融合一体、体验围绕患者、诊治触手可及、服务无微不至"，最终实现健康元宇宙中全民健康的美好愿景。

9.2.1　医学元宇宙医疗健康服务的个性化体验时代

1. 虚拟病人

元宇宙医疗下的"虚拟病人"不仅仅是形式上的"仿真病人"，而是基于真实病人通过融合互联网、云计算、人工智能、虚拟现实（VR）、增强现实（AR）、扩展现实（XR）等技术模拟采集病史，记录分析生活饮食方式，检测、获取生物学信息，学习、仿真病人之感官、情绪、心理，而生成的"孪生人"。

"虚拟病人"可在患者因社会事务分身乏术或部分病史难以启齿时短时替代"真身"更方便地参与医患沟通、诊疗；可以更完整呈现"真身"生活饮食方式对疾病的影响；可以更清晰提供"真身"动态生命体征指标、既往所有的化验、检查资料；可以更早发现"真身"不良的情绪体验及心理变化；甚至，可以替代"真身"参与药物临床试验及手术方案的效果设计从而减少或避免医疗伤害风险。

同时，"虚拟病人"通过多维技术提供交互式沉浸，让医学生们体验、参与真实诊疗患者的全过程，极大地提高了临床教学质量，提升了临床技能学习效率，减少了患者不良诊疗体验，降低了临床教学风险及成本。

总之，元宇宙医疗下的"虚拟病人"是一种集真实、省时、高效、趋险、避害的医疗健康服务体验。

2. 虚拟医生

元宇宙医疗下的"虚拟医生"是真正意义上的"百科医生"，而非"百度医生"，他不仅对常见病、多发病了然于胸,更通晓少见病、罕见病,熟识所有疾病的诊疗指南。他可以是"火眼金睛"读片,"得心应手"操作,"鬼斧神工"手术,亦可"不厌其烦"宣教,"苦口婆心"诫导,"如影随形"陪伴。

但"虚拟医生"的存在价值并不是替代现实医生,而是通过元宇宙医疗模式来实现医患诊疗全过程的价值重构。用"超级医生助手"来形容"虚拟医生"或许更为贴切,它的价值在于:通过应用元宇宙的各项技术手段,来提高医患诊疗效率,提升医院生产力,以实现更高效的医疗服务;来降低传染病诊疗过程中的传播、感染风险,以实现大疫情背景下的安全医疗;寻找到潜在的疾病诊疗规律与模型,以实现更精准的疾病诊疗及预防;做到真正以患者为中心,使其能更及时地获取个体的健康预警,更便捷地获取个性化的健康服务,以实现更美好的医疗体验;而同时,之于现实医生,它又大大降低了医生的从医风险,削减了医生为诸多徒劳无功之事带来的疲倦,释放其精力,来重新实现现实医生的经验价值、诊断价值和人文价值。如图9.3所示。

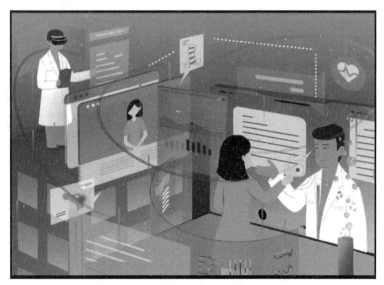

图 9.3 虚拟病人、医生

3. 医学元宇宙医疗健康服务个性化体验

元宇宙科学技术在医疗领域的应用发展,将助推医院未来向去中心化方向转型,形成分布式的问诊、检查及诊疗节点。尤其,在医院外以及患者生活场景下的元宇宙医疗落地,将带给患者更便捷、更个性化的医疗健康服务体验。

元宇宙问诊由"虚拟医生"与"虚拟病人"主导,通过搭建虚拟问诊室,应用3D全息术进行面对面交流。其突破了传统问诊的时间、空间限制,还原并超越线下面诊场景,大大提升问诊效率,改善就医体验。同时,医生利用大数据平台及区块链的数据存储和加密技术,使个人及家族医疗数据在保障数据安全基础上进行加速整合、互通、互认,以获取患者更广泛、完整、准确、可信的医疗记录。元宇宙中的电子健康记录很可能会成为通过服装、首饰中的传感器、手机应用程序或可穿戴设备上的传感器更新的生活文件。借助可穿戴技术,患者可时时监测自己的生命体征,"虚拟医生"进行全面的体格检查,并使用实时数据更新医生的信息。医生也可以设置异常预警参数,比如患者出现血压过高或心律异常,就会及时通知医生,从而实现更主动的预防性护理。借助特定虚拟工具,也可以满足特定专科的特殊查体要求。例如在迈阿密的 Bascom-Palmer 眼科研究所,一名医生开发了可以检测患者视觉反应的个人护目镜。有视力问题的患者在家戴上护目镜,医生就能进行检查获取临床数据,而患者不必进入医院。

元宇宙医疗检查具有普适性、便捷性、时效性、精准性的特点。智能化检测设备及便携式、无感化的健康监测设备将成为元宇宙医疗的"新基建",如血液、尿液指标检测及 B 超、CT、磁共振成像检查等医疗检测设备,心电图、血压等生理指标动态记录的健康监测设备,将根据其具体功能、适用人群、使用频次分别部署至各大应用场景,进一步赋能院外检测,为医患关系建立起一种全新的就医诊疗程序和体验。

元宇宙医疗将通过以下四大应用场景展开:

第一大应用场景,可穿戴、无感化健康监测设备适用于个人。目前该场景的应用已经初具规模,华为、苹果、三星等科技公司的可穿戴设备持续迭代,例如华为的血压手表可实现实时血压监测功能,华为智能手表支持心电分析,配合华为心电分析提示软件可提供准确心电图分析结果,帮助用户识别房颤风险。再如,目前在新生儿的健康监测中已开发了黄疸的远程监测系统,家长在家通过相关设备及 App 即可获取医生给出的治疗建议。

第二大应用场景,常规、便利、使用频次高、操作门槛低的便携式检测、监测设备适用于家庭。居家检测产品主要集中在疾病筛查、预防等环节,以健康管理类项目为主,与应用于个人随身的移动设备的初级管理不同,家庭健康设备对于健康数据的管理会更加专业和强大。目前,分子居家检测已经实现,例如,Cue Health 检测产品,它是一套用于家庭健康管理的设备,能够居家准确检测多项比较重要的健康指标,比如:睾丸素、生育指数、炎症、维生素 D 含量、流感甚至是新冠病毒检测(Covid-19)等,而通过连接 Cue Care 随即可完成基于家庭的诊断到远程医疗到药物交付的医疗服务循环。

第三大应用场景,具有一定门槛、多中心布点的检测设备部署在社区医院或检查急救舱。图 9.4 所示的检查急救舱未来将是像今天的 24 小时便利店、核酸检测岗亭一样散布在社区的不同角落。医疗检测的门槛将得以进一步降低,将有更多的设备走出综合医院进行分布式部署。实时健康监测、家庭检测、社区就近检测将可以满足大部分非急症患者和慢病患者的需求。

第四大应用场景,使用频次低、使用门槛高的高精尖设备部署在县域级及以上综合性医院。

当这四大应用场景的健康数据收集、分析、融汇,形成元宇宙医疗的底层数据源,分级诊疗将加速推进,医疗资源将进一步下沉,就医关系与医学研究都将迎来重塑。大型综合医院的医疗资源挤兑将得以缓解,坐诊医生的时间将得到更合理的分配。医生将有更多的时间和精力投入到复杂疾病的诊断、学术研究以及创新工作中去。

未来,当患者有医疗需求时,将第一时间由虚拟医生为其进行智能初诊,判断医学检测需求。患者的医学检测将视具体情况,选择由可穿戴设备、家庭便携式设备、社区/急救舱设备或综合医院设备完成。虚拟医生将根据患者具体病情和医学检测指标实时进行诊断评估:对于病情较轻、较标准化的患者可直接出具诊断意见并开具处方,患者可通过线上平台实现配药到家,实现全程智能及自主化操作。对于病情较为复杂的患者,虚拟医生将发起远

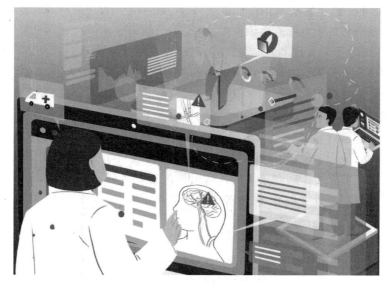

图 9.4　检查急救舱

程人工助诊完成诊断。对于仍无法准确诊断的复杂病情患者给予线下转诊导流并一键完成预约。对于基层医院线下诊疗困难的可以利用元宇宙技术进行几近面对面、真实化的远程诊疗,让更多的患者不用到省城看病,在家门口真正享受到大专家诊疗,这样就轻松地把大医院医生的能力延伸、扩展到基层,增加了专家资源的普惠性。

如今,我们可能会感到普适性的元宇宙医疗离我们还很遥远,但随着相关设备及基础建设的急速发展,相信在不远的未来,元宇宙医疗也会像我们现在打开手机点个外卖一样方便、快捷。通过元宇宙医疗升级进化及技术赋能,未来也将完成从“数据化”“数字化”到“数智化”的迭代,从“数据人”到“数字人”再到“数智人”的进化。而元宇宙医疗也将覆盖患者疾病预防、诊断、治疗、康复的全生命周期。人们触及元宇宙医疗的获得感,将比元宇宙娱乐来得更为真实与迫切。

9.2.2　医学元宇宙医疗健康服务的价值重构

1. 三级医疗网络体系的价值重构与提升

党的二十大报告中明确提出推进健康中国建设,并指出: 促进优质医疗资源扩容和区域均衡布局,坚持预防为主,加强重大慢性病健康管理,提高基层防病治病和健康管理能力;发展壮大医疗卫生队伍,把工作重点放在农村和社区;重视心理健康和精神卫生;创新医防协同、医防融合机制,健全公共卫生体系,提高重大疫情早发现能力,加强重大疫情防控救治体系和应急能力建设,有效遏制重大传染性疾病传播。未来,我们利用元宇宙技术,可以在优质医疗资源紧缺的情况下均衡医疗资源;提升基层防病治病能力给农村和社区带来医疗技术升级;提升心理疾病处置能力和效率;加大应急救治能力;有效遏制重大传染性疾病传播。

我们国家的三级医疗体系中,乡镇和社区这一级,由基层社区服务中心和小的诊所承担基层医疗服务和预防保健工作;县市这一级,由县域级医院承担所辖居民的基本医疗保健服务；再上一级的研究型医院承担疑难重症的诊疗服务。三级医疗体系在保障我们人民群众的疾病诊治和预防方面发挥着巨大作用，为人民的健康做出了巨大的贡献。当前医疗技术发展迅猛，尤其是元宇宙技术的突飞猛进，可以为三级医疗体系的完善贡献新的力量，对于三级医疗网络的价值重构和提升带来了新的发展机遇。虚拟病人、虚拟医生和虚拟医学知识宣教主播将广泛应用于基层社区服务中心，为患者提供标准化和高品质的疾病知识宣教并提供高水平的诊治建议。机器人、检查舱和远程干预治疗体系可以提供一二级医疗体系内快速反应的急救体系。在二级医疗体系中可以充分运用虚拟病人、虚拟医生、手术展示、虚拟模拟手术、虚拟康复、药物模拟疗效评价等元宇宙技术为患者提供全新的就医体验，将颠覆目前的患者的就医模式和体验。在研究型医院中会全面利用元宇宙技术，不仅针对下级医院的各种薄弱点进行指导，而且对疑难杂症进行元宇宙下的相关研究工作。

2. 区域内的急救诊疗体系的价值重构

在未来社区中，区域内利用元宇宙技术将彻底改变急救模式和体系。首先，居民无论是在家里和街区中，医疗穿戴设备将与社区急救中心或者区域内二级医疗机构进行深度绑定，异常的需要急救的或者潜在急救的信息会随时通过元宇宙技术进行传递，除了目前县域医院和社区服务中心的急救体系之外，检查急救舱的概念有必要提出来。

如前文提到过那样，检查急救舱将会像便利店和核酸检测岗亭一样散布在社区的各个角落。它由虚拟医生、虚拟护士 24 小时提供服务，可以有不同功能和类型，既可以是单纯的检查舱，就是为社区内居民提供各种检查，比如抽血化验、检测核酸、做心电图和超声等，也可以设置复杂的检查急救舱，除了提供上述医疗服务之外，还可以提供急救手术。让我们来想象一下这个未来的急救舱急救场景：一个患者在宁波市镇海区骆驼街道的某个商场中突然晕倒，他的穿戴设备在其倒地前已经将其头部和重要关节进行了保护，受其保护患者最后被安稳地平放在地上。这时候，镇海区急救指挥中心已经将这位患者历年来的健康信息进行查阅，他既往有高血压病、中度的血管狭窄等情况，基于这些高危因素，本次晕倒高度怀疑急性脑血管病。同时，附近距离最近的检查急救舱内的急救机器人早已接到指令并快速到达现场，进行初步脑扫描等相关检查启动、同步云影像功能启动，镇海区急救指挥中心的医生 5 分钟内综合上述检查结果并与县域医院神经介入医生沟通后考虑诊断"脑卒中"，立即下达静脉溶栓指令，由现场急救机器人完成静脉注射溶栓。随后，立即转入就近检查急救舱，此时舱内的介入手术室接到同步指令已完成启动工作模式，最近的介入医生赶到检查急救舱开展急救脑血管介入手术。所有这一切的"分秒必争"都是在元宇宙技术下所有技术整合的结果。这个患者以及所有需要急救的患者在这个体系下进行了高效的抢救，由于病情延误和诊断不清导致的抢救不及时的情况会越来越少，人民健康将得到更好保障，群众的满意度也会越来越高。

3. 公共卫生体系的价值重构

公共卫生是关乎人民群众最底层、最基本的事情，同时也是需要各个社会主体携手前进，投身其中的事业。党的二十大报告强调，着力解决好人民群众急难愁盼问题，实施积极应对人口老龄化国家战略，提高基层防病治病和健康管理能力，健全公共卫生体系。在人民健康需求日益提升的当下，我国公共卫生领域发展不平衡、不充分的问题逐步显现，推动公共卫生服务体系的高效、便捷升级成了新时期的一大命题,也是实现健康中国的必然要求。而元宇宙医疗的发展可以助推医防融合,有望构建高质量的公共卫生体系。

目前,我国的传染性疾病防控形势依然严峻。我国传染性疾病面临着新病原体和新发传染病不断出现、输入性传染病尤其贫穷地区传染病依然是造成健康损失的主要威胁。

元宇宙技术赋能公共监测,能加强疫情监管,抑制疫情蔓延,助力疫情精准防控。疫情防控需要多个不同的机构共同协作完成,医院、政府部门、疾控中心、公益组织以及社区机构共同承担排查患者、诊疗救助、隔离疑似和分发物资等工作。由于各机构相对独立,没有同步的系统网络,导致统计初期存在重复统计、多级上报、信息滞后甚至瞒报等情况。元宇宙的区块链等技术具有"分段式存储、不可篡改、可溯源"等特质,天然适用于大数据的统计,将其应用于应急公共卫生事件中去,可以改进疫情监测预警网络,杜绝相关信息造假,从而加快公共卫生部门的反应速度,更好地进行决策;同时可以使相对独立的机构共享透明信息,改变"信息孤岛"的情况,有利于决策的执行;还可以根据大数据的监测,快速确认涉疫患者的活动轨迹,寻找密切接触者,提高疫情防控的效率及精准度。

元宇宙技术赋能传染病诊治流程及防治培训,能降低医护感染风险,提高医护传染病诊治能力。元宇宙医疗可以结合身份信息识别、智慧城市等应用,确保用户人员信息真实准确,实现部分检验自测结果自主上传,减少人员聚集及传染病传播风险。也可通过虚拟医生询问病史,机器人辅助医疗完成诸如核酸采集、生命体征(心率、血压、脉搏、呼吸等)测量、药物配送、康复等相对简单化的医疗过程,以减少医患间接触感染风险,但并不降低诊疗质量。目前,已有将元宇宙技术和游戏化学习理念融合应用于传染病继续教育领域研发的元宇宙教育游戏。该游戏模拟一名普通型新冠病毒感染患者就诊全过程,以家庭、社区和医院为游戏场景,开发《团结协作抗"新冠"》元宇宙教育游戏。通过游戏化教育成为疫情防控培训的一种补充手段,让医务人员在繁忙的工作之余用游戏的方式进行知识培训,提高防治能力,降低后期实操风险。

元宇宙技术赋能免疫规划,能快速提高免疫接种效率,助力传染性疾病的预防。例如,海尔生物医疗联合旗下控股子公司金卫信发布的国内首个"智慧"城市公共卫生服务生态平台,打造了免疫规划的智慧 AI 大脑,加速构建数字疫苗全场景生态。未来在这个平台上,将打通疫苗接种中硬件和软件之间的壁垒,加速构建起从厂家运输到疾控冷库,到接种门诊、预约接种,再到异常反应监测等全链条的数字疫苗全景生态,让接种服务实现全流程可追溯以及数据的互联互通,实现疫苗安全无隐患、数据互联无断点、用户体验无缝隙、政府监管无盲区。基于该平台打造的城市免疫规划的智慧 AI 大脑,则可以让民众,像大众点评一样,自主选择疫苗、门诊,并对疫苗、门诊进行点评;让疫苗厂家实时收到接种数据反馈,辅助疫苗研发,实现产销协同;对政府来说,以异常反应处置为例,因为实时掌握疫苗全生命周期状态,可以辅助政府分析异常反应发生的原因,并辅助政府作相应决策。

近年来,我国慢性非传染性疾病的威胁也不断上升。我国慢性疾病患者基数庞大,随着社会压力骤升及生活方式、饮食结构的改变,糖尿病、高血压、肿瘤、精神疾病等慢性病的发病率在逐年攀升,防控形势亦日益严峻。"十四五"规划提出,"把保障人民健康放在优先发展的战略位置,坚持预防为主的方针,深入实施健康中国行动,完善国民健康促进政策,织牢国家公共卫生防护网,为人民提供全方位全周期健康服务"。自"健康中国"战略实施以来,国民的健康管理意识不断增强,对于优质医疗资源和健康管理服务的需求也逐渐增多。尤其随着我国人口老龄化趋势加剧,百岁人生即将来临、人人都将带病生存,对于慢病管理和健康指导的需求将日益提升。这就需要我们以技术革新来助力慢病防治结合与医防融合的"双轮驱动"。

元宇宙技术赋能慢病早筛的发展模式,帮助患者从健康到患病全过程的复盘及自我管理,甚至预防疾病的发生。未来,每个人从出生开始就将拥有自己的"数据人",即包括了个人生活方式、饮食结构、心理状态、情绪变化及全面医疗记录等多维度、全生命周期的个人数据集,将为预防疾病、健康管理、医疗诊断、慢病随访管理提供全面的数据支撑。虚拟医生可进行早期疾病预测预警,为个人在健康管理中的决策提供参考依据,同时也可以辅助医生对疾病进行早筛、早诊与早治。元宇宙技术可以帮助医疗工作者以及家庭护理人员更好地了解患者或亲人的体验。例如,嵌入式实验室利用沉浸式技术帮助使用者了解听力和视力下降的感觉,发现与某些情况相关的社会隔离可能对患者产生的影响,或者学习发现和区分阿尔茨海默病和帕金森病的症状。疾病早筛方面目前在临床应用的主要有早期肿瘤的智能影像诊断领域。通过技术采集 CT、核共振成像、超声、内镜等数据,并将带着专家意见的影像分析、诊断报告留存下来提供高质量的标注数据,模拟并深度学习,为医生阅片、决策提供支持和帮助。未来或许人机融生是方向,元宇宙技术有望在人体内部的微观方向进一步发展,比如在细胞级、DNA 级展开研究,形成微观层面的元宇宙数字世界,来助推精准医疗。

元宇宙技术赋能慢病康复训练及心理复建。患者既可在医院中,也可在自己家中接受康复训练及心理复建,灵活的时间场地安排及私密性,可提高患者医从性,同时更便捷享受专家资源。虚拟医生可辅助医生通过远程监控和指导患者,提高康复效率。虚拟医生也可以朋友身份陪伴在精神疾病患者身边互动,能起到一定的情绪疏导及陪伴效果,缓解其诸如焦虑、焦躁心境,也可用一种同理心的方式进行及时有效回应,帮助抑郁症患者找到自己爱的能力以及被爱的感受。元宇宙技术也可生成特定的虚拟现实情境,帮助患者沉浸其中进行康复训练及心理复建,以激发患者进行训练及复建的兴趣与动力,充分发挥患者的主观能动性。康复医生通过操作手柄或其他触觉方式结合,可针对性地对患者进行肢体、神经、器官等方面的训练,辅助其康复。VR 暴露疗法(Virtual Reality Exposure Therapy,VRET)是目前最成熟的虚拟现实心理治疗方法。在这种行为治疗方法过程中,参与者将被反复置于一个能引起焦虑体检的模拟环境中。例如,有社交焦虑症的人被安排在虚拟工作场所或工作面试中,或者害怕公开演讲的人被放置在虚拟教室或会议室中。其治疗理论基础就是通过逐渐和反复接触特定会触发患者焦虑的情境以使患者随着时间的推移而减少焦虑。同时,元宇宙技术辅助产品设计也层出不穷。例如 XR Health 的 VR 头显与沉浸式技术相结合,让患者在家中便可进行康复训练,同时 VR 头显可测量用户动作,人工智能云计算算法能够优化用户体验并实时进行数据分析,数据可帮助医生进行远程监控和指导。再如,AIM 首届元宇宙设计竞赛入围总决赛的优秀作品《彼岸——基于元宇宙的心理诊疗室设计》通过线上虚拟心理诊疗空间,借助元宇宙突破传统的可能性,结合儿童心理认知特点,以扎实的心理治疗理论为基础设计了引人入胜的游戏交互机制,致力于儿童的社交能力训练、注意力训练和创造力开发训练,有助于自闭症、多动症、抑郁症儿童的心理复建。

元宇宙技术赋能大健康理念的普及,为大众带来更多便捷与可触达的优质健康科普内容。通过虚拟主播宣教及虚拟医生咨询,用户或患者可随时随地与其进行沟通并获得相关指导,帮助加强自我健康管理和提高生活质量,良好收效的同时又进一步提高了用户对这些保健知识的兴趣,继续用其加强自我康健和防病治病能力。元宇宙技术赋能大健康旨在打造有深度、有高度、有温度、有广度的科普创新模式,既能通过元宇宙数字化形象与患者建立和谐、共情、紧密的沟通桥梁,同时通过数字化的传播力可推出多样化的科普传播形式,增强科普实效。

目前,我国公共卫生体系发展总体仍面临许多问题与挑战,通过元宇宙技术完善国家公共卫生体系建设,提高疾病预防控制和突发应急事件处理能力,促进全民享有均等化的公共卫生服务势在必行。

4. 智能医疗体系的价值重构

目前,国内医疗资源分布不均,顶尖三甲医院的医疗资源难以向中小城镇覆盖。智慧医疗概念的首先提出为解决这一问题提供了切入点。但是,现阶段智慧医院主要围绕医疗系统的信息化建设,智能化程度较低,并且难以将顶尖医院的医疗服务推广至医疗资源有限的地区,限制了智慧医院的发展和应用。而元宇宙在智慧医疗领域存在着广泛的应用可能,大有发展空间,未来将可极大地缓解和解决“医疗资源与医疗需求不匹配”的突出矛盾。因此,我们将其称之为智能医疗体系的价值重构更为贴切。

通过元宇宙技术,将医院线上线下相结合,可基于患者和医生之间的实时在线远程问诊,通过即时通讯软件(Instant Messaging,IM)和实时视频分割技术,在隐私保护和内容呈现上实现一对一的实时交互式线上诊疗平台。同时还能让智能化诊疗技术下沉至广大基层医院,让智能高效的医疗服务普惠每一位患者:面向患者就医,智能就医助手(虚拟化身形象)帮助医院提升患者就医流程体验;面向患者疾病诊治,可为医生临床诊疗提供有效的智能辅助;面向医院管理,智能管理服务帮助医院管理者提高管理效率;面向医疗科研层面,智能科研服务助力多中心科研开展,快速提高医疗科研水平效率;面向区域医共(联)体层面,智能医共(联)体服务实现医院间远程诊疗、患者转诊,优化区域医疗资源配置。

在医院诊疗环节,基于深度学习的辅助诊疗软件可以帮助医生快速查找病灶,完成病情分析,确认诊疗方案;医生还可以通过三维可视化模型制定个性化手术方案,模拟并评估手术方案是否合理,提前预判手术风险,也能更生动形象地为家属讲解,高效缓解医患关系;虚拟医学人体模拟器通过术前术后影像进行智能检测、智能分类、智能分割,通过多模态信息融合大数据分析,评估患者手术病愈率及复发可能性,对比医疗效果;利用远程问诊不仅可以让偏远山村的患者也能享受大城市的医疗服务,在疫情期间还能降低患者接触,避免复杂环境的感染风险。此外,通过元宇宙还可为各医院提供全面数字化、智能化运营服务,通过 AI+大数据算法和应用实践全方面提高多临床科室的诊疗效能、院内运营效率和病患时空问诊体验,陆续实现在各个核心应用场景的完美落地,真正能够让医院、医生和患者获益,解决医患痛点。

智能化的临床医生规范化培训是元宇宙智能医疗亟须覆盖的场景。当前国内外的医疗机构大多均依赖于人工教学与考核,模拟诊疗场景较为落后,特别是在医生培训方面,我国面临着基层优质资源短缺、临床能力不足且难以高效大规模培养等问题。元宇宙元素可应用在医疗培训的增强教学、解剖教学及数字医学图书馆建设中,解决教学场景不够逼真、解剖实体标本供体不足、地理及病例局限性等痛点。在 5G 通信的高速度基础上,通过 VR 和

AR技术提供患者疾病的360°视图,能够使受训人员获得不受时间和空间限制的学习和临床训练,从而解决教学场景不够逼真、医学解剖实体标本供体不足、地理和病例局限性等问题。目前,VR、AR产品研发应用于VR医学教育实训已遍地开花,并取得了不错的培训实效。比如国内的娄岩教授团队与科技公司合作开发的心脏虚拟仿真教学、产科虚拟实训解决方案、眼科虚拟仿真教学实训系统、药局-静脉药物配制中心虚拟仿真教学系统等,让用户通过VR遥控装置,在虚拟环境中进行医学解剖的实演及各类手术/操作的实训。美国的Oculus头盔技术为全球抗击新冠疫情的卫生工作者提供AR培训课程,医护可在智能手机上模拟如何正确地穿戴和脱卸防护装备。如图9.5所示。

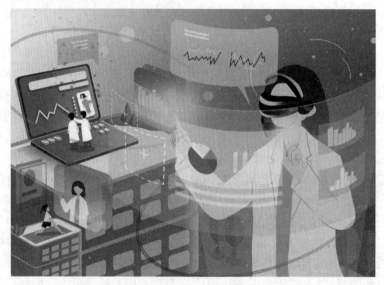

图9.5　智能医疗体系

9.2.3　医学元宇宙医疗健康服务呼唤元宇宙技术大发展

清华大学新闻学院沈阳教授表示,元宇宙本身不是一种技术,而是一个理念和概念,它需要整合不同的新技术,如5G、6G、人工智能、大数据、数字孪生、区块链、云计算、拓展现实、机器人、脑机接口等。当下,是新技术与医疗行业缓慢融合、产品和服务不断更新迭代的时代,医疗行业依然面临着诸多困难。

目前来看,在构建这个新的数字化、虚拟化和超链接的元宇宙医疗过程中,我们已经实现的功能有数字疗法、AI影像、AI制药、智慧医院、互联网医疗、脑机接口、手术机器人、智能硬件等系列软、硬件产品或虚拟平台,后续也将与物联网、DLT、6G甚至10G网络、机器人技术、人工智能、云计算和边缘计算相结合,嵌入医疗保健防御、诊断和治疗当中。虽然元宇宙技术大发展无疑为元宇宙医疗的发展提供了无限可能,但同时元宇宙医疗也呼唤着元宇宙技术的不断革新与突破。

未来健康元宇宙的终极目标是打造成熟的"全息数字人"模式(如图9.6所示),也就是通过感知和创新技术推进健康科技发展,力求实现高水平医疗资源和医学信息在线共享,提供24小时在线模式的创新型健康服务。在这个过程中,我们需要的不仅仅是时间,还有更多可落地的解决方案和融合技术。作为一种多项数字技术的综合集成应用,元宇宙场景从概念到真正落地需要实现两个技术突破：第一个是 XR、数字孪生、区块链、人工智能等单项技术的突破，从不同维度实现立体视觉、深度沉浸、虚拟分身等元宇宙应用的基础功能；第二个突破是多项数字技术的综合应用突破，通过多技术的叠加兼容、交互融合，凝聚形成技术合力推动元宇宙稳定有序发展。同时，元宇宙技术的发展还需与医疗支付、医疗保险、医疗数据治理、医疗隐私和安全等改革结合起来，以适应元宇宙医疗的社会需求。

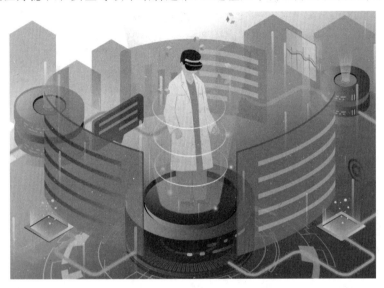

图 9.6　全息数字人

本章小结

　　总的来说，元宇宙医疗的发展必将带来划时代革命的医疗健康服务的价值重构。我们将在元宇宙医疗中解决目前医疗行业现实无法解决的问题，重建医生与患者、医疗和社会的关系，围绕患者产生的大数据，建立现实与虚拟之间的联系，最终实现健康元宇宙中全民健康的美好愿景。

【注释】

1. **IAMM**：即元宇宙医学联盟（International Association and Alliance of Metaverse in Medicine）创立于 2022 年，由上海呼吸物联网医学工程技术研究中心、元宇宙医学联盟筹委会联合主办，国际呼吸病学会、国际智能健康协会和联盟、中国肺癌防治联盟、上海市呼吸病研究所和复旦大学呼吸病研究所协办。

2. **VR**：即虚拟现实技术（Virtual Reality），是 20 世纪发展起来的一项全新的实用技术。虚拟现实技术囊括计算机、电子信息、仿真技术，其基本实现方式是计算机模拟虚拟环境从而给人以环境沉浸感。

3. **AR**：即移动应用增强现实（Augmented Reality），AR 技术是一种将虚拟信息与真实世界巧妙融合的技术，广泛运用了多媒体、三维建模、实时跟踪及注册、智能交互、传感等多种技术手段，将计算机生成的文字、图像、三维模型、音乐、视频等虚拟信息模拟仿真后，应用到真实世界中，两种信息互为补充，从而实现对真实世界的"增强"。

4. **XR**：即扩展现实（Extended Reality），是指通过计算机将真实与虚拟相结合，打造一个可人机交互的虚拟环境,这也是 AR、VR、MR 等多种技术的统称。通过将三者的视觉交互技术相融合,为体验者带来虚拟世界与现实世界之间无缝转换的"沉浸感"。

5. **VRET**:即虚拟现实暴露疗法(Virtual Reality Exposure Therapy),是将虚拟现实的特定应激场景与暴露疗法相结合的心理治疗方法,是传统的行为疗法的一种转换形式,也是经典的现实情境暴露疗法的替代性治疗形式。虚拟现实整合了即时计算机图形学、身体感觉传感、视觉成像技术,给来访者提供近似真实的、可以沉浸和交互作用的虚拟环境。

6. **IM**:即即时通讯(Instant Messaging)是一个实时通信系统,允许两人或多人使用网络实时地传递文字消息、文件、语音与视频交流。

7. **AI**:即人工智能(Artificial Intelligence)。它是研究、开发用于模拟、延伸和扩展人的智能的理论、方法、技术及应用系统的一门新的技术科学。

8. **5G**:即第五代移动通信技术(5th Generation Mobile Communication Technology),是具有高速率、低时延和大连接特点的新一代宽带移动通信技术,5G 通信设施是实现人机物互联的网络基础设施。

9. **6G**:即第六代移动通信标准,也被称为第六代移动通信技术。主要促进的就是物联网的发展。截至 2019 年 11 月,6G 仍在开发阶段。6G 的传输能力可能比 5G 提升 100 倍,网络延迟也可能从毫秒降到微秒级。

10. **DLT**:即数字线性磁带(Digital Linear Tape),源于 1/2 英寸磁带机。1/2 英寸磁带机技术出现很早,主要用于数据的实时采集,如程控交换机上话务信息的记录,地震设备的震动信号记录等等。DLT 磁带由 DEC 和 Quantum(昆腾)公司联合开发。由于磁带体积庞大,DLT 磁带机全部是 5.25 英寸全高格式。

本章参考文献

[1]　互联网医疗中国会. 重构中国互联网医疗模式[J]. 中国医院院长,2015,15:66-72.

[2]　清华大学新闻与传播学院新媒体研究中心. 元宇宙发展研究报告 2.0 版[R]. (2022-01-21).

[3]　清华大学新闻与传播学院元宇宙文化实验室. 元宇宙发展研究报告 3.0 版[R]. (2022-11-13).

[4]　白春学. 未来已来,我们需要的元宇宙医学[M]. 上海:科技出版社,2022.

[5]　赵群,娄岩,徐东雨,等. 医学虚拟现实技术及应用[M]. 北京:人民邮电出版社,2014.

[6]　娄岩,杨卫华,徐东雨,等. 智能医学概论[M]. 北京:中国铁道出版社,2018.

[7]　娄岩,张志常,徐东雨,等. 医学虚拟现实与增强现实概论[M]. 北京:清华大学出版社,2020.

[8]　崔亨旭. 元宇宙指南-虚拟世界新机遇[M]. 宋筱茜,朱萱,阚梓文,译. 长沙:湖南文艺出版社,2022.

[9]　陈龙强,张丽锦. 虚拟数字人 3.0——人"人"共生的元宇宙大时代[M]. 北京:中译出版社,2022.

[10]　李骏翼,杨丹,徐远重,等. 元宇宙教育[M]. 北京:中译出版社,2022.

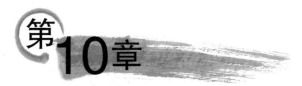

第10章
医学元宇宙与大健康

内容与要求

本章主要介绍医学元宇宙与大健康的基础、应用领域的内容,及基于现代社会现状及健康文化创新性地提出健康元宇宙的创新基础理论和相关数学模型。

"大健康元宇宙基础"中要求理解健康元宇宙的系统性概念、整体性特点、思考方式和应用领域发展特点及健康元宇宙环境下的健康问题和应对策略,初步认识健康元宇宙的数学建模;"大健康元宇宙应用领域"中要求理解在智能医疗、健康食疗、健康管理及健康文旅产业的应用情况;"数字中医元宇宙"中理解其概念和全维思维模式,中医元宇宙康养防病的三大领域技术特点;"元宇宙与预防医学"及"元宇宙与临床医化"中要求理解元宇宙与医学的结合特点,理解元宇宙与各个临床领域的结合发展思路。

重点、难点

本章的重点是理解大健康时代与元宇宙技术平台条件下,信息态生活的丰富多元化发展对人体心身变化的正负面影响,以及数字中医元宇宙的设计和应用思路;难点是健康元宇宙的基础理论——全维医学、人体状态学和数学建模初探等创新点。

随着元宇宙的迅猛发展,其对人的身心健康带来多维化的便利、体验的同时也存在一定威胁,其中的两面性需要我们辩证去看待与思考。元宇宙一方面可以激发创造与推动人类的进化,另一方面也可以使人们走向沉迷,所以应该从系统、全维、整体的角度去看待大健康环境下元宇宙的优缺点,找好元宇宙与大健康结合的平衡点,进而更好地促进医学元宇宙的发展,提升人们的生活质量,过更有意义的生活。

中医是我国几千年来根植灵魂的瑰宝,对防病、治病、康养有着重要的地位与临床实践意义。20世纪80年代钱学森就提出"中医现代化,是中医的未来化,也就是21世纪我们要实现的一次科学革命"。中医整体观和辩证观具有系统学思维,中医情志学说和状态观,对于处理人体意识态信息系统稳定方面,有丰富的经验,对于元宇宙时代人类的精神心理和心身健康有非常积极的实际应用价值、科学价值和文化价值。应用元宇宙技术,进一步数字化赋能中医,更好地发挥出中医的意识信息治疗优势,具有独特而深远的意义。

10.1 大健康元宇宙基础

大健康是根据时代发展、社会需求与疾病谱的改变提出的一种"以健康为中心"涉及全方位全周期健康布局的思想。元宇宙时代的到来,人们可以应用元宇宙的高信息平台技术,关注各类影响健康的危险因素和误区,通过元宇宙平台来进行整合和深度健康管理,进行信息态健康时代的全周期生命呵护。

大健康元宇宙追求的是一种高度信息化的、虚实结合的数字健康服务平台,更有效地融合个体身体健康,包含精神、心理、生理、社会、环境、道德等方方面面的完整健康信息。更紧密地链接科学健康生活,范畴涉及各类与健康相关的信息、产品和服务,也涉及各类组织为了满足社会的健康需求所采取的行动。

10.1.1 元宇宙与健康文化

健康文化引导健康行为,健康行为带来健康。人们对健康的追求是构建元宇宙健康文化的强大内在动力。构建和传播元宇宙健康文化,既是文化大发展大繁荣的需要,更是做好元宇宙健康促进工作、规范化元宇宙医学发展的重要基础。

从元宇宙健康文化与人民健康的关系看,只有充分认识元宇宙的重要性,才能主动重新整理相关健康知识,与元宇宙平台有机结合,在新的背景条件下,科学选择有利于健康的生活和行为方式,避免元宇宙有损于健康的因素,进而起到促进健康的作用。元宇宙与悠久的中华传统养生文化结合,是构建现代健康文化的重要思想根源和资源之一。

1. 概述

元宇宙健康文化:应用元宇宙技术平台来整合人类防治疾病、维护和增进健康的实践过程中所形成的精神成果与物质成果,来协同人体自身,并协调人与社会、自然之间复杂关系的一种新型文化体系。

广义的元宇宙健康文化包括所有的精神和物质成果,泛指从古至今一切涉及健康的文化概念。而狭义的元宇宙健康文化,主要指在元宇宙平台和条件上,整合所有面对疾病、寿命等健康问题上所取得的广泛的经验和共识,以及含有这些经验共识内容的多种文化艺术的表现形式。健康文化是中华文化的重要组成部分。

2. 健康文化的历史溯源

为了自身的健康与后代繁衍,中华民族的祖先很早就开始了对生命活动规律和自身保健方法的探索,并在不断总结、改进完善的基础上,逐渐形成了保健益寿的"养生"方法。元宇宙要与华夏健康文化的结合,至少要从五千年前的健康文化史为起点。《黄帝内经》就是树立在原始点上的丰碑,也是坚定文化自信的力量源泉。从夏商周到现代,健康文化一直延绵至今,并依据各个时代特点(如表 10.1、表 10.2 所示)继承创新发展出了成熟的治疗方案,元宇宙与之结合可以深入挖掘各个时期的代表健康文化,并进行复原、改造与创新。

表 10.1 古代中国的健康理念

实践	理论	代表	观　点
秦汉之前			无数宗教体系的信仰
春秋时期	1. 阴阳概念论 2. 五行说 3. 天人合一 4. 整体观念与辩证方法论	黄帝内经是最早的古典医学文献	整体健康观；中庸思维； 辩证观； 心理学的思考
		儒学	道德修养与仁义礼智信； 饮食结构、饮食习惯； 锻炼意志与身体；中庸平和心态
		道教	未病先防；强调日常保护； 人体对疾病的改善； 顺应自然；追求长寿长生的健康境界

表 10.2 古代西方健康理念

实践	理论	代表	观　点
古希腊	火、气、水、土四要素	希波克拉底	四种液体、水和火的健康概念
		亚里士多德	科学实验、观察与理论思考
		苏格拉底	身体与精神二元论；灵魂-人体的一部分
		盖伦	解剖学与生理学研究；结合医学与宗教神学
中世纪时期	宗教哲学——作为慈善机构的医学实践	弗朗西斯·培根	唯物主义经验论；倡导者：观察，实验；知识来自经验；坚持感应
文艺复兴时期	人本主义哲学——以人为本	列奥纳多·达·芬奇	人体生理学的解剖学研究
		笛卡儿	物理医学
		牛顿	机械唯物主义

3. 元宇宙健康文化的构筑

健康意识是健康行为的先导，健康知识是健康行为的指南，健康行为是健康文化的目标；个体健康是个人立身之本和家庭幸福之基，人民健康是实现健康中国和中国梦的前提条件。元宇宙健康文化的发展最根本的还是加强信息态与人们大脑之间的意识链接。要积极促进与加强医学元宇宙的发展，必须从健康文化的各个的维度击破，包括但不限于如借助伴随互联网、大数据、人工智能等科技新媒体技术等，有组织、有计划、有目的地开展多侧面、多角度、多层次、全方位的宣传和舆论，营造良好的健康文化学习氛围；以社区或村子为单位，开展让群众参与感强的、可模拟代入感强的等多种形式的文娱活动，使健康文化深入人心，如图 10.1 所示。

医学元宇宙健康文化，能在一定程度上体现出社会的发展状态。越是科学、先进的健康文化和理念，必然能越有效地指导和影响社会的发展。先进健康文化的形成和发展，也离不开国家层面、社会层面以及个人层面的共同努力，推动元宇宙健康元宇宙的发展需要大家共同努力创造。

10.1.2　健康元宇宙基础理论

健康中国的提出，以健康导向的全方位生活和产业重组正发生。健康需要由内而外各

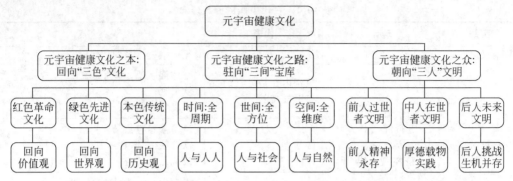

图 10.1　元宇宙健康文化的构筑

维度的提升,特别在心身健康维度需要有更为重要的发展,信息时代的飞速发展,人类对信息的理解更为深入,信息对生命的作用意义揭示越来越深入,在信息态健康领域有了更高更深入的需求。基于信息态的角度,理解元宇宙下生命与大健康的发展是信息时代中一个重要发展节点。全维医学与人体状态学集成各方医学优点创造性转化,在元宇宙条件下的去中心发展、多元化发展具有许多可融合发展的领域,深入了解全维医学与人体状态学可以从一个更高维的角度理解健康元宇宙未来的发展。

1. 全维医学

(1) 概述。

① 定义:全维医学(Global Medicine,GM),是在钱学森系统科学思想的指导下,对现代医学的集成创新,包含了结构性物理医学、功能性能量医学、系统性功能医学,以及状态性信息医学的一个全维度整合,从全方位、全生命周期、全体系的角度,从更系统优化的角度来认知生命医学与健康发展过程中所遇到的各种不确定难题,是一门协同共治的新兴学科,如图 10.2 所示。

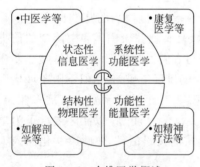

图 10.2　全维医学概述

"全"代表思想的高度,如道法自然、天人合一、形而上抓住事物根本的思维方式和意识形态等,"维"代表认知的层次(如经达权变的精神与物质匹配等),医学代表技术(包括精度、深度、广度等)、心脑心理三位一体(系统内的跨界、融合与协同)。其中支撑点是心脑心理,关键在全维脑智,即大脑功能与意识之间交互而发动,处于支配地位;底层是全面信息系统集成与个性精准服务应用。

② 关键部分:全维医学下突出的关键组成有心脑心康复、全维脑智、全维态百岁工程、全维影像等。

(2) 人体智慧大脑与中枢调控系统的三大原则。

① 大脑即中枢调控。智慧大脑是物质结构、能量功能与信息状态的高维度连接、多层次架构的一种全维全息脑网络。

② 全维脑智的调控网络系统由状态分级(即通过信息网络状态)进行功能与能量层次的分级和亚分级,如醒觉态与睡眠态,情绪态、警觉态与思维态等。

③ 智慧大脑网络的中枢调控状态的分级,通过意识的动态增强和能动自转换及自适调整。例如,放松状态进入深度调整态,良性意识导入进行状态迭代与优化等。

2. 人体状态学

人体状态学是一门研究人体生命状态特征和变化规律的一门学问,是从宇宙整体观、天人同一观、人体生命整体观出发,在人体"生长壮老已"生命周期背景中,以人体身心关系为整体,人与社会关系为整体,人体小宇宙与自然大宇宙关系为整体,以意识能动性为中心,来认识人体的客观存在的一门学科。

人体状态变化是心身的互动存在,从意识到身体的信息链接和信息优化为基点,让意识链接优化身体,大到各系统,小到各细胞,提高相互沟通能力,改善信息有序度。信息有序化是生命存在的重要特征,而疾病的本质是失序(disorder)。状态是能动性健康的关键点,与被动性健康和主动性健康,共同形成人体整体健康三层次模型,如图10.3所示。

"状态观"是人体状态学的核心理念。"状态观"是在康复医学实践基础上,在辩证唯物主义哲学和系统科学指导下,发掘中医传统精华提炼而成的理念,是中医传统康复整体观、辩证观的延伸和创新,如图10.4所示。

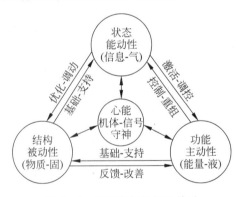

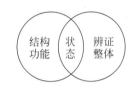

图 10.3　三层次间的相互关系　　　　图 10.4　状态观的融合示意图

状态(State)是系统科学常用的概念之一,指系统的那些可以观察和识别的状况、态势、特征,可以用一组物理量来表征。状态,是人的生命过程中,在内外因素作用下,人体内部以及与外部复杂关系的连续总体。状是机体局部或整体的部位、形状和结构的概括,态是特定阶段生命活动的姿势、特征与变化规律。状态既是空间与时间的统一,也是局部与整体的统一。

中医辨证论治的"证",用系统科学的语言来说,就是状态的一种。"状态"概念与中医的证类似,但状态的内涵除了包含"病证"概念以外,还包括人体非病态的生理病理特点,包含了人整个生命过程中的各种心身的整体状况。健康人在与环境进行物质、能量、信息交换过程中处在有序、协调状态,如果离开了有序、协调状态,疾病就会由此产生,可见人体身心网络的有序化是生命心身合一的重要特征状态。

状态观,从生命"结构-功能-状态"三者相互关系认识基础上,提出了被动健康、主动健康到能动健康的康复演变模式,三者合一,达到最大调动机体能力的效果,如图10.5所示。

状态观意识能动性:意识,人体生命最高物质运动形式,通过人体中枢控制系统信息链

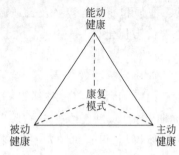

图 10.5　基于状态观的能动性健康

接周围身体和外环境。生命系统的状态,具有很强的意识能动性特征。心能,是主观"意识能动性"的客观量化,在医学健康领域,表现为人体生命心身合一的整体程度,是衡量人体心身合一状态的尺度标准,传统术语则用形神合一来进行表达。

能动性康复,以意识能动性主导,激活系统自组织能力,进行心身状态优化,有"状系身统·态优心能"的整体特征,状态治疗的核心是守神(Mind-Holding),即"放松下持续意识关注",优化心能,可进入形神相合和人天相合的状态,心身同治。法则是"善用意",即善于运用意识能动性,在守神过程中能动性调节人体心能状态。

心能体,人体意识能动性与身体信息的结合形态;心能场,人体意识能动性与环境信息的结合形态。心能体和心能场的调节,优化气血精微能量,如图 10.6 所示,优化生命有序化结构,促进健康,达到低耗散优化状态。在元宇宙环境下,学会守神可以避免外界信息纷扰导致的身体紊乱现象,从而可以守住身体的中间状态,更好地提升人体状态的弹性空间,达到低耗散优化状态。

心能(态),是对主观"意识能动性"的客观量化,表现为人体生命心身合一的整体程度,是衡量人体心身合一状态的尺度标准。生命状态具有心能体和心能场特征。心能体,是基于个体意识的身心信息体,在意识中融合内外世界信息的一种系统,一种具有感知、认知和创造行动的身心能动整体。每一个心能体是独立而开放的,众多的心

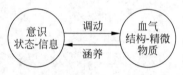

图 10.6　意识与血气(气血)相互作用关系

能体汇聚链接,最终可以形成心能场,心能场的形成具有整体影响力。

3. 功能观康复与状态观康复对比

状态是内因,功能是外在的表现形式。"状态观"用现代系统科学思维阐释了中医的内涵,传统康复技术由于"状态观"有了进一步系统性提升,与西医"功能观"相互补充,相互促进,共同发展,如表 10.3 所示。

表 10.3　状态观康复与功能观康复的对比

项目	中医现代康复(状态观)	西医现代康复(功能观)
指导理论	非线性、自组织、复杂性理论	线性理论、确定性理论
	中医基础理论、状态观	西医基础理论、功能观
定位	重视内在意识信息态,内因,整体关系和辩证状态	重视外在结构功能态,运动、言语、生活、心理、职业等方面的表现能力
原则	标本结合、动静互涵、内外兼治	功能重组和代偿
目的	恢复精气神,恢复自愈力	恢复个体、生活及职业能力
评估	四诊八纲——心身状态评估	仪器检测——功能评估
法则	激活与调控	训练与重组
方法	意疗、中药、针灸推拿、导引疗法、饮食疗法等	物理治疗、作业治疗、心理治疗、康复工程等

4. 全维医学和人体状态学在元宇宙中的应用意义

全维元宇宙遵循钱学森提出的大成智慧(Meta-synthesis)的理论概述,钱学森曾指出:我们所提倡的系统论,既不是整体论,也非还原论,而是整体论与还原论的辩证统一,如图10.7所示。此外,钱学森对"灵境"赋予了新的中国味,深入理解大成智慧看高维度的灵境是一个艺术化的意识高维空间,集成了先进的硬件设备以及内容,充分融合中西方所长发挥其独特魅力。

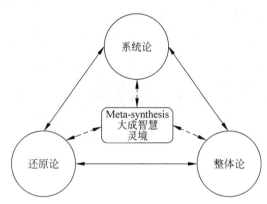

图10.7 大成智慧理论集成示意图

10.1.3 元宇宙人的健康风险

每一个时代都有每一个时代的疾病,元宇宙下每一个人(元宇宙人)都需要对威胁自身健康的可能进行思考,元宇宙时代带来的或许已不是单一的疾病而是一个综合征,且把它命名为元宇宙综合征(Metaverse Syndrome,MS)。

1. 元宇宙综合征的启迪

医学叙事,常以案例的模式展开,医学元宇宙如果以叙事的方式进行理解,曹雪芹所创作的《红楼梦》就是一个经典的例子,曹雪芹是元宇宙的创始人(Metaverse Creator),书中的王熙凤就是贾瑞在现实生活中无法得到的,而在元宇宙里王熙凤可以变成自由沉浸式互动的一个虚拟人。同时《红楼梦》故事中还有一个元宇宙产品,那就是警幻仙子所造的风月宝鉴,借着一位道士传递给贾瑞,道士说"这物出自太虚幻境空灵殿上,警幻仙子所制,专治邪思妄动之症,有济世保生之功。所以带他到世上,单与那些聪明杰俊、风雅王孙等看照。千万不可照正面,只照他的背面。要紧,要紧!",但是最后贾瑞没有听从道士的提示,用风月宝鉴的正面照了自己,无节制的沉浸式体验,最终导致死亡。

《红楼梦》这个经典的案例,道士兼备元宇宙平台(Platform)和互联网(Internet)的功能。在曹雪芹的元宇宙创造中,风月宝鉴就类似于元宇宙产品,包括虚拟产品和硬件产品开发者(Engineer & Developer),警幻仙子、王熙凤则是元宇宙虚拟人(VR * AR * MR,Avatar),其中还包含两套软件系统及其应用说明书。风月宝鉴就像元宇宙系统开发的两套系统,给了应用者自由选择的权利。正面是治疗和保健系统,"专治邪思妄动之症,有济世保生之功";另一套系统是沉浸与虚幻系统,警示"千万不可照正面,只照他的背面,要紧,要紧!"此元宇宙系统的开发者元宇宙的体验者(player)贾瑞,选择了照正面给我们人类及医学界一个启示。在应用元宇宙产品及平台时,如果人们过度沉浸在元宇宙虚幻的环境中无法自拔,或者不恰当使用,或者元宇宙产品的开发者,开发出损害人身心健康的产品,将会导致一系列的身心健康问题和社会问题,出现元宇宙综合征,如图10.8所示。

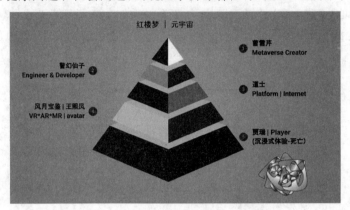

图 10.8　红楼梦与元宇宙

2. 元宇宙综合征

从现有和未来预测元宇宙相关产品用户数量及元宇宙世界产值,未来进入元宇宙的群体比例会快速增加,也意味着元宇宙人从现实世界中分离出来的人口比例会有一个急速的漂移。现实世界移民到元宇宙,对于大多数人来说,几乎是无成本进入,进入元宇宙后,才是成本计算的开始,这个真正的成本是时间,关系和生命本身。

(1)元宇宙人:元宇宙人是指生活在元宇宙世界下拥有多重分身的人类存在本体,包括了真实人的本身、虚拟数字人以及属于这个人属性的大数据网络平台。

(2)元宇宙人所处的环境:

① 电子设备潜在对真实人体健康的威胁:元宇宙带来全新的视觉冲击,会延长人类的"在网时间",接触更多的电子产品,电子产品等带来的辐射问题需要进一步的研究待定。

② 个性化的化身可能会消除在我们过渡到虚拟现实时保持身体健康的需要:由于用户访问元宇宙的主要方式是通过头像,因此会带来很多个性化;用户可以选择从身高到体型,面部和肤色的各种自定义选项。如果更多的人花时间在虚拟现实中,照顾我们的身体健康和身体的需求可能会进一步增加。

(3)元宇宙综合征。

元宇宙中必须警惕的一点就是,过度沉迷网络游戏会如吸毒成瘾一样,对大脑造成损伤。在元宇宙中成瘾的症状和常规网络游戏成瘾有类似性,有情感症状、精神紊乱、行为异常、身体出现异常、思维错乱、关系异常、认知异常、器官功能异常、行动异常等,如表10.4所示。

表 10.4　元宇宙综合征的可能表现

层面	具体症状(不全概括)
情感症状	烦躁不安,易怒,紧张,偏执等;
精神紊乱	抑郁躁郁,幻觉妄想,暴力自杀,各类精神疾病;

续表

层面	具体症状(不全概括)
行为异常	糟糕的个人卫生,变态的性行为 身体出现异常:疲惫,睡眠障碍;
思维错乱	注意力无法集中,思维错乱,无法聚焦,所有思维被游戏占领,理性思维缺失 关系异常:自我封闭,冷漠,说谎,暴力,亲密关系难以持续和破裂
认知异常	无自信,欺骗自己,独立性缺失
器官功能异常	免疫力低下,各种器官功能的紊乱,大脑功能性和结构性损伤,肠易激综合征,心肌梗塞,脑梗,脑出血,代谢性疾病,癌症,猝死 行动异常:丧失正常生活,工作,学习和维护社会关系能力等

3. 预防元宇宙综合征的方法举隅

① 规范和建立元宇宙公司和联盟成瘾产品对人类健康的检测指标;

② 建立元宇宙黑盒淘汰制度;

③ 全球范围内成瘾产品的监测、限制和隔离;

④ 儿童和青少年禁止和减少接触元宇宙成瘾产品时间和通道;

⑤ 元宇宙健康产品社会警觉和保护系统;

⑥ 针对自己家庭成员的易成瘾性特质,建立个体和家庭防火墙;

⑦ 构建自我,家庭和社会全方位的关爱和支持的戒断体系等。

元宇宙人所处的健康风险有来自于外部环境的变化所引起的,也有由于内在的动力不足所导致,如何内外相互结合平衡,能够制定相关自我检测的觉醒指标是值得进一步探讨的问题。

10.1.4 健康元宇宙的数学建模

健康元宇宙的数学建模围绕着"守中"进行研究,通过数学建模找到人体的稳态点,从不同数据来源及维度找到健康的生命数据,以便更好地调节身体变化。

1. 生命数据分析

美国《连线》杂志编辑提出了量化青年的概念,其定义是年轻人采用科技方式来记录、存储与分析生命数据行为而产生的数据,并将这部分数据作为自己优化生活的数据基础,而这一概念的核心是"运用数字的追踪来驱动年轻人的自我认知"。实际上,任何年龄都可以得到这样的数据,为了讨论方便,将其称为生命数据。需要指出的是,生命数据还可以用于健康分析。生命数据的健康分析一般采用 P 值分析。有研究将男女 100 米历年世界纪录分开拟合,得到两条 P 值统计很好的直线,但在 2156 年会交叉,后期女子世界纪录超过男子,但这个结论十分荒诞。这里建议用定量差异(Quantitative Difference,QD)取代 P 值统计。根据 QD 可以引入守恒、时中(Golden Center,GC)和健康标尺等概念定量表征健康状态。

首先研究单一参数的差异。P 值统计基于正态分布。遗憾的是,客观参数的分布大多属于对数正态分布。P 值统计只能告知同一个参数在两个数据组之间的定性差异,无法定量评价差异;而且数据齐性越好,两个数据组的算术均值差异可以越小,无法判断一个参数是否守恒或一个功能是否稳定。P 值统计缺陷的克服方法之一是采用 QD。以黄金分割数 τ 为底的对数，称为黄金对数。一个参数两个取值的 QD 定义为两个取值比值的黄金对数绝对值：

$$QD(x_1, x_2) = |\log_\tau(x_1/x_2)|, \quad \tau = (\sqrt{5} - 1)/2 \approx 0.618$$

QD 有三个阈值（α, β, γ）。阈值 α 对接心理物理学的 Weber 定律、数学物理学的 Noether 定理（守恒量和对称性一一对应）和冯·诺依曼的研究思想（稳定的过程可以预测，但不稳定过程只能控制），生物系统完全感觉不到一个参数两个取值的 QD 小于 α 的差异，可以认为该参数守恒，属于稳定过程，不仅可以按照 Noether 定理研究其对称性，而且可以沿用现代物理学的"对称性-理论-实验"研究模式进行预测，大幅提高生物医学的学术水平。

2. 功能剂量曲线 Arndt-Schulz 定律和功能内稳态

QD 阈值 β 和 γ 对接生物医学的功能剂量曲线 Arndt-Schulz 定律，如图 10.9 所示和功能内稳态（Function-Specific Homeostasis, FSH）。由负反馈机制维持的稳定功能称为 FSH，处于 FSH 的功能称为正则功能，远离 FSH 的功能称为失调功能。平台区任意两个取值的 QD 小于 β，一个参数两个取值的 QD 小于 β 可以判断为功能稳定，由 FSH 维持，属于正则功能；陡变区包括上升区和下降区，任意两个取值的 QD 不小于 β 或 γ 称为这两个取值具有显著性或非常显著性差异，属于失调功能。平台区满足守恒的区域称为守恒区，属于稳定过程，其余区域属于不稳定过程，由 FSH 控制。上升区或下降区属于不稳定过程，只有用干预手段将其转化为平台区才有研究价值。

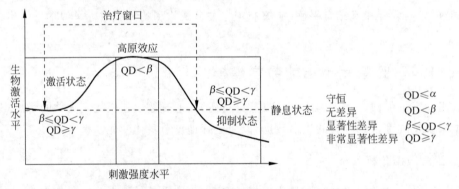

图 10.9　定量差异的阈值与 Arndt-Shchulz 定律

复杂系统部分参数的几何均值称为这些参数的 GC。P 值统计只能定性讨论两个复杂系统 GC 的差异，QD 则可以研究 GC 的守恒性和稳定性。无论是"实验-理论-对称性"，还是"对称性-理论-实验"，物理学的研究模式都发现对称性是所有系统的普遍特征。根据 Noether 定理，对称性与守恒量是一一对应的。既然所有复杂系统都具有对称性，其余部分应该都具有守恒量。研究发现，复杂系统所有参数的 GC 同样满足 Arndt-Schulz 定律，存在守恒区、平台区和陡变区。部分参数可以通过参数调整获得满足 Arndt-Schulz 定律的 GC，存在守恒区、平台区和陡变区。

GC 守恒证明参数选择的完备性，为模块化研究提供了判断标准。中医五藏研究就是把人体功能分成相对独立的五大类。可以将男女 100 米历年世界纪录看成一个复杂系统。参数有限，但可以取女子纪录的倒数，然后与男子纪录联合计算几何均值，获得守恒的 GC。

两个运动纪录相除才能得到守恒的 GC，一方面说明男女纪录的 QD 守恒——差异永远存在，另一方面也说明性别因素非常重要——运动表现中睾酮扮演了非常重要角色。

3. 健康标尺

如果复杂系统的 GC 守恒，从疾病到健康，所研究的参数可以根据中医理论分为两类：一类是逐渐增加，称为阳性参数(A)；另一类是逐渐下降，称为阴性参数(B)：

$$GC = \left(\prod_{j \in A} x_j \prod_{i \in B} x_i\right)^{1/N}$$

阴性参数的倒数和阳性参数可以联合计算 GC。GCYY(GC of Yang and Yin，GCYY)可以整合表征复杂系统健康状况的变化，称为健康标尺(如图 10.10 所示)：

$$GCYY = \left(\prod_{j \in A} x_j \prod_{i \in B} x_i^{-1}\right)^{1/N}$$

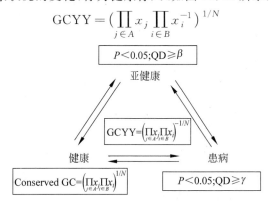

图 10.10　三种健康状态 GCYY 的定量差异

对于男女 100 米历年世界纪录，守恒的 GC 中，女子纪录的倒数属阳，随着运动纪录的进化而增加；男子纪录属阴，随着运动纪录的进化而减小；男子纪录取倒数，然后再与女子纪录的倒数联合计算几何均值，得到 GCYY。随着运动纪录的进化，GCYY 逐渐增加。

GCYY 除了定量表征健康外，还可以判断造模和干预是否成功。根据两个系统的 GCYY，亚健康个体与健康个体的 QD 大于 β(0.805)，患者与健康个体的 QD 大于 γ(1.22)；患者改善的 QD 大于 β(0.805)，患者显著改善的 QD 大于 γ(1.22)。用这个标准筛选文献，大部分都不满足。在 GCYY 的 QD 得到满足的情况下，才能进一步研究各个参数的 QD，QD 不小于 β 或 γ 分别称为具有显著性或非常显著性差异。

4. 能量消耗

每日能量消耗(Total Daily Energy Expenditure，TEE)的研究是当代生命科学研究的薄弱环节。2021 年在《科学》(*Science*)发表全生命周期的每日能量消耗，如果从系统生物学的角度进一步研究了各种能量消耗之间的关系：假设食物消化吸收、基础代谢和整体活动三种能量消耗在 TEE 中的占比分别为 t、b 和 a，三者构成的对称多项式一阶整合、二阶整合和三阶整合分别为：

$$t + b + a = 1$$
$$tb + ba + ta = C_1$$
$$tba = C_2$$

式中 C_1 和 C_2 满足全生命周期的 Arndt-Schulz 定律(横坐标为全生命周期)。根据 QD，全生命周期的 Arndt-Schulz 定律可以分为守恒区、平台区和陡变区。守恒区 C_1 和 C_2 守恒，t、b 和 a 所满足的一元三次方程、GCYY 和 a 与 b 的互动关系分别为

$$x^3 - x^2 + C_1 x - C_2 = 0, x = a, b, t$$

$$GCYY = \frac{a}{bt} = \frac{a^2}{C_2} = \frac{C_2}{(bt)^2}$$

$$\frac{db}{da} = -\frac{b(a-t)}{a(b-t)} \xrightarrow{a>t; b>t} a\uparrow \Rightarrow b\downarrow, a\downarrow \Rightarrow b\uparrow, b\uparrow \Rightarrow a\downarrow, b\downarrow \xrightarrow{action} a\uparrow$$

按照计算机之父冯·诺依曼的观点，稳定过程可以预测，但不稳定过程只能控制。有研究表明，全生命周期的 Arndt-Schulz 定律的守恒区覆盖 7～84 岁，属于稳定过程，C_1 和 C_2 守恒。稳定过程包括健康、亚健康和患病三种状态。整体活动水平 a 的升高会引起基础代谢 b 的下降，健康水平 GCYY 增加，疾病风险降低。从健康到疾病或衰老，基础代谢 b 上升，导致整体活动水平 a 下降，健康水平 GCYY 下降。疾病治疗或中医调理引起基础代谢 b 下降，只有同时通过康复升高整体活动水平 a，才能巩固疗效，因此，疾病治疗或中医调理与康复需要同步进行。当然，提高整体活动水平 a 也可以通过间接降低基础代谢 b 治愈疾病，达到尼采提出的高级健康人或超人。

如果 C_1 和 C_2 不守恒，属于不稳定过程，但可以控制。控制的方法是去除引起不稳定的病因。全生命周期的 Arndt-Schulz 定律的平台区存在仍然由 FSH 维持。存在各种 FSH，不良习惯等病因 FSH 维持亚健康或疾病，健康习惯等健康 FSH 维持健康。各种 FSH 博弈的结果维持健康、亚健康或疾病的稳定过程。病因 FSH 打败健康 FSH 则出现亚健康或疾病。去除部分病因，如果健康 FSH 打败其余病因 FSH，患者病因相关的疾病可以自愈。如果无法去除病因，疾病治疗或中医调理仅仅引起基础代谢 b 下降，C_1 和 C_2 不再守恒，如果没有康复升高整体活动水平 a（促使健康 FSH 战胜病因 FSH），病因 FSH 会通过基础代谢 b 上升重建稳定的病理过程，因此，疾病治疗或中医调理与康复需要同步进行。

陡变区关键性的 FSH 已经不再存在，能量消耗与 TEE 的 QD 已经超过显著性阈值 0.805，身体无法重建稳定过程，会有死亡风险，但医学可以通过对症治疗逐个重建关键性的 FSH，缓解甚至消除能量消耗透支，C_1 和 C_2 重回平台区甚至守恒区。例如，癌症患者的能量透支大户就是肿瘤，切除肿瘤，患者可能重回平台区，甚至依靠健康 FSH 自愈。

5. 科学基础

客观参数满足对数正态分布支持 Weber-Fechner 定律成立。按照 Weber-Fechner 定律，客观参数 x 的小脑主观感觉 S 满足对数关系：

$$S = k \log_a x$$

式中 k 和 a 为两个常数。取 a 为黄金分割常数 τ，则有

$$|S_2 - S_1| = k\,QD$$

这个公式说明，QD 就是小脑的主观感觉的差异。如果要保持均值满足 Weber-Fechner 定律，小脑主观感觉的算术均值对应于客观参数的几何均值

$$\bar{S} = \sum S_i / N \xrightarrow{\bar{S} = k \log_a \bar{x}} \bar{x} = \left(\prod x_i\right)^{1/N}$$

这说明 GC 和 GCYY 的科学基础就是 Weber-Fechner 定律。

10.2 大健康元宇宙应用领域

大健康涵盖很多方面,其中智能医疗服务行业、健康管理服务产业、健康食疗产业以及健康文旅康养产业在未来将占据很大的市场份额,元宇宙的应用领域十分宽广。

10.2.1 智能医疗服务

智能医疗(Intelligent Medicine,IM)是指在诊断、治疗、康复、支付、卫生管理等各环节,基于物联网、云计算等高科技技术,建设医疗信息完整、跨服务部门、以病人为中心的医疗信息管理和服务体系,实现医疗信息互联、共享协作、临床创新、诊断科学等功能。

1. 应用

现阶段智能医疗已经依托元宇宙下的技术在各个环节均有一定的介入发展,举例如下。

(1)诊断:依靠着5G超声诊断、ISP星云等技术,各医院的专家能够在第一时间做出诊断,对于联动上下级医院、提高诊断率、缓解医生看诊压力有很大帮助。更重要的是,远程诊断能够突破地区界限,辐射至千里之外,这恰恰也顺应了国家推行分级诊疗制的趋势。

5G的使命,不只是让某台具体的手术实现"穿越",更重要的是打破空间时限,通过远程超声、远程诊断、远程示教等应用,实现优质资源的下沉,缓解医疗资源紧张难题。

(2)治疗:随着5G与医疗技术的融合,将从院前、院内、院间和院后四方面对整个医疗和健康行业带来新的改变。院前基于移动监护、心电网监测及远程急救,可以使院前急救和院内救治实现无缝对接;院内通过5G,将现有院内设备全面联通,实现智能化诊断、介入治疗及重症监护;院间的协同,依托5G网络支撑远程医疗服务,通过远程超声检查、远程会诊等,最终可以走向远程手术。

智能医疗平台集问诊、购药、咨询等功能为一体,尽量减少患者往来医院的次数,减少不必要的时间耗费,实现点对点服务以及高效服务,同时还能为医护人员减轻工作压力,提高工作效率,使医疗资源覆盖面更加广泛,解决人民看病难,医疗资源稀缺等问题,如图10.11所示。

2. 发展待提升的地方

现阶段的智能医疗服务模式与元宇宙平台的结合,仍有许多待提升的地方,如模拟诊疗流程固定,缺乏丰富的病例数据;仿真模拟难,现有系统特别是实体模型技术难以高保真地模拟多种不同复杂程度的病情,并且自动化、智能化水平低,导致使用体验和培训效果较差;此外,基层医疗机构医疗服务能力的评估体系不够完善,现有的评估方法基本采用专家打分模式,受主观因素影响大,缺乏客观的、有效的和细致的评估体系。另外,数据采集方面也需要进一步完善,有部分信息会涉及人工处理,会导致记录时间长,且容易出现差错的问题,需要进一步提升设备进行优化。最后,在宏观的发展上,也要留意政府对智能医疗服务行业的指引,做好监管与标准建设,建立完善的服务保障体系。

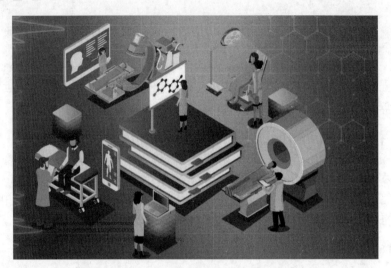

图 10.11   智能医疗一体化平台模拟图

10.2.2   健康食疗产业

"民以食为天",自古以来贤人就指出食物的重要性。食物是维持人类生命的基本条件,食物合理,才能保证身体器官的正常运转。现阶段食物的质量也是需要我们去思考的问题,如何种得好、选得好、吃得好、吃得合理等等一系列问题都等着我们去解决。

随着元宇宙底层技术的拓展,如区块链、5G 移动通信技术、虚拟现实技术、增强现实技术等可以辅助人们了解食物溯源生产、指导加工制造、大数据形成食疗方法、推广营销等方方面面。在健康食疗产业中,可以重点打造健康保健品产业和自动化食疗方案集成的内容。

1. 区块链技术与食物溯源

食品溯源远远不是一个简单的线性逻辑,它是一个综合的、立体的、全新的体系。溯源,指追踪记录有形商品或数字商品的流转链条,通过对每一次流转的登记,实现从源头的信息采集记录,追溯原料来源、生产过程、检验批次、物流流转、防伪鉴证,根据溯源信息优化食品供应链的内在逻辑,构建区块链食品溯源体系。区块链技术的透明化,使生产者、消费者、销售者、运输者得以建立新的互信关系。最后,由于流程的公开与账本信息的共享,每个参与者都获得了整个食品生态链各个环节的监督,使造假成本大幅提高,市场的公共约束力得以加强,有助于食品溯源体系形成一条信息和价值共享的链条,如图 10.12 所示。

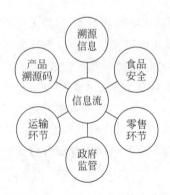

图 10.12   区块链技术与食物溯源

2. 人工智能与食疗方案制定

元宇宙下的健康食疗,是在现代医学理论指导下利用食物的特性来调节机体功能,使其获得健康或预防疾病的一种方法。食疗使用的都是我们日常生活中常见的食物,以准确搭配及精心制作而发挥其天然功效;日积月累,协助人体激发自我痊愈的能力,从而获得由内而外的自然健康。现阶段人们的基础慢性疾病的增多,长期服药不是最根本的方法,需要通过精准的食疗辅助解决这个健康的问题,如表 10.5 所示。

表 10.5　元宇宙食疗发展部分场景

食疗优化提升层面		元宇宙实现场景
借助人体健康数据形成个性化、精准化食疗方案		通过人们体检的大健康数据平台、日常可穿戴式的数据来源获取相应的生理生化指标数据;通过人工智能相应的模型与算法进行身体情况的分析,综合数据辨证给予合适的食疗方案。
食疗方案内涵的升级与改造	跨界创造精神虚拟食疗	元宇宙美食街:用户只需到网站设计一个 3D 人物形象就能进入这个虚拟世界,便可走进美食街,一键将美食带回家,如图 10.13 所示。
	寻求新的超级食物资源	气候危机导致生物多样性遭到破坏,打造新的饮食习惯与寻求对土地危害更少的粮食变得尤为重要。科学家们将目光转移到占据地球面积最大的海洋资源,在海水中种植粮食,为未来的超级食物带来多一项选择。
	科技打印技术提升食物质感与美感	3D 甚至是 4D 打印技术将各类营养材料分解后重新塑形,人类会因此获得足够的营养,享受多重口感与视觉效果,如图 10.14 所示。
特定保健功能食品调节免疫力,调节情绪		日常营养均衡的膳食是增强免疫力的重要因素,需要保证多样化和高营养密度食物的摄入。如今功能性食品高度同质化,零食化、趣味性的食品形态成为产品创新差异化的一种路径。
多感官的沉浸式体验食疗		场景创新＋文化守正创新与传承:近年来,各种不同沉浸式的餐厅受到大家的喜爱,比如宠物餐厅,宠物能够给人以一种前所未有的放松感,如图 10.15 所示。在享受各种高颜值的甜品时还可以与猫咪、狗狗、柯尔鸭、小浣熊一起玩耍。又或者是科技视觉沉浸体验、古风沉浸体验,在不同的场景下,食物与环境相关联,产生奇妙的感受。

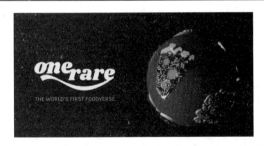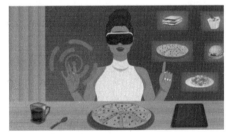

图 10.13　元宇宙美食街

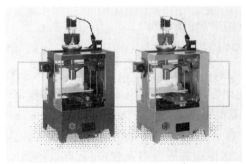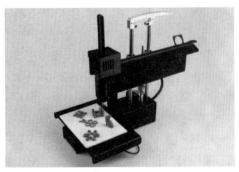

图 10.14　食物 3D 打印机

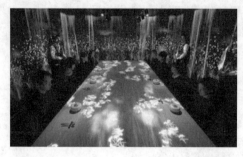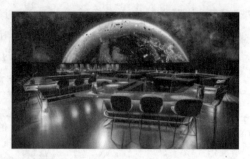

图 10.15　沉浸式餐厅

在发展内经济循环以推动国家发展的今天,元宇宙食疗也应该深入挖掘本土文化的价值,如汉服经济、民俗回归、民族复兴让我们感受到了历史文化的力量,而食物同样受到本土文化的加持,更多是一种以本地文化名义的创新。

10.2.3　健康管理服务产业

在健康产业的四大基本产业群体中,健康管理服务产业正属于其中之一。三大基本服务模块构成了健康管理服务产业,即健康检测与监测、健康评估与指导、健康干预与维护。与元宇宙平台的结合,正在成为一个新的趋势。

(1) 现阶段我国目前的健康服务产业链五大基本产业群(如图 10.16 所示)。

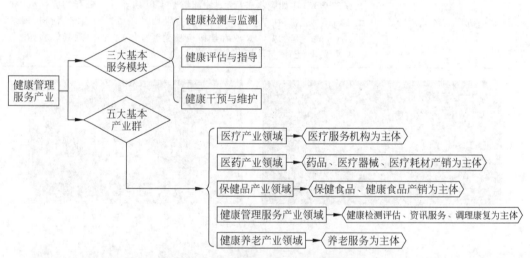

图 10.16　健康管理服务产业流程图

对于现有的健康管理模式,其与元宇宙技术结合的可能方式如下:

① 健康信息管理:以软件、互联网等元宇宙技术,有效收集管理个人健康信息,用于健康与疾病危险性评估,并跟踪记录个人信息,利用元宇宙技术提供安全的信息管理,在需要时进行处理与评估,为个人健康信息的有效管理提供便利。此外,元宇宙技术还能够汇总、评价群体健康信息,给出人群健康管理咨询报告,为企业提供人群健康需求的参考信息。

② 健康及慢性病危险评价:在个人健康信息得到有效收集及管理后,可以根据以上信息对个人的健康及患病可能性进行评估,通过计算机计算、AI 智能医生分析评估,或是结合AR、VR、MR(AR＋VR)等元宇宙技术,可以有效评估出受评估者的健康状况,以及在未来

患病的危险程度、发展趋势及相关的危险因素,从而让医疗机构能够准确了解患者的健康状况及潜在隐患,能够针对性地对患者的情况进行有效全面的医疗措施调整,也能够令受评估者积极有效调整自我健康管理措施,及时采取预防措施,改善自身健康。

③ 健康计划:在个人健康情况及患病危险因素得到确认后,我们需要制定出相对应的健康管理措施,即个人健康计划,而 AI 智能医生等元宇宙技术可通过个人健康改善的行动计划及指南对不同危险因素实施个性化的健康指导,根据个体区别,AI 智能医生可以针对患者的评估情况筛选出相匹配的个人健康管理处方,从而使不同的个体得到不同的健康管理计划,精准有效地调整个人健康。

(2) 健康服务产业链的五大基本产业群与元宇宙应用在其中的创新点与应用(如表 10.6所示)。

表 10.6 健康服务业五大基本产业群的创新与应用

主 题	创 新 点	应 用 点
医疗服务机构	打破了时间与空间的限制等	能将部分主动权交付用户,给予使用者超越现实层面的体验感以及获得感,这种优质而又超前的服务与医疗产业高度匹配,引领医疗产业领域新潮流。
药品、医疗器械、医疗耗材产销	实现了医疗器械及医疗耗材的高度节约等	目前已有产业将 MR 结合医疗器械,应用于手术等场景,对于患者健康状况的精准判断,使得药品的应用更加准确,提高药品的有效利用率。
保健食品、健康产品产销为主体的保健品产业	个性化,定制化等	不同个体需求不一的背景下,量身定制的保健品的需求也不断增大,元宇宙的应用为消费者带来了量身定制的产品,同时也能让消费者在定制过程中获得新奇体验感。
健康检测评估、咨询服务、调理康复以及保障促进为主体的健康管理服务产业	打破了时间与空间的限制等	为受众提供的健康管理服务会更加具有效率性,同时在疫情封控管理下重获新生,将来该领域极可能普及如 AI 智能医生这类的线上咨询问诊工具,也有可能实现线上线下相结合的服务模式,达到优势互补的成效。
健康养老产业	能辅助兼顾老人身心方面变化,丰富老年人生活,给予老人满足感与获得感等	元宇宙能够照顾到老龄人身体机能上的退化,心理上的负面情绪等,如元宇宙旅游,为老人提供足不出户的新奇旅游体验;元宇宙养生、元宇宙健身以及元宇宙中医等,保障维护高龄人士的身体健康等,如图 10.17 所示。

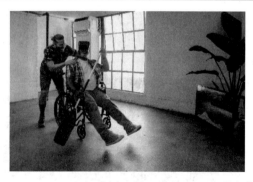
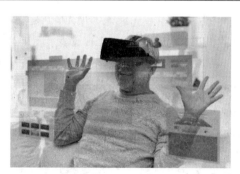

图 10.17 VR 在健康养老领域的应用示意图

(3) 元宇宙的现状及展望。

元宇宙目前还处于初步探索的阶段,无论是技术层面还是群众接受度层面,仍然存在不少的问题,与健康相关的健康服务管理产业更是需要得到群众信任度及准确度的支持,才能保证其不断发展。

10.2.4   健康文旅康养产业

文旅康养是指围绕休闲度假、健康生活、养生养老等核心内容而形成的产业集群,集文化、旅游、大健康、体育、教育、医疗等产业深度融合,迭代创新的高质量新兴业态合集及外延组成发展模式。正是文旅康养产业的这些特征,将它与元宇宙深深地联系起来,决定了元宇宙与文旅康养产业结合的高亲和度。元宇宙与健康文旅康养产业的结合,有着如下的创新特点与优势,如表 10.7 所示。

表 10.7   元宇宙与健康文旅康养产业结合特点与优势

特点	传统模式	元宇宙模式
突破"时"与"空"的局限	天气、场地、交通、时间等会受限制;游客往往只能沿着规划好的路线旅行等	自定义模式,人们只需要待在家中便能体验到云旅游、云观展的愉悦,还有高质量的康养服务。一系列功能及服务都能在时间与空间上有所突破,线上线下得到贯通。
更具有沉浸感、科技感以及补偿感体验		例子:中国眉山七里坪,通过 50 多条遍布全球的定制旅养研学线路、逾 100 堂定制课程、每年组织约 1 000 场社群活动,高度自治的社群,自发组织的各项活动,打破孤独、枯燥的传统养老模式,客户在体验服务的同时获得极大的体验感、满足感与获得感,丰富了客户的体验内容,满足了客户心理方面的需求。
品牌主题灵活性大大提高,内容更具有丰富性	主题单一,游客易失兴趣;传统主题景点往往具有更替成本高,过程烦琐等缺点	元宇宙的出现让各大景点主题的频繁更换有可行性,同时不会造成过多的浪费,节约了成本,为旅客提供了更丰富内容,文化、旅游与康养的结合也将互相碰撞产生火花。
虚实结合,拥有高品质的功能与服务	二维化平面、饱和度、丰富度较弱	虚实相融、相互平行的数字世界将成为"人类第二空间",人类的现实生活正要开始向这一空间大规模地迁移。

元宇宙的应用将健康文旅产业与传统文化旅游产业区别开,为服务对象提供了优质的体验内容,让人们在虚幻与现实的交界点沉浸式体验生活,如有些地方使用数字媒体乐园,运用 3D 投影、全息投影等最新技术,打造了一个虚实相融的沉浸式视觉空间,如图 10.18 所示。"遇见敦煌·光影艺术展"中更是利用元宇宙技术,为我们展现了多角度的敦煌壁画,引导我们的认知融入环境,通过变形、拼接,将敦煌文化更美好地呈现在了我们面前,如图 10.19 所示。

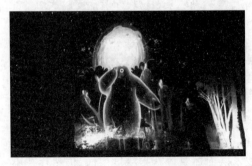

图 10.18   数字媒体乐园

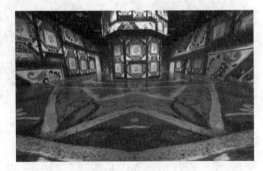

图 10.19   遇见敦煌·光影艺术展:藻井

元宇宙在健康文旅康养产业中的定位,偏向于辅助工具,无法替代真实的旅游,所以未来发展大趋势,应当是虚实结合而非单纯的虚拟现实。元宇宙为健康文旅康养产业带来的体验升级,起到了巨大的推动作用,也为产业的未来发展提示了一条新方向。

10.3　数字中医元宇宙

数字中医元宇宙,为大家提供了一种新的可能,一种更优化的生活方式。在数字中医元宇宙中,通过人的大脑、网络、整体信息空间的协调与中和平衡,找到一种既是古老的,又是崭新的存在感,一种更优化的生活方式,一种信息态健康新模式。为了适应信息新时代条件,必须重视强化意识心能,能动性提升健康生活品质。

10.3.1　中医元宇宙

中医药是中华民族的瑰宝,是中国医学体系的一个特色和优势,为中华民族的繁衍昌盛发挥了不可替代的作用,也为世界人民的健康事业做出了杰出贡献。将中医与元宇宙结合建设高水平中医药传承保护与科技创新体系显得尤为重要。

1. 中医元宇宙

（1）中医学概述。

中医学是在中国古代唯物论和辩证法思想的影响和指导下,通过长期的医疗实践,不断积累,反复总结而逐渐形成的具有独特风格的传统医学科学,是中国人民长期同疾病做斗争的极为丰富的经验总结,具有丰富的临床经验和精神内涵,如图 10.20 所示。

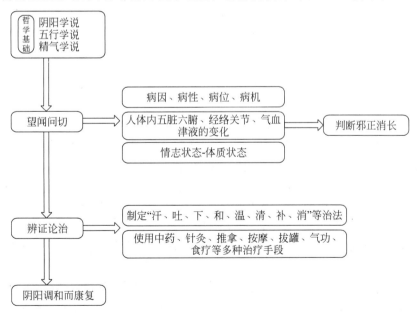

图 10.20　中医基础理论概述

（2）中医元宇宙。

中医元宇宙是指将中医学全方面地融入元宇宙，创新出信息态健康新模式。依据中医学与元宇宙的基本特征结合，中医元宇宙具有以下特点，如表 10.8 所示。

表 10.8　中医元宇宙特点

特点	具体说明
全面性	通过整合中医学所有知识所构建的虚拟世界，包括但不限于过去与现在的中医文献、名家故事、中药鉴定、特色中医景点等
互动性	基于"互动"为目的而构建的虚拟世界。通过来访者与中医元宇宙的互动达到"线上医疗"的"诊断、处方、治疗"的目的
普适性	中医一些治未病的技术可以很容易让大众学会，例如制作香囊，练习健身导引术等，借助元宇宙可以节省人力物力，让大众能够随时随地学习到正确的自我保健方法

2. 中医元宇宙发展情况

中医元宇宙的发展可追溯到 21 世纪初，那时便有将中医药文化推向互联网的举措。早在 2003 年我国便开通了首个网上中医药博物馆——北京网上中医药博物馆，是将中医药推向互联网的一大创举。同年还有专家提出"数字化虚拟人与针灸推拿学相结合"的构想，为未来的线上经络腧穴的学习打下了理论基础。现阶段出现了许多中医学习相关的软件，包括但不限于经络腧穴、中药方剂、中医诊断等并将虚拟现实技术等融入针灸腧穴定位、将中药方剂等知识数字化成为众多学子所喜爱的学习方式。

3. 思考与展望

（1）中医元宇宙发力点思考。

① 线上中医诊疗：线上问诊已逐步被大众所接受，通过网上挂号即可得到专业医师的诊断与处方，免去了交通久、等号难等问题。基于中医元宇宙，患者可通过 VR 眼镜"云就医"，根据技术的发展程度与"AI 中医医师"和"真人中医医师"沟通互动，通过"四诊仪"达到诊断的目的，再由医师处方，远程观看药物煎煮、运送进程，将虚拟与现实结合，提高就医效率。

② 中医药教育：在中医导引术学习中，学生可通过佩戴 VR 眼镜与虚拟教师学习、沟通，由虚拟教师讲解动作规范并指导学生进行学习；在中药学学习中，学生可通过中医元宇宙观看中药的生长过程、各中药的形状等；在针灸推拿学的学习中，可通过中医元宇宙观看经络腧穴于人体的方位、经脉的循行情况等，如图 10.21 所示。

③ 景点云游览：游客可通过 VR 眼镜云游览中医药文化景点，配有虚拟讲解员带领与游览景区，免去景点交通难、人多导致体验感差等问题，如图 10.22 所示。

④ 沉浸式名家经历：融合演绎式娱乐项目"剧本杀"的要素，根据史书记载名家人生历程加以现代的文学美化，让体验者在探索中沉浸式体验中医名家所经历的人、事、物，让每位令人敬佩的中医名家深入人心。

（2）现阶段中医元宇宙发展不足之处。

① 技术发展受限：受限于当今技术的发展，患者的数据传输与线下就医医师所收集的病患资料有偏差，导致线上中医诊疗效果不佳；沉浸式体验名家经历的想法中目前只能在视觉、听觉上满足人们的需求，无法在嗅觉、触觉等多感官中达到沉浸式的目的。

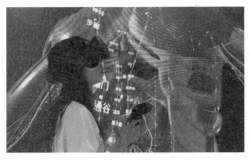
图 10.21　VR 辅助学习经络

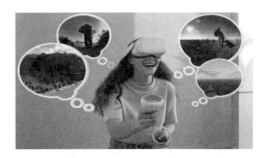
图 10.22　VR 云虚拟旅游

② 体验感低：在中医元宇宙中体验中医药文化与现实中体验无法比拟，因为虚拟的形象无法与真实的风土人情相比，这会导致体验感的降低。未来随着技术的发展可能会完善这方面的技术，但是无论如何完善，现实世界与虚拟世界永远存在无法跨越的隔阂。

10.3.2　中医元宇宙康养防病三大领域

中医具有简单、便捷、廉价、有效的特点，在信息态健康新时代条件下，慢性病、心病和疫病是中医元宇宙三大健康领域，需要重点关注。

1. 慢性病

（1）慢性病全称慢性非传染性疾病，不是特指某种疾病，而是对一类起病隐匿潜伏期长，病程长且病情迁延不愈，缺乏确切的传染性生物病因证据，病因复杂，且有些尚未完全被确认的疾病的概括性总称。常见的慢性病主要有心脑血管疾病、癌症、糖尿病、慢性呼吸系统疾病，其中心脑血管疾病包含高血压、脑卒中和冠心病。

（2）与元宇宙结合方式举隅。在慢性病管理中形成了患者、医疗机构、社区、家庭、同伴和平台主导的不同管理模式。运用元宇宙下的技术平台在这些多模式的基础上，可辅助加强对慢性病患者的实证研究，同时可运用慢性病风险评估技术按照病种类型、人口学特征、自我效能特征等进行人群分类，通过用户画像为患者精准匹配与之正确有效的慢性病管理模式，如图 10.23 所示，有针对性地实施不同干预措施，逐渐形成风险评估、功能治疗、健康管理、医疗保障于一体的完整闭环服务，强化慢性病管理的"命运共同体"建设。

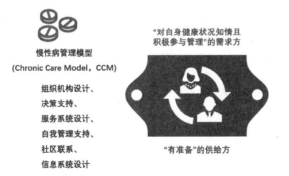
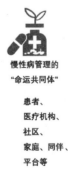
图 10.23　慢性病管理模式

2. 心病

（1）心病，通俗下指心中之病，乃心中之结，无法释解，终成一疾，非心脏病也，然发作严重之时，其破坏程度可与心脏病相当。发作初期，不影响正常生活，多隐藏于内心深处，平时外人不易察觉，只是会在空余之时感叹，或开心，或郁闷；严重时，茶饭不思，寝食不安，心病若不及时干预解开，慢慢就会发展成异常的心理精神障碍态，如抑郁症、焦虑症、精神分裂症和躁狂症等。现阶段在"内卷"大环境、信息爆炸式泛滥的背景下，人脑消化信息能力不足，精神和心理问题激增，心病健康社会需求大大增加。

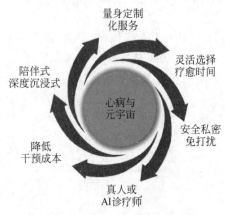

图 10.24　心病与元宇宙的结合优点

（2）元宇宙具有两面性，如果过度沉迷元宇宙娱乐性和享受性，容易让人心神耗散；如果利用元宇宙和中医调理优势结合，导向健康平衡状态，则可高效协助解决心病，如图 10.24 所示。

3. 疫病

（1）疫病泛指流行性的传染病，在一定病因作用下自稳调节紊乱而发生的异常生命活动过程，并引发一系列代谢、功能、结构的变化，表现为症状、体征和行为的异常。据《中国疫病史鉴》记载，从西汉到清末，中国至少发生过 321 次大型瘟疫，中医认为瘟疫中的疠气大都毒烈，但并非染之皆病。古代医家认为普通人是否感染疫病与毒性强度及染毒程度相关，但更与人体正气有密切关系。中医治疗疫病多采取扶正祛邪、整体调理、顺势而为的方针，在 2003 年的传染性的非典型肺炎及 2019 年新型冠状病毒感染疫情中都充分显示出了优势，中医战"疫"大有可为。

由此又看到，中医辨证用药和状态调养，疗效已经得到大量临床实践证实和人民认可，中医防疫，属于全维度的人-病毒一体化调控体系，病毒控制仅仅是体系的一个部分，主要内容包含：非特异性广谱抗病毒和系统性全维人体功能态管理，这可能包含着人类未来健康的关键性科学研究方向，具有重要价值，值得好好深入挖掘研究。

（2）中医认为：疫之未感重在防，防疫之已染重在治。《黄帝内经》提出"虚邪贼风，避之有时；恬淡虚无，真气从之，精神内守，病安从来"法则。疫病防治的免疫力是关键，免疫力与慢病康养的共同基础是：气血和正气，因此防疫与康养可以有机结合，疫情时防治为主，平时调养心身防控慢病，以"调养气血与心身一体扶正气"为中心，把守神辟疫与扶正祛邪结合起来，在元宇宙技术信息平台上综合集成，具体实现心身合一的全维医学效应。

10.3.3　中医元宇宙健康技术

中医元宇宙健康技术即通过元宇宙平台来进行中医线上健康活动，达到治已病、治未病效果的健康管理技术。

1. 全维态健康理论的特征

（1）线上健康是中医元宇宙健康技术的基本元素。

基于中医元宇宙进行的健康管理技术决定了该治疗方式是以线上健康活动为主。围绕虚拟现实的场景进行一系列的健康管理活动,将来访者的健康生理数据录入中医元宇宙进行大数据分析,演算未来的健康趋势并以此做出利于来访者的健康管理建议;患者将过去诊疗数据导入元宇宙进行大数据分析,演算未来的健康发展趋势,做出利于患者身心健康的治疗方案并为患者进行策略指导。

(2) 艺术疗法是中医元宇宙健康技术的优势疗法。

线上医疗比较适合虚拟态的信息类疗法为主,因此以艺术为主要载体的身心调理更具有可行性。对现有艺术疗法包括色光、音声、触动等,进行信息化提升,进行个性化定制,具有安全性和可行性,在全维态健康理念指导下,可以在元宇宙信息空间平台上广泛使用。沉浸式体验,让更多人群快速体验到内在宁静,健康平和的状态,这对于中医平衡调和核心理念的普及提升和惠及大众,具有非常重要的时代意义。

2.中医元宇宙健康技术的适应病症

基于当代信息虚拟现实技术的发展情况,中医元宇宙健康技术适合慢病、疫病和心病等三大领域,建立从意识信息态切入的健康干预新模式。

3.中医元宇宙健康治疗的方式设计

基于现有各种心身健康技术,初拟整合中医-全维元宇宙畅想的态星球九宫格想象图,如图 10.25 所示。

艺术疗法	中药方剂疗法	针灸推拿疗法
芳香疗法	态星球全维元宇宙	饮食疗法
物理因子疗法	状态导向音乐疗法	导引运动疗法

图 10.25　中医健康技术元宇宙畅想

态星球-全维元宇宙:在应用全维态健康模式构建中医药文化特色中医元宇宙,融合艺术疗法/中药方剂/针灸推拿/芳香疗法/食疗药膳/物理因子疗法/状态导向音乐疗法/导引运动疗法多种疗法,最终在各个维度帮助人们进行丰富干预治疗的体验感。

4.设计思路举隅

(1) 打造引导精灵 IP 形象:在康养防病中医元宇宙设计思路中,建立一个引导精灵IP,打造具有文化特色并平易亲和的形象,如元气熊、能能领熊等。如图 10.26 所示。

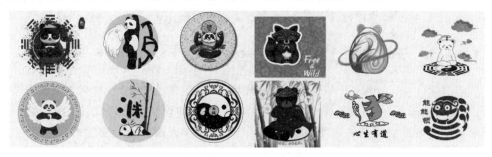

图 10.26　引导精灵图示

(2) 设计对应精灵 IP 的对症场景:如沙漠绿洲、元气森林、广阔大海、银河星系等。

(3) 设计对应的身心放松流程故事:由九宫图整理相应的引导词,用元宇宙的各种虚拟技术营造氛围,同时还可以在真实场景融入嗅觉刺激等,打造沉浸式场景;结合具体的身体部分,引导意识与身体的相互结合。

（4）回归内在平和的客观化记录:

在整个元宇宙运作中,可以采用脑机接口,用便携式装备记录生理指标,如脑波头环、脉搏波手表等,及时感知身体情况,生物反馈及时调整。如图 10.27 所示。

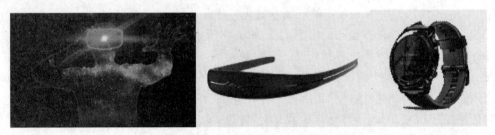

图 10.27　便携式生理指标监测设备

流程图解释:我们在发现某一健康问题后需积极寻找适宜的治疗方式,将该治疗方式数据录入云端,依据治疗方式、元宇宙访者个人喜好等因素设计元宇宙的展现形式、虚拟人物形象等,最后进行安全性测试,通过后即可投入使用。如图 10.28 所示。

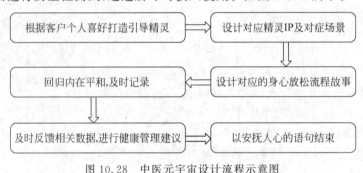

图 10.28　中医元宇宙设计流程示意图

10.4　元宇宙与预防医学

元宇宙与预防医学的结合可以针对元宇宙庞大的信息流,进行提前的身心疾病状态干预,认识和了解预防医学的解决途径并于元宇宙中进行解决,具有前瞻性意义。

10.4.1　元宇宙与预防医学概述

预防医学(Preventive Medicine,PM)以环境-人群-健康为模式,针对人群中疾病发生发展规律,运用基础医学、临床医学和环境卫生科学理论、知识和技能研究社会和自然环境中研究影响健康和造成疾病的主要因素;应用卫生统计学方法和流行病学的原理和方法,探求病因和分析这些致病因素的作用规律,给予定量评价,并通过公共卫生措施实施预防,以达到保护健康和促进健康的目标等。群体的预防须建立在个体预防的基础上,也只有做好预防才能保证个体健康。

1. 中医"治未病"

《黄帝内经》中早已指出："圣人不治已病治未病,不治已乱治未乱"。"夫病已成而后药之,乱已成而后治之,譬犹渴而穿井,斗而铸锥,不亦晚乎!"治未病,就是防患于未然,主张从生活起居、饮食劳动、精神情感等方面进行调养,以保持"正气充足,外邪无从干犯"。

2. 维持健康自稳态

(1) 对健康的认识。

随着医学的发展,人们对健康的认识逐步深入。最早的认识,无病就是健康,这一概念早在 20 世纪 30 年代就被否定。世界卫生组织关于健康的最新定义为:"健康乃是一种在身体上、精神上的完美状态,以及良好的适应力,而不仅仅是没有疾病和衰弱的状态。"这就是人们所指的身心健康,也就是说,一个人在躯体健康、心理健康、社会适应良好和道德健康四方面都健全,才是完全健康的人。

《黄帝内经》开篇即明确了健康的概念,它认为一个健康的人必须在天时、人事、精神方面保持适当的和有层次的协调。按照《黄帝内经》的观点,我们所言的健康人,其实只能算是"常人",而一个真正健康的人应该符合以下三个条件:合天时,"处天地之和,从八风之理,法于阴阳,和于术数";合人事,"适嗜欲于世俗之间,无恚嗔之心,行不欲离于世,被服章,举不欲观于俗,外不劳形于事,内无思想之患,以恬愉为务,以自得为功";养肾惜精,"志闲而少欲,心安而不惧,形劳而不倦,恬淡虚无,真气从之,精神内守,病安从来。"

总的来说,健康是动态的概念,可以说影响一个人健康的因素是随时随地存在的,这些因素彼此之间可以处于平衡或自稳状态。健康的人,从最完善的体魄逐步受到损害,以至得轻病到重病,是一个连续谱,其间并没有明确的界限。一个人在躯体上的疾病容易引起人们的重视,而精神(心理)上的疾病,特别是尚处于疾病发生前的生理失衡状态,往往被人忽视。

(2) 健康的内涵。

① 一般的安宁状态,可以过正常生活和参加生产劳动。

② 自我感觉良好。发自内心的良好感觉是健康的基准,比之本人所处环境对健康影响更为重要。一个残疾者外表上虽然异于正常人,但能够按自己的身体特点克服种种困难,做些对人民有利的工作,而与一个体格上健康,却终日郁郁寡欢者相比,在某种意义上讲,前者是健康人,而后者是病人。

③ 个体对环境中各种因素有调节和适应能力。

④ 从事各项工作的效率高。

隐藏在身体的疾病(disease)称隐患,只有表现出症状和体征,才被认识而称之为病患(illness)。中文"疾病"一词是两者的统称。

(3) 影响健康的主要因素。

影响健康的主要因素相互依存,其中环境对健康起主要影响,其次是行为生活方式、医疗卫生服务;生物遗传因素占较小地位,但一经发生疾病,常致不可逆的终身伤残。如图 10.29 所示。

因此,预防影响健康的四个因素的不良作用已远非单纯应用生物医学方法所能解决。例如,对糖尿病患者不能只依靠生物化学的治疗方法,疾病发现的早晚,改变不良生活方式

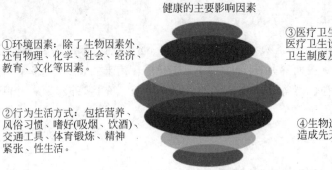

图 10.29　影响健康的主要因素

的措施、病人与医生合作的程度,以及有无知识执行自我保健等方面都会对病情起着十分重要的作用。

4. 元宇宙在预防医学的应用举隅

大众常见的医疗问题是未预防疾病和小病不治,使小病最终发展成重症。另外,人类医学问题是预防疾病,要将小病扼杀在摇篮中,进而实现对大健康的维护。例如呼吸方面,需要关注与肺癌早期相关的疾病——肺结节。目前有能力对直径小于或等于 0.5 mm 的肺结节进行诊断且准确率达 99% 的专家少之又少,造成此问题的原因可能与传统医疗模式有关,即"三低、二难、四差",如图 10.30 所示。

图 10.30　肺结节诊疗存在问题

有团队针对肺结节用元宇宙"四剑客"(全息构建技术、全息仿真技术、虚实融合技术、虚实联动技术)推动肺结节相关方面的预防治疗进展,如图 10.31 所示。

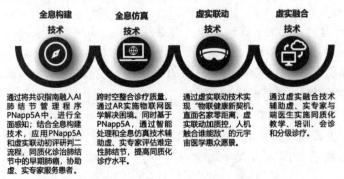

图 10.31　肺结节用元宇宙"四剑客"

元宇宙医学是医疗保健利器,通过虚实融合技术辅助虚、实现专家与端医生实施同质化教学、培训、会诊和分级诊疗,实现诊疗水平的均质化与高水平,实现"古往今来名医的数字分身化,普惠众生"的独特元宇宙医学惠众场景。与数字中医元宇宙的结合,还有利于启动意识信息态健康的能动性,推动"信息能量物质"一体化健康新模式。

10.4.2 元宇宙与全维脑智·百岁工程

全维脑智属于全维医学的一部分,主要以认识脑、保护脑、创造脑三位一体的组合,核心通过心脑信息空间的低耗优化达到延缓脑神经衰老,维持多层次多维度的链接,增强大脑的"自组织修复"能力,避免或缓解各种脑功能障碍。

老年化疾病,如阿尔茨海默病、心脏病、帕金森病和中风等,严重影响人体寿命和身心生存质量。为了更好地弘扬中医百岁养生颐养天年的文化精神,国医大师邓铁涛提出"百岁工程",并组织团队开展"百岁工程"研究,努力实践"助人健康我健康,助人百岁我百岁"的理念,探索人类健康长寿的机理与方法。未来将借助全维医学元宇宙的方法及技术,通过信息态健康主导,智慧探索老年健康百岁工程发展,为解决疑难脑病康复和开发大脑潜能,为全球老龄化问题贡献独特力量。

10.5 元宇宙与临床医话

元宇宙将推动实现意识信息态健康体系,帮助完善中枢信息调控的脑网络信息空间,这个信息空间是以人的意识能动性为主导的,追求更舒适的生活、更舒适的生活场景、更舒适的感受,并在这种感受中进行自我意识的调整和优化。如通过数字孪生,一个优化的数字分身来对现实中的自我进行调整和优化,是一个双向互动的过程。

现实中的不完美的自我或器官,都可以投射到这个数字分身里面,数字分身在虚拟的场景中得到修复,又可以反馈回我们现实中的身体身心,通过现实中的脑信息空间中枢调控来影响内在的五脏(心肝脾肺肾)、肌肉、软组织,脊柱,神经系统,血压系统、循环系统、内分泌系统等各个系统,进行整体信息调整。并根据疾病障碍的不同类型来进行个性化、精准化的方案设置。

10.5.1 元宇宙与心脑心康复概述

心脑心康复指心血管系统与大脑的协同,增强心理心能,综合调控,达到对生命健康的整体维护状态;心脑密切相关,在心脑相交融合中完成形神合一,乃至人天合一的全维联系过程。

心脏主要功能是为血液流动提供压力,把血液运行至身体各个部分。心脏和大脑是计算机里电源和CPU的关系。研究发现,身体中的动脉会随着年龄的增加而变硬,而血管硬化可能会导致认知改变,保持心脏及血管弹性能减缓认知衰老。中医看心脑也是相通一体的,脑需要心血供养才能正常活动。心血充足,则精神焕发,心情愉快,思维聪敏,记忆力强;心血不足,则精神萎靡,失眠健忘,思维迟钝,心情抑郁或焦虑不安。养护大脑的基础是保养五脏,尤其是心脏气血。心脏与大脑血脉相连,护心就是保大脑。如图10.32所示。

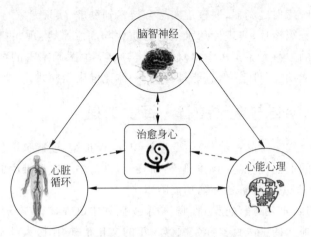

图 10.32 心脑心联系

针对心脑心，也就是心脏与脑血管的交叉障碍中，我们在心理层面的这个第三维度，那我们也可以设置相关的源宇宙，来保护心血管和脑血管，可以在这里面运用心理治疗的 VIP 技术，运用心理想象技术和优化技术和状态、音乐疗法、状态优化技术等对心脑的关系进行疏导，从意识能动性的调控角度来对心脑进行优化放松，在低负荷的状态下进行心脑状态的调整，促进心脏的恢复，提升心脑能量的负荷。

提高有序化程度，帮助协助解决心脑心问题，也就是"双心问题"，一个是心脏本身的问题，一个是心理的问题，心脑血管与心脏相关的问题，在这个元宇宙中进行调整。另外还包括一些日常生活方式和习惯的调整，比如吸烟、酗酒、过度劳累等，这些行为都可以在元宇宙进行调试和调整。

10.5.2 元宇宙与孤独症康复

孤独症是一类起病于发病早期（通常 3 岁前），以社会沟通困难、异常的重复行为和狭隘的兴趣以及非典型的感觉敏感性为主要特征的神经发育障碍。

1. 孤独症现状

根据大规模患病率和监测研究，估计约有 $1\%\sim2\%$ 的一般人群患有孤独症，尽管这些研究数字会因国家、评估时的年龄和其他标准而存在较大的异质性。孤独症儿童若不及时采用有效的干预措施，会对生活自理能力和生活质量造成严重影响，同时也会给家庭带来负担，寻找切实可行的方法进行干预，是有必要的。

改善孤独症患儿的身心功能需要多学科治疗，如药物治疗，包括精神兴奋剂、非典型抗精神病药和抗抑郁药等。药物治疗虽然见效较快，但是副作用较大，多会导致患儿营养不良，影响骨骼发育，一旦停药，疾病易复发；比较常用的是通过高度结构化教育和密集技巧性训练帮助儿童发展社会和语言技能的行为干预法，如行为分析训练、结构化教育、游戏疗法等，这些行为训练在改善患者症状和社会情绪上有一定疗效，但其远期疗效不尽如人意，总的来说目前治疗孤独症仍缺乏治疗核心症状的特异性方法。

2. 思路设计举隅

在针对孤独症的元宇宙中,可以设置多重的可以激发孤独症儿童兴趣的场景,并在这个感兴趣和舒适的场景中,进行一些社会交往的训练。从隐晦性的交往训练,从非人体的,比如声音交往、视觉交往、嗅觉交往,然后逐渐过渡到社会交往,来帮助孤独症的患者克服社交功能障碍,并实现内在信息空间的修复。同时还可以结合家庭-幼儿-社会三位一体打造虚拟现实的环境,从预防筛查-干预治疗-康复各个阶段现有的教育康复方法等融入元宇宙的虚拟现实技术、超级算法能力进行孤独症儿童的行为分析后针对性地设计方案进行设计与融合。

孤独症儿童在嗅觉与听觉训练强化的元宇宙场景,如图 10.33 所示。

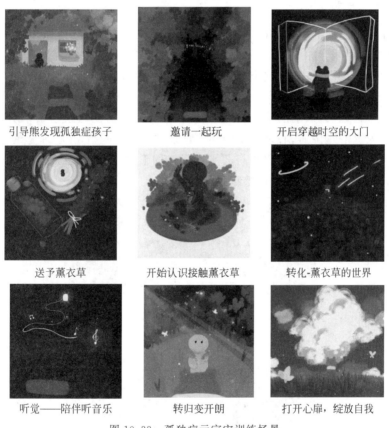

引导熊发现孤独症孩子　　邀请一起玩　　开启穿越时空的大门

送予薰衣草　　开始认识接触薰衣草　　转化-薰衣草的世界

听觉——陪伴听音乐　　转归变开朗　　打开心扉,绽放自我

图 10.33　孤独症元宇宙训练场景

10.5.3　元宇宙与认知睡眠

睡眠是保障健康的必要条件,睡眠不足可能引起脑功能的紊乱,导致认知调控能力下降。睡眠障碍的发病率日益升高,根据 WHO 公布的数据显示,全球睡眠障碍率达 27%。中国睡眠研究会 2016 年公布的睡眠调查结果显示,中国成年人失眠发生率高达 38.2%,超过 3 亿中国人有睡眠障碍,且数据仍在逐年攀升中,而健康元宇宙的出现将有助于失眠的解决。

1. 认知与睡眠的关系

研究表明,睡眠障碍会增加患阿尔茨海默病的发生风险、可诱导神经炎症反应;睡眠呼吸障碍加重认知受损,认知障碍患者普遍存在睡眠问题,两者是相互影响的。从微观层面来说,好的睡眠有助于减少神经元 DNA 损伤,因为 DNA 损伤与衰老相关的疾病(如阿尔茨海默病、帕金森病)均密切相关。睡眠会增加染色体运动,从而改变染色体结构并减少 DNA 损伤;睡眠可以让染色体动力学增加两倍,尤其是神经元中的染色体。从大脑神经调节来说,皮层、下丘脑、小脑等脑区共同参与调节认知和睡眠-觉醒过程,睡眠不足时大脑功能发生一系列变化,包括记忆力、注意力及奖赏相关脑区的功能改变。

2. 思路设计举隅

比如阿尔茨海默病的患者,有认知功能的障碍、记忆功能的障碍,那在元宇宙的个性化设置中,可以选取他残存的一些记忆,比如他过去的某些记忆,一些根深蒂固的记忆,可以把他引导回这个过去的场景中,在这个场景中进行回忆,这有助于改善和调整,在回忆中激活大脑记忆的全息功能,达到神经突触再塑唤醒回忆,然后获得身心认知功能的修复。

针对睡眠障碍,难以入睡的情况,可以设置令来访者舒适的睡眠场景来引导睡眠,也可以针对性地对某些心理障碍,心理创伤的某些背景进行梳理调整,在心理健康调理的元宇宙中,帮助疏导内心的障碍;也可以用身心平衡气血的形式,对其五脏六腑进行调适,用中医辨证的方式来设置一种元宇宙来调整睡眠,如图 10.34 所示。

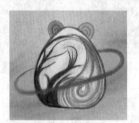 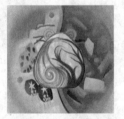

主要的元气森林精灵　　　　　食疗中的元气森林精灵

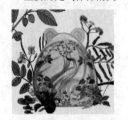 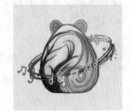

自然疗法中的元气森林精灵　　音乐疗法中的元气森林精灵

图 10.34　元宇宙中不寐的元气森林精灵

10.5.4　元宇宙与心脑肾对话

心脑肾的问题主要集中在高血压防治方面。高血压病是一种全球性慢性疾病,也是我国的常见病、多发病。高血压不仅发病率高,而且也是心血管疾病的重要危险因素,它可以引起脑、心、肾及血管的损害,临床上可发生脑卒中、冠心病、心律失常、心力衰竭、肾功不全、动脉栓塞等相关疾病,其病死率及致残率较高,严重地影响高血压患者身心健康。

1. 心脑肾简介

目前,国内外研究表明高血压治疗根本目的不仅仅是简单地降低血压,更重要的是防止靶器官损害和相关心血管疾病的发生、发展。因此,治疗高血压必须全面地保护心、脑、肾,只有这样才能降低高血压引起靶器官的损害,降低心血管并发症的发生,最终可降低高血压病造成的心血管事件发生率。

中医对心脑肾的相互联系主要集中在督脉上,心脑肾轴功能的失调、失用也对督脉之阳气产生实质性的损耗,督脉病变可影响及肾,肾主骨之功能的失调,从而导致颈椎、腰椎、类风湿关节炎等骨质方面的病变;影响及纳气和肾主水的功能而又有水肿、气息异常(如中风常见并发症状);影响及阴器而有阳痿和二便失禁;督脉病变影响及心脑而有脑瘫、失眠、痴呆及强哭强笑等精神方面的异常,影响心血运行往往会导致肢体的痿废。

2. 思路设计举隅

针对血压性心脑肾的问题,从血压的角度看,心脑需要血压供应血液,肾也需要维持血压;从中医辨证及五脏相互影响的关系角度看,心脑病证和肾气有关系,同时肾为先天之本以生发,脾为后天之本以荣养,肾为生气之源,脾为运化之主,然而肾受五脏六腑之精气皆藏之。如心脑常见的病证——老年性冠心病,多见是肾阳虚为主,肾阳不足以滋养五脏之阳气,心阳不足则血脉不畅。元宇宙时代人类心身状态容易出现心火偏亢,肾水消耗过度,可以结合现代医学的发展以及中医系统理论,分别根据心脑肾不同的维度的脏器来进行身心意识能动性的调整,同时结合心能管理、心理调节的方法,进行身心疏导。结合辩证思路后设置了在冰雪环境下收藏肾气,在不同顶峰设置不同的针对性干预措施方法路线图,根据路线上不同的干预方法,可以让调理者的治疗方案更为直观、便捷。

本章小结

元宇宙的发展,为人类提供了一种新的意识信息态主导的,美好和危机并存的新生活场景和方式,这种虚实结合的存在方式,带给人们新时代条件下健康生活改善和新的挑战。元宇宙中,深入应用人机交互和脑器互动等各种新模式,将大大提升人类自身的信息生存能力,更好地管理我们的健康生活、医疗活动和企业活动等信息活动。但巨大的复杂的信息流,也可能对我们的身心健康,带来一定的风险。

在元宇宙条件下,人们更需要进一步理解和处理好精神与物质、身体结构与心理情志,以及虚拟与现实等,各种直接与间接信息交流所带来的虚实交互平衡关系。在这一方面,传统的中华文化和中医学"整体辨证和状态观"智慧的深入结合和应用,会帮助我们进一步平衡自己内在身心,保持中正的内稳态。

应用钱学森科学范式-大成智慧思想,定性定量优化集成各种技术,完善大健康元宇宙,完善人类全维脑智信息空间,提升心身健康,通过元宇宙信息平台,促进交叉学科领域的融合,把健康意识覆盖到大健康的各个领域,促进与优化人类的信息态健康生活,或还可以进一步提炼元宇宙为科学的艺术化灵境,获得更多的意识进化和优化,创造更完美的自我和命运,创造人类更美好的未来。

【注释】

1. **态星球**：态星球是指在全维医学和人体状态学指导下的中医特色元宇宙结合的虚拟星球,星球的意象为科技、广阔、无边际。
2. **物理因子疗法**：简称理疗,是指利用声、光、电、磁、冷、热、力等物理因子和天然因素,如日光、空气、温泉等天然因素或机械刺激,比如针灸、按摩、牵引等治疗疾病的方法,属于康复医学范畴。
3. **导引运动疗法**：导引运动疗法是一项以肢体运动为主、配合呼吸吐纳的养生方式方法。

本章参考文献

[1] 傅春瑜,刘琍,金平,等.医院智能化的三维全景导航系统构架与实现[J].中国数字医学,2016,11(08):89-91.

[2] 魏炜,赵亮.现代健康管理模式浅析[J].卫生经济研究,2006,(05):19.

[3] Daily energy expenditure through the human life course[J]. Science,373(6556):808-812.

[4] Noether,E. "Invariante Variations Probleme." Nachrichten von der Gesellschaft der Wissenschaften zu Göttingen[J]. Mathematisch-Physikalische Klasse,1918,235-257.

[5] 王运武,王永忠,王藤藤,等.元宇宙的起源、发展及教育意蕴[J].中国医学教育技术,2022,36(02):121-129+133.

[6] 白春学.肺癌防治策略与预测和诊断技术研究进展及展望[J].国际呼吸杂志,2019(09):641-648.

[7] 于允勤,彭沪,于波,等.数字化虚拟人计划与中医针灸推拿学[J].上海针灸杂志,2003,22(5):46-48.

[8] Tatem A J,Guerra C A,Atkinson P M,et al. Momentous sprint at the 2156 Olympics? - Supplementary information 1-2[J] Nature. 2004,431(7008):525.

[9] 余瑾,白洁,郭桂华,等.中国传统康复技术[M].北京:科学出版社,2022.

[10] 薛惠锋,杨景,李琳斐.钱学森智库思想[M].北京:人民出版社,2016.

[11] 王立祥.谱写生命健康时代"心"华章[J].中华危重病急救医学,2019,31(08):923-927.

[12] 张沁兰,易雪媛,吕茜倩."健康中国"视角下的健康文化7S模型研究[J].价值工程,2019,38(31):114-116.

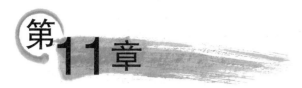

医学元宇宙与远程医疗

内容与要求

本章主要介绍了元宇宙在远程医疗领域的应用和发展,需要了解远程问诊、远程病理分析、远程诊断、远程医疗胸痛中心和远程医疗新冠感染诊断中心等场景中元宇宙发挥的作用以及展现出的巨大潜力。

"远程问诊"中要求掌握虚拟问诊和医患沟通的场景组成,以及多人协同远程会诊特点;"远程病理分析"要求中掌握远程病理分析在元宇宙中的应用,以及实现方式;"远程诊断"中要求掌握医学元宇宙中智能医学影像分析灶定位的实现以及现阶段应用,以及健康数据实时检测与诊断的架构和意义;"远程医疗胸痛中心"中要求掌握胸痛疾病的危害、传统胸痛中心的发展现状和主要问题,以及胸痛中心结合元宇宙的增强现实、虚拟现实等应用;"远程医疗新冠感染诊断中心"中要求掌握新冠感染诊断中心的架构、组成以及运行流程,人工智能辅助诊断机器人的组成、实现原理及工作内容,人工智能管理系统的组成及工作内容和新冠感染诊断中心的其他应用。

重点、难点

本章的重点是远程传感检测虚拟空间病理分析的组成,以及病例数据可视化的展示方式,健康数据实时检测系统的组成原理,在诊疗救治、教学培训和远程协作三大场景中实现胸痛救治效率与质量的提升和远程医疗新冠感染诊断中心的概述、中心架构、组成、运行流程;难点是物理和生物传感技术的实现,智能医学影像分析的算法实现和远程医疗人工智能辅助诊断机器人的组成及工作内容、远程医疗人工智能管理系统的组成及实现原理。

2021年全球掀起元宇宙浪潮,元宇宙作为下一代互联网发展的新形态将开启未来数字世界新纪元,被称为"元宇宙元年"。近年来,世界各国加紧元宇宙战略布局,力图构建先发优势从而在发展中占据领先地位。我国抢抓战略机遇,发布了《虚拟现实与行业应用融合发展行动计划(2022—2026年)》等文件,构建和完善我国虚拟现实产业创新发展生态。北京、上海、武汉、深圳、山东、合肥、杭州等多地政府加紧部署推动元宇宙发展,密集出台相关政策和规划文件,多项举措中重点提到"医疗元宇宙"建设,显示出我国对医疗元宇宙建设的重视与决心。

从20世纪中期起,远程医疗最初由美国研究人员发起并开始受到关注,他们提倡使用双向电视系统连接不同地区、不同层级的医院,创造了最初的互帮互助服务模式。2013年国务院颁布《"十二五"国家自主创新能力建设规划》,在规划中明确了医疗卫生资源信息化建设的目标。在政策与技术的双重加持下,远程医疗给医疗卫生领域的发展提供了新的动力。2020年,多个文件先后出台支持信息化诊疗,如《国家卫生健康委办公厅关于加强信息化支撑新型冠状病毒感染的肺炎疫情防控工作的通知》(国卫办规划函〔2020〕100号)和《国家卫生健康委办公厅关于在疫情防控中做好互联网诊疗咨询服务工作的通知》(国卫办医函〔2020〕112号)等,促进远程医疗服务的健康持续发展。

远程医疗进入公众视野已有近70年,最初利用电话、视频交流等方式为基层医院提供简单的诊疗服务。随着实时通信技术的发展和先进智能设备的应用,远程医疗正被用于越来越多的医疗卫生领域。此外,"春雨医生""平安健康"等众多医疗健康服务平台也进入公众视野,用户可以足不出户获得专业的医疗服务,在其合作医院实现在线挂号、预约体检、一站式购药服务等。另外,由于生物传感技术的突破以及智能设备的高速运算能力,一些简单的生物学检查可以脱离医院设备环境,患者在家即可完成。更重要的是,随着智能化设备的推陈出新,越来越多的健康数据可以通过移动设备来采集,医生通过信息平台即可了解掌握。远程医疗在互联网和智能设备的加持下,推进了整个医疗行业的发展,远程医疗的出现为医疗卫生领域发展开辟了新的前景,随着元宇宙元素的出现及应用,医疗卫生体系或将重构生态体系,即围绕患者的体验建立现实与虚拟之间的联系,改变我国传统医疗模式中医疗资源利用不合理、医疗服务质量欠佳、医疗体系效率较低、慢病诊疗管理覆盖面窄等困境,最终实现元宇宙医疗视角下的全民健康愿景。

11.1 远程问诊

远程问诊是一种创新的医疗模式,它利用先进的互联网技术,学习和借鉴其他优秀医疗机构的技术及设备优势,对患者的病历进行分析,诊断病情,确定治疗方案,内容主要包含远程医学、多媒体医疗及医疗会诊等方面的内容。这种诊疗模式能够让不同地区的患者根据自己的需要进行灵活选择,提高诊疗的针对性和时效性,让每一位患者都能随时随地了解自己的病情,弥合医患之间的矛盾,减少诊治过程中发生不必要的费用。远程问诊使用互联网技术与设备,将数据、文字及图像等资料上传到指定的官网,让每个患者、医生及专家都能实现资源共享及一对一问诊。这种模式不仅可以有效解决各类临床上的难题,同时能打造一个多学科的网络系统,实现优势医疗资源的下沉,减少群众就医困难,同时也为疑难病例的解决提供有效的渠道,实现优势医疗资源的高效利用。

1. 虚拟化身机器医生

(1)虚拟问诊场景。

元宇宙技术将医院线上与线下相结合,通过即时通讯软件和实时视频分割技术,实现了患者和医生之间一对一的实时交互式在线远程问诊,同时将智能化诊疗技术下沉至广大基层医院,可以让偏远山村的患者也能享受大城市的医疗服务,在新冠病毒感染疫情期间还能降低患者接触,避免复杂环境下的感染风险,让智慧和高效的医疗服务普惠每一位患者。此外,通过元宇宙平台还可为各医院提供全面的数字化、智能化运营服务,通过人工智能+大数据的算法和应用实践全方位提高临床多科室的诊疗效率、医院运营效率和患者的就诊体验，陆续实现在各个核心应用场景的完美落地，让医院、医生和患者获得独特价值，解决医患痛点。

在具体的应用场景中，处于健康管理场景时，医生在人工智能的支持下化身虚拟私人保健医生，对客户的体检检查结果进行专业解读，利用数字孪生技术虚拟出人体模型，分析体检结果中出现的脏器健康问题，推演健康/疾病发展模型，并提出个性化建议。处于虚拟面诊场景时，搭建一个虚拟场景，医生通过一些远程诊疗设备，对患者进行实时的生理指标数据收集分析，从而得出问诊结果。例如，在 Facebook 更名为 Meta 后不久，扎克伯格宣布推出 ReSkin，这是一款机器人皮肤，可以获得任何物体的触感，还可收集数据。如图 11.1 所示，Reskin 利用机器学习和磁感应，提供了一个低成本、多功能、耐用和可更换的长期使用的解决方案，随着智能技术的高速发展，这种虚拟面诊的设想变得无限接近现实。

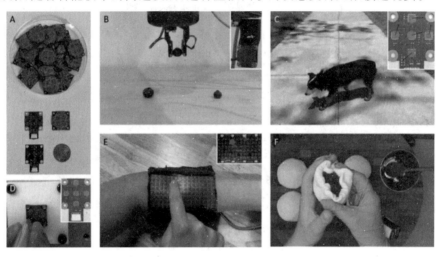

图 11.1　ReSkin 实物图

（2）医患沟通场景。

借助增强现实（Augmented Reality，AR）与 3D 全息技术辅助医患沟通，在元宇宙医院里，医生和患者可戴上 AR 设备，通过 3D 全息术进行面对面交流，虚拟化身的机器医生帮助患者了解病情与治疗方案。医生采用身临其境的方式，结合丰富的肢体语言以及三维道具和图文知识等，让患者能根据细节随时咨询情况，从而更好地理解疾病与治疗计划，并克服内心恐惧，更好地参与治疗过程。

如图 11.2 所示，Surgical Theatre 不同于用 3D 打印技术来做术前模拟，而是用更加轻盈的方式，通过可视化技术为患者及外科医生提供沉浸式的、由内而外的患者解剖结构视图，可以清晰地看到所有身体部位，消除视角盲区，并在术前模拟整个手术过程，极大地避免各种问题，可以缩短手术时间、降低并发症的发生率和辐射暴露。在手术前后向患者及家属讲解时，用交互式 3D 图像来说明问题，更好地消除了他们的担忧。

2. 多人协同远程会诊

对于无须化验，或者可以单纯通过视觉检查完成的例行会诊，医生和护士可以通过电话或者视频通话更快速有效地诊断出大部分轻微病症。与传统的网站、消息收发应用和社交媒体的在线环境相比，基于头显设备的 VR（Virtual Reality）技术能够带来更为强烈的"临

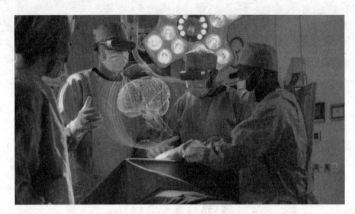

图 11.2　外科医生利用 AR 可视化进行外科手术

场感"。随着远程医疗咨询成为现实,特别是通过 VR,患者将不再局限于前往特定地点,由特定医生进行特定咨询。对复杂病例的会诊,患者和医生双方戴上头显就能立刻在病房中促膝而谈,扫描与测试可以在本地设施中进行,结果数据将被传输至世界各地的多学科医疗专家,交流可以随时随地进行。在很多严重缺乏医疗专业人员的国家及偏远地区,患者往往需要长途跋涉才能见到医疗保健人员,远程医疗咨询的实现无疑将大大改善他们的生活体验,同时还能引入更多资深医生的意见,使互动更高效。

　　在手术方案的准备过程中,当外科医生团队进行会诊讨论时,可以利用 VR 或 AR 技术进行术时模拟、操作方案讨论和情景预演,有了这些工具的加持,手术方案不再是一个抽象的概念,而是可以进行具体的实操演示。另外,医疗元宇宙具有低延迟、强交互的特性,能优化网络策略,突破目前虚拟手术室在人员、时间和空间方面的限制,实现多终端的无缝多用户互动,不受时间和空间限制,降低了终端成本,为开展多终端远程协同手术提供技术支撑,显示出医疗元宇宙的巨大发展潜力。

　　如图 11.3 所示,微软 MR 临床医学平台将物联网、大数据、人工智能、虚拟现实等新兴信息技术与医疗相融合,其中虚拟会议厅功能得益于 HoloLens 所具有的实时通信能力,允许多人同步观看相同的数字与现实叠加的场景。现在,无论是查房讨论,还是专家远程会诊,医生无须面对医学影像图片等进行反复通话,更不用在照片上做出标记再回传至手术现

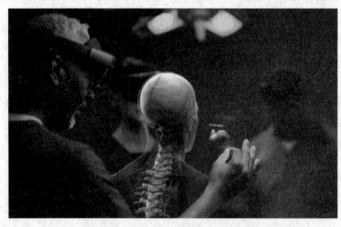

图 11.3　微软 MR 临床医学平台

场,医生可以展现患者的个体化 Dicom 影像模型,放置在真实物理环境的"画布"上,无论身处何地,不同人员只要戴上 HoloLens 就可以获得与现场相同的视野和画面,通过一系列手势,自主调节画面内容、放置标记、添加重要提示信息,这种实时的可交互性让医疗交流具有身临其境之感。高效且直观的交流让资深医生能够为更多病患提供医疗建议,有助于医疗资源的外延,造福大众。

11.2 远程病理分析

由于我国地幅辽阔,人口众多,各地区医疗水平发展不均衡,优质医疗资源多集中在国家东南部、直辖市等大城市。同时,大型医院资源丰富,基层医院医疗资源有限,业务能力很难满足当地患者需求,病理科尤为明显。病理医生培养周期长,短时间内无法满足医疗资源匮乏地区的需求。

在 1968 年,远程病理分析的概念被首次提出,1990 年挪威率先建立冰冻切片会诊中心,由于技术及经济问题,远程诊断只在发达国家得到了推广。2001 年互联网病理学平台(The Internet Pathology Laboratory for Medical Education,iPath)成立,是最早的国际远程会诊平台之一,还有匹兹堡大学医学中心(University of Pittsburgh Medical Center,UPMC)、Omnyx 数字病理平台等,都是较大的国际远程病理平台。

在此领域,我国起步较晚,但发展速度极快。1997 年时,以远程邮寄病理切片为主。2000 年发展为通过电子邮件的方式进行远程病理分析。同年,"中国远程病理中心"网站开通,这是国内首家正式的大型远程病理网站。2011 年卫生部开始病理远程会诊中心试点,2012 年我国远程病理分析开始推广,2015 年后国家大力支持"互联网+智慧医疗"。随着互联网技术的发展和元宇宙概念的兴起,远程病理分析技术得到长足进步。

在医学元宇宙中,现实空间里无论相距多远的医患双方,都可以通过虚拟空间构成联系。医生诊断的过程中,病理分析环节非常关键,依托于远程病理分析技术,可实现优质医疗资源的均衡配置。

1. 远程传感检测虚拟空间病理分析

远程传感检测虚拟空间病理分析,是利用传感器,以物理传感和生物传感技术为基础,在虚拟现实平台上实现远程病理分析的基础。通过此技术,患者可以实现异地专家服务,基层医院的病理组织数据也可以及时传递到大型三甲医院。

在医学元宇宙中远程传感检测虚拟空间病理分析十分重要。元宇宙是现实宇宙的扩展,病患与医生哪怕在现实中远隔千里,在这个虚拟空间中也能像面对面一样,病理医生可以"身临其境"地对患者病理样本进行分析。

(1)物理传感技术。

物理传感技术是通过在设置跟踪传感器,实现运动物体动作捕捉的技术。通过空间尺寸测量、物体自身定位及空间方位、物体空间移动等方式,由系统捕捉跟踪器位置,再经过计算处理,得到三维空间坐标及移动情况的相关数据。主流动作捕捉技术有光学动作捕捉、机械动作捕捉、惯性动作捕捉等。在远程传感检测中,常用的是基于姿态传感器的动态捕捉技术。在医学元宇宙中,作为病理医生在虚拟空间中无形的"手",物理传感技术尤为重要,如

图 11.4 和图 11.5 所示。

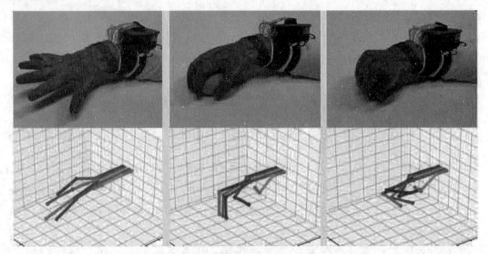

图 11.4　基于软性材料的手部动作捕捉装置

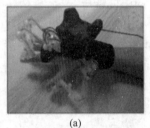 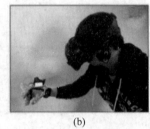 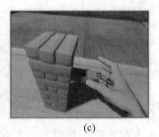

(a)　　　　　　　　(b)　　　　　　　　(c)

图 11.5　一种 3D 磁性非接触式传感器动作捕捉

（2）生物传感技术。

生物传感器是由生物元件与物理和化学换能器件构成的分析装置,具有快速、准确、简便的特点,并借助微阵列平台技术(生物芯片)实现了高通量分析,在医学元宇宙应用、生命科学研究、疾病诊断和监控、生物过程控制、农业与食品安全、环境质量监控、生物安全与生物安保等领域有广阔的应用前景,如表 11.1 所示。通过生物传感技术,可以将患者的病理样本"延伸"到医学元宇宙中,让医生直观地进行分析。

表 11.1　生物传感技术主要应用领域

应用领域	应 用 举 例
生命科学	活细胞中生物分子互相作用,单分子生物学,细胞生物学
食品工业	食品成分、限度、添加剂分析,农药残留分析、微生物和毒素检测
生物工程	发酵液成分分析,代谢物和产品分析,生物量分析
环境监测	水体有机污染,大气环境污染,室内空气污染监测
临床诊断	血糖等生化指标测定,免疫学分析,病原及耐药性监测
居家护理	家用生化分析仪,残疾人协助设备
口岸防疫	生物毒素、细菌制表、转基因识别物等分析
国防反恐	生物毒素、病毒、细菌快速甄别与鉴定
航天科学	航天天元健康指标分析,航天器内环境指标分析,航天生物学研究

离体的血液、尿液、活体组织或病理标本之类的生物样品进行检测的技术,称为离体检测。这一类检测技术通常在临床化验中占有很重要的地位,对组织切片及对血液等离体分析检测的目的是定量物质组成成分及其含量,判别是否正常,是否有病理性微生物存在等。由于检测的类别很多,因此要求检测装置能实现多项目自动检测,使用的标本及试剂应尽量少,根据以上要求,近年来发展了许多检测方法,其中发展最快速的就是生物传感器。基于生物传感器技术的病理检测,具有检测精确度和准确度高、响应快速等特点。

(3) 虚拟现实平台。

虚拟现实是一种集成了计算机图形技术、计算机仿真技术、人工智能、传感技术、显示技术、网络并行处理等技术的最新发展成果,是由计算机生成的高技术模拟系统,是一种先进的、数字化的人机接口技术。作为元宇宙的承载平台,虚拟现实平台使得病患与医生能够无视地理上的距离,让医学元宇宙成为现实,如图 11.6 所示。

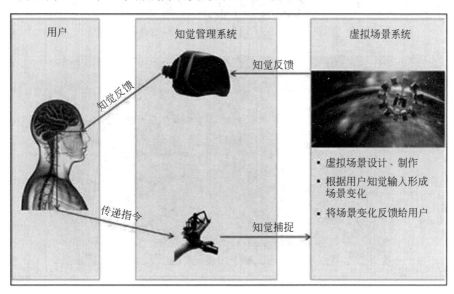

图 11.6 虚拟现实技术基本原理

基于虚拟现实平台的元宇宙丰富了人类在虚拟环境中的空间感和体验感,使用者可以身临其境地投入到远程病理分析工作中,如图 11.7 所示。

2. 病理数据可视化

病理数据可视化是一种现代数字系统与传统光学放大装置有机结合的技术,它将传统的玻璃病理切片通过全自动显微镜或光学放大系统扫描采集得到高分辨数字图像,再应用计算机对得到的图像自动进行高精度多视野无缝隙拼接和处理,获得优质的可视化数据以应用于病理学的各个领域。在医学元宇宙中,病理数据的可视化尤为重要,数字化资料是元宇宙的基础,如图 11.8 所示。

病理数据可视化不仅可以展示高分辨率病理切片,还可以将各项病理指标统一地、系统地、有针对性地展示出来。病理数据可视化特点及优势主要体现在以下几个方面:

(1) 图像清晰,数据全面。

高分辨率数字图像有利于医生对病理切片的分析,可视化病理数据平台可以将各种病理

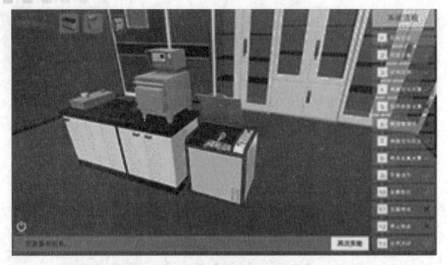

图 11.7　虚拟场景下的病理分析环境

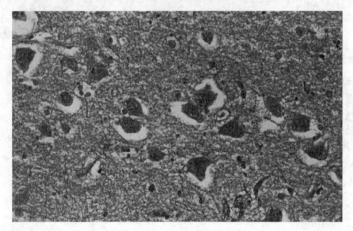

图 11.8　虚拟病理切片

检测设备的数据根据分析需要,在医学元宇宙中个性化展示,提高病理分析速度和准确度。

(2)易于共享,方便保存和检索。

病理数据的可视化摒弃了传统纸质分析单,以数据形式保存在系统之中,方便远程共享,使专家在医学元宇宙中病理分析成为现实。数字化存储,可以完成在医学元宇宙中的病理库搭建,便于后期检索。

11.3　远程诊断

远程诊断是指通过计算机技术、遥感、遥测、遥控技术为依托,充分发挥大医院或专科医疗中心的医疗技术和医疗设备优势,对医疗条件较差的边远地区、海岛或舰船上的伤病员,或者在医学元宇宙中进行远距离诊断的医疗手段。

远程诊断在医学专家和病人之间建立起全新的联系,使病人在原地、原医院即可接受医学元宇宙中远方专家的会诊并在其指导下进行治疗和护理,可以节约医生和病人大量时间和成本。远程诊断运用计算机、通信、医疗技术与设备,通过数据、文字、语音和图像资料远距离传送,实现专家与病人、专家与医务人员之间在医学元宇宙之中"面对面"地会诊。

1. 智能医学影像分析与病灶定位

智能医学影像基于医学人工智能、医学知识图谱等先进技术,结合医生在病史采集、诊断、制定治疗方案、开具处方、医生教育等多种实际应用场景下的特性需求,结合医学标准协助医生,提升医疗服务效率。智能医学影像分析系统可根据患者电子计算机断层扫描(Computed Tomography,CT)数据,实时进行数字化医学影像三维重建及显示,生成的 3D 医学图像可被用于诊断、手术计划、医学教学、医患沟通等多个场景,协助医生高效准确地做出诊断,如图 11.9 所示。

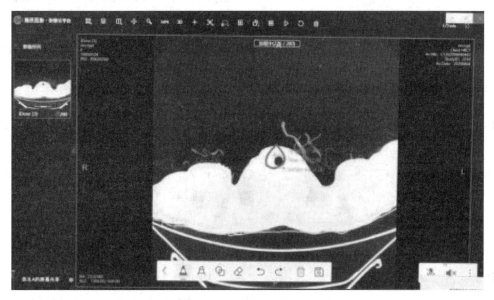

图 11.9　智能医学影像分析系统

在医学元宇宙中,智能医学影像分析系统作为医生的"助手",有着举足轻重的地位。基于数据挖掘和机器学习,通过大量医学图像如 CT、磁共振成像(Magnetic Resonance Imaging,MRI)、超声和病理学图像的分析,使得智能医学影像辅助诊断成为可能。智能医学影像分析模块,利用人工智能技术及人体组织影像数据库,对影像数据进行自动分析,定量分析病变区域结构,包括组织体积、萎缩程度等,并进行患病风险评估及预测。在疾病诊断、介入治疗、疾病风险评估等方面,可判断组织结构毫米级病变,辅助提高诊断准确率,并在疾病风险预估及治疗跟踪方面为医生提供参考。

(1) 智能医学影像分析与病灶定位的实现。

① 获取医学影像数据,对医学影像的病灶组织进行分割,对病灶组织进行自动或辅助定位和肿瘤提取,实现病变部位的分割;

② 根据分割的病灶组织进行特征提取,挖掘影像特征,建立病变组织影像特征数据库;

③ 在病变组织影像特征数据库的基础上,结合患者的临床信息与病灶影像特征,利用计算机分析算法,建立辅助诊断、预后和预测精度的模型,如图 11.10 所示。

(2) 智能医学影像分析与病灶定位的应用。

2017 年斯坦福大学的研究者已经成功训练了一个可以诊断照片或皮肤镜下皮肤癌的

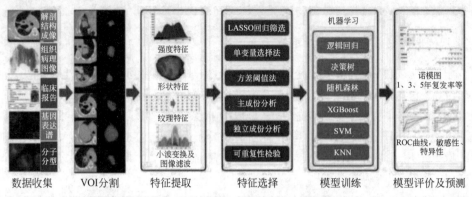

图 11.10　智能医学影像分析流程

深度学习算法,这是智能医学影像分析与病灶定位的早期应用。该算法不仅可以区分角质形成细胞癌和良性脂溢性角化病,还能准确识别出恶性黑色素瘤和普通的痣,该研究设计的深度卷积神经网络在测试时都达到了专家的水平。该算法的皮肤癌鉴定水平已经达到了皮肤科医生水平,实现了较低成本的皮肤病重要诊断。

　　智能辅助肺癌的识别和诊断可显著减少过度诊断,主要的应用是在医学影像的基础上通过区分良性和恶性结节来改善肺癌的早期检测,因为早期识别恶性肺结节对于肺癌后期的手术、放化疗等治疗至关重要,同时决定了肺癌的预后。2019 年 Zhao 等研究人员探索了利用最先进的深度卷积神经网络的 3 种策略,包括修改一些最先进的卷积神经网络(Convolutional Neural Networks,CNN)架构,集成不同的 CNN 构架和采用迁移学习,对 CT 图像上的恶性和良性肺结节进行分类,最后证明迁移学习的效果最佳。Bonavita 等研究人员使用 3D 卷积神经网络评估肺结节恶性程度,并将其集成到自动化的端到端的现有肺癌检测流程中,提高了肺癌的预测效果。另外,美国得克萨斯大学西南医学中心 Wang 等学者认为深度学习算法还将会影响肺癌的数字病理智能检测的发展。随着技术的进步,深度学习包括多任务学习、转移学习和模型解释等,都会对肺癌的诊断起着积极的影响效果。

　　随着越来越多研究的发表,智能医学影像分析技术在肝病诊断和治疗方面的应用也越来越多。Choi 等学者利用来自 7 461 例患者的大量 CT 图像数据集,开发了一个用于对肝纤维化进行分期的 CNN 模型,其性能优于放射科医生以及氨基转移酶-血小板比指数和纤维化-4 指数等血液生化学指标,证明智能医学影像分析可以在 CT 图像上准确地诊断肝纤维化并对其进行分期。Yasaka 等研究人员使用由 460 例患者的肝脏 CT 图像训练得到的 CNN 模型在肝脏肿块鉴别诊断中表现出较优异的诊断性能。Nayak 等学者开发了一种新的基于深度学习的肝脏三维分割和肝细胞癌(Hepato Cellular Carcinoma,HCC)检测系统,用于对肝硬化和 HCC 进行诊断分类,效果较好。Hamm 等学者使用 434 例 HCC 患者的 MRI 图像建立了一个 CNN 分类器对 6 类具有典型成像特征的肝脏病变进行诊断分类,测试集性能显示平均敏感性为 90%,特异性为 98%,每个病变的计算时间为 5.6 ms。这些研究都表明智能医学影像具有可作为放射科医生最终决策支持工具的潜力,以及其能以省时的方式整合到临床工作流程的可行性。肝活检是非酒精性脂肪肝诊断和风险分级的标准手段,美国纽约州西奈山伊坎医学院肝病科的 Dinani 等学者认为智能医学影像分析给诊断非酒精性脂肪肝及其表型风险分级带来希望,该应用可以提高识别非酒精性脂肪肝和晚期纤维化风险的能力,客观地评估肝脏疾病诊断水平并改进肝组织的组织学评估不足之处。

此外,智能医学影像在辅助膀胱癌的诊断上也有一些应用进展。2019 年美国加州斯坦福大学医学院泌尿外科 Shkolyar 等学者通过研究发现将深度学习算法用于增强的膀胱镜检查,可以改善肿瘤的定位精准度、肿瘤的识别率、术中导航效果和膀胱癌的手术切除效果。2020 年德国美因茨大学医学中心病理学研究所的 Woerl 等研究人员尝试利用深度学习单独从传统的组织形态学中检测肿瘤组织外观,进而诊断侵袭性膀胱癌分子亚型,发现其诊断效果良好,类似或优于病理学专家,表明智能医学影像分析用于预测侵袭性膀胱癌的重要分子特征,有可能显著改善该疾病的诊断和临床管理。

2. 健康数据实时检测与诊断

随着亚健康和老龄化问题的严重,人们对健康监测和慢性病日常监控需求日益增强。健康数据实时检测与诊断系统,通过心跳传感器、血氧传感器、人体生物阻抗传感器等传感器对人的身体状况进行实时检测,再通过客户端对数据进行显示,医生可获取这些数据与用户进行进一步的交流,达到远程诊断的效果。在医学元宇宙中,健康数据实时检测设备可作为普通用户与元宇宙的"入口",将身体指标数据发送到虚拟平台,如图 11.11 所示。

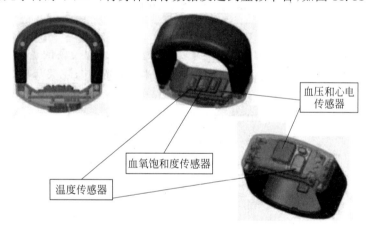

血压和心电传感器

血氧饱和度传感器

温度传感器

图 11.11　具有 ECG 等功能的智能穿戴设备

(1) 健康数据实时检测与诊断的意义。

现代医学认为内环境的稳定是生命存在的前提,内环境也要经常同外环境保持平衡。各项生命运动尽管种类不同、功能各异,但只有一个目的,那就是使内环境保持恒定。健康的本质就是内环境以及内、外环境的平衡。西医认为人的健康在于交感神经、副交感神经的平衡、内分泌的平衡、代谢的平衡以及水盐电解质的平衡等,中医则认为"阴阳"平衡,是健康的标志。生命的平衡状态是其功能发挥的基础,当生命信息的失衡达到一定程度,就会出现就会在器官、组织、细胞、基因、蛋白质等分子结构上出现器质性的变化。为此,一个最佳的稳定数值、标准,就是各种化验和影像学检查的依据。

人体的血压、脉搏、呼吸、体温、体重、肝功、肾功等都有正常范围(值),正常值就是人体诸器官处于动态平衡的标志。然而现有的检查设施和仪器,却往往只能观察到人体某一器官或某一成分在某一时间的局部情况,很难实时监控其动态以及局部和整体之间的关系,也很难在正常值范围内观察到内环境平衡的动态,更无法观察到内环境与外环境的联系。随着电子科学、网络技术等多种高科技成果有机地融入医疗过程,为实时监控各种因素对人体健康的影响,提供了监控和分析的可能。

(2)健康数据实时检测与诊断的实现。

利用终端设备、健康监测云平台、应用终端,共同实现健康数据实时检测与诊断,如图 11.12 所示。

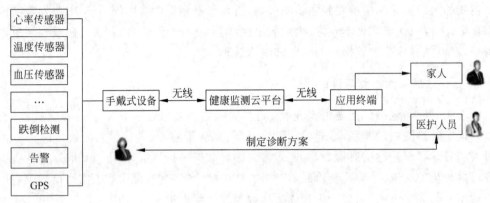

图 11.12   系统总体框架

① 手戴式设备

手戴式设备包含多个心率、温度、血压等多个传感器模块以及跌倒检测、告警、全球定位系统(Global Positioning System,GPS)模块等。其中:传感器负责采集用户的体征参数并发送到设备数据处理模块;跌倒检测模块会实时对用户姿态进行判断;告警模块会在用户跌倒时通过云平台向医学元宇宙中的医护人员、家人发送异常告警;GPS模块用户在异常情况下,家人或者医护人员实时获取用户的位置信息,如图 11.13 所示。

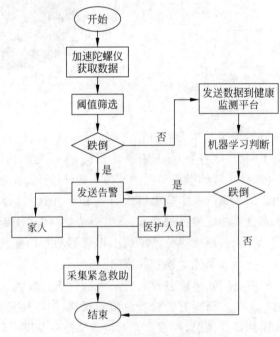

图 11.13   终端设备运行图

② 健康监测云平台

健康监测云平台在医学元宇宙中负责实时分析用户的健康数据,并且还向应用终端实时同步用户健康数据,在异常情况下,实时同步用的位置信息,如图 11.14 所示。

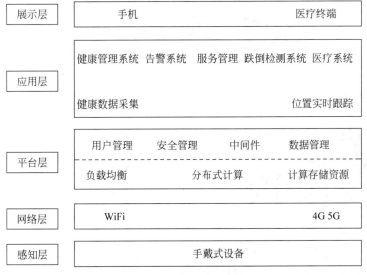

图 11.14 监测平台结构

③ 应用终端

应用终端供家人、医护人员使用,实时查看用户当前的健康指标信息以及用户的位置信息。将采集到的数据发送到设备数据处理模块,数据处理模块将数据通过无线网络传给医学元宇宙中的健康监测云平台进行分析,若经过分析,判断某项健康指标异常时,则向医护人员及家人发送告警信息,医护人员会结合监测结果对用户做个全面的健康分析,然后为用户制定相应的诊断方案,并进行实时跟踪健康状况,以便随时做好诊断计划调整,更大程度上关怀用户的健康指标。

11.4 远程医疗胸痛中心

1. 远程胸痛中心发展现状

国家心血管病中心最新的数据显示,每年心脏性猝死者高达 54.4 万人,平均每天死亡约 1 500 人,心脏猝死患者中以冠心病、急性心肌梗塞、不稳定型心绞痛、缺血性心肌病等危急性胸痛疾病为主。临床发现,心脏骤停超过 4 分钟脑组织会发生永久性损害,如果超过 10 分钟以上才开始抢救,患者的死亡率几乎为 100%。危急性胸痛疾病其病情变化迅速、救治时间依赖性强,需要立即做出危险程度评估和科学救治处理,才能够提升抢救成功率。目前,普遍存在急性胸痛救治知识的宣传教育缺乏,患者对胸痛危害性认识度低导致就诊延误,抢救过程中医疗机构、科室部门的协同程度低,导致错过最佳治疗时间的问题。

针对胸痛疾病的特点和医疗机构的普遍情况,国家发布了《胸痛中心建设与管理指导原则(试行)》《胸痛中心全域模式建设指导方案》等文件,要求借助信息技术优先解决医院胸痛中心院前、院内协同问题,在此基础上扩展解决全区域的远程协同救治问题,如图 11.15 所示。

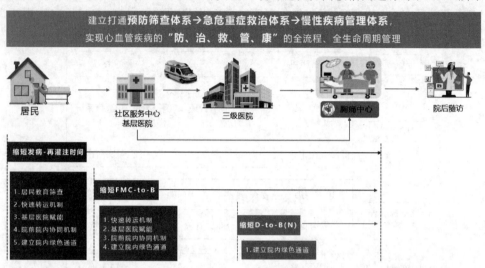

图 11.15 胸痛中心全域模式建设图,解决区域内胸痛患者的远程协同救治问题

目前,部分医院的胸痛中心已经进行了一些有效的信息化实践,在传统信息系统的基础上增加物联网设备、移动化设备、多媒体应用等实现院内院外协同,并且开始重视数据资产的积累,个别较有实力的医院还开展了人工智能辅助诊疗、远程手术的探索,希望能够利用信息技术强化医院的胸痛疾病救治能力,同时能够辐射至周边医院、社区,为区域内的居民患者提供均质化的服务。但是,目前以文字、图片、音频、视频为主的远程沟通方式,其协同救治效果主要依赖于参与人员的认知水平、表达能力和理解能力。而上级医院和基层医院医护人员素质和能力的确还存在一定差距,这就给胸痛中心发展远程协同救治造成了不少困难和障碍,所以大部分地区还是以上级医院定期安排医生到基层医院出诊这种传统方式来解决远程协同救治问题。另一方面,人才梯队的建设问题也不容忽视。2021 年国家卫健委的数据显示医患比为 1:345,虽然这已经是历史性的优秀成绩,但是,的确与发达国家还存在不小的差距,与人民群众日益增长的医疗健康服务需求还存在差距。所以,亟待利用下一代的元宇宙技术来优化改善远程胸痛中心的运作和发展问题。

2021 年是元宇宙元年,全球各大科技巨头纷纷投入元宇宙的研发,医疗及教育是元宇宙的重要应用场景。胸痛中心结合元宇宙的增强现实、虚拟现实等技术帮助人类突破物理时空限制,获得沉浸式视觉效果和互动性体验,能够在诊疗救治场景、教学培训场景和远程协作场景中让参与者基于还原真实世界的具象化内容开展更加顺畅的沟通交流,确保参与的双方或多方快速达成一致的、无偏差的认知和共识,让救治知识和技能可以更加高效高质地转移传递给需求方,从而实现远程协同救治效率与质量的提升,最终促进现代化远程胸痛中心的建设水平,满足患者和群众日益增长的优质胸痛诊疗服务的需要。

2. 元宇宙在远程胸痛救治的应用

(1) 诊疗救治场景。

在诊疗场景中,把患者在院外(家中或公共场所)、院前急救车、院内(急诊科、胸痛中心、冠心病监护病房(Coronary Care Unit,CCU))等预防、救治和监护场景串联起来,针对各个场景、各个环节的环境特点和救治需要,融合元宇宙技术进行升级改造,构建一条全新的高效高质的胸痛疾病远程救治链,进一步提升救治成功率,改善患者预后效果。

① 社区-患者在家。

"未病先防、既病防变"科学的健康理念往往难以落实到位,是因为疾病预防常常碰到三大痛点难点:一是"较低认知",胸痛潜在风险人群缺乏健康管理意识和知识,疾病早期症状容易被忽视;二是"难以坚持",许多人觉得健康管理枯燥乏味,容易受外界影响而难以长期坚持;三是"难以及时预警",身体已经有了发病的趋势或征兆但却懵然不知,直到病症显露才去医治。元宇宙在社区患者居家预防场景中的应用,有望解决这些痛点难点。

健康教育:制作内容丰富多样的 AR、VR 视频,通过增强现实将病情趋利或趋害的影响信息叠加在蔬果食物,可以快速识别、加强记忆,通过模拟展示食物是如何影响人体不同的部位器官,进一步增强理解和记忆,还可以利用虚拟人的形象以陪同的方式贴身指导患者进行健康饮食、锻炼身体、健康作息等,为胸痛潜在风险人群带来了互动和沉浸的体验,提升了健康管理的知识水平和实践效果。

健康锻炼/康复训练:利用 VR 或 AR 技术开展锻炼或康复活动,通过元宇宙创造的指导式、陪伴式、沉浸式、互动式的体验,虚拟健康医生针对患者身体状况做出针对性的锻炼方案,在锻炼过程中能够借助力反馈设备精准地捕捉动作及关节的运作情况,指导动作的正确性、提醒患者及时休息,保护患者避免运动损伤并提升锻炼效果。力反馈设备还能够将去锻炼过程数字化,患者清晰地了解锻炼效果,增加坚持锻炼的信心。虚拟健康医生根据锻炼过程的数字记录优化锻炼方案,达到事半功倍的效果,如图 11.16 所示。

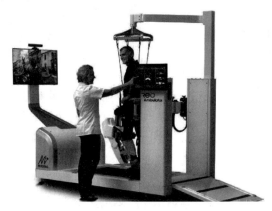

图 11.16　借助 AR、VR、力反馈等技术提升健康锻炼/康复训练效果

健康社交圈:借助元宇宙建立病友圈、病友家属圈,病友、家属通过虚拟分身可以更加真切地与圈内朋友"面对面"地进行心理感受、就诊信息、治疗经验等多种多样的交流分享,疏解心理压力、排解独自面对疾病的孤独和恐慌情绪。对医卫机构而言,病友圈便于医生集中进行科普和患者教育,更加准确、全面地收集疾病预防、康复过程、预后影响等方面的数据,从而做出优化改进措施,提高临床诊治水平。也有利于快速筛选出合适的目标患者开展临床研究。

健康监护:虚拟的私人保健医生借助穿戴设备、家用检查检验设备获取患者生命体征、检查检验结果,结合后台胸痛健康管理大数据,监测患者的健康指数、健康走势并给出合理化建议或就医提醒。当患者体验或就医后,虚拟人根据体验结果和建议、医嘱和电子病历调整患者的监测指标、预警值和健康指导方案等内容,以数字孪生技术虚拟人体模型具体展示出现健康问题的部位、程度、影响、诊疗、居家护理康复等一系列的内容,让患者更加清楚、系统地认识目前的身份状况,克服忌疾讳医、容易放弃的负面情绪,更有信心和动力遵从医嘱和护理措施,尽早改善或康复。

紧急处理:当监护系统或监护机器人发现患者出现跌倒无法爬起、昏迷不醒等危险状态时,主动问询患者情况,如果得不到正常回应或答复时,则将现场情况以数字孪生技术投影向家庭医生或者家属,听从他们的指引协助做进一步的判断或处理,例如扶起患者、喂食急救药物、拨打120等。拨打120时,将患者身份信息、现场信息、病情信息、病史信息、地址信息、联系方式等内容以图、文的方式同步传送给120中心的接警机器人,接警机器人通过图像识别确认情况后立即转派给医院出车。救护车到达前,监护机器人还可以配合院前急救团队做好病人体征监测甚至心电图测量,并且同步投影给院前急救团队。如果通过心电图确认为心梗疾病,院前急救团队可以调派无人机将"心梗急救一包药"(替格瑞洛 180 mg+阿司匹林 300 mg)快速投送到患者家中,让监护机器人协助患者服食,为后面的成功救治争取极其宝贵的时间。

② 社会-患者在公众场合。

在日常生活中,患者在公共场所通过自动体外除颤器(Automated External Defibrillator, AED)除颤、心肺复苏而获救的报道不时见诸报端,在感到庆幸的同时,也要清楚地认识到还有更多未能见诸报端的"不懂救、不会救"的无奈场景。目前,多个地方开展了社会急救培训体系建设、在公共场所投放更多 AED 的探索实践,希望通过培训提升群众的急救技能、通过专用设备提升急救效果,缓解专业救治力量到达现场前的"空窗期"问题。如果在这些探索实践中融合元宇宙技术,应该能够进一步提升非专业的社会救援力量的应急能力。

家属、路人发现患者突然昏厥倒地,利用新一代的移动设备拍录现场情况,利用数字孪生技术将患者投影发送给120中心进行报警,120中心用人脸识别、行为识别等技术获取患者身份信息并判断患者是否需要急救支持,如果是则派发出车任务给医院。如果确定是需要进行心肺复苏急救的,120中心根据呼救地点附近的社会急救资源(例如 AED、志愿者)和院前急救团队到达现场时间进行对比,如果调动社会急救资源可以带来更佳收益,则由120中心再派发两个任务:一是调动最近的 AED 资源送往呼救地点,如果条件允许还可以利用机器人、无人机进行快速运输;二是调动附近的志愿者前往呼救地点支援。

当志愿者抵达现场后,志愿者利用 AR 技术指导急救操作,先是移除前胸衣物和项链等其他异物,AR 在患者身体的相应部位标识放置电极板的部位,志愿者按照标识放好电极板后选择能量档位让 AED 充能,AR 警示所有人员离开患者、不要触碰患者或仪器。充能完成后,指引志愿者按下电极板的放电按钮完成电除颤。紧接着,AR 标识出心肺复苏的按压位置,指示志愿者以正确的手势、合适的按压姿势准备胸部按压,然后叠加播放按压动画,志愿者跟随动画的节奏进行施救。新型的 AED 还具备压力感应,能够判断志愿者按压力度是否适合并加以语音提醒纠正,或者输出信号给 AR 系统进行协同提醒。然后再逐步指引志愿者开放患者气道和人工呼吸。AR 还会根据施救时长、施救者按压力量变化鼓励施救者坚持按压操作,或者建议更换施救者以保证按压效果。AR 还协助进行情绪管理,鼓励施救者坚持操作,同时宽慰其保持冷静。如果有合适的条件,还可以将院前急救团队虚拟投影到现场,一方面有专家"在场"能够提升施救者信心,缓解施救者的心理压力,另一方面能够让院前急救团队提前了解现场施救的情况,方便到场后马上开展急救工作,如图 11.17 所示。

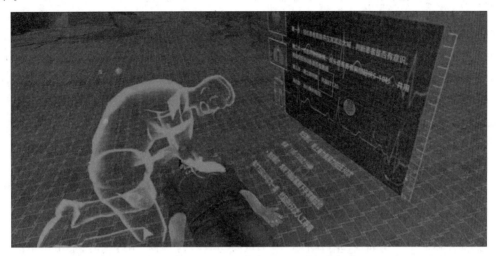

图 11.17　利用 AR 技术指导心肺复苏操作

③ 急救车上。

救护车安全监护转运是院前急救的重要环节,主要通过院前与院内的协同来改善救治车上救治能力有限的情况,达到"上车即入院"的服务效果。

急救车需 7×24 小时运作,年轻医生有较好的精力和体力。同时,也符合一个资深专家坐镇院内,可以远程支撑多辆救护车运行的资源配置情况。利用元宇宙技术,可以让随车医生佩戴上 AR 眼镜,呼叫医院里的救治专家进行远程协同救治。医院里的救护专家以随车医生的第一视角看到急救车内现场的情景,通过实时同步的 5G 高清音视频通讯,随车医护人员可以补充描述患者病情、主诉、病史等情况。利用物联网技术对接车上的监护设备,将患者动态的生命体征传送给院内专家,院内专家可以随时掌握患者的病情变化,做出精准的远程救治指导。此时,随车医护人员双手是解放的,可以根据院内专家的指挥做出相应的急救操作。必要时,院内专家通过 3D 空间标记的方式更清晰准确地表述救治意图,比如在患者身体图像上画一个圈或一个箭头来标识施救部位,随车医护人员借助 AR 眼镜可以清晰无误地看到患者身体上叠加展示的标记,从而更加精准地进行施救。

可见,经过元宇宙技术加持改造的院前院内协同救治方式,将消除目前文字符号信息、音视频多媒体信息需要重新阅读理解,难以与救治工作融为一体,容易执行不到位的弊端,真正做到让院内专家的救治知识、技能和经验做到了跨越时空的高效、准确传递,实现急救能力由院内向院前前移,更好地体现了"元宇宙+上车即入院"的价值。

④ 急诊科内。

急诊科一个重要职责就是危急病人的抢救。抢救时,医护人员双手忙于救治病人,在事后的规定时间内还要清晰、完整地补录抢救记录,这对专注于抢救已经消耗大量精神、脑力、体力的医护人员无疑是极高的要求。如果能够引入行为识别、语音识别、脑机接口等先进的元宇宙技术,将能够辅助医护人员更轻松地完成抢救工作。

在患者到达急诊科前,急诊科根据院前急救传递过来的患者病情信息做好抢救准备,包括抢救团队安排、抢救室或抢救床位安排、抢救仪器药物的准备等。在手术过程中,利用声纹辨别能力的语音识别技术可以将医生下达的口头医嘱转换为文字投影出来,并且自动加上"说话人"标识,更加方便责任护士复述口头医嘱及双方确认。利用行为识别技术可以同时识别出多位医护人员的关键操作并且自动转换为文字记录,然后加上"操作人""操作时间"标识。利用物联网技术可以自动获取患者生命体征数据进行记录,特别是患者体征出现异常值时,设备会语音提醒并加上显性的记录标识。其间,医生、护士还需要根据病人的生命体征变化、检查检验报告结果、病情病史等信息进行综合评估,医护人员可以利用语音控制、脑机接口随时调阅所需了解的信息而不必停止抢救。系统会将整个抢救过程中的口头医嘱、用药、操作、患者体征等信息以时间轴的方式组织记录下来,方便医护人员在术后还原抢救过程,补充完成更具客观性的抢救记录。

⑤ 胸痛中心。

利用元宇宙技术,可以辅助胸痛中心更好地完成医患沟通、手术方案准备、术中支持的工作。

医患沟通:利用 AR、VR 和 3D 全息技术辅助医患沟通,在元宇宙胸痛中心里,虚拟医生帮助患者和家属了解病情、治疗方案、手术风险与收益、预后影响等内容,虚拟医生能够利用三维模型、图文音像、模拟场景等方式更加直观地让患者、家属理解治疗方案,在治疗过程中也更容易配合治疗工作。在碰到家属出差外地、不能到达现场的情况下,可以邀请家属进入虚拟空间进行"身临现场"般的沟通交流,知情同意书等文书也能够在虚拟空间签名确认,不会因为家属不在身边而耽误治疗。

手术方案准备:在参加会诊讨论时,外科医生团队可以利用 VR 或 AR 技术进行术式模拟、操作方案讨论和情景预演,通过元宇宙信息工具的加持,手术方案不再停留于符号概念,不再因参会人员各自的经验、理解和想象力的差异而难以统一,而是通过与实物一致的虚拟模型、实操演示来展示方案,让大家在具象化的情景下进行讨论分析,暴露问题,修正方案,达成一致理解并制定高质量的手术方案。

术中支持:在介入手术中,外科医生通常需要借助术中 X 线、CT 和手术导航系统确定手术的走向,并且不时抬头查看另一块屏幕的影像结果进行核对确认,这无疑会分散医生的注意力和控制力。在 AR 设备的帮助下,患者的导航影像和人体结构以实时投影直接映射到医生眼前,帮助医生更加关注于手术和患者本身,对手术器械在病人的解剖位置、下一步手术操作等信息一目了然,让医生更加从容地进行手术,降低手术出错的医疗风险,如图 11.18 所示。

⑥ CCU。

CCU(心内科重症监护室)是针对危重症的心血管理患者而设立的监护室。当患者送到 CCU,意味着离生存的希望更近,同时,患者必须忍受隔离治疗的孤独。但是,后者并非患者、家属、亲友乐于接受的。我们应该借助科技的力量,在给予更周到高效的治疗服务之余,还应该给予人文的关怀,排除化解患者和家属亲友的思念牵挂之苦。通过远程探视服务中的音视频交流,患者与家属亲友可以无接触地互动交流。此时,可以将病房中的监护仪器影像、声音屏蔽替换为舒适的空间,减少家属亲友的担忧。或者利用更先进的技术,让患者和家属亲友用虚拟化身进入虚拟空间进行亲切的互动交流,虚拟空间的环境随心而定。这些服务,将有助于患者减少孤独感,与家属一起更有信心、更加积极地配合治疗工作,融洽医

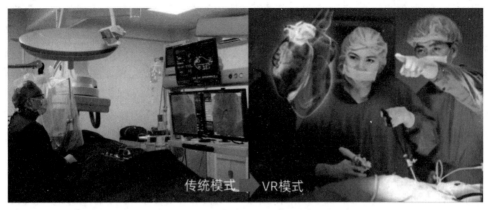

图 11.18 利用 VR 技术提升手术质量

患关系,提升医疗服务质量。

(2)教学培训场景。

在医学教育方面,元宇宙可以更好地解决因空间和时间"受到局限"的教学问题,以及传统基于图文材料学习"欠缺互动"的问题,提高医学教育的效率和质量。

① 多视角手术直播/录像教学。

利用元宇宙技术开展多视角的手术直播/录像教学,可以让学习者更加真切地感受到手术现场的实战情况。手术直播和录像教学中有 4 个视角:a.高清摄像头拍摄手术室的全景视角;b.手术医生佩戴 AR 眼镜设备的手术操作第一视角;c.内窥镜的视频画面;d.监护设备反映患者生命体征变化的视频画面。在普通手术中,手术医生可以边手术边讲解。大型手术中,可以先将视频录像保存下来,后期制作添加文字、语音说明,由讲师在课堂上进行详细讲解、分析,如图 11.19 所示。

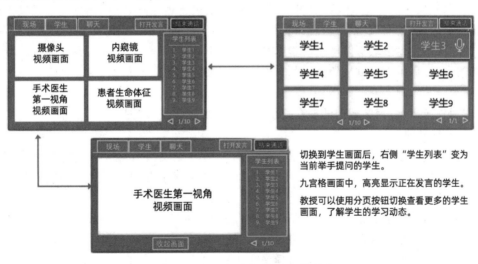

图 11.19 多视角手术直播/录像教学

② VR/AR 教学。

用 VR 或 AR 工具重新开发人体解剖、外科操作等模拟真实世界的培训内容,全新的培训内容包含大量三维立体、可响应、可反馈的模型,医学生在学习时不再受限于一维或二维的符号内容,需依靠自己的想象力将三视图"还原"成三维实体,而是享受具象模型带来的直观、深刻、高仿真的观感。使用具象化的虚拟模型时,医学生可以直接放大、缩小、旋转模型,细致地观察模型整个形体或局部细节,可以感受穿刺时患者身体的轻微颤动,可以感受推进导丝受到的阻力,甚至模拟出操作失败导致患者"死亡"的场景,这些极度还原真实世界的患者响应和反馈、救治环境的心理压力,将帮助医学生更加真切深刻地掌握人体的真实构造、诊疗救治的细节关键,从而提升理论知识的水平与实践操作的能力。

(3) 远程协作/协同场景。

① 远程手术协作。

在两地医院需要远程协作为患者施行手术时,元宇宙技术也能够发挥重要作用。

使用 AR 增强现实叠加患者的虚拟模型、MRI 图像和 CT 扫描的 3D 视图,上级医院的专家勾画出关键的手术部位,标识说明手术重点和注意事项再同步传送给远方的执行手术医生,手术医生按照标识指引,以及医学影像与实体解剖实时重合开始施行手术,可以大大地提高手术定位精度、安全与效率。

如果远方医院没有合适的手术医生,还可以在高速网络的支持下通过远程操控机器人实施手术。利用人机交互的方式远程施行手术还有以下优势:借助机器人精确度和稳定性,使得血管介入手术更趋于精确和微创,减少手术并发症的风险;减少医患之间接触,降低交叉感染的风险。

② 基层医疗协助。

由于实体医疗资源在物理空间容易受到局限,诊疗业务只能在线下有限的医疗场所内实现。加之医生团队受时空限制的协作受阻,使得高水平医疗资源难以下沉,导致基层的疾病诊断水平差异明显。将元宇宙技术应用至基层医疗协助的场景,将提高检验检查的可及性与精确诊断的协作性。

患者、基层医院医生、上级医院医生借助可穿戴设备连接进入虚拟病房,三者毫无障碍地进行"面对面"的交流,基层医院医生针对患者病情进行分析,上级医院医生进行指导、补充、纠正,既能借助上级医院医生的学术权威性让患者更加信任和安心,也能通过传、帮、带的方式让基层医生学习到上级医生的分析思路和关键知识点。借助虚拟空间,上级医生可以随时给分布各地的基层医生提供支持,节省了大量舟车往返的时间和精力,可以更高效高质地实现资源下沉,为区域内的群众提供均质化的医疗服务,如图 11.20 所示。

③ 远程/国际交流。

医疗圈对于学术交流分享极其重视,各种大大小小的交流活动络绎不绝,知名专家更是频繁受邀出席,仅差旅一项也占用了不少的时间。借助元宇宙,医学交流活动将可以随时开展,而且,还可以达到更佳的交流效果。

分散在全球各地的参会人员利用 VR 设备进入虚拟会场,展示的设备、演讲的内容可以用与物理世界完全一致的虚拟模型进行演示,甚至还可以比物理世界的一维或二维达到展示更好的效果,例如演示血液的流动、导丝的推进、支架的放置,还可以把虚拟模型放大、缩小、旋转,将重点内容、关键细节更具体地呈现出来。除此之外,虚拟会议还有如下优势:一是无接触参会,避免各种各样的感染风险;二是不受物理空间限制,参会人员不会因座位的数量、前后位置影响、旁人的聊天影响听讲效果;三是不再受语言、方言、口音的限制,语音识别系统将演讲者的说话转译成各种听众所需的语言,参会人员可以更加自由、无障碍地进

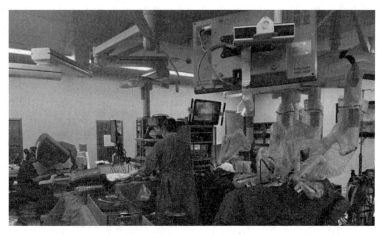

图 11.20　利用手术机器人施行远程手术,解决优质医疗资源不均衡带来的问题

行交流;四是参会人员不再需要消耗交通、住宿的经济和时间成本。可见,元宇宙技术创新的远程交流模式,将会是更佳的选择,如图 11.21 所示。

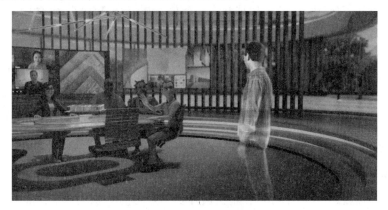

图 11.21　进入虚拟会场参加远程会议

11.5　远程医疗新冠感染诊断中心

新型冠状病毒(Covid-19)感染是新中国成立以来我国发生的传播速度最快、感染范围最广、防控难度最大的重大公共卫生事件。由于大部分的优质医疗资源集中在大中城市,农村及偏远地区新冠病毒感染患者可能因得不到准确的诊断,导致病情进一步发展,建立远程医疗新冠感染诊断中心将极大地减少此类情况的发生。

医学元宇宙将在很大程度上促进远程医疗新冠感染诊断中心的发展,医学元宇宙将围绕患者体验,建立起现实与虚拟之间的联系,最终实现医学元宇宙中全民健康的美好愿景,在医学元宇宙中,患者可以佩戴 VR 设备与医生在虚拟的问诊室中面对面交流,提高沟通效率,减少医患纠纷,提升患者获得感,医生可借助交互式 3D 图像来向患者及家属讲解,更好地消除患者及家属的担忧;另一方面,医生可借助可视化技术,根据患者数据由内而外地模拟患者解剖结构图,解决视觉盲区,降低漏诊率,协助虚实专家服务患者,提高同质化诊疗水平。此外,AI 医疗还可以利用深度学习技术,自动识别临床数据指标,模拟医生的思维和诊断推理,同时进行患者检查、报告分析,提供诊疗建议。未来医院可借助医学元宇宙相关技术,如虚拟数字人、AI 监测及可穿戴智能设备等,远程获取患者数据,并在多组学测试人工智能辅助下,实现更精准更专业的治疗。

远程医疗新冠感染诊断中心的建立还可以提升基层医师对新型冠状病毒感染的诊断水平,促进不同层级医疗机构对这一新发传染病诊疗水平的同质化。新冠感染诊断中心还能根据疾病严重程度进行精准分型,有助于对新冠病毒感染患者进行快速分类救治,合理化分配医疗资源。

1. 远程医疗新冠感染诊断中心的概述

远程医疗新冠感染诊断中心以互联网线上医疗为依托,推动具有优质诊断资源的医院实现"远程会诊、远程诊断",切实帮助缺乏准确有效的诊断能力的农村及偏远地区,实现"基层检查,上级诊断"的高效诊断模式,有效减少误诊、漏诊的情况发生,避免患者因医疗诊断资源不足而错过治疗的时期。远程医疗新冠感染诊断中心依托平台云技术能力,专注医疗影像数据云端管理和应用,搭载大数据和人工智能分析能力,提供以患者为中心的医学影像服务,实现医学数据安全互通,助力分级诊疗制度落地。5G 技术的发展助力远程医疗新冠感染诊断中心的实现,5G 作为新一代通信技术,具有高速率、泛在网、低功耗、低延时及大容量等特点,很大程度上满足了医疗实时性、稳定性和高效性的需求,是支持远程医疗新冠感染诊断中心系统的强有力的技术之一。依托 5G 技术,远程医疗新冠感染诊断中心将部分边缘系统、远程医疗数据等逐步转移至 5G 云端,为基层医疗机构提供更便捷高效的服务。

2. 远程医疗新冠感染诊断中心架构

(1)数据层。

远程医疗新冠感染诊断中心依托基层医疗机构影像科提供的患者影像检查结果,包括CT、数字射线摄影(Digital Radiography,DR)、MRI 等影像学检查手段。远程医疗新冠感染诊断中心系统收集的数据包括影像数据、患者信息、机构信息、用户信息及日志数据。远程医疗新冠感染诊断中心平台对数据进行管理、处理、训练,依托机器训练和人工智能学习技术完成医学影像人工智能辅助诊断。

(2)服务层。

远程医疗新冠感染诊断中心提供的功能包括云计算影像处理、业务流程管理、云存储管理、音视频服务、监控管理。远程医疗新冠感染诊断中心平台具有专业的图像浏览技术支持,其中包括 MPR/MIP/MinIP/AIP、3D 重建、关联对比、窗宽窗位调整、动态播放、DICOM INFO 等功能。

(3)应用层。

远程医疗新冠感染诊断中心具体应用端分为医生端和患者端,其中医生端的应用包括本院诊断、远程诊断、远程会诊及移动诊断;患者端包括影像档案、授权分享、报告查看及影像查看等。远程医疗新冠感染诊断中心可实现基层医疗机构与上级医院之间安全高效的病例讨论,通过流畅的协同操作大大提升基层医疗机构的服务质量,提升患者就诊满意度。

3. 远程医疗新冠感染诊断中心组成

（1）远程医疗人工智能辅助诊断机器人。

远程医疗新冠感染诊断中心平台在影像云临床诊断中，积累大量基础数据，包含医学影像数据和影像学诊断信息，数据经过整理后，人工智能辅助诊断机器人通过对信息的学习，对数据进行管理、处理、训练，完成医学影像 AI 辅助诊断全流程，充分发挥数据价值，体现平台优势，更好地服务临床、科研及管理。远程医疗新冠感染诊断中心平台支持多模态医学影像接入，包括 CT、MR、DR 等符合 DICOM 3.0 的数据，支持检查登记、患者管理、报告书写、报告模板、报告审核、影像浏览、影像测量、MPR、3D 重建等，如图 11.22 所示。

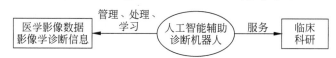

图 11.22　人工智能辅助诊断机器人应用价值

（2）远程医疗人工智能管理系统。

远程医疗人工智能管理系统依托 5G 技术与人工智能技术，可实现对远程医疗新冠感染诊断中心的智能管理，人工智能管理系统可辅助预约会诊、会诊记录分析、整合结果数据、患者信息等信息的处理，基层医疗机构发起远程会诊申请后，人工智能管理系统可根据患者基本信息及主诉辅助筛选并推荐合适的上级医院及专家，提高优质医疗专家资源的利用率，促进优质医疗资源扩容与下沉，如图 11.23 所示。

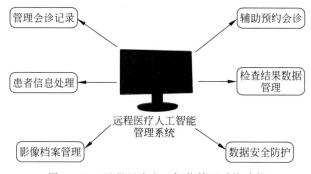

图 11.23　远程医疗人工智能管理系统功能

（3）远程影像检查控制系统。

远程影像检查控制系统由实时超声影像、会议摄像机、视讯终端、音频设备以及显示器构成，远程影像检查控制系统直接连接基层医疗机构和上级医院，实现超声影像实时接入、超声影像实时传输、医生操作手法实时同步、多方音视频互动等。

（4）远程医疗移动式视频管理系统。

远程医疗移动式视频管理系统可实现基层医疗机构与上级医院之间的高清音视频协作、高清医学影像数据高速传输、保护患者隐私信息、保护会诊机构内部信息以及智能分析。

4. 远程医疗新冠感染诊断中心运行流程

各新冠病毒感染医疗救治定点医院需要会诊时，应当依据《国家远程中心会诊平台操作流程》提出申请，包括会诊专家专业需求，并提交相关资料。远程医疗新冠感染诊断中心根

据申请医院的需求,邀请相关专业的专家开展会诊,对重症、危重症患者救治工作提出会诊意见。具体会诊流程如下:

(1)患者就诊。

患者在基层医疗机构就诊,基层医疗机构医生将患者基本情况、生命体征、主诉、查体等资料上传至远程医疗新冠感染诊断中心服务系统,选择相关上级医院和医生后,申请远程会诊。

(2)远程会诊。

与基层医疗机构关联的上级医院收到远程会诊申请后,医生查看患者相关资料信息,给予基层医疗机构进一步的检查方案与建议。

(3)患者检查。

基层医疗机构根据上级医院的方案建议,对患者进行相应的进一步检查。

(4)上传检查结果。

基层医疗机构将患者检查结果上传至远程医疗新冠诊断中心服务系统,并向上级医院申请远程诊断。

(5)远程诊断。

上级医院医生可通过手机端或电脑端在新冠感染诊断中心服务系统查看基层医疗机构上传的患者检查结果,新冠感染诊断中心元宇宙助手通过大量收集患者病历资料、检查结果、诊断结果、用药方案、治疗措施、预后及随访记录,利用人工智能学习与机器训练技术,提供智能诊断建议、用药助手服务、指南查询服务等供上级会诊医生参考;上级医生通过实时音视频沟通、影像操作协同等手段进行病例讨论,通过协同操作提升效率,避免交叉感染,实时提升基层医疗机构诊疗水平。

(6)随访。

患者出院后可通过手机端或电脑端登录新冠诊断中心服务系统,每日上传个人身体状况,由元宇宙助手进行智能分析和回复,患者如有不适或病情变化,元宇宙助手可以及时联系医生沟通。

5. 远程医疗新冠感染诊断中心应用场景

远程医疗新冠感染诊断中心平台包括病历数据平台和视讯系统两部分,病历数据平台可以与不同的视讯系统配合使用,视讯系统可以兼容多种终端和通信方式。一般采用音视频交互式远程会诊,同时可以兼容多学科会诊和多层级会诊。

远程医疗新冠感染诊断中心的应用场景如图11.24所示和图11.25所示。

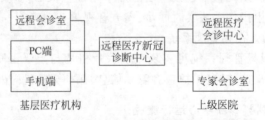

图11.24 远程医疗新冠感染诊断中心应用场景

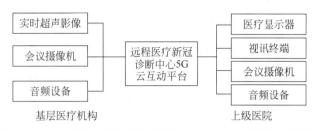

图 11.25　远程医疗新冠感染诊断中心 5G 云互动平台应用场景

6. 远程医疗新冠感染诊断中心应用示例

XX,女,36 岁,以"发热 2 天"为主诉入院。

患者入院后,基层医疗机构医生对患者进行问诊,包括现病史与既往史。

现病史:患者于 2 天(1 月 21 日)前无明显诱因下出现发热,体温 37.5～38.0℃,伴畏寒、头痛、乏力、咳嗽,伴尿频、尿急,无痰,无四肢酸痛、胸闷、心悸、气促等,自行服用复方感冒灵、头孢类抗生素,未见好转,至我院门诊就诊。

既往史:既往体健。婚后一直在武汉居住。1 月 18 日从武汉坐高铁来本市。

基层医疗机构医生将患者基本信息、主诉、现病史及既往史上传至远程医疗新冠感染诊断中心,向上级医院提交远程会诊申请。上级医院专家收到远程会诊申请后通过远程医疗新冠感染诊断中心电脑端或手机端查看患者入院主诉及病史资料后,通过远程医疗新冠感染诊断中心平台与基层医疗机构医生沟通后,不排除患者感染新冠病毒的可能,上级医院专家提交实验室检查方案和影像学检查方案。基层医疗机构医生收到检查方案后,对患者开具相关检查。

患者实验室检查结果(部分阳性结果):

超敏 C 反应蛋白 11.46 mg/L

红细胞沉降率 58.0 mm/h

咽拭子病毒核酸检测:阳性

影像学检查结果,如图 11.26 和图 11.27 所示。

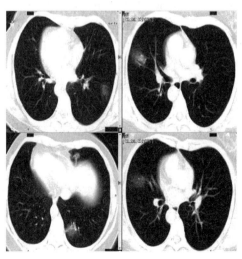

图 11.26　1 月 23 日检查结果

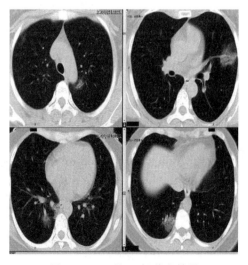

图 11.27　1 月 24 日检查结果

基层医疗机构远程医疗新冠感染诊断中心电脑端将患者检查结果上传至云平台,元宇宙助手对实验室检查结果以及 CT 检查结果进行人工智能辅助诊断分析,判断可能存在新冠病毒感染,提请上级医院专家进行确诊。上级医院专家进行综合研判,做出如下临床分析诊断:首次影像表现为两肺各叶散在分布斑片状及小片状磨玻璃影。复查 CT 表现为两肺病灶较前增多,磨玻璃病灶密度增高,病灶内见增粗血管及厚壁支气管穿行,边缘欠清晰,形态不规则,局部小叶间隔增厚,呈"细网格状",病灶分布以外带胸膜下分布为主,诊断为新冠病毒感染。

上级医院专家在远程医疗新冠感染诊断中心提交新冠病毒感染病理报告后,将患者负压转运至上级医院诊疗中心进行妥善的治疗,同时当地疾控中心进行流行病学调查,筛查密切接触者,进行环境消杀,切断传播途径,及时避免了疫情在当地传播的风险。

7. 远程医疗新冠感染诊断中心的其他应用

(1) 居民个体的新冠感染自测评估系统。

社区居民通过手机 App 回答设计问卷,系统程序就能分析测评人感染风险,并提供是否就医建议,这对缓解疫情蔓延带来的社会恐慌,引导居民理性就医起到很重要作用。社区人群自测评估后元宇宙虚拟助手可以通过社区智能新冠疫情防控系统自动上报到网格员和社区中心终端,实现社区全人群疫情动态监测,大大提高社区疫情防控的精准度和效率。

(2) 智能门诊预检分诊系统。

疫情暴发时为避免出现医疗挤兑和惊恐就医等情况,元宇宙虚拟助手可以利用智能门诊预检分诊系统对就医人群按感染风险高低进行分类分诊,既有效避免院内交叉感染,也能合理分配医疗资源,提高就医效率。元宇宙虚拟助手通过远程医疗新冠感染诊断中心系统导入病人症状体征、流行病学史、CT 影像等资料,新冠感染人工智能诊断系统 10 s 内就可以做出诊断,提高新冠病毒感染患者的诊断率,为快速及时救治奠定基础。

(3) 生理指标监测系统。

远程医疗新冠感染诊断中心可以联网生理指标监测系统,通过元宇宙虚拟助手对患者体温、心率、呼吸、心电及血氧饱和度等生理指标进行监测,减少医护人员和患者接触、暴露,降低院内感染风险,还可以持续提供病人动态生理监测,为病情准确判断和治疗决策提供依据。

(4) 慢病管理系统。

患有某些慢性疾病的患者也可以通过咨询元宇宙虚拟助手了解他们需要定期进行的相关医学检验项目,可以按照虚拟助手的指示,通过可穿戴设备进行远程医疗、体检或者要求提供家庭保健护士服务。

8. 远程医疗新冠感染诊断中心存在的问题

远程医疗新冠感染诊断中心对患者和医护人员都有极大的帮助,既发挥了远程医疗跨越时间、空间和地域限制的优势,高效率实现了优质医疗资源下沉,也有力地解决了基层患者和医疗机构对于上级医疗支援的需求,缓解了新冠感染医疗救治定点医院的诊疗压力,减少了人员跨区域传播风险。

目前在临床实践应用引入元宇宙参与远程医疗也存在一些问题。最主要的障碍是不同医院门诊系统存在的兼容问题。各级各类卫生机构可能使用不同的技术和程序,而这些技术和程序通常不会相互通用。

　　远程医疗新冠感染诊断中心在应用中也存在一些问题。一是如何能实现高通量数据的顺畅传输;二是如何实现现场端与远程端同步无延时;三是如何实现一线现场医生和远程端医学专家可以实时共享病人救治视频画面及全部病例资料,做到远程端参与诊疗的专家能实现现场参与的效果。

　　目前较为成熟的解决方案是采用数据压缩技术保证数据信息实现快速顺畅传输;使用影像增强技术实现远程端图像清晰还原,达到和现场图像同质;运用视频图像冻结技术,帮助远程端参与诊疗的专家根据需要随时冻结视频画面,并进行相关标注,实时与现场医生充分互动,引导和指导现场医生进行相关检查操作。

本章小结

　　随着科技的飞速发展,医学领域也迎来了创新的浪潮。医学元宇宙和远程医疗逐渐成为提供医疗服务的重要手段。医学元宇宙与远程医疗的结合预示着未来医疗服务的一种全新模式,不仅能够提高医疗服务的质量和效率,还能够扩大医疗服务的覆盖范围,特别是在应对全球性的健康危机时,这种结合显示出了巨大的潜力。未来,随着技术的不断进步和普及,医学元宇宙与远程医疗有望为全人类带来更加便捷、高效和安全的医疗体验。

【注释】

1. **CT**：Computed Tomography,计算机断层扫描。
2. **MRI**：Magnetic Resonance Imaging,磁共振成像。
3. **CNN**：Convolutional Neural Networks,卷积神经网络。
4. **GPS**：Global Positioning System,全球定位系统。
5. **AED**：Automated External Defibrillator,自动体外除颤器。
6. **DR**：Digital Radiography,数字射线摄影。

本章参考文献

[1] 丁伯新,周业勤.城市医疗集团发展远程医疗的 SWOT 分析[J].南京医科大学学报(社会科学版),2020,20(02):146-150.

[2] 郭宇,张传洋,于文倩,袁奥,张喜艳.元宇宙视域下数智化医疗信息应用服务模式研究[J].现代情报,2022,42(12):117-126.

[3] 邢杰.元宇宙通证[M].北京:中译出版社,2021.

[4] Nassour J , Amirabadi H G , Weheabby S , et al. A Robust Data-Driven Soft Sensory Glove for Human Hand Motions Identification and Replication[J]. IEEE Sensors Journal, 2020, PP(99):1-1.

[5] Cheon J , Qin J , Lee L P , et al. Advances in Biosensor Technologies for Infection Diagnostics[J]. Accounts of Chemical Research, 2022(2):55.

[6] 吴毅,张小勤. 人工智能在医学图像处理中的研究进展与展望[J]. 第三军医大学学报,2021,43(18):1707-1712. DOI:10.16016/j.1000-5404.202106194.

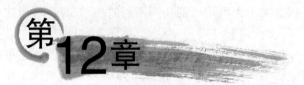

第12章

医学元宇宙与医学影像

内容与要求

本章主要介绍了医学影像数字孪生和医学元宇宙的关系与区别，详细介绍了医学影像数字孪生系统的构建思路、3D虚拟场景建模、数值计算成像的机理建模以及系统架构，包括其在临床科研方面的潜在应用以及在医学影像领域的仿真实验实训和教育培训等方面的应用。此外，还介绍了元宇宙技术在远程医学影像检查、远程医学影像诊断和远程手术导航方面的应用情况。

"概述"中要求掌握医学影像数字孪生和医学元宇宙的关系中对"人"性和"物"性关注点的差异；"医学影像数字孪生系统"中要求掌握构建思路、外在视觉表形建模和内在机理建模之间的关联融合；"医学影像数字孪生的临床科研应用"中要求了解其在临床科研中的潜在应用方向；"医学影像数字孪生的教育培训应用"中要求掌握其在原理实验和检查技术实训以及在职技师规范化培训方面的应用；"远程医学影像检查""远程医学影像诊断"和"远程手术导航"中要求了解相关应用案例、系统要求和法规等。

重点、难点

本章的重点是医学影像数字孪生系统中的虚拟人骨关节功能化3D建模；难点是医学影像数字孪生系统的数值计算成像。

医学影像在现代诊疗中的作用越来越重要，在疾病筛查、诊断、治疗和预后评估等方面起到不可替代的作用，已经成为临床医生诊治疾病的"眼睛"，是现代医院和医疗活动中不可或缺的部分，因此元宇宙医疗中，必然少不了医学影像的内容。首先，现代化医院中，影像设备价值占医院设备价值的比例超70%，影像数据占医疗数据的比例超90%，影像报告信息占诊断信息的比例超70%，元宇宙医院必然包含元宇宙放射科或者元宇宙影像科；同时，元宇宙医疗也必然包含医学影像的远程检查、远程诊断和远程手术导航等医学影像相关的医疗活动。其次，在元宇宙医学教育培训和科学研究中，除了基础医学、临床医学和康复等，也必然包含元宇宙医学影像相关的教育培训和科学研究应用。

因此，本章将从三方面展开对元宇宙与医学影像相关内容的阐述：首先是医学影像数字孪生的建模和构建，为构建元宇宙医院奠定元宇宙影像科基础；其次基于医学影像数字孪生系统，分别介绍其在医学影像相关的科学研究和教育培训方面的实际应用和前景；最后分别介绍元宇宙在医学影像远程检查、远程诊断和远程手术导航等三个方面的应用实践和展望。

12.1　概述

元宇宙和数字孪生有着不同的含义,但又紧密关联。本节主要阐述元宇宙医疗和医学影像数字孪生之间的关系和概念区别。

元宇宙和数字孪生在概念上是有区别的,二者之间存在紧密联系,但目前还未形成统一的认知和表述。在众多的元宇宙及其关键技术表述中,没有数字孪生的体现。清华大学沈阳在《元宇宙发展研究报告2.0》中将数字孪生作为元宇宙的初级阶段,后两个阶段分别是虚拟原生和虚实共生。在元宇宙的十大关键技术中,将十大技术分为五大底座技术和五大支柱技术,数字孪生是其支柱技术之一。

龚才春在"《中国元宇宙白皮书》全宇宙发布"的元宇宙技术地图中,把数字孪生作为元宇宙的底层基座技术,位于现实世界和虚拟世界的交界处,即实现现实世界数字化的技术,包括数据交互和模型构建两个部分。这里的描述是符合实际的,元宇宙是与现实世界平行的数字化世界,现实世界则包括人、物、数据和规则。因此现实世界的数字化途径可以有两种:一种是通过传感器和各种数据采集手段获取现实世界或者将现实世界变成数据送到数字世界中,当然也可以进行数据反馈控制;另一种是针对现实世界中的人和物以及内在规则(包括自然规律和社会规则)进行模型构建。

数字孪生技术是实现现实世界和虚拟世界之间的数据交互和模型规则的映射关系的技术总称。数字孪生系统则是能与某个现实系统之间实现数据交互反馈和模型规则映射的虚拟数字系统。数字孪生是一个复杂技术体系,而元宇宙是一个比数字孪生更庞大、更复杂的技术-社会体系。从这个角度来讲,数字孪生是元宇宙的基础,也是支柱技术,元宇宙的构建首先是要构建宇宙的数字孪生体。

元宇宙和数字孪生有不同的技术发展和演化路径。数字孪生起源于复杂系统研制的工业化,在向城市化和全球化领域迈进。而元宇宙起源于构建人与人关系的游戏娱乐产业,正从社会化向城市化和工业化迈进。

虽然元宇宙和数字孪生都关注现实物理世界和虚拟数字世界的连接和交互,但两者的本质区别在于它们的出发点不同,元宇宙是直接面向"人"的,而数字孪生是面向"物"的。本章介绍的医学影像数字孪生系统中,受检者的社会属性体现较弱,主要体现为物理属性,因此不叫医学影像元宇宙,后文均称医学影像数字孪生。

12.2　医学影像数字孪生系统

《元宇宙十大技术》一书中,介绍了数字孪生的核心技术,第一项就是数字化建模。数字化建模是创建数字孪生的核心技术,也是数字孪生技术体系功能和应用的基础。数字化建模不光包括对物理实体的几何结构和外形进行三维表面构建,还包括对物理实体本身的运行机理、内外部接口、软件和控制算法等进行全数字化建模。数字孪生建模具有较强的专有领域特性,因此不同物理实体或系统的数字孪生模型千差万别,需要相关领域的知识和经验才能完成建模。因此本章介绍的医学影像数字孪生系统除了外形建模之外,也需要包含机理建模,主要基于医学影像设备工作原理而构建的数学模型。

Unity、Unreal、Web 3D 等主要面向外形建模,CAD、MATLAB、Python 等主要面向数字孪生基础模块的机理数学模型进行建模,Revit 主要面向建筑信息建模,法国达索推出的计算机辅助三维交互式应用(Computer Aided Three-dimensional Interactive Application,CATIA)面向产品生命周期管理建模。有些物理实体之间有明确的自然规则,可以进行机理建模。还有一些系统之间,尤其是社会规则方面,没有明确的机理规则,则往往通过 AI 进行建模。前者又称为知识建模,后者又称为经验或数据建模。医学影像数字孪生系统基于明确的系统工作原理而构建,故未体现出 AI 工作。

12.2.1 医学影像数字孪生的构建思路

医学影像检查是基于设备和人(受检者)之间的相互作用而成像的,医学影像数字孪生系统是一个与之平行的虚拟数字化系统,除了虚拟设备、虚拟受检者和场景,还需要包括受检者进入影像科接受设备检查并生成医学影像的虚拟场景和全部过程。在医学影像虚拟系统中,受检者会与检查技师之间有社会性的人文对话,但对话内容以规范要求的固定交流为主,受检者的社会属性体现很有限,主要关注其与虚拟设备之间相互作用的物理属性。

图 12.1 为以计算机断层成像为例的医学影像数字孪生系统构建思路和特点。医学影像孪生系统包括虚拟设备、虚拟受检者、虚拟技师(如果作为第一视角则不会体现)、虚拟场景和检查操作流程等视觉可见的部分需要进行模型构建之外,关键在于虚拟设备对虚拟受检者之间的相互作用及获取图像的过程。前者属于外在的视觉表形层面,通过 3D 建模进行构建。后者属于内在的机理拟真层面,通过物理数学建模进行构建,主要包括 X 射线在物质中的衰减、射线探测、投影数据采集和图像重建、射线参数和采集参数对图像的影响等等。

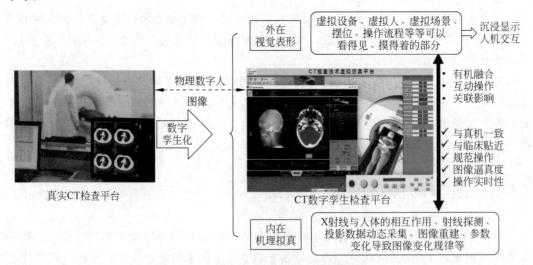

图 12.1 CT 数字孪生系统的构建和要求

理想的医学影像数字孪生需要具备三个要求:外在视觉表形内容和内在机理拟真之间

是有机融合,互动操作,关联影响的,不能是各自独立操作的,机械集成的两个内容;数字孪生系统的操作流程要和临床规范操作一致,图像逼真度高,操作实时性和真机基本一致;真实系统和孪生系统之间存在着数据的交互。真实医学影像系统对真实受检者进行特殊扫描,获取或者经处理得到物理数字人信息给孪生系统,孪生系统经虚拟扫描得到各种序列和参数的图像,反馈给真实医学影像系统,在临床虚拟扫描、医学影像样本增广和教育培训方面有着应用价值。尽管不同的医学影像设备,其运行机理不同,但医学影像数字孪生系统的构建思路和流程是相同的,如图 12.2 所示。

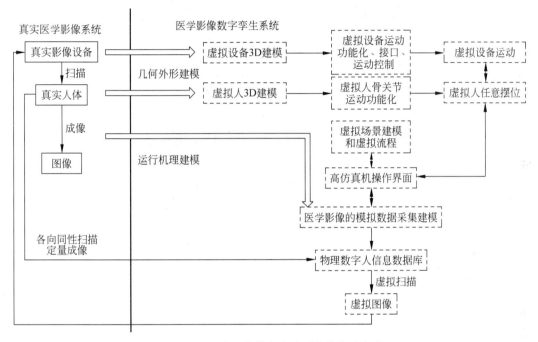

图 12.2　医学影像数字孪生系统的构建流程

12.2.2　医学影像数字孪生的虚拟现实场景

虚拟现实场景是医学影像数字孪生的视觉存在的主体部分。本节主要介绍虚拟设备、虚拟人、虚拟场景和流程的构建方法以及人机交互和分布式计算等。

图 12.3 所示为医学影像数字孪生系统的虚拟现实场景框图,主要包括虚拟人、虚拟设备、虚拟场景和流程等四部分。

1. 骨关节功能化的虚拟人

医学影像检查中,需要对患者进行符合扫描规范的检查体位摆位操作,因此虚拟人除外形外,还需要具备运动功能。外形主要包括性别、年龄特征,同时还需要构建一些常见的异物附着(比如项链、手表、节育环等),便于在检查前的更衣环节对可能影响检查的异物去除。运动功能方面,需要对人体全身关节进行分解、骨关节类型归类和自由度设置。

对照正常人体的关节运动功能,表 12.1 给出了虚拟人体各关节类型和自由度(Degree of Freedom,DoF)维数和自由度范围。自由度表示在某个断面方向上的运动。3D 表示在

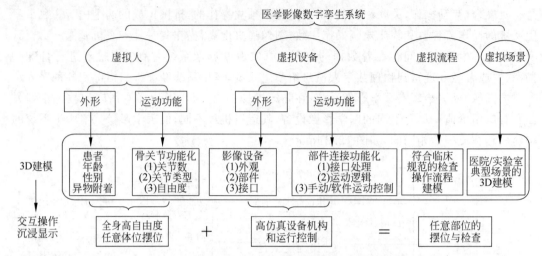

图 12.3　医学影像数字孪生系统的虚拟现实场景框图

三个断面上可以运动,其中 S 为矢状平面,C 为冠状平面,T 为横断平面。考虑临床检查的关节运动需求,未考虑颞颌关节、指关节和趾关节功能化。

表 12.1　虚拟人体全身关节类型和自由度

骨关节	关节类型/自由度	自由度范围(单位:度)
枕寰关节	球窝关节/3DoF	$S:[-45,55]$;$C:[-30,30]$;$T:[-60,60]$
颈椎关节	轴状关节/3DoF	$S:[-20,42]$;$C:[-30,30]$;$T:[-50,50]$
胸椎关节	轴状关节/3DoF	$S:[-15,15]$;$C:[-20,20]$;$T:[-10,10]$
腰椎关节	轴状关节/3DoF	$S:[-15,20]$;$C:[-20,20]$;$T:[-20,20]$
肩关节	球窝关节/3DoF	$S:[-175,50]$;$C:[-100,30]$;$T:[-30,80]$
肘关节	铰链关节/1DoF+尺桡骨/1DoF	$S:[-175,0]$;$T:[-30,50]$
腕关节	鞍状关节/3DoF	$S:[-30,30]$;$C:[-70,70]$;$T:[-30,30]$
髋关节	球面关节/3DoF	$S:[-85,55]$;$C:[-15,15]$;$T:[-30,30]$
膝关节	铰链关节/1DoF	$S:[0,120]$
踝关节	鞍状关节/3DoF	$S:[-50,50]$;$C:[-10,10]$;$T:[-30,30]$

基于上述虚拟人体的关节功能化,可以根据医学影像检查的规范要求,进行高自由度的摆位操作,图 12.4 所示为数字 X 射线摄影(Digital Radiography,DR)仿真检查过程中的一些具体体位情况。

DR 检查的体位很多且要求高,有立位和卧位之分,有正位和侧位之分,同样正位还有后前位和前后位之分,有些体位对旋转角度也有严格规范,因此 DR 仿真操作中,需要通过操控虚拟人的每个关节从而达到体位要求。但在 CT 和 MRI 检查中,基础体位只有仰卧头先进(HFS)、仰卧脚先进(FFS)、俯卧头先进(HFP)、俯卧脚先进(FFP)、右侧卧头先进(HFDR)、右侧卧脚先进(FFDR)、左侧卧头先进(HFDL)、左侧卧脚先进(FFDL)等 8 种,其余上肢和下肢的动作也是有限的几种,比如双手上举抱头,双手交叉于腹部,双手自然下垂置于身体两侧等等,因此没有必要花费大量时间在虚拟人摆位操作上,只需要设置上肢和下肢摆位快捷键实现切换选择即可。图 12.5 所示为几种 CT 仿真检查操作中的摆位效果。

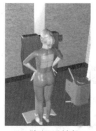
(a) 胸部后前位

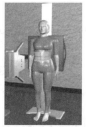
(b) 腹部立位前后位

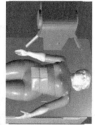
(c) 腹部仰卧前后位

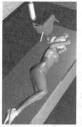
(d) 胸椎侧位

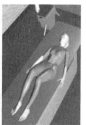
(e) 腰椎前后位

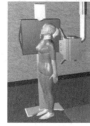
(f) 颈椎侧位

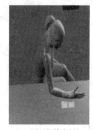
(g) 腕关节侧位

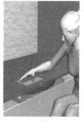
(h) 手掌下斜位

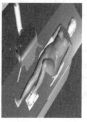
(i) 足前后正位

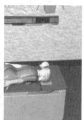
(j) 头颅后前位

图 12.4 DR 仿真操作中的虚拟人摆位示例

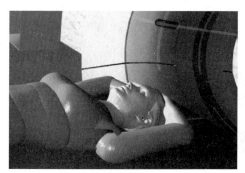
(a) 双手上举抱头

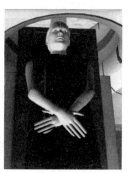
(b) 双手交叉于腹部

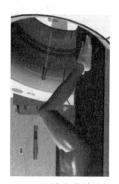
(c) 双下肢弯曲并拢，双足平踏于床面

图 12.5 CT 仿真检查操作中的三种上下肢摆位效果

2. 运动功能化的虚拟设备

根据医学影像设备的种类不同,构建不同的虚拟设备 3D 模型,建模工具可根据需要选择,为了增加逼真效果,往往以实际临床设备作为蓝本进行建模。图 12.6 所示为 DR、CT、磁共振成像(Magnetic Resonance Imaging,MRI)、单光子发射型断层成像(Single Proton Emission CT,SPECT)、直线加速器(Linear Accelerator)等模型外观展示。

虚拟设备除了外观之外,还需要根据实际检查时的设备运动情况进行运动功能化开发。比如图 12.6(a)中的 DR 虚拟设备,悬吊式球管机头需要具有上下左右移动和三自由度的旋转、限速器开合、立式探测器和平床探测器平移等运动和状态显示以及检测功能。图 12.6(b)中的 CT 虚拟设备,机架的倾斜、检查床的升降和进出运动以及定位激光灯的开合控制等功能。

有些运动除了摆位操作时通过操控按钮实现近床运动控制外,也需要通过远程操控,比如通过 CT 扫描控制盒上的按钮进行隔室操控等,还有一些运动功能是通过系统软件控制

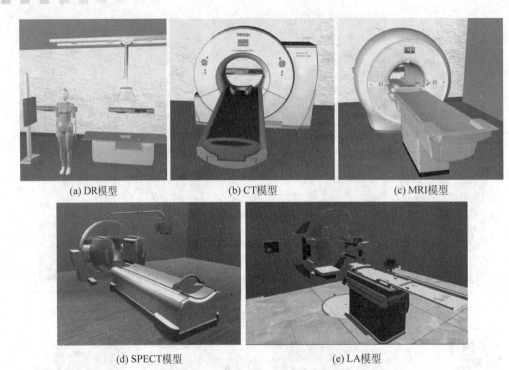

(a) DR模型　　　　　　　(b) CT模型　　　　　　　(c) MRI模型

(d) SPECT模型　　　　　　　　　(e) LA模型

图 12.6　常见医学影像设备的 3D 建模外观

的,比如 CT 检查时选择了轴扫并且拉了扫描倾斜角,移床时,机架会根据设置的倾斜角进行倾斜运动。如图 12.7 所示为 CT 虚拟设备的三种运动控制方式。

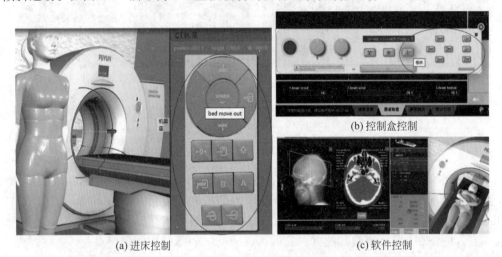

(a) 进床控制　　　　　　　　　　(b) 控制盒控制

　　　　　　　　　　　　　　　　(c) 软件控制

图 12.7　CT 虚拟设备的三种运动控制方式

3. 虚拟场景和流程

　　虚拟场景按照医院放射科的典型场景进行 3D 建模,包括一些附件,比如更衣室、等候室、注射室、防护用品、引导指示牌,电离辐射标识等,尽可能与实际放射科或影像科场景一致。虚拟流程则按照典型病例的接诊、问询、更衣、去除异物、检查前医嘱、摆位、扫描、扫描结束等全流程进行。检查单的受检部位为随机出现,因此后续流程包括摆位、防护和扫描参数等需要符合该部位检查要求。

12.2.3 医学影像数字孪生的数值计算成像

医学影像数字孪生除了外在的虚拟现实场景和运动功能之外,关键在于医学影像的产生过程与图像效果。临床常用的五种医学影像的成像原理本质上都是相同的,即利用设备与受检人体之间发生的不同相互作用,进而采集信号重建图像,图像的灰度差异是人体组织的某种或某几种物理参数的差异反映,从而实现不同组织或异常组织的区分,为疾病诊断提供信息。因此要构建医学影像数字孪生的内在成像过程,属于机理拟真,可以基于物理数学建模的数值计算仿真技术来实现。

1. 数值计算仿真成像开发思路和流程

图 12.8 以磁共振成像为例展示了医学影像数字孪生的内在机理拟真思路:实际的医学影像设备不管其体积如何庞大,价格多昂贵,都可以看作是由硬件和软件组合而成的一个系统。其中,硬件负责对样品进行信号采集,并将采集的信号变成数据送给软件。软件一方面发出控制指令,控制硬件按照给定的方法采集信号,一方面接受硬件的数据,进行数据处理和结果的可视化显示。

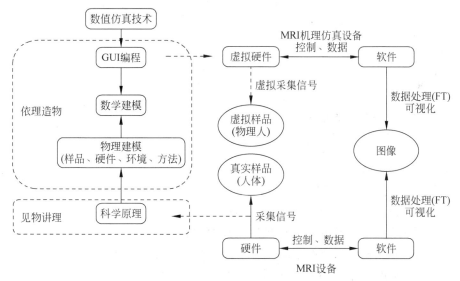

图 12.8 MRI 机理仿真设备的研发思路

可见硬件的主要作用是采集信号、调理信号并转化成数据。如果将硬件采集信号所遵循的科学规律经推理演绎(见物讲理)后进行系统的物理数学模型建模(包括硬件、样品、环境和方法),通过数值计算模拟技术实现数学模型的数据化,再通过图形用户界面(Graphical User Interface,GUI)编程实现具体功能和可视化,即可完成相应仿真仪器的开发(依理造物)。

由此可知,仿真仪器和真实仪器的软件是基本相同的,只是将硬件、样品和环境进行了模拟。二者遵循相同的理论基础,可开展类似操作过程,并给出类似的输出结果。需要指出的是,仿真过程中,数学模型构建是关键,建模时考虑的细节越充分,模型与真实情况越吻合,模拟输出的结果就越接近于真机结果。

具体数值仿真流程如图 12.9 所示,总体上包括物理建模、数学建模、计算机建模和迭代优化等四个步骤。物理建模负责将大型医学影像设备的成像数据采集过程进行整体建模,模型必须包含硬件、样品、方法以及环境等全方位因素,即将成像过程中的本质部分进行抽象表达。将物理模型进一步抽象成数学表达式,即数学建模。为了进行数值计算,还需要将数学模型进行离散化表达。经离散化的数学模型再进行计算机建模编程,包括矩阵数据离散化、数值计算可视化和交互界面优化等。最终还需要参照真实场景和应用需求进行反复的迭代优化。

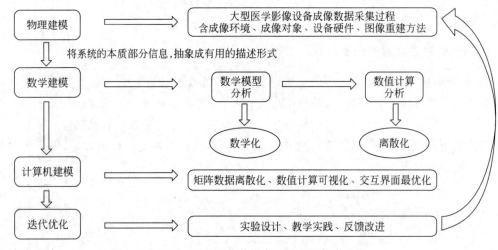

图 12.9 医学影像数字孪生的机理仿真流程

2. 医学影像物理数字人的构建

物理数字人是医学影像数字孪生系统中的扫描样品,是人体各种组织体素可以影像医学影像信号的物理信息集合。物理数字人的构建非常重要,是数字孪生图像逼真度的关键因素。根据医学影像模式的不同,需要构建人体组织体素的不同物理信息,包括 CT 物理信息(电子密度 Ed、有效原子序数 Z),MRI 物理信息(质子密度 Pd、自旋-晶格弛豫时间 T_1、自旋-自旋弛豫时间 T_2、化学位移 CS、扩散系数 D)和 PET 物理信息(药物特异性吸收系数 SA 和代谢指数 MI),最终组成医学影像物理数字人。因此,完整的医学影像物理数字人是九个三维矩阵数据库,其中三维是空间信息(对应体素空间位置),九个物理信息分别是 Ed、Z、Pd、T_1、T_2、CS、D、SA 和 MI 等。由于不同影像检查不会同时进行,为避免一次性导入庞大的物理数字人矩阵而占用系统资源,可以按照影像模式分解成不同的物理信息组合,比如 CT 物理数字人、MRI 物理数字人和 PET 物理数字人。

CT 物理数字人的构建采用机理逆推法完成,如图 12.10 所示。双能量 CT 对受检者进行双能螺旋 CT 扫描,分别得到高能和低能 CT 图像,输入专用计算软件可以得出每个体素的电子密度 Ed、有效原子序数 Z,即完成 CT 物理数字人构建。CT 物理数字人也可以作为 DR 数字孪生系统的数字人体。

MRI 物理数字人的理想构建方法是基于临床 MRI 设备的高分辨各向同性多参数三维

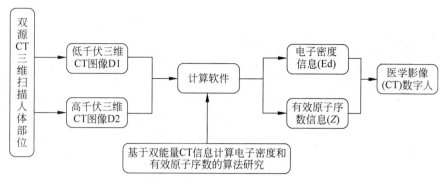

图 12.10　CT 物理数字人的建模方法

定量成像技术,但目前的 MRI 技术上无法达到要求,故也可以采用真机扫描的 T_1 加权像经过精确的组织分割后赋值的方法实现。

正电子断层 CT(Positron Emission CT,PET)和 SPECT 物理数字人的构建基于 MRI物理数字人,根据不同的放射性标记核素药物的特异性吸收系数和代谢指数对不同的正常组织和异常组织进行赋值。

3. 基于还原论思想的虚拟数据采集模型

还原论指出:任何复杂的系统都可认为是由一系列简单模型(模块)组成的,反之可用一系列简单模型(模块)的有机组合构建复杂的模型(系统)。

在医学影像物理数字人构建基础上,采用还原论方法,将医学影像成像过程的模拟数据采集的复杂模型解构为样品、软硬件、成像方法和环境等模块的重构组合,实现医学影像成像过程的虚拟数据采集模型构建。

在医学影像数字人基础上,结合诸如此类的子模块模型修正,再重构数据采集模型后,实验结果与真机就越逼近。当然,仿真是不断趋近真机效果,初次建模可能没有考虑到所有细节(如所有的环境因素),因此需要参照真实场景和应用需求(比如实时性要求)进行反复迭代优化。

不同的医学影像模式,其机理仿真的方法也是不同的。一种是上述确定性的解析法机理仿真,可以通过构建系统的离散化的数学模型进行计算得出数据。还有一种是随机性模型,比如 PET 成像,需要采用基于蒙特卡洛统计建模方法完成。

4. 图像重建

医学影像成像的原始数据模拟采集完成后,经图像重建算法后即可得到图像并显示。数字孪生仿真的图像重建方法和真机的重建方法基本一致,这里不再赘述。

5. 扫描操作界面和逻辑

模拟数据采集模型是内核,涉及很多参数设置以及图像显示等,需要显示在操作界面上。为了增强医学影像数字孪生系统的逼真度,操作界面和操作逻辑需要设计得和真机系统界面和操作逻辑尽量一致。如图 12.11 分别是 DR、MRI 和 CT 数字孪生系统的操作界面,和真机基本一致,具体操作功能和逻辑不再赘述。

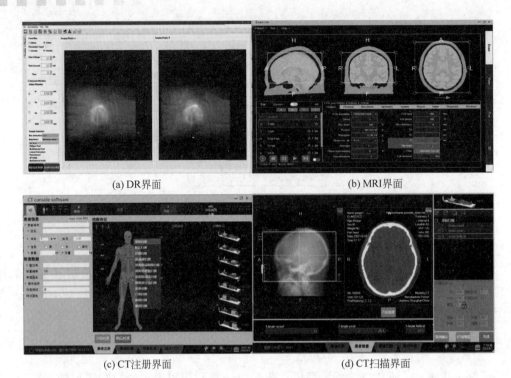

(a) DR界面   (b) MRI界面

(c) CT注册界面   (d) CT扫描界面

图 12.11   数字孪生系统的操作软件界面

6. 虚拟场景和数值计算成像有机融合

理想化的医学影像数字孪生系统,表形的虚拟现实场景和机理仿真的数值计算成像是相互关联、有机融合的整体。和真实系统一样,虚拟场景中的设备、人体和不同摆位以及操作流程会对最终虚拟扫描的图像有影响的。系统校正的效果,硬件的参数变化,不同的摆位和扫描设置,都会在虚拟图像上得到体现。同时,软件中对虚拟场景中的设备和人体起作用的操作,也会实时反映在场景的变化中。

12.2.4   医学影像数字孪生系统架构

医学影像数字孪生系统的整体架构如图 12.12 所示,分为服务器端和终端两个部分,服务器端负责资源存储和核心计算功能,终端负责 3D 渲染、交互操作和部分计算功能。

虚拟场景的视觉表形模型等通过 Unity、3DMaya、SolidWorks 建模工具完成建模后存储在服务器端的资源服务器中,终端用户使用时通过 5G 高速网络加载到终端。为了降低批量用户同时加载导致服务器出口阻塞,采用了内容分发网络(Content Delivery Network,CDN)云服务器加速技术,在缓解服务器并发请求压力的同时,大大提高了同一区域终端用户的资源加载速度。

终端的显示交互方式,根据应用需求以及性价比等实际情况可采用移动终端的触屏、传统计算机的键盘鼠标操作,或者 VR 或 AR 头盔、眼镜和遥控手柄等进行,进一步增强虚拟现实沉浸感。如图 12.13 所示为通过 PICO 头显和遥控手柄进行医学影像数字孪生系统的虚拟检查操作,使用者更加沉浸地在虚拟场景中完成相关流程,逼真度更高,效果更好。

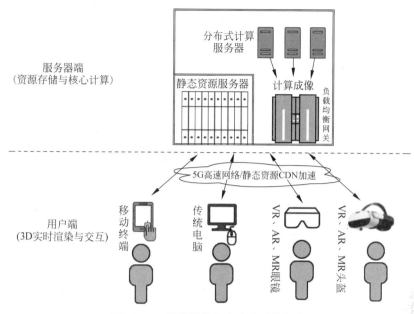

图 12.12　医学影像数字孪生系统架构

　　另外,终端需要将虚拟场景中的虚拟人和虚拟设备模型进行动态刷新显示,因此需要采用相应的渲染技术。本系统在浏览器模式显示采用 WebGL 渲染技术,VR 眼镜和头显模式采用 OpenGL 渲染技术。

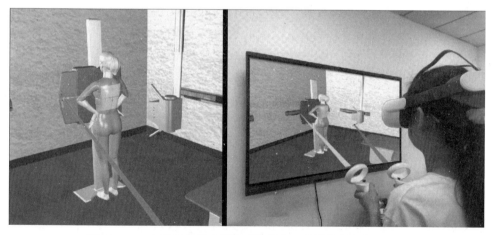

图 12.13　VR 沉浸显示和遥控手柄操作医学影像数字孪生系统

　　虚拟扫描采用数值计算成像方式完成,涉及大数据量的运算,批量用户使用时,计算量巨大,因此对服务器进行了资源服务器和计算服务器的拆分。计算服务器专门响应批量的虚拟扫描计算需求,通过均衡负载网关实现计算服务器的自动分配。具体的计算安排在服务器端还是终端,需要根据实际需求进行妥善处理。服务器端计算性能高,但传输到终端有延迟,终端计算性能低,但实时性好。因此对于实时性要求不高的矩阵运算安排在服务器端,而实时性要求高的数据运算安排在终端进行。

　　基于该架构的医学影像数字孪生系统已在两届全国和多个省级医学影像技术专业大学生技能大赛中作为竞赛平台,实时性和流畅度得到了批量化应用的检验。

12.3　医学影像数字孪生的临床科研应用

医学影像数字孪生系统是结合虚拟现实技术和机理数值计算技术完成的与现实医学影像检查系统高度逼真的数字虚拟系统,尽管不能像真实系统那样扫描真实受检者的图像,但也具有一些特有功能和应用。具体应用还在探索中,至少在三方面具有应用潜力或应用价值:虚拟扫描、医学影像人工智能样本增广和医学影像相关人才的教育培训方面。前两者与医学影像临床和科研相关,本节进行简要介绍。后者与教育相关,下一节专门介绍。

12.3.1　医学影像虚拟扫描技术

虚拟扫描技术的前身——图像合成技术已经在临床上得到应用,比如 GE 医疗在 GE Pioneer 3.0T 磁共振系统上推出的魔术(Magnetic Resonance Image Compilation,MAGIC)序列技术,联影医疗在磁共振系统上的 Multiplex 技术,本质上都是基于物理信息的 MR 图像合成(Synthetic-MR)技术。MAGIC 技术功能可实现只对病人扫描一次,最快只需两分三十秒即可进行覆盖全脑的弛豫率定量成像并得到 6 种不同序列的权重图像:T_1WI、T_2WI、FLAIR、STIR、PSIR、DIR 等,T_1WI 为 T_1 加权序列,T_2WI 为 T_2 加权序列,FLAIR(Fluid Attenuated Inversion Recovery)为液体衰减反转恢复,STIR(Short Time of Inversion Recovery)为短 TI 时间反转恢复序列,PSIR(Phase-Sensitive Inversion Recovery)为相位敏感反转恢复序列,DIR(Double Inversion Recovery)为双反转恢复序列。MAGIC 技术的关键是快速获取受检区域内的磁共振弛豫时间与质子密度定量图谱(就是本章前述的物理数字人),然后再利用不同序列的图像权重公式即可计算出不同序列的各种权重图像。理论上,可以计算合成出任意权重的图像。

MAGIC 技术在一些领域有其应用优势。比如在北京医院,MAGIC 技术已开始应用于阿尔茨海默病(即俗称的老年痴呆)科研数据库的建设。传统磁共振成像通过多个序列扫描,获得不同对比度成像从而进行疾病诊断和评估,但扫描参数和序列往往得不到统一,因此很难实现同一标准下的比对,这对于人脑退行性病变的研究来说十分困难。MAGIC 的基于定量图谱的计算成像方式,可以获得基于人体组织成分的定量化信息,且图像不受参数限制,兼顾了"定量化"和"标准化"两大重要标准。同时,作为 GE 全新研发的磁共振成像技术,借助 MAGIC 技术,Pioneer 3.0T 可在一次成像中提供数个不同的对比度,通过一次扫描解决了原来需要 5 至 6 次扫描实现的图像信息,明显缩短扫描时间。

MAGIC 技术是基于物理数字人的多种物理信息的直接计算合成图像,相比而言,基于医学影像数字孪生系统可实现的虚拟扫描技术具有更多的优势:可虚拟扫描不同的硬件条件(比如不同磁场强度和均匀性,不同梯度场)的图像;可以虚拟扫描得到任意倾角断面的图像;可以虚拟扫描得到不同视野和空间分辨率的图像。

除了 MRI 之外,其他医学影像模式,都可以通过数字孪生系统对物理数字人进行虚拟扫描,获取不同参数下的各种图像。物理数字人扫描时采用固定的参数组合,不需要调节,虚拟扫描时则可以根据疾病需求进行灵活调整。因此虚拟扫描技术在提高医学影像扫描速度、定量化和标准化、规范性和个性化的结合方面有着广泛的应用潜力。

12.3.2 医学影像数字图谱

医学影像图谱是影像医生开展诊断工作的重要参考资料,目前主要是纸质版图谱,都是很厚重的大部头著作,但仍存在着图像权重单一、数量有限、断面固定、图像信噪比和空间分辨率等无法任意调节等问题。

利用医学影像数字孪生的虚拟扫描技术,可以突破纸质版图谱范围,以真机扫描处理得到的物理数字人体作为虚拟扫描样本,模拟真实医学影像设备对数字人体进行针对性的虚拟扫描,可以适时得到不同设备,不同扫描方法和不同扫描参数下的数字医学影像图谱,具有广泛的应用价值。图 12.14 和图 12.15 分别正常物理数字人脑和脑膜瘤物理数字人脑在不同序列下的虚拟扫描图像。

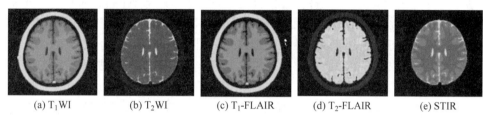

(a) T₁WI   (b) T₂WI   (c) T₁-FLAIR   (d) T₂-FLAIR   (e) STIR

图 12.14　正常脑部组织同一层面在采用不同序列的虚拟图像

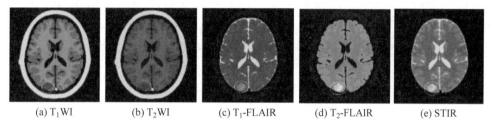

(a) T₁WI   (b) T₂WI   (c) T₁-FLAIR   (d) T₂-FLAIR   (e) STIR

图 12.15　脑膜瘤组织模型同一层面在采用不同序列的图像差异

理论上,该虚拟数字图谱可以实现的图谱数量是无限制的,图谱信息也将突破真机常规扫描的图像种类,根据需要实时生成任意权重或信噪比的图像。另外还可以模拟产生不同效果的伪影图像,拓宽原纸质版图谱的概念,丰富数字图谱的内涵。并且该数字图谱可运行在电脑或手机端,方便携带、保存和查阅。医学影像数字图谱在人体断层影像解剖学和MRI 影像诊断学以及肿瘤放射治疗或手术治疗计划等方面可发挥重要作用。

12.3.3 医学影像人工智能样本增广

在无监督 AI 出现以前,样本数量多样性与 AI 系统性能成正相关。获取足够数量且具有广泛代表性的训练样本是所有领域 AI 研发的关键环节。无论是公知领域,还是专业领域的 AI 应用研究,都存在着采用常规手段获取大量样本的耗时耗力耗财的现实困境,因此许多 AI 研究都使用了所谓的"合成数据",即通过计算模拟或自我生成的数据作为训练样本,以此弥补需要大量真实数据的不足,即出现了各种各样的样本增广方法。

具体到医学影像领域,尽管每家医院都有着海量的 MRI 影像,比如一些设备提供商对其设备产生的影像都进行云存储等。但这些影像主要是针对某个型号设备的影像,其 MRI

影像种类和图像质量受制于设备性能和设备提供的序列和默认序列参数。此外,不同厂家设备的检查序列还有差异,没有标准化,技师也有一些序列或图像表现偏好。因此采用某一家公司的某一种设备产出的医学影像样本进行训练,会存在着样本种类的不足,或者说对其他厂商设备或其他种类医学影像的诊断效果不佳。另外即使云端存储有海量医学影像,但人体疾病有 2 000 多种,目前 AI 还只能单一疾病进行训练后用于诊断,因此总会存在一些疾病种类的图像样本不足的问题。

大样本量的采集时间和高成本也是医学影像 AI 诊断产品化的障碍。就目前的 AI 技术而言,都还是依赖于大样本量的训练。对于一些疾病为了重新获取标注准确的符合要求的样本,一些 AI 研究小组和医院开展了样本数据的标准化采集和标注,但存在着效率低,耗费大且依赖大量优质医生资源的不足。从人工智能的角度而言,扫描和标注更多种类的 MRI 图像无疑意味着时间和花费的巨大增加。因此,医学影像 AI 领域的研究者开展多种样本增广方法的研究,试图缓解这方面的压力。医学影像 AI 中,常规增广方法有平移、旋转、缩放、镜像等几何变换进行多样性增广,也有采用生成式对抗网络生成样本。

基于医学影像数字孪生系统的虚拟扫描技术,可以从物理机理上进行样本增广,其基本原理是:通过医学影像定量成像技术获取正常样本和少量阳性样本重点病灶区的物理信息(即物理数字部位),然后利用医学影像虚拟扫描技术对正常或病灶区信息进行虚拟成像,基于不同的成像方法和参数,输出不同种类、不同表现的大量医学影像样本。借助该软件生成的图像可以是不同分辨率、不同信噪比、不同权重、不同 b 值的 MRI 图像,可极大增广训练样本的种类和数量。由于原始的物理数字部位是相同的,因此只需要一次勾画,其勾画信息可以复制到全部的增广图像上去,从而实现一次勾画多样本的目的。

12.4   医学影像数字孪生的教育培训应用

医学影像技术在现代医疗诊断中处于重要地位,清晰的人体内部组织图像,为疾病的准确诊断提供了直观的诊断依据,是临床诊断的重要工具。目前临床对大型医学影像设备的需求不断增加,对大型医学影像设备的操作技师、从事生产、调试、安装、维修、开发设计的工程师以及临床诊断影像医师的需求也不断增加,因此对于医学影像类技术人员的实验和实践的技能培养尤其重要。

医学影像大型医疗设备是医疗器械中技术含量最高的分支之一,医学影像大型医疗设备的内部结构、成像原理和成像技术是医学影像技术专业、医学影像学专业及生物医学工程专业的必修课之一。但在实际的相关教学过程中,存在诸多限制和不足:医学设备工作原理抽象,结构复杂,使得理论教学枯燥、乏味;医疗设备体积较大,理论授课过程中无法随时进行课堂演示,因而难以把抽象的道理形象且通俗易懂地传授给学生,致使学生缺乏学习积极性;大型医疗设备的硬件价格以及维修费用昂贵,其费用对于一般的医学院校来说难以承受。

当前,元宇宙正成为下一代互联网的新形态,学习元宇宙是在元宇宙虚实融合一体化理念基础上,为学习者所营造的多技术集成的学习环境,蕴含着丰富的教和学活动之可能性与伸展性。元宇宙通过数字孪生技术生成现实世界的镜像,数字孪生技术是元宇宙的重要底层技术之一。数字孪生技术在智能制造领域的应用有所落地,在教育领域的应用仍然处于探索阶段。本节将分别以医学影像成像原理实验和检查技术实训的应用,展示医学影像数字孪生在教育培训上的探索。

12.4.1 医学影像成像原理仿真实验教学应用

医学影像成像原理内容是医学影像类相关人员的核心知识和素养,但由于其原理深奥晦涩难懂,由于涉及多学科理论交叉,故学习难度较大,教学过程中,靠教师的理论讲解,学生的学习效果较差。教学上非常需要开展成像原理的实验教学,但是临床真机设备并不适合于原理实验教学,究其原因在于临床设备偏重于结果,即最终图像,对于中间过程并不关注,同时为了降低操作者的使用难度,临床设备往往是固化扫描序列包,参数设置"程式化封闭化",甚至是"一键式扫描",这种扫描设置虽然降低了操作的难度,但是也局限了医学影像设备的应用潜力。

1. 医学影像成像原理仿真实验

以 MRI 实验为例,基于前述构建的医学影像数字孪生中的机理仿真技术和内容,可以开展相应的实验教学内容,建模过程完成了系统校正、定位扫描、正常成像、异常成像、图像信噪比、图像均匀性、层厚、纵横比、空间分辨力、低对比度分辨力、几何畸变等质控参数评价。每个环节对应的教学内容和技术应用价值如表 12.2 所示。

表 12.2 基于机理建模的 MRI 成像原理与技术的实验教学内容

技术关键点	实验内容	应用价值
数据采集	磁共振信号的检测	系统预扫描
	射频中心频率的确定	
	磁场均匀性评价与电子匀场	
	射频翻转角的确定	
场景建模	颅脑、脊柱、关节等检查技术	定位扫描
虚拟成像	序列参数对图像分辨率的影响	正常成像
	二维数据采集与加权成像	
模块修正	磁共振伪影识别与成因分析	异常成像
图像处理	磁共振成像设备性能检测	质控评价

比如磁共振图像权重实验案例:在实验平台上,选择成像序列,如自旋回波成像序列、梯度回波成像序列、反转恢复成像序列和平面回波成像序列,设置和调节序列参数,完成二维数据采集、K 空间填充和图像重建。可以获取 T_1WI 像、T_2WI 像、PDWI 像、脂肪抑制像、黑水像等。

选择自旋回波成像序列,设置序列其他参数为默认参数,调节参数脉冲重复时间 TR 和回波时间 TE,运行仿真模型,完成二维数据采集和图像重建,得到 K 空间和图像仿真结果,TR 和 TE 参数对图像权重的影响结果如图 12.16 所示。保持回波时间 TE=20 ms,逐渐将重复时间 TR 由 2 500 ms、1 200 ms、500 ms、300 ms 缩短至 100 ms,组织的纵向磁化矢量恢复快慢差异逐渐显现,T_1 权重逐渐增加,图像由 PDWI 像向 T_1WI 像过渡。保持重复时间 TR=2 500 ms,逐渐将回波时间 TE 由 20 ms、50 ms、100 ms、150 ms 延长至 200 ms,组织的横向磁化矢量衰减快慢差异逐渐显现,T_2 权重逐渐增加,图像由 PDWI 像向 T_2WI

像过渡。该仿真结果与实体 MRI 设备的运行结果相一致。

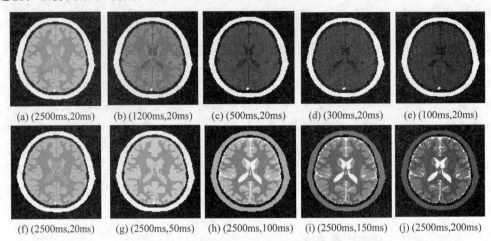

| (a) (2500ms,20ms) | (b) (1200ms,20ms) | (c) (500ms,20ms) | (d) (300ms,20ms) | (e) (100ms,20ms) |
| (f) (2500ms,20ms) | (g) (2500ms,50ms) | (h) (2500ms,100ms) | (i) (2500ms,150ms) | (j) (2500ms,200ms) |

图 12.16　不同 TR 和 TE 参数下的 MRI 图像

2. 伪影识别

医学影像图像上出现的一些成像对象本身不存在的图像信息,使得图像质量下降,称作伪影或鬼影。其产生因素主要包括成像环境、成像对象、成像设备和成像序列参数等。临床环境中,伪影的出现是没有规律的,由于案例出现时间和条件不确定的原因,实验教学开展上存在着样本不足的不利因素。但在医学影像数字孪生实验系统上,设置和调节不同的参数,运行仿真模型,实现伪影模拟,包括与成像环境和成像对象有关的条纹伪影、运动伪影、偏离中心伪影,与设备有关的镜像伪影、中心斑伪影、射频串扰伪影,与成像序列参数有关的化学位移伪影、截断伪影、卷褶伪影、射频拉链伪影等,下面给出三类伪影仿真结果。

比如静电放电等引起 K 空间的信号幅值异常点,即数据尖峰点,使得图像上出现不同间距且背景均匀的明暗相间的条纹伪影,这在临床中偶尔会出现。尖峰数据出现在 K 空间中的位置不同,条纹方向和间距具有差异。设置尖峰数据点的横坐标和纵坐标位置,运行仿真模型。图 12.17 给出不同位置处的条纹伪影实验结果。可见,仿真实验结果和理论相符。成像环境中存在频率接近射频频率的信号进入接收链路,图像上会出现平行于相位编码方向的干扰条带,射频串扰伪影仿真结果如图 12.18(a)所示。射频脉冲的翻转角的设置存在误差,引起激励回波进入接收链路,图像上会出现平行于频率编码方面的中央条带上的离散的亮点和黑点,射频拉链伪影仿真结果如图 12.18(b)所示。仿真结果与实体设备运行结果相对应。

针对医学影像领域的实践教学特点和需求,结合高等教育领域的最新教学理念,基于数字孪生技术构建了智能医学影像实验室,具备以下优势。①重塑实验室体系。可开展的教学内容从验证性实验向探究性、综合性和开放性实验扩展,学习者可以在教师的引导下,针对自身情况,开展个性化学习,对感兴趣可行的实践方案进行动态化验证,避免传统实验室存在的安全操作风险,且经济有效地实现了教和学的目标。②延伸实验室功能。基于数字孪生技术的智能实验室,将成为"产学研用"的重要实践基地,得益于数字孪生数据的存在,创新实践活动将不拘泥于实验场地及其开放时间的限制,强化了创新在学习过程中的重要

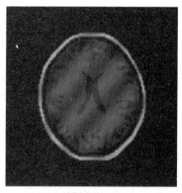

| (a) 数据点为(60,60) | (b) 数据点为(36,96) |

图 12.17　与成像环境和成像对象相关的伪影

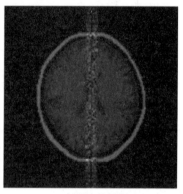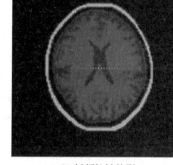

| (a) 射频串扰伪影 | (b) 射频拉链伪影 |

图 12.18　与环境干扰和成像序列参数相关的伪影

作用,深度扩展了传统实验室的功能。

12.4.2　医学影像技术在校医学生的技能实训与考核

面对技术技能要求很高的医学影像技师的培养,医学影像检查技术课程教学对于理论和实践教学的有机融合,知识技能和素养的齐头并进培养提出了现实需求。理论教学目标达成度可以通过理论题目考试进行检验,"常模参照评价"的标准可以区分学习效果。但在实践技能的考核方面,受限于学生数量、考核内容、考核过程、考核教师等诸多因素难以统一,使得考核结果要么雷同程度高,区分度低,要么考核差异大,容易引起同学的质疑。因此医学影像检查技术迫切需要一种新的形式解决理论和实践教学的有机融合,以及能实现公平有效的批量技能考核功能的教学工具或平台。作为医学影像技术专业的核心专业技能和素养课程,与真机高度逼真的医学影像数字孪生系统可以很好地解决批量化技能实训和技术技能考核评估无法开展的问题。

为了满足技能操作实训以及技能评估考核的检查技术教学需求,医学影像数字孪生系统需要具备以下条件。

① 具备训练模式和考核模式。训练模式下,下一步流程、摆位和扫描视野等都有提示,但考核模式下不再提示。训练模式下,操作错误或训练步骤的得分和失分情况以及正确的

操作范围会给出说明,但考核模式下不再给出说明,也不给出操作得失分情况。训练和考核完成后,系统将自动完成计分,并保存在后台数据库中。教师在管理员模式下,可以进行成绩统计分析和下载。

② 具备全流程检查模式和特定部位检查模式。平台使用时,可以模拟临床技师从叫号开始,接诊检查一个患者的全流程,此时患者检查单上的检查项目为随机出现(系统会从全身检查部位中随机抽选)。特定部位检查模式可满足课程教学的需求,根据授课进度,通过点击左侧导航栏中摆位选项卡中进入扫描室选项,由用户选择特定的扫描部位进行摆位和扫描训练。教师在管理员模式下,可以设置训练或考核的检查部位。

③ 对标规范教材。对于不同的检查部位或者检查模式,摆位、定位、扫描方法、扫描参数设置、扫描范围甚至重建显示的窗宽窗位等都会不同,因此需要将规范教材中的标准化要求或者专家共识,设置成系统内部的评分标准。在训练模式下,根据操作者的操作情况实时给出错误提示和参考标准,通过反复多次的训练形成规范操作。

基于医学影像数字孪生系统的功能和特点,在医学影像检查技术的实践教学中可以有以下四个应用场景:

(1) 检查技术基础理论教学中的课堂演示性操作。

医学影像检查技术的理论基础教学中,教师在进行基本的检查适应症之后,具体检查项目选择、摆位、扫描视野、窗宽窗位调节等操作性内容,可以通过演示该平台进行理论实践操作一体化的演示教学,有助于从单纯的文字表达过渡到声音、图像、操作界面、图像处理等立体化的教学,既降低了教师的备课和授课难度,又增强了同学们的学习兴趣,同时还不额外增加学时。

(2) 课堂教学中的学生技能训练和实时技能检测。

检查技术是实践性很强的课程,需要进行长时间多次训练才能在熟练掌握技能的同时养成规范操作的习惯,并对基础知识融会贯通。因此每个检查部位演示讲授之后,同学们可以在课堂上进行针对性的训练,通过训练操作提示查漏补缺,进行改正,同时达到熟练操作的实训目的。这个环节可以在课堂上进行,每个部位讲授后,安排半小时由同学们自行训练。训练结束后,可以安排5分钟时间进行针对性检查部位的随堂考核,作为平时的技能考核成绩。

(3) 规范化技能训练与考核。

检查技术课程结束后,在进入医院实习之前,可根据课程标准安排一定时间的集中实训。其目的之一是对所有检查部位进行随机训练,达到掌握全面不留遗漏;目的之二,在进入医院之前,基本达成检查技术规范和知识技能素养,便于更快速安全地适应医院真实的工作场景和工作流程,弥补上只有在真实场景中才可能遇到的个性化、医患交流等环节要求。

(4) 毕业前技能考核。

检查技术是实践性强的应用型岗位,医学影像数字孪生系统有助于临床实习结束毕业前的专业技能毕业考核检验。目前已有多所高校采用该平台开展了批量学生的毕业前操作技能考核,效果很好,成绩区分度高,通过分析得出明确结论:训练次数与最终考核得分之间呈高度线性相关,体现了该实践平台能够熟能生巧的技能实训目标。

12.4.3　医学影像在职技师规范化同质化培训

由于历史原因,影像技师在很长一段时间采取的是师承传授的培养方式。由于师承的个体化差异,使得不同医院甚至同一个医院的不同技师具体检查操作时存在一定的个性化,扫描出来的图像质量差异明显。由此导致不同医院影像检查资料的互认障碍,既浪费了患者的检查费用也增加了不必要的辐射损伤。当前中华医学会影像技术分会对检查技术操作的规范化和培养内涵的同质化提出了行业要求,在此背景下,医学影像数字孪生系统对于临床在职技师的规范化培训可以起到显著的拾遗补缺作用,实现精准诊断、技术先行、标准保障的目标。

具体由行业学会组织实施,刚入职的初级技师/技士可通过行业学会平台入口登录数字孪生系统,根据自己的时间进行所有检查部位或体位的自由训练和评估。每年定期开展同一时间的平台考核,在学员身份验证和视频人脸识别后登录同一个考核平台,考核部位或体位在开考前5分钟由考核委员会随机抽选确定,保证考核的公平性。考核结束后,系统自动评分,并根据五级计分制自动生成电子等级证书。该实施方案在保证公平公正公开的基础上,高效低成本地进行大范围的技能考核任务。在前期全部体位的大量训练操作的前提下,随机性抽选考核检查部位或体位的模式既能保证基础扎实,同时又能真实考核技能水平。

教育部高教司颁布的2022年工作要点中明确提出全面推进高等教育教学数字化要求,明确指出要以高等教育数字化为战略引擎,以培养卓越拔尖人才为核心目标。应用型技能人才培养中,实践环节的培养是重中之重。医学影像数字孪生系统经济有效地实现了教和学的目标,避免了传统实验室存在的安全操作风险,深度扩展了传统实验室的功能,支持学习者开展个性化学习,对感兴趣可行的实验方案进行动态化验证。平台将成为"产学研用"的重要实验"基地",得益于数字孪生数据的存在,创新实验活动将不拘泥于场地和时间的限制,强化了创新在学习过程中的重要作用。

12.4.4　展望

目前,医学影像数字孪生的应用在沉浸感和游戏感方面还存在着不足,未来在医学影像教育领域,希望实现学习者身临其境,可以类似在游戏中得到真实学习体验,学习者就像是一个游戏玩家,在虚拟的医学影像检查场所中,可以和系统内的非玩家角色(Non-Player Character,NPC)互动,甚至可以和其他学习者互动。

12.5　远程医学影像检查

远程医学影像是实现优质医疗资源向基层赋能,实现大型医院的影像专业与基层医院的医疗资源的纵向融合,最大程度地合理运用优质医疗资源,实现影像信息区域协同赋能,使偏远区域的居民同大城市的居民一样,可享受到优质的医疗服务。

远程医学影像平台包括远程医学影像检查和远程医学影像诊断两个系统,其中远程医学影像诊断系统将受检者的基本信息及医学影像的图像从受检者所在的检查地通过远程通信技术送到放射医师所在地,实现主要依赖互联网技术和远程图像影像归档和通信系统(Picture Archiving and Communication System,PACS),是两个系统中最先实现的,也是最容易实现的。远程医学影像检查则是需要检查设备的各项参数、检查室画面及受检者画面等全部检查信息实时传送远程影像检查系统上,放射技师远程操作影像检查设备,完成受检者的影像检查。

12.5.1　远程医学影像检查的案例

远程医学影像检查的需求出现是医学影像学及医学影像技术学等学科的发展和进步的必然结果,也是特定时期内的产物,其中,新冠病毒感染的发生,加速了远程医学影像检查的到来。

1. 远程 CT 进行新冠病毒感染病情检查

2020 年,新冠病毒肆虐期间,四川大学华西医院放射科及医学信息中心利用 5G 双千兆和远程 CT 扫描助手,顺利为四川省甘孜州 3 例新冠感染患者完成了远程 CT 检查,为患者病情诊治提供了有力保障,如图 12.19 所示。

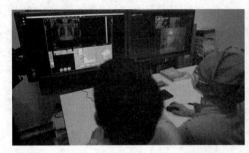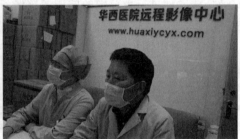

图 12.19　远程 CT 扫描

我国首个通过 5G 技术完成远程 CT 进行新冠病毒感染病情检查的案例,意味着远程医疗正由传统的"会诊"模式逐渐过渡到"实操"模式,医疗资源地区不均的问题得到进一步改善。中国电信四川公司联合西门子医疗为本次远程 CT 提供了 5G 双千兆网络和远程技术支持。此次新尝试不仅将有效的医疗手段应用于新冠病毒感染的检查中,也将高水平的医疗服务提供到了医疗水平相对落后的偏远地区,以 5G 双千兆和综合智能信息服务为四川疫情防控工作提供有力支撑,助力打赢疫情攻坚战。

随后,四川大学华西医院基于中国电信 5G 双千兆网络,利用 5G 双千兆和远程 CT 扫描助手,为湖北黄冈市黄州总医院新冠病毒感染患者完成了远程 CT 检查,实现了利用跨省5G 和远程 CT 系统对新冠病毒感染的诊疗。疫情期间,疫区医疗资源需求,尤其是 CT 影像诊疗方面的需求突然增加,华西医院了解情况后,第一时间联系中国电信,利用电信 5G网络充分发挥远程 CT 系统的线上诊疗优势,全力驰援湖北主战场。疫情期间,5G 双千兆和远程 CT 扫描助手在抗疫过程中弥补了技术人员不足的问题,为数千位患者提供了远程CT 筛查,并获得"全国医疗信息化防疫抗疫优秀案例评选"一等奖。

区别于以往的影像远程会诊系统,这套系统利用专用控制终端和摄像头,分别获取远程CT 设备的各项数据和病人的画面,通过 5G 技术实时传送至华西医院专家端,专家通过电脑既能同屏看到扫描所得到的所有影像和数据资料,还能实时远程操控位于远端的 CT 设备。放射技师可以直接操作远端的 CT 设备,除了可以实时看到影像资料,还能实时看到病人的情况。这样做的好处是,如果对扫描影像有疑问,放射技师可以马上再进行确认,同时,还可以直接与当地的医生进行沟通,有利于更加准确地判断病情。

5G＋远程 CT 必须通过 5G 网络的先进性和 5G 独有的低时延特点才能满足。同时,此次川鄂两省开通的 5G＋远程 CT 系统首次实现了电信 5G SA 网络跨省互通,SA 网络独有的低时延特点和切片技术,特别适合这种远程精准操作的应用,可以满足控制的精确度要求和实时性要求。同时切片技术可以保证网络传输更加安全,在传输中将这类重要的信息与普通数据隔离开并优先传输,保证了控制操作的安全性和稳定性。本次 5G＋远程 CT 为 5G SA 网络在全国的规模部署提供了应用范例,如图 12.20 所示。

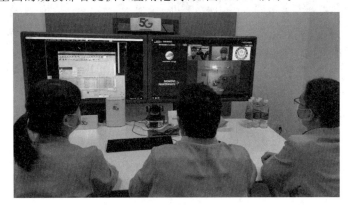

图 12.20　5G＋远程 CT 系统

2. 明峰医疗方舱式应急专用 CT 装置——方舟 CT

发热门诊是疫情防控中的重要环节,在早发现、早报告、早隔离、早治疗发挥了重要作用,其中,CT 影像辅助核酸检测确诊新冠病毒感染,可以有效缩短诊断时间,降低核酸检测假阴性的风险,是早期发现新型冠状病毒感染的重要一环,同时有效缓解一线医生的繁重工作压力。早期的发热门诊的影像诊断很少单独配置 CT,且很难做到有效隔离及消毒,难免交叉感染。于是,各大医疗公司开发了远程扫描助手系统,整合了后疫情发热门诊以及车载、方舱等场景,支持抗疫时期医技人员撤离到发热门诊,实现零接触发热患者,最大程度地降低了医护人员的感染风险。

明峰医疗系统股份有限公司研制出全球首台方舱式应急专用 CT 装置——方舟 CT,于 2020 年 2 月 5 日发往武汉东西湖客厅方舱医院,2 月 8 日投入使用,如图 12.21 所示。

方舟 CT 是一套完善的方舱式应急专用 CT 整体解决方案,含明峰医疗方舱远程 CT、辐射防护(通过场所防护检测)、独立操作间、独立扫描间、强紫外线消毒装置、电源分配系统、空调等,整个方舱具备 X 射线屏蔽防护设计,一体化设计通电即可扫描;可独立于医院或放射科之外,避免受检者交叉感染;减少放射工作人员穿脱隔离服的次数,提高工作效率,从而在传染病防控中为早期 CT 诊断提供保障。

方舟 CT 系统的主要特点:支持远程(图 12.22)或方舟操作室控制两种模式;支持远程控制室与机房及方舱操作室语音通话;重要场景实现全方位视频监控画面显示;操作室和扫描室独立隔离,设有独立的医护和病患专有通道,采用隔离扫描,天眼导航系统摆位,扫描全流程医护和病患之间隔离;同时具备强紫外消毒系统,避免了医护和病患之间的交叉感染;肺部智能反向扫描技术,并提供百万像素 1 024×1 024 重建矩阵算法,确保新冠病毒感染的精准诊断;快速扫描工作流:肺部扫描人工智能定位,时空镜 STM 重建技术,确保

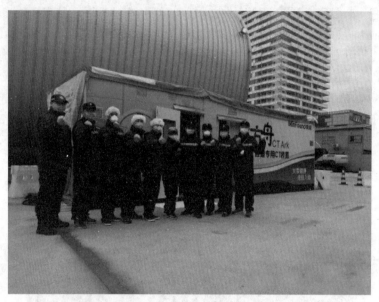

图 12.21　武汉东西湖方舱医院全球首台方舟 CT

能够在一小时内完成 35 个病人肺部扫描；5G 影像数据传输,高速率,低延时,第一时间得出诊断结果。方舟 CT 具备强紫外消毒系统,因此可以 24 小时不停运行,而且操作快捷,一次 CT 肺部检查不到 2 分钟,扫描能力可达一天 840 人次,在抗疫一线为确诊新型冠状病毒感染立下了汗马功劳,得到了广大一线医务工作者的广泛好评。

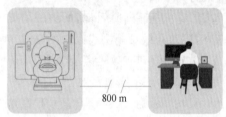

图 12.22　明峰医疗方舱远程 CT 控制示意图

国家卫健委对医院发热门诊的配置提出新的要求,CT 成为发热门诊的标配。疫情过后,方舟 CT 的应用场景还包括：可安装到医疗放射科或安装到车上(车载 CT)；可在地震、抗洪救灾中,对病患实现全身检查,第一时间确诊疾病,抢救生命安全；可为国防、野战支援,可移动、定制化隐蔽性强,数据安全性高,明峰云远程医疗诊断,为军队提供医疗保障支持,为伤病患者提供第一时间的诊断与救治；也可原地展开为一座 CT 检查中心,成为独立单元应用于移动体检,对偏远地区提供设备上门体检,三甲医院专家的远程诊断,以为更灵活地推进医联体和医共体建设,方便了地区民众,提升了当地医疗水平。

3. 远程 MRI 检查案例

2020 年 11 月,华西医院放射科专家团队现场借助西门子医疗研发的"5G＋远程扫描助手",首次同步远程连接甘孜州人民医院、广安市人民医院、绵竹市人民医院三地,实现了 5G＋远程 MRI 检查(如图 12.23 所示)。

建立 5G＋远程 MRI 检查操作系统,可以实现患者信息录入、患者摆位、采集条件设置等全流程的 MRI 检查操作。对于长期面临 MRI 技师人才、技术等缺口的基层医院而言,这次成功连线,意味着今后借助 RSA 虚拟座舱及顶级医院的专家资源,基层医院亦可完成相对复杂的 MRI 检查,方便当地患者,实现智慧医疗与华西医院医学影像检查和诊断的同质

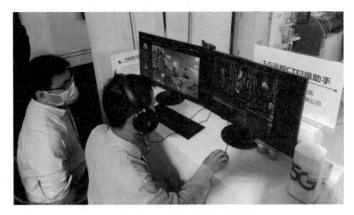

图 12.23　远程 MRI 检查

化,为解决高技能放射科技术人员短缺问题的重要一步。

医疗工作者远程连接扫描设备,从而为不同地方的工作人员,特别是需要执行较复杂检查的工作人员提供协助。一方面可以增加医疗服务总供给,弥补医疗资源不足的困境;另一方面通过优质资源辐射效应,带动医疗资源贫乏和落后地区的医学发展,实现区域均衡布局。

12.5.2　远程医学影像检查的未来

现阶段,我国的医疗环境和手段仍然面临诸多挑战,包括:小型医院的高端设备覆盖率低、高技能技术掌握低和患者认可度低;大量患者涌入知名医院就诊,导致"入名院难、看名医难"的困境;知名医院面对非常多的患者,导致医院医疗服务质量下降等问题。影像检查对临床学科的发展起到了重要的支撑作用,同样也存在影像检查的规范程度不足问题。一方面,不规范的影像检查直接影响图像的清晰度,从而影响诊断的准确性,甚至造成误诊或者漏诊等情况的出现。另一方面,优质影像资源分布尚不均衡性,优秀医学影像技术人才多集中于大城市和大医院,基层单位综合实力较弱、扫描不规范的问题尤为突出,这些直接影响了基层疾病诊疗的质量。扫描的规范化是远程医学影像检查质量和安全的重要保障。通过开展多中心协同项目,推动全国 5G 远程检查服务向规范化、同质化、精准化方向发展,助力提升基层影像技师的整体水平。

随着 5G 远程影像检查多中心项目的启动,各参与医疗机构将汲取四川大学华西医院放射科"5G 远程实景影像检查示范中心"平台的经验,积极探索 5G 远程影像检查的规范化应用场景、总结 5G 远程平台实现全流程规范化质控工作经验,共同推进 5G 远程检查规范化发展,进而赋能影像技师能力建设。通过推广 5G 远程实景影像检查技术标准和操作规范,发挥多中心专家优势,向更大范围的基层医院"提质赋能",促进基层医院影像技术人才通过远程影像技术平台获得能力提升,发挥影像技术学科的带动作用。5G 远程实景影像检查平台,可以为用户提供影像设备的远程协助,不仅可以真切清晰地看到病人体征和动作、实现实时标准化远程诊疗,还可以远程协助操控设备并指导扫描参数和图像后处理,并为用于远程培训技师提供了便捷的解决方案。为各级医院统一提高影像质量、提高疾病诊断水平提供了有力支撑。推广 5G 远程影像检查,让先进医疗技术更好地服务于医生和患者,推动优质医疗资源下沉,实现规范化分级诊疗新格局。

远程医学影像检查下一步的发展方向应该在进一步完善人工智能系统的功能,实现对受检者智能检查前准备、智能检查摆位和定位、智能的工作流等。在最终的元宇宙医学中,通过 5G 和 MR(混合现实)、AR(增强现实)等技术的发展,远程进行精准指导,共同完成协同远程影像检查。

12.6   远程医学影像诊断

伴随老龄化、城镇化等社会经济转型过程,卫生健康领域供给侧结构性问题仍旧突出,人民对全方位、全生命周期卫生健康服务需求与省内优质医疗资源总量不足、分布布局、结构不合理之间矛盾日渐凸显,省内群众对优质、高效、便捷、医学影像诊断服务需求与影像诊断人才总量不足、高度聚集中大城市大医院之间矛盾日益加深。如何共享区域内影像诊断资源,提升优质医疗资源使用效益,对基本医疗卫生服务体系的建立与完善带来了新的挑战。2017 年 04 月 26 日,《国务院办公厅关于推进医疗联合体建设和发展的指导意见》中明确指出要引导大城市优质医疗资源向下转移,重点建设基层医疗服务体系,加快推进分级诊疗落地实施,促进医疗联合体形成。因此建立分级诊疗制度是对医疗资源合理分配的最优选择,有利于促进医疗卫生均衡发展。"互联网＋医疗"作为一种新的医疗服务模式,衍生出很多信息化手段的医疗服务产品,给传统医疗模式带来巨大变革。其中远程影像诊断平台旨在为广大临床医师提供医学影像及相关服务,通过推广普及逐步实现跨空间跨级别的影像检查数据互联互通、报告互认,从而形成"基层检查、三甲诊断"的诊疗新模式。

远程影像诊断平台将充分发挥远程医学影像诊断满足群众多样化健康需求、承接并分流群众线下诊疗服务需要、降低线下人群聚集感染风险、缓解基层医疗机构和偏远地区医疗机构医学影像诊断人才短缺和会诊读片难等方面的作用,助力"互联网＋健康"经济发展,同时规范远程医学影像诊断中心日常管理,保障医疗质量安全,提高远程医学影像诊断准确率。

目前国内远程影像诊断平台呈现出公立医院牵头引导、社会资本积极参与的态势。目前各省及直辖市的大型三甲医院基本都架设了面向基层的远程影像诊断平台。而 2013 年至今,国家医改政策不断颁布和发展,随着第三方远程影像诊断平台的设置标准和医疗机构地位的确定、国家对分级诊疗的推进、医联体的形成以及医疗机构检查检验结果互认等政策支持,第三方远程影像诊断平台作为独立于医院及诊所的独立设置医疗机构,其发展在政策和市场的支持下稳步向前、推进深化。2022 年 3 月,国家卫生健康委联合多部门印发了《医疗机构检查检验结果互认管理办法》,明确医疗机构应在规范下开展检查检验结果互认工作,而在各地卫健委公布的临床检验结果互认的医疗机构中就包括大量的第三方影像诊断平台。除了国家医改政策下的利好推动,市场投资者也不断看好第三方医学影像诊断中心的前景而为其"加码"。对比美国影像中心的市场发展,国内远程影像诊断平台的市场还是一片"新蓝海",而随着人们对医疗健康的重视,理念从"以治病为中心"转向"以健康为中心",这片蓝海将有更广阔的前景。近年来,第三方远程影像诊断平台持续受到医药大健康领域投资机构的关注和布局,其中不乏阿里健康、京东健康、中国人保等知名机构身影,在推动第三方医学影像诊断中心发展的同时,也为其连锁化、集团化发展提供资本助力。

远程医学影像诊断系统将受检者的基本信息及医学影像的图像从受检者所在的检查地通过远程通信技术送到放射医师所在地,实现主要依赖互联网技术和远程 PACS 传输,实现了利用信息技术缩短了物理距离带来阻碍,完成了人与人跨空间的连接,这也是元宇宙中最重要的理念,因此远程医学影像诊断也是元宇宙在医学中重要实践之一。

12.6.1 相关法律法规及支持政策

2013 年 10 月,《国务院关于促进健康服务业发展的若干意见》(国发〔2013〕40 号)首次提出大力发展第三方服务、引导发展专业影像中心。2015 年 9 月,《国务院办公厅关于推进分级诊疗制度建设的指导意见》(国办发〔2015〕70 号)进一步提出探索设置独立的医学影像检查机构。2016 年 7 月,原国家卫生和计划生育委员会(简称卫计委)组织制定了《医学影像诊断中心基本标准(试行)》和《医学影像诊断中心管理规范(试行)》。2017 年 2 月,原国家卫计委修改了《医疗机构管理条例实施细则》,正式将医学影像诊断中心与医学检验实验室、病理诊断中心、血液透析中心、安宁疗护中心等第三方医疗服务机构一并纳入医疗机构范围,属于独立法人单位,独立承担相应的法律责任,应遵守《医疗机构管理条例》《医疗机构管理条例实施细则》《医疗质量管理办法》等相关规定。同时,作为核医学产业链的下游环节,配备有高端核医学影像诊断设备的远程医学影像中心,也面临着《放射性同位素与射线装置放射防护条例》《放射性同位素与射线装置安全许可管理办法》《大型医用设备配置与使用管理办法》《放射性药品管理办法》《放射诊疗管理规定》等相关规定的监管。

近几年来,国家相关部门针对远程医学影像中心的设置标准和管理规范、与其他医疗机构间合作模式、检查检验结果互认、纳入医联体及医保体系、发展后续远程诊疗及互联网诊疗等出台了一系列相关配套法律法规及支持政策,且相关法规政策仍在不断更新完善中。该等法规政策旨在推动独立设置医疗机构连锁化、集团化发展,形成技术发展优势,提高运行中抗风险能力,构建规范化、标准化的管理与服务模式,保障医疗安全、同质化,真正落实推进分级诊疗、医疗资源共享、降低患者看病成本的初衷。

12.6.2 平台建设的意义

1. 解决基层医院影像诊断水平较低问题

目前大多数基层医院没有专业、有资质的影像技术队伍,甚至少数县级医院未能引进有资质的影像诊断医师。影像医联体可以充分发挥远程影像诊断优势,从根本上解决基层医院诊断资质和水平较低问题。

2. 减轻基层群众看病负担

远程医疗在很大程度上避免患者及家属的远途奔波,进一步均衡医疗资源分布和配置,有效缓解基层群众看病难、看病贵等社会问题,通过搭建影像云远程医疗平台,降低医疗信息存储基础建设费用;运用网络手段实现优质专家资源广域共享;通过影像互通互认,减少重复检查,降低医保费用负担,逐步实现"小病不出乡、大病不出县"的医改目标,减轻患者经济负担和社会负担。

3. 充分发挥专家作用

按照传统医学模式,大医院经常派遣专家到基层医院定期坐诊,这种方式不仅效率偏低,未能提高基层医疗卫生机构人才队伍服务能力,难以满足基层医院的巨大需求。该平台采用线上为主、线下为辅的方式,在提升基层医院业务水平的同时提高影像专家工作效率,充分发挥有限专家资源价值。

4. 提升医学影像综合服务能力医学影像学

科团队通过影像云远程医疗平台进行学术交流和业务互动,有助于解决基层医院影像医师人力、经验不足以及业务水平偏低的问题。实现医疗资源下沉,为更多群众提供优质影像诊断服务,补齐基层医疗卫生建设短板,同时有助于全面提升医学影像技术水平,更好地为临床诊疗工作服务。

12.6.3　机构定义

远程医学影像诊断平台是指独立设置的应用宽带互联网和远程 PACS 获取完整的医学影像资料[包括 X 射线、CT、PET/CT、磁共振(MRI)、超声等],通过现代通信手段了解病史、临床症状、体征及其他辅助检查结果,经执业注册医师综合分析出具影像诊断意见的远程医学影像诊断机构,不包括医疗机构内设的医学影像诊断部门,不对外开展门诊及住院诊疗服务,仅可开展医学影像门诊诊断服务及相关的诊断服务。

(1) 诊疗科目。

医学影像科(含 X 射线诊断专业、CT 诊断专业、磁共振成像诊断专业、核医学诊断专业、超声诊断专业、心电诊断专业、脑电图及脑血流图诊断专业、神经肌肉电图专业)及与诊断项目相关的其他辅助科室。不含产科超声诊断专业、介入放射学专业和放射治疗专业。

(2) 科室设置。

至少设置 X 射线诊断专业、CT 诊断专业、磁共振成像诊断专业、核医学专业、超声诊断专业、心电诊断专业、脑电图及脑血流图诊断专业、神经肌肉电图专业等专业组中的 3 个专业组,各专业组可独立成科,并设置独立或统一的诊断室,需设置病案室、设备科、信息科、质控科等其他辅助科室。可视情况需要,设置医学影像门诊部。

(3) 设备要求。

① 基本设置:配备满足远程医学影像诊断工作所需的医学影像资料采集系统、采集设备、职业防护物品,重要设备和网络应当有不间断电源。鼓励医学影像诊断中心配备 X 射线、CT、磁共振(MRI)、超声等教学设备。

② 信息化设备:具备稳定高速的远程或云 PACS/RIS 系统、远程会诊信息系统,具有信息报送和传输功能的网络计算机等设备,配置与工作量相适应的医生诊断工作站,每个专业科室(或专业组)不少于 4 台,具有与协议医院的高清晰视频音频系统,以便开展与患者的远程病情信息沟通等活动。

③ 信息存储与安全:设有专门或者租赁的数据存储中心,诊断服务相关数据信息、相关应用系统不得存储在境外(包括含有境外服务器的云),保障影像数据和诊断报告数据存储安全。影像数据和诊断报告按照《医疗机构病历管理规定(2013 版)》的要求 30 年内可调取。应严格执行信息安全和医疗数据保密相关法律法规和规定,妥善保管患者信息,不得非法买卖、泄露患者信息。数字影像应采取加密传输技术,必须具备系统严密的数据安全策略和多级权限管理体系;影像集成平台、影像存储系统、影像浏览器、二维码及短信链接等快

捷浏览方式均应通过安全有效性检测及临床论证,确保数字影像服务安全、有效。云影像服务商租用或自建的云主机、对象存储应通过工信部数据中心联盟可信云认证,云影像服务商以及存储服务商均需具备公安部-等级保护三级备案证明。

④ 数据保存与信息等保:传输医疗机构也应当建立完善的数据保存体系,对影像数据和诊断报告数据进行备份保存,按照《医疗机构病历管理规定(2013 版)》的要求 30 年内可调取。传输医疗机构不得将数据传输给数据存储中心或数据应用部署在境外(包括含有境外服务器的云)的医学影像诊断中心。应当具备满足远程医学影像诊断所需的互联网技术要求的设备设施、信息系统、技术人员以及信息安全系统,信息系统应按照《信息安全技术网络安全等级保护基本要求》等国家有关法律法规和规定建设,并实施第三级信息安全等级保护,每年定期向核发《医疗机构执业许可证》机关提交系统年度测评报告。

⑤ 网络要求:应当至少有 2 家网络供应商提供的网络,保障远程医疗服务信息传输通畅。有条件的可以建设远程医学影像诊断资料传输专网。

12.6.4　系统总体架构

一般根据分级诊疗原则,平台采用“$M+1+N$”架构设计(M 家三甲合作医院,1 个远程会诊诊断平台,N 家县级或社区卫生医院),形成区域化医学影像远程会诊 3 级诊疗体系,由云存储、云协同两部分构成,如图 12.24 所示。根据影像图像特点以及功能需求,设计平台系统架构时遵循以下几点原则:安全性、可管理性、标准化、开放性。创新性地采用分布

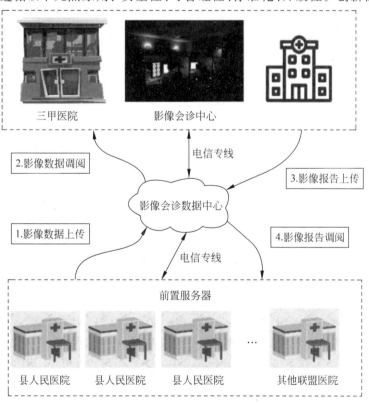

图 12.24　依托云服务的影像传输与远程会诊

式存储技术替代常规的集中性存储方案,即对于大中型医院海量影像检查数据仍存储在医院本地,对于数据量偏小的中心型医院采用集中式存储,充分利用大中型医院数据存储及管理能力的同时解决中心型医院数据管理和存储能力不足问题。图 12.25(a)和(b)所示分别为用户端和诊断医师端的远程诊断流程。

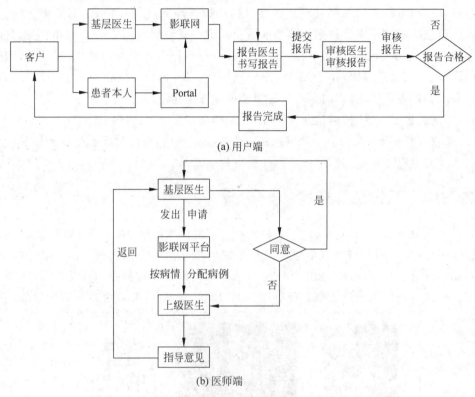

(a) 用户端

(b) 医师端

图 12.25　远程诊断流程

12.6.5　远程影像专家门诊的应用实践

　　放射科联盟专家门诊是远程影像会诊的一种特殊实践方式,一方面通过远程技术合理利用了专家能力和时间,一方面通过面对面提高患者认可度和满意度。

　　传统的放射科报告过程通常采用双签原则,首先由普通医生完成初步诊断意见,再由医院的高年资医生完成审核,修正初步诊断意见中模糊或者错误。放射科联盟专家门诊报告也采用双签原则,首先由现场专家针对 DICOM 影像和第一诊断意见,结合与患者面对面的医疗沟通,给出初步诊断意见,再由联盟内最高水平的亚专业专家进行审核,修正初步诊断意见中模糊或者错误。

　　远程影像会诊更多表现下级医生解决疑难。放射科联盟专家门诊更多表现为患者解决疑虑。需求者有差别,实际情况远程影像会诊越做越少,而放射科联盟专家门诊越做越多。并不是下级医生的能力有了提升,而是下级医生考虑到诊断风险可控,不愿意自我否定。没有放射科联盟门诊之前患者刚需也存在,但没有解决路径。

12.7 远程手术导航

基于医学影像导航和手术机器人的外科手术已逐渐取代传统外科手术,成为主流。远程手术导航系统的引入,使得医护人员可以低成本和高效率地使用手术导航系统进行学习和模拟手术,同时可以大幅降低医院引进手术导航系统的成本,还能让分布在全球各地的相关领域专家直接通过浏览器连线正在实施手术的手术导航云桌面,远程指导甚至直接操作手术导航系统,使得医院可以将精力专注于为更多有需要的病人提供高精度、微创口、高质量的外科手术服务,将手术实施从"高精尖贵"变得平民化,极大减少了医院、医生和患者的时间和金钱成本,更利于医院为病人提供医疗服务,医生提升自己的专业技能,病人获得更优质的手术。远程手术导航系统即可以实现现实世界数字化,通过数据交互和模型构建实现远程医学的元宇宙构建。

12.7.1 手术导航系统概述

手术导航系统(Surgical Navigation System,SNS)是一种综合医学影像学、计算机图形学、三维立体测量和定位等技术的医疗器械。近年来,SNS发展迅速,目前已经逐步应用在神经外科、骨科、耳鼻喉科和肿瘤介入等临床手术领域中。

在传统手术引导中,主要是在术中进行导航,依赖的是在手术过程中,实时多次的拍摄扫描用来实现实时跟踪手术器械与病灶处的相对位置。传统手术引导在术前准备的过程中,发挥的作用不大。

手术导航系统在传统手术引导的基础上有了很大进步,其在术前准备和术中实施均可以发挥作用。在术前准备阶段,SNS在患者已检测的医学影像的基础上,充分利用计算机图形学技术的优势,采用三维重建模型或者多通道融合图像等技术,为医生提供患者病灶大小、位置和形状等解剖学的详尽信息,帮助医生在术前进行定量分析及术前模拟等准备工作,做好充分的术前规划。如图12.26所示,在术中实施阶段,利用基于高精度测量、立体定位等技术将患者病灶的信息、手术器械和患者的体位等信息统一在一个坐标系中,医生可以通过实时观察该SNS,从而清晰地了解手术器械和病灶间的相对位置,从而引导手术的顺利完成。

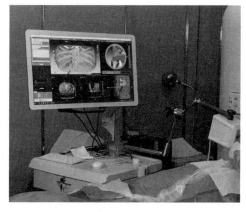

图12.26 一种手术导航系统

12.7.2 手术导航系统工作原理

1. 核心模块

手术导航系统一般由医学影像模块、追踪定位模块和图像显示模块三个核心部分组成。

（1）医学影像模块。

医学影像模块设想的功能是可以实时检测病灶和手术器械的相对位置等信息，但在信息采集过程中，不对患者和医生造成危害而且不能阻碍医生在手术过程的操作。目前该功能还没有完全实现。

（2）追踪定位模块。

手术导航系统设想的是不搭载该追踪定位模块，仅依靠医学影像模块即可实现追踪定位的功能。但是现有技术无法满足该功能，目前仍需要引入一个追踪定位模块，该模块包括标志物/传感器和定位仪两部分，用来实现实时跟踪定位手术器械与病灶相对位置的功能。其中，标志物和传感器分别固定在病人和手术工具上，二者可以被定位仪追踪，定位仪则可以实时接收传感器和标志物的信号，然后基于软件算法处理位置信息，并将处理后的信息传输到图像显示模块。

（3）图像显示模块。

图像显示模块的功能有两个：一是空间配准功能，通过软件算法技术将术前成像、术中成像、手术器械、病灶以及追踪定位系统集中统一在一个空间坐标系中；二是图像融合功能，是将已配准的医学影像与追踪定位模块的位置信息进行综合显示。

2. 关键技术

精度是手术导航系统的关键与核心，上述三个模块分别从不同的方面影响着手术导航系统的精度。医学影像模块的精度由医学影像设备的检测能力决定，追踪定位技术的精度则是取决于追踪定位技术，而图像显示模块的精度则是由空间配准技术和图像融合技术决定。

医学影像设备的检测技术日趋成熟，且检测技术的原理不尽相同，本文不对其展开讨论，仅集中讨论追踪定位技术、空间配准技术和图像融合技术。

（1）追踪定位技术。

追踪定位技术是利用传感器和定位仪实时检测手术区域范围内的手术器械和病灶的空间位置信息，并通过算法将两者的空间位置统一到一个三维坐标系中。

目前追踪定位技术根据技术原理的不同，可以分为光学定位、电磁感应定位、机械定位和超声定位等。每个定位技术各有优缺点，可以根据使用的场景进行选择。

（2）空间配准技术。

空间配准技术在手术导航系统中至关重要，其是将实际的手术空间和虚拟的三维模型之间构建空间映射关系。空间配准技术的算法则是基于灰度或者基于特征，在手术导航系统中，主要是采用特征配准，比如利用解剖标志点、病灶的表面轮廓或者术前植入的基准标记物等特征。

基于硬件运算能力有限，空间配准技术的配准概率和配准速度无法兼顾，在面对不同的手术中,需要在配准概率和配准速度之间进行选择。

（3）图像融合技术。

不同的医学影像设备可以提供同一检测部位不同形式的图像,比如常见的 CT、MRI、PET、超声等。图像融合技术可以将这些图像进行融合,提高图像的质量,弥补单一模态图像因为成像机制导致的缺点,同时还可以凸显需要关注的组织结构,忽略次要的组织结构,从而为医生呈现更清晰的手术区域。

图像融合技术的步骤一般如下：①图像滤波,减少图像的噪声,提高信噪比,消除图像伪迹；②图像插值,对关键数据进行各向同性处理；③图像分割,对不同的组织器官影像进行分割和分类,提取出需要关注的组织结构,忽略次要的组织结构；④图像融合重构,将不同模态的图像进行配准和融合,并利用二维或三维的形式呈现出来。

3. 手术导航系统工作步骤

对于不同部位的不同手术,手术导航系统的使用方式略有不同,但是基本步骤相同,包括以下几个。

（1）术前检查与规划。

针对患者术前诊断检查的医学影像资料,医生将该患者的资料上传到手术导航系统中,并在系统中进行术前规划,包括对患者病灶的轮廓勾画,手术路径的规划,这些相关规划会保存在手术导航系统中。

（2）患者准备及注册。

在手术开始前,患者被调整至合适体位并进行麻醉,然后利用手术导航系统对特征点扫描,已完成空间配准的匹配,确定患者病灶和手术器械的相对位置。

（3）进行手术。

在手术进行过程中,根据术前规划的标记和路径进行手术,通过观察手术导航系统的显示模块,实时跟踪手术器械与标定的路径及病灶间的相对空间位置。

（4）术后校验及跟踪。

医生可以根据手术导航系统实时显示的图像来观察手术进度并判断手术的终点,同时在手术导航系统中,手术器械也可以根据事先规划的路径精准退出,从而实现最低程度损伤病灶周边健康组织的目的。

12.7.3　手术导航系统主要应用

手术导航系统可以应用在神经外科、骨科、肿瘤介入治疗、耳鼻喉科等。

1. 神经外科

手术导航系统最早便是应用在神经外科,用来取代早期的脑立体定位仪技术,并在 21 世纪初成为神经外科手术的标准引导策略。如图 12.27 所示,神经外科利用手术导航系统可以准确地对病灶进行定位,以达到开颅创口更小,失血量更少,对脑组织的损伤更少的目的,并减少医生手术时间和患者住院时间。通过神经外科的使用,手术导航系统在临床的实践应用更加成熟。

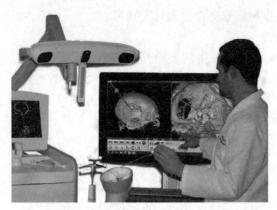

图 12.27　神经外科手术导航系统

2. 骨科

针对传统骨科手术中"看不见、打不准、拿不稳"的难题,骨科采用手术导航系统可以有效解决上述问题。手术导航系统在骨科中主要应用在关节置换和脊柱外科中。

人体脊柱周围血管和神经密布而且具有十分复杂的立体结构,在传统骨科手术过程中,医生无法用肉眼直视内部结构,只得通过 C 形臂 X 射线诊断设备对手术部位进行拍照后确定手术位置。在操刀过程中,主要依靠医生的经验进行判断,存在一定的误差,而且医生和患者需要多次接受 X 射线照射。但是在骨科手术导航系统的配合下,通过空间配准后,可以实时呈现病灶和手术器械的空间位置,可以大大减少术中辐射对医生和患者的伤害,同时也让手术更加安全可靠,如图 12.28 所示。

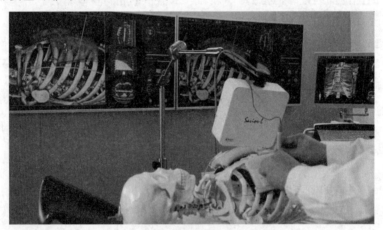

图 12.28　骨科手术导航系统

3. 肿瘤介入治疗

手术导航系统也可以应用于肿瘤介入治疗,主要应用在经皮穿刺活检、穿刺引流、经皮穿刺瘤内注药术等。

在手术导航系统问世前,医生是通过患者的术前医学影像,根据手术经验和术中手感进行盲穿,存在一定的误穿损伤、治疗不充分的风险。在应用了手术导航系统后,利用该系统,可以实现术中肿瘤定位、安全切缘评估、微小病灶探测等信息,高效地协助医生完成手术并提高手术准确率。

12.7.4 远程5G技术在手术导航系统中的应用

远程信息传输服务主要通过5G网络以及其关键技术网络切片、服务质量(Quality of Service, QoS)进行业务保障。远程手术信号传输需求主要包括时延和可靠性两个关键性指标,它们与网络的部署架构密切相关,本项目将采用5G基站+5G核心网方案,满足手术控制QoS需求。组网方案如图12.29所示。

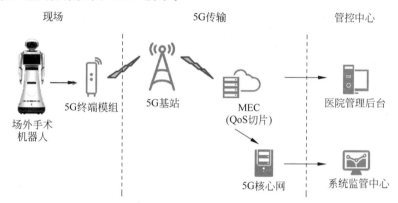

图12.29 远程5G手术导航系统组网方案

为了满足本项目QoS要求,本项目将从以下几个细分技术方案进行网络部署。

(1)边缘云部署。

边缘云(Multi-Access Edge Cloud, MEC)平台是在靠近人、物或数据源头的网络边缘侧,融合网络、计算、存储、应用核心能力的开放平台,可以就近提供边缘智能服务,满足行业数字化在敏捷连接、实时业务、数据优化、应用智能、安全与隐私保护等方面的关键需求。

对应本项目中的场景需求,可以通过对边缘云平台分层级优化,提升网络对业务低时延与高可靠性保障的能力。边缘云平台主要分为:基础设施层、平台能力层、业务使能层、管理编排等几个部分。

基础设施层主要包括硬件层和虚拟化层。硬件方面的处理时延主要取决于硬件设备的自身架构和材质。虚拟化层主要指边缘云可提供的虚拟资源。为了应对URLLC业务中对时延苛刻的要求,目前可考虑的方式有:采用容器资源池或裸金属资源池。容器化资源池主要是应对在5G网络业务需求多样化的背景下,利用轻量级的容器技术,配合微服务等技术概念,能够提升平台架构的灵活性和丰富性。裸金属(Bare Metal)资源池作为专属物理服务器,在拥有弹性灵活的基础上,具有高性能的计算能力。计算性能与传统物理机无差别,具有安全物理隔离的特点。对于数据安全和监管有严格要求的超可靠低时延通信业务,提供裸金属服务器也是更为合适的方案。

(2)基于5G网络的系统集成。

通过采用以上技术,本项目网络构建布局为:

在医院信息机房,部署核心服务器、核心交换机、视联网汇聚路由器等设备。

在远程工作的从端,配置手术过程中对全景摄像机、手术摄像机、介入手术机器人等各种医疗影像设备视频信号的采集及处理；配置麦克风，实现对手术室音频信号的采集；配置手术控制软件，实现手术的实时调度等远程控制功能。

在远程工作的主端，部署示教室终端设备，实现对手术过程的实时直播及呈现；配置两台液晶电视，连接示教终端设备，可实时显示手术室场景及医疗设备影像信息。配置遥操作设备，将控制信号发送给远程的从端手术室。主端和从端之间，依托 4G/5G 设备构建起信息交换的桥梁。

12.7.5 增强现实技术在手术导航系统中的应用

随着计算机视觉技术的兴起，研究者将增强现实（AR）技术融入手术导航系统，用以获取手术器械信息、显示病灶器官三维信息，突破二维成像手术视野限制，做到信息可视化、显示方式更加直观。AR 技术利用摄像机获取手术场景信息，建立不同坐标系间的关系进而确定摄像机在术中的位置信息，利用计算机生成虚拟病灶器官与真实组织器官，通过设备叠加显示给医生。以图像引导手术，术中显示术前规划，即使图像在术中产生动态变化也可快速实时校正（如图 12.30 所示），都是 AR 技术为手术导航系统带来的进步。

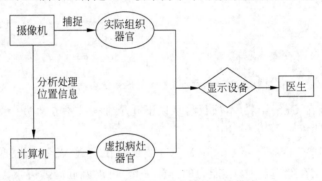

图 12.30 远程 5G 手术导航系统模式

21 世纪以来，AR 手术导航系统应用于多个临床领域，并逐步得到完善。2004 年，Coste-Maniere 等在狗的心脏冠状动脉旁路介入手术中利用 AR 技术在干预期间向医生提供术中信息，这是 AR 技术第一次应用在临床手术中。同年，Marescaux 等设计出第一台 AR 手术导航系统并用于肾上腺切除手术，它以腹腔内外标记点实现交互式配准，通过视频混合器将术前解剖结构叠加显示在术中场景上。继而 AR 手术导航技术在各类外科手术中广泛应用并逐渐拓展到整形科、耳鼻喉科、骨科等专科手术中。

2011—2013 年，Abe 等研发了脊柱手术导航系统，采用头戴式显示器（Head-Mounted Display，HMD）为医生提供叠加术前规划轨迹的手术场景，临床效果显著但长时间佩戴 HMD 会给医生增加负担存在手术风险。近几年，研究人员仍不断尝试在各类手术中应用 AR 手术导航系统，以拓展其应用范围提高普适性。2020 年，Zhang 等研发出三维腹腔镜肝切除术导航系统（Three Dimensional Laparoscopic Hepatectomy Navigation System，3D-LHNS），通过 ICG 分子荧光影像显示边界标记，实现了 3D 腹腔镜肝切除手术中的多模态图像实时融合导航，提高了手术的安全性与准确性（如图 12.31 所示）。

AR 技术为手术导航系统提供了更好的显示方式。在视频显示技术、立体显示技术和投影显示技术中，投影显示技术不仅能够缩短手术时间、提高手术效率，还可以减轻医生和

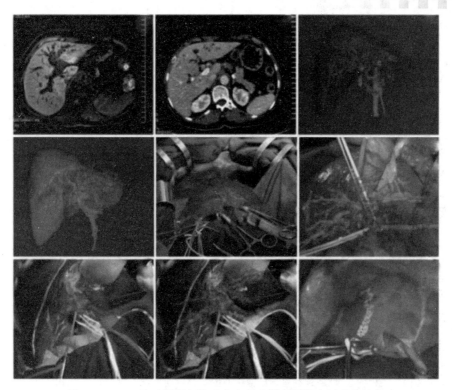

图 12.31　3D 腹腔镜肝切除手术中的多模态图像实时融合导航

患者的负担,在医学领域有很大的临床应用前景及价值。因此,患者体表投影法目前在一定程度和范围得到了研究者和医生的认可。

本章小结

　　本章在简要介绍医学元宇宙和医学影像数字孪生概念的区别和联系的背景下,以 3D 视觉建模和内在机理建模为主要内容,阐述了医学影像数字孪生系统的构建方法和流程,并给出了其在虚拟扫描技术、医学影像数字图谱、人工智能样本增广方面的科研应用,以及在医学影像成像原理仿真实验和医学影像检查技术仿真实训等方面的应用情况。在医学影像领域,基于 5G 网络的时空连接应用,主要体现在医学影像远程检查、远程诊断和远程影像手术导航等方面,本章以各种远程影像系统和案例进行了应用性展示。

【注释】

1. **Medical Imaging**,医学影像,为了医疗或医学研究,对人体或人体某部分,以非侵入方式取得内部组织影像的技术与处理过程。
2. **CT**,Computed Tomography,计算机断层成像,利用多个角度的 X 射线在人体断层不同方向的衰减投影,经计算机断层重建得到人体断层衰减信息图像的间接医学成像技术。
3. **DR**,Digital Radiography,数字 X 射线摄影,基于 X 射线数字探测器形成的直接数字化 X 射线图像。
4. **MRI**,Magnetic Resonance Imaging,磁共振成像,利用磁共振信号进行人体断层结构和功能信息的成像方法。
5. **ECT**,Emission Computed Tomography,利用放射性检测的人体组织代谢功能差异的医学影像检查方法。

6. **PET**，Positron Emission Computed Tomography，利用检测正电子的人体组织代谢功能差异的医学影像检查方法。

7. **PD**，Proton Density，质子密度。

8. T_1，Spin-lattice Relaxation Time，自旋-晶格弛豫时间，又称 T_1 弛豫时间。

9. T_2，Spin-spin Relaxation Time，自旋-自旋弛豫时间，又称 T_2 弛豫时间。

10. **CS**，Chemical Shift，化学位移，不同的化学环境导致磁共振信号频率的差异。

11. D，Perfusion Coefficient，扩散系数，定义组织分子的布朗运动剧烈程度的参数。

12. **PACS**，Picture Archiving and Communication System，图像影像归档和通信系统。

本章参考文献

[1] 清华大学新闻与传播学院新媒体研究中心.元宇宙发展研究报告 2.0 版[R].2022-1-21.

[2] 叶毓睿,李安民,李晖,等.元宇宙十大技术[M],北京：中信出版社,2022.

[3] 龚才春,中国元宇宙白皮书[R].(2022-1-26).

[4] 陈珊珊,汪红志,夏天,等.基于数字孪生技术的智能医学影像实验室构建及应用[J].实验技术与管理,2022,39(10)：101-107.

[5] 汪红志,赵地,杨丽琴,等.AI＋MRI 影像辅助诊断样本增广与批量标注方法[J].波谱学杂志,2018,35(4)：447-456.

[6] 中国生物医学工程学会.区域远程医学影像中心图像及诊断报告质量控制 T/CSBME 038-2021,[S/OL].http://www.ttbz.org.cn/StandardManage/Detail/48505/.

[7] 佚名.《江西省远程医学影像诊断中心设置标准(试行)》和《江西省远程医学影像诊断中心管理规范(试行)》政策解读[J].江西省人民政府公报,2021,000(007)：46-47.

[8] 浙江省数字影像服务专家共识[J].浙江医学,2018,40(20)：2201-2202.

[9] 仲建全,黄燕涛,冯浩,等.构建区域医学影像远程诊断(会诊)平台初步探讨[J].影像研究与医学应用,2020,4(10)：19-20.

[10] 朱硕,彭婕,邓黎,等.远程影像诊断提升基层医院服务能力的实践与探索[J].中华医院管理杂志,2021,37(Z1)：36-37.

[11] Coste-Manière V，Adhami L，Mourgues F，et al．Optimal Planning of Robotically Assisted Heart Surgery：Transfer Precision in the Operating Room[J]．International Symposium on Experimental Robotics．Springer，Berlin，Heidelberg，2003．

[12] Marescaux J，Rubino F，Arenas M，et al．Augmented-reality-assisted laparoscopic adrenalectomy[J]．JAMA．2004；10；292(18)：2214-5

[13] Abe Y，Sato S，Kato K，et al．A novel 3D guidance system using augmented reality for percutaneous vertebroplasty：technical note[J]．J Neuro surg Spine．2013；19(4)：492-501．

[14] Zhang P，Luo H，Zhu W，et al．Real-time navigation for laparoscopic hepatectomy using image fusion of preoperative 3D surgical plan and intraoperative indocyanine green fluorescence imaging[J]．Surg Endo sc．2020；34(8)：3449-3459．

[15] 范敬凡,张紫馨,肖德强,等.5G 远程操控与混合现实引导的肝肿瘤微波消融手术导航[J].中国数字医学,2022,17(06)：15-19.

[16] 吴海滨,徐恺阳,于双,等.增强现实手术导航系统的投影显示技术综述[J].光学精密工程,2021,29(09)：2019-2038.

[17] 赵振宇,陈凌,刘嘉霖,等.混合现实电磁术中导航技术在神经外科手术中的应用[J].临床神经外科杂志,2022,19(02)：124-129.

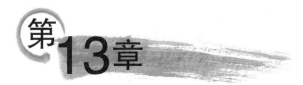

第13章 医学元宇宙与智能设备

内容与要求

本章描述了医学元宇宙中智能设备的各种应用,介绍了目前最先进的虚拟现实医疗设备,为未来设备的发展趋势和应用指出了方向。

"元宇宙与可穿戴设备"中要求学生掌握相关设备与应用方式;"元宇宙与手术机器人"中要求学生了解手术机器人的应用;"元宇宙与医疗全要素能力测评"中要求学生理解知识结构化以及知识图谱概念,以及如何应用全要素大数据测评服务于医疗教育、企业和服务行业;"元宇宙数字人专家医生"中要求学生理解患者与数字人专家医生多维度的交流价值,以及如何让人们愿意选择元宇宙专家医生进行初诊。

重点、难点

本章的重点是介绍与元宇宙关联的医疗设备,包括可穿戴设备及其数字化应用、手术机器人应用、医疗全要素能力人工智能测评的方法、数字人专家医生的设计思想与技术路径;难点主要在于全要素测评需要考虑的要素需要更加全面,机器学习的数据标签需要更多,计算量也更大,还需要探索。

13.1 元宇宙与可穿戴设备

元宇宙是利用各种前沿数字技术连接与创造的新型融合应用形态,本质上它是对现实世界的虚拟化和数字化,并从虚拟维度赋予实体经济新的活力,是前沿数字科技发展的集成体。元宇宙的演进规律是"虚实映射、虚实交互、虚实融合"。虚拟现实作为元宇宙的核心将与行业融合技术方案呈现出技术、产品、服务和应用百花齐放的态势,元宇宙一个直接的连接设备就是可穿戴设备,它不仅包括关键性的 VR、AR、MR 和 XR 显示设备,还将包括各种人体柔性可穿戴设备以及各种交互设备与应用场景。

13.1.1 可穿戴设备的发展状况与远景

随着科学技术的不断发展,智能可穿戴设备是这一智能技术产业在蓬勃发展,由于其具有轻薄、便捷、集成度高等优点被广泛应用。智能可穿戴设备中的传感器是其主要构成部件,能够感知外部环境的温度、湿度、压力、生理信号等多种物理特性,在人体健康监测及人工智能系统中扮演着信息采集的重要角色。目前,智能可穿戴设备主要应用于生物医疗、人-机交互、仿生机器人三大领域中,它能够基于内置的传感器,采集人体多种生理信号并进行智能评估,及时反馈其他内在信息,实现早期干预。

孪生数字人是构建人体的数字孪生,如图 13.1 所示,是元宇宙的最佳表达载体。孪生数字人是一个复杂的系统,设计实体式结构组件、各种各样的生理数据以及智能算法都是构建孪生数字人的主要成分。生理信号的获取、智能算法的赋能、人机交互的实现都是基于智能可穿戴设备来完成,因此智能可穿戴设备不仅是孪生数字人的主要载体,还是打开实体与虚拟空间的重要桥梁。

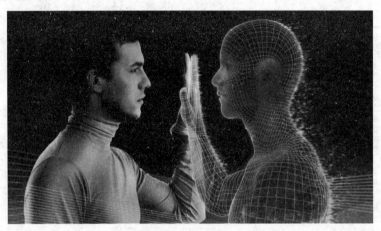

图 13.1　孪生数字人

当前在国际的主要展会上,可穿戴设备已经成为不可替代的热门技术产品,随着可穿戴技术的不断发展,智能服装、智能鞋垫等多种形式的可穿戴智能设备渐渐走进大众的视野。Captoglove 的 VR 手套、Token 智能戒指、VEARI 智能颈环、联想 SmartVest 智能心电衣、Heapsylon 的袜子、Cerevo 的鞋子以及华为智能手环、Apple Watch 等各种穿戴产品层出不穷。但智能穿戴设备仍处于发展中,随着信息技术的爆发式发展,"移动计算"给人们的生活及工作带来了极大的便捷,通过微型化的设计以及合理的人机布局,将不同的模块分布到人体的各个节点,进而做到"穿戴化",实现人机结合的移动网络计算的可穿戴设备模式是可穿戴设备发展的最终目标。

13.1.2　柔性传感技术

传感器是智能可穿戴设备中最重要的组成部分,负责数据的采集与传输,基于传感原理进行分类,可穿戴触觉传感器主要分为压阻式、压电式、电容式等。

基于压阻效应的压力传感器是利用单晶硅的压阻效应而形成的,又可称为固态压力传感器。如图 13.2 所示,压阻式压力传感器的传感腔内主要结构为硅膜片,硅膜片作为弹性元件利用集成电路工艺,在单晶硅的特定方向扩散一组等值电阻,形成桥路。当力作用于硅晶体时,晶体中的晶格发生变形,使得载流子从一个能谷向另一个能谷散射,导致载流子的迁移率发生变化,扰乱载流子纵横两个方向的平均量,从而引起硅晶体的电阻率发生变化。

由于晶体取向不同,硅的压阻效应也是不同的,硅的压阻效应与金属应变计不同,硅晶体主要取决于电阻率的变化而金属应变计主要取决于几何尺寸的变化。在压阻式压力传感器中,硅膜片一侧是被测压力连通的高压腔,另一侧是大气连通的低压腔,硅膜片一般被设计为圆形,在膜片的压应力区及拉应力区分别扩散2条P杂质电阻条,形成全桥。压阻式传感器可用于压力、拉力以及压力差的测量,对于能够转变为力的物理量也能够进行测量和控制。

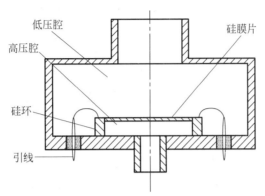

图 13.2　压阻式压力传感器

　　压电式压力传感器大多是利用正压电效应制成的,正压电效应是由于晶体受到某固定方向外力的作用时,内部发生电极化现象,某两个表面同时产生相反的电荷,当外力撤去后,晶体恢复到不带电状态;当外力作用方向改变时,电荷的极性也随之改变;晶体受力所产生的电荷量与外力的大小成正比。基于压电效应的压力传感器种类和型号繁多,按弹性敏感元件和受力机构的形式可分为膜片式和活塞式两类。如图 13.3 所示,膜片式主要由本体、膜片和压电元件组成。压电元件位于本体上,膜片将被测压力传递给压电元件,再由压电元件输出与被测压力成一定关系的电信号。压电式压力传感器具有体积小、动态特性好、耐高温等优点,压电式压力传感器广泛应用于生物医学领域中,常用的心室导管式微音器就是由该传感器构成的。

　　电容式压力传感器是基于电容敏感元件将被测的压力转换成电量输出的压力传感器,具有输入能量低、高动态响应、自然效应小、环境效应好的优点。如图 13.4 所示,它的电极一般由圆形金属薄膜或镀金属薄膜构成,当薄膜受压力而发生形变时,薄膜与固定电极之间形成的电容量也会随之变化,通过测量电路即可输出与电压呈一定关系的电信号。电容式压力传感器属于极距变化型电容式传感器,可分为单电容式压力传感器和差动电容式压力传感器两种。单电容式压力传感器是由圆形

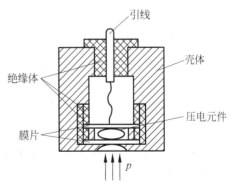

图 13.3　膜片式压电压力传感器

薄膜或凹形球面状膜片与固定电极构成,圆形薄膜在压力的作用下发生形变导致电容器中的电量发生改变,其灵敏度大致与薄膜的面积和压力成正比而与薄膜的张力和薄膜到固定电极的距离成反比,凹形球面状膜片周边固定为张紧平面,膜片可通过金属镀层构成。这种

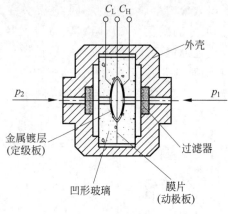

图 13.4　电容式压力传感器

传感器更加适合测量低压,且具有较高的过载能力。差动电容式压力传感器的受压膜片位于两个固定电极之间,构成两个电容器。在压力的作用下,一个电容器的容量会增大,对应的另一个电容器减小,两者测量结果可由差动式电路输出。差动电容式压力传感器所固定的电极是由凹面玻璃表面上所镀金属而制成的,过载时膜片受到凹面的保护不会发生破裂。差动电容式压力传感器比单电容式的灵敏度高、线性度好,但两侧电容的对称性给加工带来许多困难,且电容式传感器不能实现气体和液体隔离,因此具有腐蚀性和杂质的流体不适合差动电容式压力传感器。

13.1.3　人体关联的大数据采集

在人体的可穿戴式数据采集方面,主要基于生物传感器来实现,常用的生理信号采集设备有加速度传感器、心电图传感器、肌电传感器、脑电仪、血压传感器等。

加速度传感器顾名思义是一种能测量加速度的传感器,如图 13.5 所示,通常由质量块、阻尼器、弹性元件和适调电路等部分构成。传感器在加速过程中,通过对质量块所受惯性力的测量,利用牛顿第二定律获得加速度值。根据传感器敏感元件的不同,常见的加速度传感器包括电容式、电感式、应变式、压阻式、压电式等。加速度数据在生物医学领域不但能够进行不同的运动识别,对于步态异常监测、主动健康干预都存在很大的意义。

心电图传感器(如图 13.6 所示),人体的每次心跳都会从心脏起搏产生电流,电流在右心房的 SA 节点流向下面的两个心室,在心脏收缩前都会产生电信号,心电图传感器通过记录每次心房收缩和舒张时的电压,形成心电信号图谱,可通过电脑显示器、示波器等打印出来,基于心电图数据能够判断医生心脏节律与电传导是否正常,对于心脏功能检测及心脏疾病的早期筛查都具有重要意义。

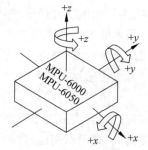

图 13.5　加速度传感器

肌电图(Electromyogram,EMG)是一种用来记录和分析肌电信号的实验技术。肌电信号(Myoelectric Signals)是指运动过程中,肌肉收缩时所产生的微弱电信号,信号的强弱是度量神经肌肉活动水平的一种度量指标。肌肉在收缩时产生的肌电信号被电子仪器记录下来形成肌电图,可用于分析神经肌肉的兴奋和传导等。表面肌电信号(Surface Electromyography Signal,sEMG Signal)是通过表面肌电极采集的人体体表肌肉电信号,它是表面肌肉电极附近的肌群在兴奋时产生的运动单位动作电位序列经皮下组织传导到皮肤表面后,在空间上叠加形成的。目前表面肌肉电信号可作为一种安全的、非侵入式的、无创的检测人体肌肉活动程度的重要方法,在医学研究、康复治疗、运动科学领域都得到丰富的应用。肌电信号采集设备如图 13.7 所示。

脑电信号采集设备主要有神经电极、神经探针、放置于大脑皮层的神经电极阵列、放置于头皮的表面电极,神经电极与神经探针都属于植入式电极,当前植入式电极对脑的影响还

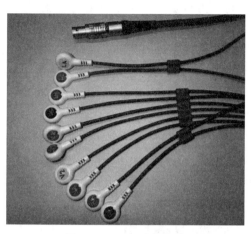

图 13.6　心电图传感器

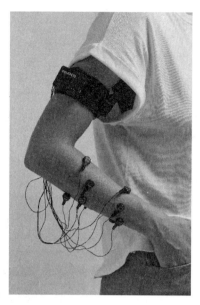

图 13.7　肌电信号采集设备

不明确,因此在人体生理信号采集的过程中主要采用的是表面电极(如图 13.8 所示)。脑电的产生和肌电有些相似,人体在不同的活动中都会自发地产生脑电活动,在大脑皮层中大量的神经元细胞进行同步的电活动产生电位变化,这种变化是具有节律性的。在接受外界刺激或思考时,脑对应的神经细胞功能区会发生去极化,产生细胞层级的电位差,兴奋同时在以突出连接的神经细胞之间传递而产生的区域性电位差被称为诱发电位。当前基于脑电信号的研究主要用于睡眠监测与情绪识别,是人体中最重要的生理信号之一。

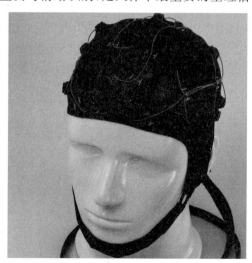

图 13.8　脑电信号采集设备

目前国内外常见的可穿戴动态血压测量设备主要通过示波法、容积补偿法、脉搏传导时间测量法和脉搏波特征参数法进行血压信号的采集。示波法是对袖带加压,通过袖带内置的传感器采集降压过程中的压力振荡点测量血压,由于人体运动时会产生一定的噪声,且穿戴者在气袖挤压过程中会产生或多或少的不舒服,因此该方法只适合静止活动下的血压测量。容积补偿法基于袖带和光电容积描记技术来实现连续血压监测,该方法需要在指套中内置传感器,位于手指套下的光容积脉搏扫描器监测手指的动脉脉搏,引导泵快速调节袖带压力,使动脉保持部分放开状态,袖带的压力波动压力也随之被记录下来,当系统监测到的外部压力与动脉血管中的压力呈现平衡时,测量的外部压力就能够实现血压的连续测量。脉搏波传导时间测定法通过检测电容积脉搏波的传导速度间接实现对血压值的测量。脉搏波特征参数法是通过提取光电容积脉搏波形态特征,确定参数进而构建血压生理模型实现与估算,该方法与受试者的身高相关,因此在使用之前都需要进行校准。血压测量设备如图 13.9 所示。

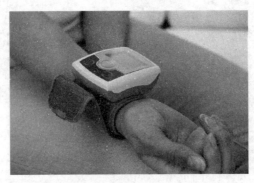

图 13.9　血压测量设备

13.1.4　内在体征信息相关性模型

随着 AI 技术的不断发展,机器学习在人工智能领域中被认为是最能够体现智能的一个分支。机器学习是一门利用数学、统计等方法去研究数据内部规律,获取新经验使得计算机能够像人一样做决策的科学。伴随科技的不断发展,各行各业对数据需求在不断增加,更高效地分析与处理数据方法才能够提高工作效率,因此众多机器学习模型应运而生。在基于体征信息相关模型的分析中,机器学习的身影也无处不在,对于健康监测,机器学习算法是整个可穿戴设备中不可或缺的一部分,它能够实现疾病前期阶段的预测以采取合理的治疗措施进行干预。根据样本是否含有标签,机器学习可以分为有监督、无监督以及半监督学习。

有监督学习代表模型为支持向量机(Support Vector Machine,SVM)、决策树(Decision Tree,DT)、随机森林(Random Forest,RF)、K-近邻(K-Nearest Neighbor,K-NN)、朴素贝叶斯(Naive Bayes,NB)、线性模型(Linear Model,LM)、梯度提升决策树(Gradient Boosting Decision Tree,GBDT)、神经网络(Neural Networks,NN)等。支持向量机模型更适用于特征含义相似具有中等大小、需要数据缩放的数据集;决策树模型的运算速度很快,不需要进行数据缩放,可视化的功能更方便解释;随机森林分类器的稳健性很好,且数据不需要缩放,但不适用于高维稀疏数据;K-近邻模型对于小型的数据集更加适用,是很好的基准模型;朴素贝叶斯模型只适用于分类模型,运算速度比线性模型要快但精度要低,更适用于大型数据集或者高维数据;线性模型一般是首选算法,更适用于非常大的数据集以及高维数据;梯度提升决策树的精度比随机森林还要高,且训练速度较慢、预测速度较快,但相较于随机森林需要调节更多的参数；神经网络能够训练非常复杂的模型,对于大型的数据来说,它能够实现很好的预测效果。有监督学习是需要使用标签数据进行模型训练的,无法对于无标签数据实现预测,因此有监督学习虽然预测的效果比较好,但是对数据要求比较高。有监督学习过程示意图如图 13.10 所示。

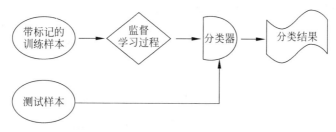

图 13.10　有监督学习过程

聚类模型是无监督学习中最具代表性模型,它更适合在不同领域中进行数据挖掘。深度学习也可以作为无监督学习的一种,包含生成模型、自编码器等,其生成模型能够通过学习合成新数据。无监督学习无须数据带标签就可以学,因此数据获取比较简单,但预测效果也随之变差。无监督学习过程示意图如图 13.11 所示。

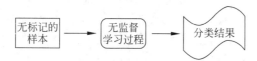

图 13.11　无监督学习过程

半监督学习基于少量监督数据与大量无监督数据进行训练,根据无监督数据的分布以及监督数据的局部特征进行迭代学习,以实现较好的预测效果。半监督学习过程示意图如图 13.12 所示。半监督 SVM、自训练模型以及互训练模型是半监督学习中的代表模型,半监督 SVM 通过寻找低样本密度超平面实现分类,自训练模型能够先进行有监督数据训练再实现无监督数据的预测,再根据置信度给予的标签进行第二次训练,不断迭代直到所有数据均拥有标签,标签传播模型是其中最典型的模型之一。互训练模型是多个模型互相学习,新的标注样本被送到不同的模型中进行训练,避免局部最优。半监督模型具有较高的时间复杂度,且只能处理小规模数据。

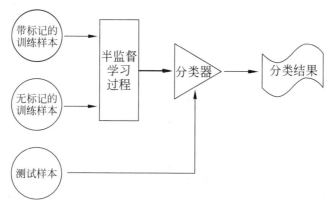

图 13.12　半监督学习过程

13.2   元宇宙与手术机器人

13.2.1   达·芬奇手术机器人与应用介绍

达·芬奇手术机器人系统(如图 13.13 所示)是一种高级智能的腹腔镜系统,由美国直觉手术外科公司(Intuitive Surgical)研制并生产,该手术系统主要由三个子系统组成:医师操作系统控制台、床旁机械臂系统和三维成像系统。三个看似独立的子系统在为病人实施手术时虽然各有分工,各司其职,但相辅相成,紧密关联。简单来说,进行手术的医生在操控台上操作,借助监视器呈现的三维图像,通过控制手柄和脚踏控制器操控机械臂及手术器械,系统将医生在病人体外的动作精确传递到机械臂,转化为手术器械在病人体内的动作,从而完成外科手术。

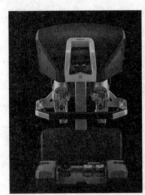 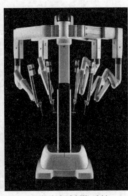 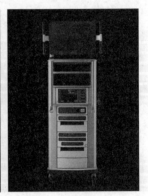

(a) 医师操作系统控制台   (b) 床旁机械臂系统   (c) 三维成像系统

图 13.13   达·芬奇机器人手术系统

(1) 医师操作系统控制台。

医师操作系统控制台是达·芬奇系统的控制核心,由计算机系统、监视器、操作手柄及输出设备等组成。在手术室无菌区之外手术医师可在主控制台中操作两个主控制器及通过脚踏板来控制机器人的器械和高清三维内窥镜成像系统,正如在 3D 视野目镜中看到的一样,手术器械末端与手术医生在控制台的双手操作进行同步运动,该操作系统控制台符合人体工程力学的原理的设计,可操控性强。

(2) 床旁机械臂系统。

床旁机械臂系统是智能手术机器人的主要操作部件,其主要功能是为了完成器械臂和摄像臂提供支撑作业,它有七个自由度的转动方式,包括臂关节上下、前后、左右运动与机械手的左右、旋转、开合、末端关节弯曲共 7 种动作,可作沿垂直轴 360° 和水平轴 270° 旋转,且每个关节活动度均大于 90°,它比人手的五个自由度转动更加灵活和精细。助手医生可以在无菌区内的机械臂系统旁边进行操作,负责及时更换相关器械和内窥镜,协助手术医生完成一系列外科手术操作。为了确保患者的安全,助手医生应该比手术医生对于床旁机械臂系统的运动具加有更优先的控制操作权。

(3) 三维成像系统。

视频处理成像系统也是机器人的重要组成部分,其内部安装有达·芬奇手术机器人的核心处理器以及图像处理单元系统,在手术过程中位于无菌区之外,可由护士进行操作,并可以放置各类辅助的手术器械。传统腹腔镜技术的一个主要弊端在于二维平面成像,术者在监视器中无法辨别组织前后相对关系,只有经过充分练习后才可掌握操作。达·芬奇手术机器人的三维成像系统可完全解决这一问题,为术者提供真实的术野,利于术中辨认组织关系,同时使缝合、打结等操作更简便易学,提高手术效率。达·芬奇手术机器人的内窥镜系统均为高分辨率的 3D 高清镜头,对手术过程中的视野能放大十倍以上,并能清楚显示出来患者体内的三维立体的高清影像,使得外科手术医生能够比普通的腹腔镜手术更好把握住操作的距离和精确度,更方便能辨认解剖结构,充分提高了患者手术的精确度从而提高手术质量。

达·芬奇手术机器人系统的出现给外科手术带来了一场革命。与传统的腔镜手术相比,达·芬奇手术机器人系统也具有不可比拟的优势。传统的腔镜手术的局限性为:要求医生的技巧性高,需要长期的专业训练(学习曲线长,且对初学者来说,手术并发症较多),手术精度和质量受人为因素的影响(如疲劳、操作不稳定等)。传统的腹腔镜根治前列腺切除术,针对不同的医生,达到可接受的手术时间要求(4 h)所需手术例数为 40~100 例次,也有超过 300 例次才能达到的。而达·芬奇手术机器人辅助的腹腔镜根治性前列腺切除术,达到可接受的手术时间要求(4 h)所需例数要小于 20 例次。在全球范围内,达·芬奇手术机器人系统已经在多个学科中得到了广泛的应用,例如:泌尿外科、妇产科、心脏外科、胸外科、肝胆外科、胃肠外科、耳鼻喉科。临床上应用机器人手术系统已经开展的手术有:胃肠外科的结肠切除术、半结肠切除术、直肠低位前切除术、胃旁路术、HELLER 肌切开术、胃束带术、胃部分切除术;肝胆外科的肝移植手术、胆囊切除术、肝叶切除术、胰切除术、脾脏切除术;泌尿外科的前列腺切除术、肾盂成形术、肾移植、肾切除术、精索静脉曲张、输精管吻合术、盆腔淋巴结切除术、肾囊肿手术、输尿管切除术、输尿管成形术;心脏外科的全腔内心脏搭桥手术、心脏不停跳取(单支或双支)乳内动脉、二尖瓣修复术、二尖瓣置换术;胸外科手术的肺叶切除术、胸腺切除术、楔形切除术、食管的失弛缓症;妇科的子宫切除术、肌瘤切除术、皮样囊肿、LAVH、卵巢囊肿切除术、卵巢切除术、卵巢错位、子宫肌瘤切除术、输卵管切除术、输卵管-卵巢切除术、输卵管结扎、阴道脱垂修复等。数以万计的成功案例使得达·芬奇手术机器人系统备受广大外科医生的认可和推崇。据公开资料显示,截至 2021 年年底,达·芬奇手术机器人全球装机量已超过 6 730 台,年手术总量超过 120 万例。

综上所述,达·芬奇手术机器人的应用为手术治疗开辟了新的篇章,达·芬奇手术机器人不但有效避免了普通微创手术操作复杂且治疗覆盖范围小的问题,还有效降低了手术治疗的风险,全面推进了腹腔镜手术的创新和发展。在未来的手术治疗发展中,机器人也将扮演更加重要的角色,未来的手术机器人也会不断发展完善成为更具现代化、更具操作性的医疗器械,同时也会被应用于更多的医学领域。

13.2.2　虚拟现实环境下的手术实训平台

达·芬奇手术机器人是利用远程系统外科手术系统,利用 3D 立体高清图进行远程微创手术操控,再结合人工智能技术的融合,元宇宙医学将会给医学领域带来新的发展。在达·芬奇手术机器人的基础上,直觉外科又开发了一款名为 SimNow 的手术实训仿真平台。这是一个支持云的模拟平台,允许外科医生学习和练习他们的手术技能,其中包括一个用于练习系统技能、程序培训练习和虚拟现实体验的真实模拟库。平台拥有与达·芬奇手术平台兼容集成的硬件组件,可以在所有达·芬奇系统上进行训练。此外,SimNow 提供模拟性能测量和可定制的课程来管理技能发展。图 13.14 所示为直觉外科 SimNow 平台界面。

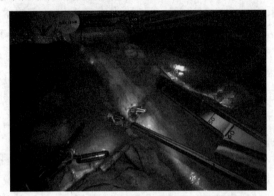

图 13.14 直觉外科 SimNow 平台界面

虚拟现实(VR)模拟真实人体器官,为手术进行模拟并提供准确判断的依据,为以人工智能为基础的元宇宙在医学上的实践成功地迈出了一步。可以预测的是,元宇宙医疗将会给医疗领域带来许多新的维度,通过虚拟现实(VR)结合增强现实(AR)等技术用来模拟真实物体为医疗领域在预测、诊疗、手术和治疗方面带来了新的发展可能性。以人工智能为基础的元宇宙在未来医疗领域将会有非常大的潜力。成立于 2014 年的 Vicarious Surgical 正在开发将类人机械臂与虚拟现实技术相结合的手术机器人,允许外科医生进行 360°的可视化访问。Vicarious Surgical 首先围绕手术机器人进行了改良,其机械臂只需要通过一个1.5 cm 甚至更小的切口就可以进入腹腔,并可以在各个方向上自由移动。同时机器人的每条手臂拥有 28 个传感器,能够测量手术机器人的力量、行动、定位,做到完全复刻外科医生从肩部、肘部再到手腕的自然运动,做到让手术精度、视觉影像和控制都实现最大化。外科医生通过佩戴 VR 眼镜、操纵手柄,就可以感受到 360°全景般的逼真感,仿佛直接进入了患者腹腔。

13.2.3 基于 5G 触觉互联网的远程手术机器人

虽然达·芬奇手术系统可以放大 20 倍三维成像,让医生所看见的手术区域变得更清晰,然而达·芬奇手术系统仅能反馈视觉信息给医生,只依据视觉信息判断器械对组织的作用力或其他特性,这大大提高了手术的不确定性,甚至存在一定的手术风险。随着 5G 技术的诞生与普及,科学家们正开始构建触觉互联网。这并不严格指实际意义上的触觉,而是指触觉反馈背后超快的响应速度。触觉是一种抽象的感官数据,需要通过传感器进行采集,其中可捕获的触觉数据包括压感、接触点位置、温度、湿度等。早在 2014 年德国教授 Gerhard P. Fettweis 就率先提出了这一概念。他认为,触觉互联网是一种低延迟、高可靠性、高安全性的互联基础设施。同年 8 月,国际电信联盟(ITU)发布一项触觉物联网的技术观察报告(Technology Watch Report),该报告概述了触觉互联网的潜力,探讨了其在工业自动化和运输系统、医疗保健、教育和游戏等应用领域的前景。

触觉互联网在手术过程中新增触觉反馈,且能保证人与机器在超低延迟、极高可靠性及超强安全性的条件下实现视觉、听觉、触觉等感官信息的互动,基于5G触觉互联网的远程手术机器人如图13.15所示。在远程手术过程中,医生不仅能细致地观察患者的症状或伤口,"望闻问切"都成为可能。例如,医生可以远程通过手术机器人的活检钳,触碰病人肿瘤的硬块,而手术机器人会将诊断过程中的触觉实时反馈给医生,医生可以结合其他多模态数据判断病变程度等。

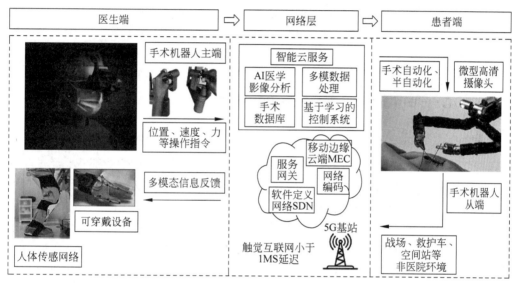

图 13.15 元宇宙下的手术机器人

13.2.4 智能制造技术推进手术机器人高速发展

智能制造是元宇宙应用的另一个广阔天地,数字化转型、数字化工厂和自动化车间与元宇宙的技术应用紧密相连,工业设计从CAD、CAM逐渐走向全虚拟化设计、工业仿真制造和自动化生产,工业元宇宙是通过人、机、物的深度融合,结合物联网和5G通信技术推动传统工业的数字化转型,目前基于数字孪生的设计工具(如西门子NX,法国达索SolidWorks)已经在智能制造企业广泛使用。目前存在的一个问题或机会在于实现数字化转型需要大量的智能制造数字化设计工程技术人员,也就是工业元宇宙的设计人员,数字化工厂不是一天能建成的,特别是现有的制造工厂的数字化改造更加复杂与困难,一方面需要保持一定的生产能力,另一方面还需要逐渐提升数字化、自动化和智能化的水平,减少人员数量,扩大生产规模,降低碳排放。为此,需要培养大量的智能制造数字化设计技术人员,掌握的工具包括各种通用数字化开发工具(如Unity3D、UE)和人工智能及大数据应用技术等,因此,各类职业院校需要进行人才培养的结构化转型和调整。

在国家推进的高校与企业共建产业学院的合作与有效性方面,还需要考虑企业的实际需求与积极性,地方政府需要对共建的联合实验室、实训或研发中心等机构给予经济上的支持,例如国家与企业等比例投入,联合实验室或中心原则上隶属于企业,用于联合产业学院的人才培养。目前的高校产业学院应该面向应用类人才培养,区别于现有的学术研究型人才培养,采样 3+1 的新方式(3 年在校学习,1 年在企业实训),只有参与企业的实际工作才能达到实用的技能,学生的就业竞争力与企业满意度才能显著增强。

此外,培养多能工的应用型教师队伍也非常重要,一方面需要吸收来自企业的高级技师担任教师(或兼职),另一方面需要给予在企业获得应用能力的教师给予职称晋升的机会或薪酬。智能制造中的一些元宇宙高仿真和交互技术也给高校或科研团队带来项目与应用机会,基于实体制造单元或产线的培训都可以在元宇宙空间进行,它可以减少企业和职业学校的设备、环境和人力投入成本,让更多的学生可以进行各种复杂或危险环境下进行实训或实践,并提高全面的技术技能,提高企业的满意度,从而让应用技能型技术人员也同样获得社会和企业的认可,并改变人们重学术轻技能的观念,鼓励工匠精神,让实际技能成为创新的基础和源泉。

13.3　元宇宙与医疗全要素能力测评

医疗教育培训给元宇宙技术应用提供了最佳和最适合的场景,今天中国还只完成了基础知识的普及教育,职业和能力教育培训还远没有开始,德国所有的职业都需要经过职业培训(否则不能上岗),元宇宙将给中国带来教育培训和终身学习的极好机遇。元宇宙应用的一个显著特点在于知识的可视化,教育的一个重要而又有效的方式就是实现教学可视化,人类早期知识是从可视化(师傅带徒弟)的模式开始的,后来学者将知识抽象化描述成文字写在书中,教师则努力将抽象的书本知识通过实验、画图或讲述形式再传授给学生,因此,它也就导致了学习方式的各种困难。元宇宙教育的一个核心思想就是把知识通过可视化直接传授给学生,让学生更加易于理解、接受、记忆和实践,同时,也让教育和学习不再枯燥,而是充满趣味性、生动性和可交互性。

元宇宙应用中最新的教育方式是将书本的知识先进行结构化描述,通过知识图谱表述每一个知识点及其连接关系,通过对每一个知识点的可视化内容设计和创作,以及基于人工智能工具的应用,可以让学生自由地选择学习路径,并在学习的互动过程中完成对内容理解的测试,一门技术或课程学习结束后将依据全要素知识点的掌握情况,自动完成对能力的全要素测评,它完全可以取代今天的抽样考试模式,基于知识点和人工智能(发生器)的数十万个测试用例可以精准评价一个学习者或被测评者的实际能力,它也将为企业精准招人用人和按能力付薪带来革命性的变化。由于测试是任意时间自由选择的(每次测试均为不同问题),因此,学校各学科课程入学或毕业考试均可以让学生自由选择时间和频次,获得规定的累计学分可以获得文凭或资格证书。由此,每一个年轻人可以采用不同的学习方式(允许在校或非在校),元宇宙目前的教育手段已经可以将学校的每一个课堂通过全景多媒体课堂连接到任何一位进入元宇宙平台的个人,你可以自由选择进入任何一个学校或教师的虚拟课堂,然后去参加各种全要素能力测评,进而获得文凭、资格或者直接就业的机会,社会的内卷方式或意识也会自然消去,能听懂高校课程并完成全部学分的学习,可以授予一样的文凭。

元宇宙正在推动教育逐渐从抓入口而转向抓出口,人们从追求文凭而转向提高能力,并会按照市场人力资源需求而对人才能力取向进行自然的选择调节,从而形成能力导向的社会。在元宇宙教育发展进程中,随着各种教育工具平台的智能化,越来越多的教师将会从事元宇宙各种知识多媒体课程的设计与创作,包括基于虚拟人的教师讲课内容设计,可视化、剧本化、个性化和智能化的教育模式将层出不穷,学生将从被动的单一路径学习模式转向非线性的个性化和兴趣化的学习新模式,课程的学习周期(或课时)将大大缩短,实训、实践和创新探索的时间会加长,面向能力提高的全科岗位职业能力培训中心将会造就新兴产业,并将形成校企联合培养应用型人才的新局面,人力资源也能更加符合和满足社会的需求,人们开始追求学习自己感兴趣的内容和符合市场需求的知识与技能,最大程度地满足社会经济增长的实际人力资源需求,促进生产力结构的显著改善,同时也带动教育行业的转型和高速成长,形成知识创作所需要的大量就业形态,家庭的各种教育负担将大大减轻,生育焦虑问题也可以得到缓解,生产力可以获得充分的释放,人们将在获得市场需求能力的情况下获得相应的报酬,社会也将变得更加和谐和稳定。

在元宇宙推进下的多元化教育学习将提出对人力资源能力测试评价的需求。人力资源能力测评是指测评主体采用科学的方法,收集被测评者在主要活动领域中的(行为事实)表征信息,采用科学的方法针对某一种能力测评指标体系做出量值或价值的判断过程,或者直接从所收集的表征信息中引发与推断某些能力特征的过程。例如,企业在人员的招聘与录用中,一般是采用情况登记、面试甚至试用等测评技术,收集应聘人员的行为事实,然后针对岗位所需要的素质,做出有或无、多或少、高与低和优与劣,以及可以录用与不便录用等一系列的综合判断。

本节探讨人工智能机器学习方法应用于医疗行业的人力资源测评中,在医疗招聘中进行人员的职业适应性和能力进行量化标识,通过对医疗企业已经积累的人员的信息作为识别样本,采用机器学习的方法建立识别训练模型,通过采用通用的多层卷积神经网络实现招聘能力的自动识别,它探索如何解决医疗企业在人员招聘中搜索数据库所面临巨大工作量,特别是精准招聘和用人的需求是一项重要的探索、试验和应用。

目前广泛使用的图像识别模式为基础的神经网络深度机器学习算法同样也可以用于知识图谱所对应的相关人工智能识别任务。知识图谱对应是指同样的目标实体或概念在不同的图谱中的表达可能会不同,如果将这些描述了同一目标的实体或概念进行对应和合并,则可以将多个知识图谱进行融合,形成一个更完整的知识图谱。由于图神经网络有识别同构子图的能力,而可对应的实体对周围通常有相似的邻居,即具有一定的同构特征,因此有不少工作将图神经网络用于知识图谱的实体对应任务。

在非监督情况下的深度机器学习模式识别的零样本图像分类任务中,可以利用知识图谱建模类别与类别之间的关系,从而将特征从有样本的已见类别(Seen Class)迁移到无样本的未见新类别(Unseen Class),以分类新类别的测试样本。在特征迁移的过程中,可利用图像神经网络对包含了类别间关系的知识图谱进行编码,并在图谱中进行特征信息的传播。如图 13.16 所示,未见新类别的样本特征可通过聚合其周围已见类别的样本特征学习得到,最终为每个未见新类别学习到一组特征向量,用于目标图像的分类。

采用类似图像结构的模式描述是一种强有力的数据建模方法,知识图谱是利用图像结构建模知识的方法。基于图论的系列图像算法可以有效地用来对知识图谱进行挖掘、分析和可视化。图像嵌入和图像神经网络都是重要的对图的结构特征进行处理的表示学习的方法,与知识图谱嵌入和规则学习等方法不同,图像表示学习方法侧重于图像结构的处理。知识图谱嵌入模型和规则学习等方法更加侧重于语义和逻辑结构特征的学习,而非图像结构的学习。更好的知识图谱表示学习方法需要综合利用好语义、逻辑结构的特征学习和图像

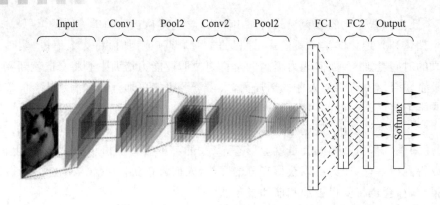

图 13.16　知识图谱与图像神经网络实现图像模式分类

结构的特征学习等多种方法。此外,随着知识图谱规模的不断扩大,大规模图像数据的处理,也就是基于大数据计算引擎的图像计算也是可以深入研究和分析相应的特征与技术问题。

13.3.1　医疗行业能力测评的意义

本节旨在探索研究机器学习用于医疗行业人员的能力测评。在当今的社会体系中,无论是企业招人或用人,还是学校招生、聘用教师或是各种医疗岗位的人才选拔,都需要进行各种考试和面试,一些有经验要求的岗位还需要查阅或验证各种知识经验,其复杂性和工作量非常大。更大的问题还在于现有的人工测试、评价和匹配的准确性还存在问题,往往发生错误的判断或错误用人,面试过程中的主观因素、片面性和面试者自身的能力等限制因素也产生了误判或误用等诸多方面的问题,人工面试不可能在一个高维度的全要素空间进行识别。

机器学习用于医疗行业人力资源能力的测试和评价,可借助于大数据在高维的张量空间进行识别和判断,通过采集的考试、测试、面试和经验样本数据进行系统性的深度学习和大模型预训练,提高人才能力的准确识别和评价,克服了人工面试测试中只能考察部分关键因子的缺陷,通过机器大模型的深度学习算法,从多层次全要素通过样本训练识别构建万亿级的模型参数,可以使得招聘的匹配度达到非常高的水平。本研究采用 Tensorflow 提供的基本学习框架进行了实践和探索,可以为今后人才的选拔提供有力的实验工具和应用探索。

医疗行业全要素人力资源能力测评研究的社会意义还在于:依据大数据的能力测评,将可能替代现有的各种考试制度、企业的人才招聘和岗位能力评价,它可能会促进社会能力或资格体系的形成,并将机器定向测评和大数据综合分析的结果(或报告)作为一种新的能力证明(文凭),人们也因此会更加注重多路径的能力学习、实践和掌握。典型的应用可以包括各类学校的新生入学考试(如高考、中考和职考等),医疗行业企业人才招聘(如能力测评、性格测评和经验测评等),能力资格评价(如定向测评、资格测评和匹配测评等)。目前采用人工智能的全要素测试方法,相比人工测试一般需要较长或更多的时间,例如需要一周或五天左右分不同关注要素领域完成全要素测评,需要从技术、智力、能力、职业和心理等多个二元维度进行测定数据,然后通过人工智能进行深度学习和准确识别。

13.3.2　能力测评人工识别与机器识别方法对比分析

本节以生物医学领域的技术技能为对象阐述全要素能力人工智能测评的方法,医疗岗位人员招聘是目前医院和医疗服务机构面临的突出难题,现有的抽样考试和资格认证并不能全面准确评价医疗人员的真实技能,在医疗机构用人和考核方面也存在不够全面和准确的评价,本节描述的方法也可以在其他相关技术领域依据具体能力要素科目加以推广或应用。

1. 职业综合适合性测试诊断

本节试验医疗行业招聘是对应聘者进行职业适合的综合性测试,测试的方法是采用具有 223 道不同题目的测试问卷,被测试人员只需要按照实际情况凭个人直觉回答每个问题(无须深度思考),并如实填写,否则可能会出现诚实性的严重问题,表 13.1 是测试卷的局部问题举例。

表 13.1　职业适合的综合性测试问卷(总共 223 道题目,局部内容表示)

序号	问题 1. 以下是关于对自己本人的调查问题。回答各问题时,请在答案上选择。					
	阅读下面每道题,请凭直觉回答每个问题(无需深度思考)	答案 完全符合	基本符合	不能肯定	基本不符合	完全不符合
1	(1) 能爽快地承认自己的失败	5	4	3	2	1
2	(2) 遇到困难就逃避	5	4	3	2	1
3	(3) 擅长策划和组织各种活动	5	4	3	2	1
4	(4) 被别人批评或听到刺耳的话时很难受	5	4	3	2	1
5	(5) 不辜负周围人的期待和要求	5	4	3	2	1
6	(6) 善于说服别人和与人打交道	5	4	3	2	1
7	(7) 擅长学习别人的要领和方法	5	4	3	2	1
8	(8) 不跟亲朋好友在一起时会感到不安	5	4	3	2	1
9	(9) 与人说话时经常抱肘和跷脚	5	4	3	2	1
10	(10) 越处于困境越是斗志昂扬	5	4	3	2	1
11	(11) 喜欢出主意和提建议	5	4	3	2	1
12	(12) 即使失败也不会放弃直到取得成功	5	4	3	2	1
13	(13) 经常会想"拥有这种产品就好了"	5	4	3	2	1
14	(14) 工作量一次性增加后会感到压力和不安	5	4	3	2	1
15	(15) 能够周密地制定计划和日程	5	4	3	2	1
16	(16) 想立即在工作中显身手	5	4	3	2	1
17	(17) 好几次犯同样的错误	5	4	3	2	1
18	(18) 感情起伏比较强烈	5	4	3	2	1
19	(19) 跟不好对付的人也能很好地相处	5	4	3	2	1
20	(20) 非常要强	5	4	3	2	1

此前医疗行业测评的方法是在应聘者提交答卷之后,采用与历史数据比较的统计方法进行匹配性识别,确定该人员的类别所属。根据医疗行业企业历年积累的人力资源数据,进行各类统计分析,对照入职员工的数据和历年的业绩表现,通过选择关联的测试问题判定各个类型或特征值(均值)。这种方法的优点在于企业对现有人员和离职人员的充分了解和评价作为基本的样本数据,通过每年积累的人力资源数据不断进行优化和调整,形成一个基本的判决准则,用于对新招聘人员的测试判别依据和标准,如图 13.17 示例所示(局部测试分

析视图)。

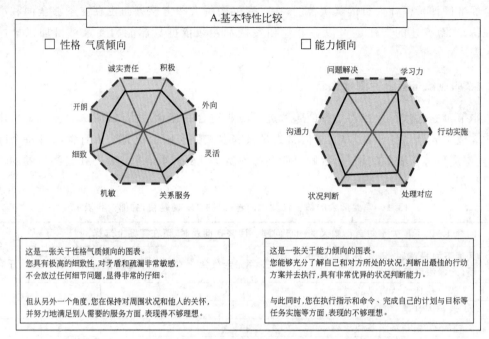

A.基本特性比较

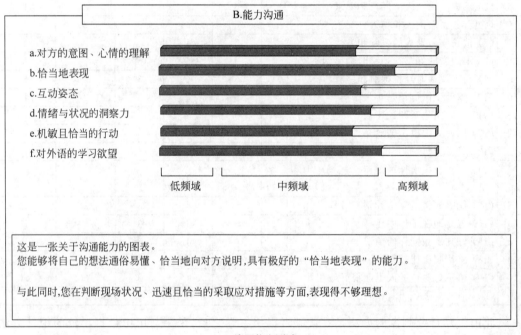

B.沟通能力测试

图 13.17   医疗行业招聘中候选人的职业适合性测试与数据可视化(局部示例)

2. 技术能力的二元度量测试诊断

技术能力的测试模型(问题)构建方法一般选择两个维度(D_1,D_2),D_1 反映这个问题的纵向深度或者难易程度，D_2 则反映出回答这个问题的不同方法或者经验，这也是人工面试中经常做的，例如，困难的问题是如何思考分析得到的，理解的要素和出发点在哪里等。设计这些技术测试问题需要依据知识图谱，并结合专家相应的专业和经验进行分割，并且还需要在应用中不断进行优化。

(1) 数字图像描述能力二元测试($2D$，28×28)。

数字图像描述能力是软件开发人员的关键技能。其中，$D_1[L]$：难度($0 \sim 27$)，此维度反映该语言中表现出一定复杂度的技术环节。$D_2[L]$：经验($0 \sim 27$)，此维度反映依据不同的经验可以解决的不同的问题类型。其中，L 代表本企业希望掌握的数字图像能力。这样，每个能力形成(28×28)二元能力张量，每个单元的值为 $1 \sim 5$。产生的张量空间为 $28 \times 28 = 784$。测试时候选择 $1 \sim 2$ 种目标语言进行测试，需要 $0.5 \sim 1.0$ 天时间完成。

(2) 智力和理解力二元测试($2D$，28×28)。

智力和理解力是软件开发人员需要具备的基本素质，其中，$D_2[T]$：智力($0 \sim 27$)，此维度反映该智力测试问题的所需要的智力水平或复杂度。$D_2[T]$：理解力($0 \sim 27$)，此维度反映不同复杂问题所需要具备的不同理解力。这样智力和理解力就形成了(28×28)二元张量，每个单元的值为 $1 \sim 5$ 表示。需要设计的张量空间为 $28 \times 28 = 784$(问题数量)。测试需要约 0.5 天时间完成。

(3) 管理能力和经验的二元测试($2D$，28×28)。

管理能力和经验是技术人员自我管理和效率的重要指标，其中，$D_1[T]$：管理能力($0 \sim 27$)，此项维度问题反映该人员处理各种不同复杂度问题的能力。$D_2[T]$：经验($0 \sim 27$)，此项维度问题反映不同复杂问题所需要具备的不同经验。这样管理能力和经验就形成了(28×28)二元张量，每个单元的值为 $1 \sim 5$。需要设计的张量空间为 $28 \times 28 = 784$(问题数量)。测试需要约 0.5 天时间完成，这项测试主要针对管理或业务岗位。

3. 基于机器学习的职业适合性和能力综合测评

本节研究机器学习(AI)方法是采用类似手写字符识别的算法模型进行的探索应用，基本思想是将原来文字的二维张量与特征一维向量关联起来，其识别的算法和原理是基本相同，就是通过将人员的全要素指标作为一维向量输入，并在棋盘距离上适当考虑各个特征要素的相关性，并获得十种不同类型的人员标识，如果可以获得足够多的人力资源大数据(样本)，则可以实现人才的精准识别和匹配，否则就需要在迭代中通过不断参数优化取得准确识别。

人员招聘的机器学习识别方法是采用在卷积神经网络(Convolutional Neural Network，CNN)的算法，在人工的全连接神经网络中，每相邻两层之间的每个神经元之间都是有边相连的，通过输入样本进行卷积神经网络的模型训练，获得各层参数，然后对于新招聘的人员输入相应的标识向量，确定对象的所属类别(如图 13.18 所示，神经元的传播计算方法)。

本节采用 TensorFlow 机器学习框架，它是谷歌基于 DistBelief 进行研发的第二代人工智能学习系统，其命名来源于本身的运行原理。Tensor(张量)意味着 N 维数组，Flow(流)意味着基于数据流图的计算，TensorFlow 是张量从流图的一端流动到另一端计算学习识别过程。TensorFlow 是将复杂的数据结构传输至人工智能神经网中进行分析和处理过程的系统，本研究使用卷积神经网络的通用算法(具体算法省略，可见文献[7,8])。

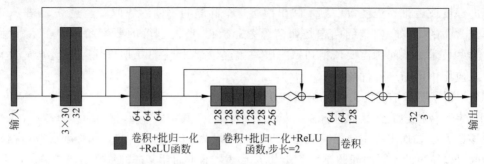

图 13.18　机器学习卷积神经网络结构与传播计算方法

13.3.3　测评中的能力数据量化与指标

目前的机器学习和人工智能的研究,首先需要解决有效数据问题,当前的招聘存在许多问题,特别是中国巨大人力资源情况下的人才发现、测评和匹配性问题,以下阐述方法和内容旨在探索解决人工招聘中存在的痛点问题。要实现机器学习,首先需要解决有效数据问题,如果可以取得人员的全要素量化数据,并且可以提供各类人才、能力和岗位适合性等人力资源特征的大数据,那么机器学习和神经网络识别方法就可以发挥重要的作用,本节结合企业关注的人力资源要素进行了数据量化分析,探索应用机器学习进行分析研究。

1. 基础能力量化指标

基础能力的考试对于一个员工能否成为最优秀的员工非常重要,换言之,一个基础能力(综合考试)差的员工未来一般不会成为公司最优秀或出色的员工,但是他可能可以成为一名普通员工,企业也是需要普通员工的,那么如果这名员工的心理测试是希望成为最优秀的员工,则匹配度就不吻合,这时就不应录用。

2. 技术和编程能力量化指标

从人员的现状和历史对比数据来看,考分最高的人员在企业成长得最好(表现为最优秀),因此外包企业的技术人员在入职的时候一定要进行技术考试,特别是编程方面的考试,考试分数最高的人员如果不存在特殊明显的缺陷,应该给予录用的机会,其正确性可以从历史的数据中获得判断,也是企业经过验证的经验。通常的方法是每年需要出两套试卷(AB卷),并且保持难度和评分的计算基本相同,这样可以保持长期的数据对比、分析和判断。

在选择能力因子量化指标的时候,需要考虑其规律性和敏感性,同时在采用这些数据进行机器学习时,初始权重可以依据不同类型设定不同的数值,通常重要的能力测试度量值应该设立比较高的权重,在有监督学习的多层网络中,中间层的权值是通过样本的训练反复修改逼近所产生的,因此,它往往更能代表实际样本或者动态学习中标志特征参数。

13.3.4　知识或能力的二维分格法

1. 知识抽取和能力的空间定位

在能力测评中对一个课程的结构化转化非常重要,也是构建知识图谱的基础,每个知识点或技能可以设定矩形的分割图(章),原则上横向为知识的前后顺序(节),纵向为该章再细分的内容,由于知识各部分的内容比重不同,因此,不一定按照章节进行分格,部分相关内容可以放在一起,也还可以按照知识的结构图来进行分割,这样可以保持内容更多的关联性。无论何种知识点画像的分类方式,部分局部的格子不能覆盖是属于正常的情况,犹如图像中的背景。然而在产生基本原型模型之后,如果再通过模型发生器产生海量的样本数据,则这些空的格子可能会产生新的数据。

可以收集大量试题库,按照题目所属的位置编入相应的网格,理想的结构是试题可以覆盖全部的网格,但是考虑各种技术的复杂性和必要性,这种充分性(满秩)不是必需的,这种分类方法的优点在于类似大数据的测试题收集方法,投射到相应的能力网格中。这样在机器测试的时候只需要自动在每个网格随机抽取一个题目即可进行测试。当然,各个网格的权重也还可以设成不同初始值,高权重一般代表知识点或技能比较重要的部分。

在知识图谱转化的过程中,通过技术手段获取文本知识主要有三种对象。①结构化文本。它具有严格的格式标准,是通过一定规则生成的文本,此类文本的抽取非常容易,如数据库中的文本信息等。②自由文本。它是指日常生活中符合语法规范的文本信息,如论文、书籍、新闻等。③半结构化文本。它介于前两者之间,符合一定规则,但是与日常的语法规范相异。这类文本通常经过一定处理,但没有固定的形式,如报表、广告文本等。随着网络的普及,网络信息量爆炸式增长,社会进入大数据时代。以前的技术已经不能满足如此大量的数据处理,需要运用自然语言处理技术才能实现文本自动采集。知识抽取的过程是从待处理的文本中抽取有用的信息,并填入设定好的模板(Template)中。模板是由多个槽(Slot)组成的,知识抽取的目的就是抽取文本信息,填充相应的槽形成结构化文本输出。

通用的知识抽取结构是由 Cardie 提出的,它由五个步骤组成。①符号化和标注(Tokenization and Tagging)。输入文档首先经过分段、分句,然后进行词性标注,有些系统还会加入语义标注。对于中文文档而言,在文档完成了分句后还要进行自动分词的处理。由于汉语本身的特点,该步骤的处理对中文信息抽取系统的性能起着比较关键的作用。②句法分析(Syntactic Analysis)。信息抽取系统将识别待处理文本的名词短语、动词短语等各种语法结构,并选择一步或多步策略进行句法分析,以识别与抽取任务相关的各类命名实体(Named Entity,NE)。③抽取(Extraction)。系统利用与领域相关的抽取模式来识别待处理文本中各个命名实体间的关系,根据抽取任务将需要抽取的信息抽取出来,并填入输出模板的槽中。④指代合并(Merging)。它主要解决待处理文本中命名实体的共指消解(Coreference Resolution)问题,即两个指代都指向同一个命名实体。系统如果发现这种问题,那么会将两个指代合并。让信息抽取系统识别待处理文本中相同命名实体的不同表达式,并将它们合并,这是一项比较艰巨的任务。这个问题解决得好坏直接影响着信息抽取系统的性能。⑤模板生成(Template Generation)。这一步主要完成推理和新模板生成的工作。推理是根据抽取任务并结合领域知识来对待处理文本进行推断以得出抽取信息的过程。当等待处理的文档中包含多个事件(Event)时,需要生成多个模板分别对这些事件进行信息抽取,一般形式的知识抽取过程需要根据获取知识的特点,设定相应的知识抽取方法。

在测评应用过程中,人工智能机器按照岗位不同的需求,自动从网格中随机选择测试题进行测试,并产生输出能力画像(16×16)。每个网格的测试结果用一个数字(像素)来表示,封闭式问题为 0 或 1,开发式问题取值一般为 1~5。总体设计上,每个知识点所占的区域与其他区域不相交,除非是完全同类问题。

2. 知识点的细分裂变分解

基于元宇宙空间计算的人工智能技术测评的一个特点在于测试形式的多样性,既有文本的结构化测评,也有视频和音频内容的测评,甚至还包括一组行为动作的测试判断(如谷歌的 Gemini)。这里需要指出的是全要素人工智能测试需要将复杂问题(包括综合问题)进行分解,以便机器提问并取得确定性的回答,从而构成不同的适合人工智能处理和识别的问题。图 13.19 是基于关联结构的知识点分格法示意图。

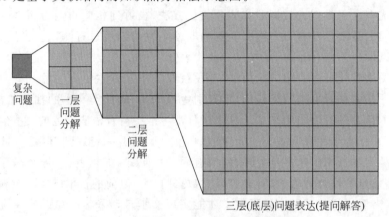

图 13.19   基于关联结构的知识点分格法

复杂问题或综合问题(例如需要层次化实现的算法问题),则需要进行问题分解,分 2～3 层举例几种常见的情况,然后通过枚举的方式(如不同算法),分解出最常出现的终结问题,让测试者做出简单动作选择。这样,一方面测试对算法的理解力,经验性和逻辑性判别能力,另一方面可以适合手机视频面试操作,满足全要素大数据测试的需要。

3. 基于知识点结构的能力度模型

在元宇宙能力测评中,各种测评的信息可以动态地反映出来,包括知识点的连接关系,被测试者的路径选择情况,受测试者可以依据自己的能力情况或兴趣选择不同投射网格的测试,并逐渐完成全面的或者不同时完成(且无须重复)的测试。投射的基本原则是:同一类问题需要投射在一个格子中。可以测试多个知识点的问题允许投射在多个格子上,但是应该尽量减少这种情况或频度。因此,复杂问题的分解是一个关键性的工作,需要较大的工作量将现有各种能力测试题分解成机器可以使用的子题,并能让测试者可以及时给予选择,满足全要素大数据的测试要求。

知识或技能经过裂变分解之后,任何一个问题测试点都可以投射在能力矩阵上,即全要素测试。每一个格子内可以存放 $n(n>0)$ 个同类问题。因此,现有的知识或技能测试题都可以投射在一个或多个格子中,投射多个的原因在于部分测试题可能同时覆盖几个测试点。

通常一个大的知识点不是只占一个格子,而是占一个区域,在其周围分布一些相关性的问题集合,因此,在取得一个测试集合之后,中心问题在中间,边缘问题或相关问题则在其边缘的格子里。在建立好知识点测试模型基础上,依据这些知识点的问题回答及数据区间情况,确定若干不同能力人员的数值尺度作为度量的基础是一项关键性的工作,也相对于初始数据或者称监督数据。

最后,需要指出的是本项研究主要还在于元宇宙平台环境下多模态能力的测试,在实际运用中,可以依据不同行业和职业的特点,选择或增加一些必须测试的项目和要素,测评的方式也可以更多融入类似人工面试的评价方法,人工智能的机器学习技术将可以很好模仿人的面试过程,特别是今天一些最新人工智能工具或平台(如 ChatGPT)的嵌入应用,包括通义千问和讯飞星火自然语言理解方面的应用,更好地通过大数据,结合面部表情识别和肢体动作识别实现更高水平的情感识别与度量,以判断能力或职业的符合性。

13.4 元宇宙数字人专家医生

智能医疗是整个社会的一种期待,也是元宇宙非常具有社会价值的应用场所,基于大数据的人工智能技术已经在医学影像与诊断技术方面获得突飞猛进的发展,元宇宙医疗就是智能医疗的最佳入口。通过构建数字人专家医生,可以解决目前大医院专家医生短缺和高负荷的困扰,目前元宇宙技术工具(如 UE、Metahuman)已经可以做出一个完全一模一样的高仿真专家医生,通过与大数据智能体(Agent)的连接,一个数字专家医生可以同时为数万患者提供问诊服务,患者通过各种接入设备(如电脑、手机、平板、VR 和 AR 等)预约问诊,并且可以是较长的时间和一致性的服务品质,基本目标达到普通病理诊断水平等于或高于实际现场专家的医生的水平,人们就会乐于使用并享受这样便利的服务,对于出现较为复杂的病例情况或疑难杂症,智能系统将自动接入专家医生的人工专家团队进行会诊或复诊,如此人们的信赖度将显著提高,医生或医院的服务质量也可以显著改善,生活健康水平也相应获得提高。

数字人是一个统称,目前按不同的应用场景又可以分为数字偶像、数字员工、数字医生、数字教师和数字主播等。全真数字人的商业化已经走上快车道(如硅基智能),在现实实践中按照技术、应用、呈现方式可以分为不同的类型。从技术层面,数字人可以分为真人驱动型和智能驱动型两大类。真人驱动型强调"人机耦合",是目前相对成熟的一个领域,发展到完全的智能驱动需要经过一个长期发展过程。智能驱动型强调"人工智能",是目前研究的重点领域,也是人与机器相互理解的关键所在,通用自然语言理解已经取得突破性进展,目前 OpenAI 最新推出的通用语言大模型(Chat GPT4)已经可以理解和回答人类复杂的问题。目前微软公司最新推出的在线聊天机器人(ChatGPT)已经可以识别和回答许多复杂的问题。

全真数字人(或超写实数字人)的制作软硬件系统平台包括建模系统、动作捕捉系统、渲染系统等,通过传感器、光学器件等获取人物的各类信息,利用软件算法实现对人物形象、动作的重现。硬件包括显示设备、光学器件、传感器、芯片、AI 能力开放平台,以及动作捕捉、表情捕捉设备等。显示设备既包括手机、电视、投影等 2D 显示设备,又包括裸眼 3D、VR 和 AR 等 3D 显示设备(如苹果的 Apple Vision Pro,可以实时面部建模);光学器件用于视觉传感器、显示器的制作;传感器为全真数字人的数据采集提供技术支持;芯片为传感器数据预处理、模型渲染、AI 计算等提供支持;AI 能力开放平台主要提供计算机视觉、智能语音、自然语言处理、机器学习等方面的功能,也包括区块链技术在全真数字人中的应用。

1. 真人驱动的全真数字人

真人驱动型全真数字人（图 13.20）采用"CG 建模＋真人动作捕捉"方式构建,可以看作传统影视制作 CG 技术的延续。在完成原画建模和关键点绑定后,全真数字人由动作捕捉设备或摄像头基于幕后的"中之人"的动作和表情驱动,赋予全真数字人动作、表情、语言,并完成表演、现场互动和直播等。近年来算法上的进步大大降低了动作捕捉的设备门槛,也降低了全真数字人的使用门槛,全真数字人在虚拟偶像塑造、虚拟直播等场景中被大量使用,这是当前行业最常用、也将长期存在的驱动模式。该类型主要攻克的技术难点是"中之人"的微表情、微动作的捕捉以及展示的稳定和流畅,强化学习将是一个重要的探索方向。

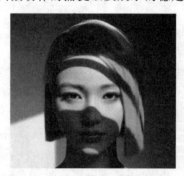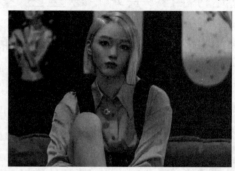

图 13.20　真人驱动型全真数字人

按照应用场景的不同需求,全真数字人可以分为 B 端、C 端两大类应用。在 B 端应用中,全真数字人主要是企业的数字员工,或品牌官、主持人、导游、医生和教师等特定工种的"替身",如百信银行推出虚拟品牌官 AIYA,新华社推出数字记者小诤等;C 端的消费者应用端,则出现了大量的数字人主播和数字人偶像作为网红艺人或"明星分身",如迪丽冷巴、菜菜子等。而全真数字人的应用平台则主要为哔哩哔哩(B 站)、小红书和抖音直播等。

2. 智能驱动型全真数字人

智能驱动型全真数字人,依托深度学习方式,可以实时或离线驱动眼部、眉毛、嘴部等的面部表情,以及语言、动作等。智能驱动可以让全真数字人通过学习数据,拥有真实人类的动作、表情甚至是记忆、思想等,结合目前的通用自然交互多模态大模型,形成独特的"人设",获得独特的技能,并可自主完成对外互动与输出,它是全真数字人的技术发展方向。该类型目前主要是"工具人",例如虚拟客服、虚拟助手、虚拟导游等,主要基于知识图谱进行服务,其技术难点主要是语音合成的真实性、能否精准识别使用者、交互者的需求。而完全的智能驱动型全真数字人,包括人设、人的思想记忆及主动互动与输出,技术门槛较高,也是技术型公司攻坚的难点。从应用层面,全真数字人主要分为服务型、表演型和身份型三大类。服务型全真数字人在企业中被更广泛地使用;表演型全真数字人则因数字偶像、明星数字分身等更具流量吸引力和商业想象空间;身份型全真数字人最具市场想象力,因为未来元宇宙时期每个人都可以拥有自己的虚拟分身。服务型全真数字人强调功能属性,如数字人主播、数字人教师、数字人客服、数字人导游等,也包括具有陪伴、关怀价值的数字人助手、数字人关怀师等,主要为物理世界提供各种服务,在经济生活中具有创新、降本和增效的生产力价值。

13.4.1　数字人技术与医疗专家门诊的元宇宙应用场景

元宇宙智能型驱动型数字人主要提供各类可交互的服务,部分还处于初级阶段,如银行平台的服务数字人,医院平台的服务数字人等。当前各种展示场所中,表演型全真数字人强调偶像属性,数字人偶像属于此类型,当前主要被应用在娱乐、社交、办公场景中,如数字人偶像演唱会、各个视频网站的数字人直播等等,医疗领域还局限于服务类型的数字人应用。

1. 数字人技术与医疗专家门诊的元宇宙应用场景

超写实全真数字人是当前主流的发展方向,通过精细设计、技术合成,尽可能贴合真人形象。从诞生之日起,超写实全真数字人就绕开了"二维""卡通"等特点,其高清人物建模、服装及专属饰品设计、专属场景设计等更具数字资产属性,特别是 AIGC 的快速发展与应用。因其具有"超写实"的特点,可与物理世界中的人物身份一一对应,在当前更具代表性,更可能成为未来人群与元宇宙场景链接的新工具。图 13.21 为超写实全真数字人的效果。

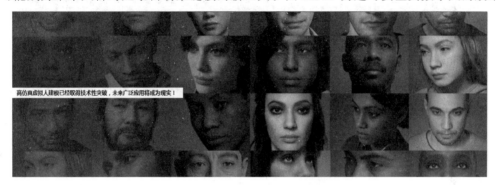

图 13.21　超写实全真数字人的效果

随着技术的进步,全真数字人的"造人"成本在急剧降低。在落地应用方面,超写实全真数字人的整体颜值在快速提升,其外形、性格、人设都可以无限接近完美,满足人们的心理需求,这一点在娱乐、游戏、服务行业尤为重要。同时,全真数字人具有规模化、可复制的特点,其应用不受时间、地点的限制,并且无须休息,有很高的商业价值。此外,全真数字人可以根据不同的应用场景变换形象,掌握并运用多方面的技能,具有广泛的适用性。基于以上优势,全真数字人的应用范围不断扩大,除了在影视、传媒、游戏领域的深度应用,全真数字人也开始逐步在电商、金融、教育、医疗、文旅等场景有所应用,不少企业陆续推出了自己的虚拟数字员工或虚拟 IP 为企业和产品代言,硅基智能每年为三十多万人制作 IP 数字人在各大平台提供服务,这项应用具有广阔的发展前景。未来,随着全真数字人多场景应用的融合,将出现一个无限接近现实的虚拟世界,一个虚实相生的美丽新世界。

2. 支持数字人制作的软硬件系统平台

支持数字人制作的软硬件系统平台包括建模系统、动作捕捉系统、渲染系统等,通过传感器、光学器件等获取人物的各类信息,利用软件算法实现对人物形象、动作的重现;硬件包括显示设备、光学器件、传感器、芯片、动作捕捉、表情捕捉设备等;显示设备既包括手机、电视、投影等 2D 显示设备,也包括裸眼 3D、VR 等 3D 显示设备;光学器件用于视觉传感器、显示器的制作;传感器为全真数字人的数据采集提供技术支持;芯片为传感器数据预处理、模型渲染、AI 计算等提供支持;AI 能力开放平台主要提供计算机视觉、智能语音、自然语言处理、机器学习等方面的技术能力,也包括区块链技术在全真数字人中的应用。

13.4.2　高仿真数字人专家(AI)医生的机器学习过程

2021 年 3 月,美国 Epic Games 公司旗下的虚幻引擎平台 Unreal Engine 发布了一款全新软件"全真数字人生成器"(Metahuman Creator),让零基础用户也能"捏人成功",轻松创建超写实的全真数字人,这是目前最受欢迎的全真数字人工具平台之一,如图 13.22 所示。Metahuman Creator 基于预先制作的高品质人脸素材库,允许用户以自动混合、手动调节的方式快速生成全真数字人,创建的全真数字人具有清晰的皮肤纹路和毛孔,能够做出极其自然的表情,整体形态无限趋近真人。最为重要的是这款软件是还是免费提供给用户使用。

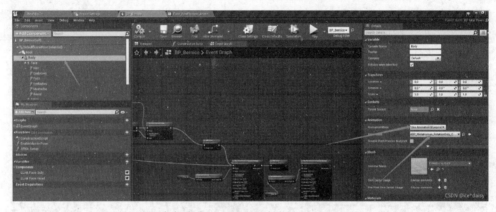

图 13.22　高仿真虚拟人医生的制作工具(Unreal Engine)

作为全真数字人产业的基础设施,软硬件服务方面出现外国深耕多年、中国快步追赶的局面。国外一些高新技术公司推出了多样的全真数字人软件解决方案,在全真数字人硬件方面布局的国外企业也有很多,如提供显示设备的微软、宏达(HTC)等,提供光学器件的爱普生(Epson)、普莱思(Plessey)等,提供传感器的索尼(Sony)、AMN 等,提供芯片的英特尔(Intel)、英伟达等。整体来看,这些处于产业上游的技术方已深耕行业多年,形成了较为深厚的技术壁垒。国内致力于为全真数字人提供基础设施服务的多为巨头公司,如腾讯公司,其推出的 xFaceBuilder 是一套面向专业开发者的全流程管线,能够敏捷生产适用于多种终端设备的数字人脸;字节跳动公司公开了"一种虚拟角色捏脸的技术、装置、电子设备及存储介质"专利,目前已经用于 Pixsoul 平台;搜狗的 AI 开放平台则提供全真数字人的"分身技术"。PICO、STEPVR、影创科技、孚芯科技、偶邦智能(ObEN)等创业公司,则纷纷聚焦硬件提供、XR 解决方案、动作捕捉、面部捕捉方案等。

13.4.3　数字人医生的支持系统与专业在线支持团队

1. 数字人医生的支持系统

中国的全真数字人市场潜力巨大,市场规模和体量未来将超过美国,引领全球发展。从互联网 1.0 到 2.0,中国一直是模式创新的沃土,当前元宇宙技术应用概念兴起,全真数字人产业将首先迎来大发展。在区块链技术层面,由于智能合约还处在早期阶段,行业规范也不明确,因此与中国全真数字人相关的、原生的数字经济的发展会受到一定的限制。但是,这个挑战不会影响全真数字人在实体经济行业的应用。因此,全真数字人在中国的发展优势更在于与实体经济结合,为实体经济赋能。全真数字人使得人工智能、大数据、AR、VR等先进技术有了应用的载体,进而更好地为消费者和产业服务。

2. 数字人医生系统的专业在线支持团队

当下医疗企业跑步入场的元宇宙时代,全真数字人医生作为元宇宙医疗的"通行证"和基础设施,目前元宇宙行业吸引了 Meta、腾讯等平台型公司布局制作引擎和生态平台,推动全真数字人技术、制作、运营类公司拥抱风口,文娱、旅游、金融、教育等应用公司则纷纷推出典型案例,产业链条逐步形成。当下还是全真数字人进入生活和服务的时代。虚拟管家、虚拟老师、虚拟家庭医生、虚拟个人教练等开始陆续服务于人们的生活,能够提供陪伴、关怀等精神需求的全真数字人也有望成为独居人群、老龄人群的福音。远方不远,未来可见。随着人工智能、虚拟现实、5G 技术等的兴起及应用,在市场有需求、企业有布局、技术有支撑的综合作用下,全真数字人终将成为人人相关的新风口。全真数字人的制作门槛快速降低,融合语言、语音、视觉等多模态信息,结合 3D 建模、情绪识别、智能推荐等多种技术打造的全真数字人已经可以实现看、听、说以及交互,并开始应用在互联网、文娱、金融、电商、医疗等行业。由于全真数字人技术具有广泛的应用前景,并与人形机器人相结合,资本也纷纷入局。

与此同时,随着国家医疗大数据系统和医疗数据服务中心的标准化建设以及安全水平的提高,元宇宙医疗大数据建设将带来数字化人才的需求的显著增长,医院的各种医疗数据是非常珍贵的基础数据,通过大量数字化工作结合各种工具的应用,将目前的各类医疗数据全部数字化和结构化,它也会造就医疗元宇宙数字化产业大量的新的就业机会,特别是人工智能和平台应用人才需求的增加,智慧医院和健康大产业也将通过医疗大数据服务取得广阔的市场,各种医疗可穿戴设备直接连接元宇宙虚拟化个人空间,逐渐形成人体的数字孪生和服务产业,更好地管理个人的健康和服务。元宇宙医院也将是各个医院建设的重点,通过数字孪生的智慧化服务,人们的许多医疗问诊和服务都可以在各个医院的数字医院进行,一些化验、检验和一般性检查均可以在社区或乡村医院或专业体检中心进行,而元宇宙的数据连接可以让患者获得在中心城市同样的专家或专业的服务质量,各级医疗机构协同完成相应的服务内容,实现医疗资源的均衡化。

本章小结

本章介绍了当目前宇宙广泛应用的柔性可穿戴设备,预计未来人们的各种特定衣着服装将具有数据采集和信息反馈功能,不仅获得人体的各种定位、运动和健康数据,还具有一些医疗辅助治疗或理疗效果。手术机器人的不断发展,有望代替医生进行常规的医学手术,它们往往更加精细、准确和高效,智能工厂化的常规医学手术服务也将是一种积极的研究探索领域,在专家远程指导、监控或操作下的各种手术将帮助各级分诊医院解决专家医疗资源不足的问题,自然人、数字人和机器人三位一体的医疗服务将出现在各种服务场所或家庭中。

　　此外还研究了在医疗人员聘用和使用中运用机器学习进行能力测评的方法,未来的重点还在大数据全生命周期的人工智能应用方面,目前医疗人员的量化数据主要还是技术考试、职业适合性测试和学习成绩等数据,它是一种监督学习的方法,解决了关注的主要量化指标的高维数据情况的识别判断问题,也是机器学习一个十分有价值的探索。全面的能力测试还需要进行更加全面的度量测试评估,包括视频面试的画面测试,例如由数字人(AI)提出各种技术、智力、心理甚至不同对象的针对性问题,在面试者回答适合测试其正确性、逻辑性和合理性,可以考虑非监督性的学习方法,让机器学习获得各种不同类型人员的分类或所属,以便企业在聘人、选人和用人时候能够做出正确的选择。

　　可以预见,在医疗人力资源大数据足够充分的前提下,通过各类医疗人才的大数据机器学习,可以更加精准识别人才,发现人才,实现医疗岗位的精准和有效匹配,未来企业用人是需要一份来自人工智能机器学习测评的应聘人员能力综合测试量化评价报告,并将这个测评报告(数据)与企业岗位需要进行匹配,以判断岗位的适合性(匹配度)。

【注释】

Metaverse:这一词源自小说《雪崩》,翻译成元宇宙,意为"一个特定的虚拟的空间或世界"。

本章参考文献

[1]　周志华.机器学习[M].北京:清华大学出版社,2016.
[2]　陈根.数字孪生:5G时代的重要应用场景[J].自动化博览,2020.
[3]　谷元静,史婷奇.可穿戴设备在医学领域中的研究进展[J].全科护理,2021,19(35):4954-4958.
[4]　ETHEM A.机器学习导论[M].范明,昝红英,牛常勇,译.北京:机械工业出版社,2009.
[5]　费宁,张浩然.TensorFlow架构与实现机制的研究[J].计算机技术与发展,2019,029(009):31-34.
[6]　肖璞,黄海霞.基于CNN算法的深度学习研究及应用[J].现代计算机,2019(35):27-32.
[7]　陈华钧.知识图谱导论[M].北京:电子工业出版社,2021.
[8]　萧鸣政.现代人员素质测评[M].北京:北京语言学院出版社,1995.
[9]　唐宁玉.人事测评理论与方法[M].大连:东北财经大学出版社,2002.
[10]　赵琛徽.员工素质测评[M].深圳:海天出版社,2003.

第14章
医学元宇宙与医疗数据安全

 导学

内容与要求

本章主要讲述医学元宇宙与医疗数据安全,包含元宇宙的医疗数据安全、医疗法律安全、医疗伦理安全,以及电子货币、数字人保护、虚拟人繁衍、交互与认知等方面的内容。

"元宇宙的医疗数据安全"中要求熟悉个人医疗信息数据的收集,掌握个人医疗信息数据的存储,了解个人医疗信息数据的使用;"元宇宙的医疗法律安全"中要求熟悉数据合规,了解隐私权,掌握虚拟人合规;"元宇宙的医疗伦理安全"中要求熟悉元宇宙中的医疗伦理、道德问题,了解元宇宙医疗伦理合规体系建设;"数字人保护"中要求了解数字人的分类,熟悉数字人的法律特性,掌握数字人保护;"虚拟人繁衍"中要求掌握虚拟人定义,了解虚拟人的涌现,熟悉虚拟人的产业发展现状;"交互与认知"中要求掌握交互认知定义、交互认证范式,了解交互认知机理详解。

重点、难点

本章的重点是医学元宇宙的医疗数据安全,元宇宙的医疗法律安全;难点是数据合规,虚拟人合规。

2022年2月19日,元宇宙医学协会暨联盟创立大会在沪举行,会上元宇宙医学联盟(International Association and Alliance of Metaverse in Medicine,IAMM)正式成立。与会专家认为,传统医疗模式下所产生的一些困境值得关注,比如社区医院高端设备覆盖率低、高端技术掌握度低、病人认可度低;入名院难、看名医难;医疗资源利用不合理、医疗服务质量欠佳、医疗体系效率较低、慢病诊疗管理覆盖面低。如何有效解决这些问题? 从物联网医学进一步拓展的元宇宙医学可能将给医学带来新的力量。

2022年6月,阿联酋一位高级官员表示,医疗保健公司 Thumbay Group 将在10月份推出阿联酋的第一家元宇宙医院,如图14.1所示。目前,美国食品和药物管理局(Food and Drug Administration,FDA)已经通过其医疗增强现实计划审查虚拟和增强现实设备;我国也正在完善人工智能软件的审批流程,这将为未来的虚拟现实设备和用途设定监管要求奠定基础。2022年6月,东软集团董事长刘积仁博士出席第六届世界智能大会,并在演讲中指出"人工智能已经成为新经济发展的重要基础,渗透到我们的生活以及各行各业。在医疗健康领域,人类已经进入元宇宙的时代"。在元宇宙医疗应用场景方向,通过使用 VR 和

AR、人工智能、大数据等技术,可以在临床手术、药物及医疗器械研发、医疗机器人、医疗培训教学、AI医生等场景落地应用,打破空间和时间障碍,有望进一步促进诊疗、健康管理等方向的虚拟现实交互融合。上海钛米机器人股份有限公司基于手术室、ICU、病房、门诊、急诊、检验、后勤等医院七大场景,以特定用途的机器人及自动化产品构建一体化的"医院数字底座",打造了全生命周期人工智能系统——医院数字孪生体,实现医院的全过程高效管理。"医疗元宇宙的终极目标是'治未病',最终是要全面提升国民健康,这也和《"健康中国2030"规划纲要》里的目标一致。"蒋慧琴教授表示。通过全面监测人体微生物、营养、心理等更高层次的生命体征指标,为综合提高人体健康提供数据基础,由此寻找健康干预的生物学靶点。

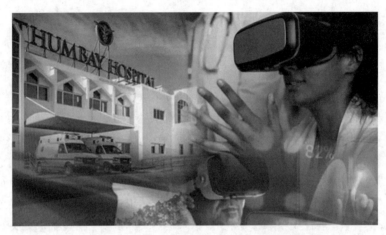

图 14.1 阿联酋第一家元宇宙医院

医学研究者们对于医疗与科技创新行业的探索一直没有停下脚步,并将最前沿的科学技术应用到医疗领域,元宇宙+医疗是一种适应医学时代的重大举措。随着数字孪生、VR、AR、AI等技术的发展,元宇宙的虚拟分身、沉浸式、临境感、交互式体验等特征可以为我们构建一个医疗元宇宙,图14.2为医疗元宇宙技术和生态架构示意图。

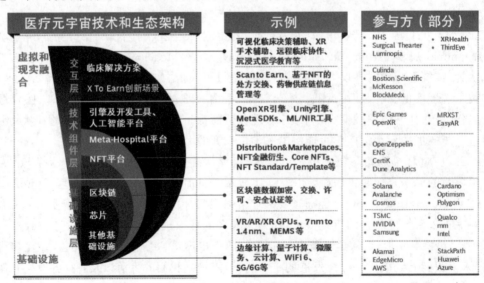

图 14.2 医疗元宇宙技术和生态架构

元宇宙在医疗中有许多应用场景,如图 14.3 所示。但目前,元宇宙还处在初步探索的阶段,所以元宇宙在医疗健康、医疗安全领域应用仍需要面对诸多残酷的现实。只有医疗发展到一定程度,融入元宇宙才有意义,元宇宙产业还远远达不到全医疗产业覆盖和生态开放、经济自治、虚实互通的理想状态,因此,在医疗数据安全层面、医疗法律安全层面、医疗道德伦理层面,都还有很长一段路要走。

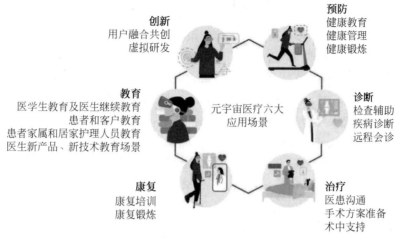

图 14.3　元宇宙应用场景

14.1　元宇宙的医疗数据安全

一直以来,医疗是一个传统而保守的行业,医疗诊断中的各种数据都有严格的保存要求,而元宇宙+医疗将人的各项生理指标数据化,在互联网上进行传输,其中不免有一些敏感数据,而这种信息的泄露,可能会造成一些严重后果。

元宇宙中数据收集的广度和深度可谓前所未有,对生物医疗特征数据的集成和挖掘尤为精细。一旦出现数据泄露,将造成不容小觑的危害。这些问题急需解决方案和治理规则的相应创新。

我国先后出台《中华人民共和国网络安全法》《中华人民共和国数据安全法》《中华人民共和国个人信息保护法》等法律法规,数据安全立法体系已逐步完善。但面向元宇宙的医疗数据安全体系建设尚有不足。接下来针对个人医疗信息数据收集、存储及使用三方面进行阐述。

14.1.1　个人医疗信息数据收集

《中华人民共和国网络安全法》和《中华人民共和国个人信息保护法》的规定,收集个人信息时,首先,应当遵循合法原则,不得通过误导、欺诈、胁迫等方式收集个人信息;其次,应当遵循最小必要原则,应当限于实现处理目的的最小范围,应坚持最少够用原则,不得过度收集个人基本信息及生物特征信息,只处理满足个人信息主体授权同意的目的所需的最少个人信息类型和数量,在处理目的范围内采取对个人权益影响最小的方式,另外,处理敏感个人医疗信息还需要特定的目的和充分的必要性;再次,应当遵循告知同意原则,在收集个人医疗信息之前以显著方式、清晰易懂的语言真实、准确、完整地向个人告知个人信息的处理目的、处理方式、处理的个人信息种类、保存期限、个人行使权利的方式和程序,应由个人在充分知情的前提下自愿、明确同意;最后,这三个原则是优先顺位关系而非并列关系的,先判定是否合法,然后运用最小必要原则,再运用告知同意原则。

14.1.2　个人医疗信息数据存储

一般情况下,个人医疗数据信息的保存期限应当为实现治疗及处理目的所必要的最短时间。超出个人信息存储期限后,应对个人信息进行删除或匿名化处理。存储方式主要包括分类存储、加密存储和备份存储。收集患者个人信息后,应立即进行去标识化处理,并采取技术和管理方面的措施,将可用于恢复识别个人的信息与去标识化后的信息分开存储并加强访问和使用的权限管理。应将去标识化、匿名化后的数据与可用于恢复识别个人的信息采取逻辑隔离的方式进行存储,确保去标识化、匿名化后的信息与个人信息不被混用。存储重要医疗数据和个人隐私信息等敏感数据,应采用数据分类、重要数据备份、加密、安全存储、访问控制、安全审计等安全措施;传输和存储个人敏感信息时,应采用加密等安全措施;个人生物识别信息应与个人身份信息分开存储;原则上仅存储个人生物识别信息的摘要信息;数据接收方存储数据时,应按要求采取安全措施并以合同进行约定,如图 14.4 所示。

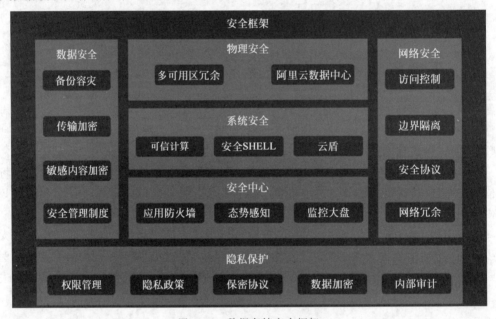

图 14.4　数据存储安全框架

14.1.3　个人医疗信息数据使用

使用个人信息时,不应超出与收集个人信息时所声称的目的具有直接或合理关联的范围。因医疗需要,确需超出上述范围使用个人信息的,应再次征得个人信息主体明示同意。使用个人信息,不得违反法律、行政法规的规定和双方约定的目的、范围。经过处理无法识别特定个人且不能复原的个人信息数据,可以超出与信息主体签署的相关使用协议和约定,但应提供适当的保护措施进行保护。加工处理而产生的信息,能够单独或与其他信息结合识别特定自然人身份或者反映特定自然人活动情况的,应将其认定为个人信息,对其使用应遵循收集个人信息时获得的授权同意范围;如果属于个人敏感信息的,对其使用需符合对个人敏感信息的要求。

因此,结合当下生物特征数据保护难点,有必要设立专门机构来集中管控,并提供身份认证的公共服务,优先收储个人生物特征、医疗健康数据等具有唯一性、不可再生性的数据,以保证元宇宙中的医疗数据安全。

14.2 元宇宙的医疗法律安全

元宇宙医疗与传统医疗的一个区别在于:医疗活动的参与主体已经不仅局限于医生和患者本人,具体言之,在元宇宙医疗的过程中还介入了 AI、5G 通信技术、云算法和手术机器人等因素,这就导致了医疗事故的责任承担逐渐呈现复杂化的趋势。另外,考虑到人工智能实际应用中存在的“黑箱”问题,这就使得元宇宙医疗事故在法律实务中可能成为一场漫长的拉锯战,患者、医院、设备制造商和网络服务提供商都有可能被卷入其中,诉讼成本极高。

目前来看,元宇宙医疗的法律问题突出集中在四个领域。

14.2.1 数据合规

在数据方面,主要涉及患者个人医疗数据的采集、存储、处理、传输等行为。按照《中华人民共和国个人信息保护法》的规定,该类医疗健康数据属于敏感个人信息,一旦泄露或者被非法使用,容易导致自然人的人格尊严受到侵害或者人身、财产安全受到危害。因此,平台及医院在收集患者诊疗数据时,应当严格遵守法律规定。

首先,平台及医院在收集患者诊疗数据时,应当严格按照法律规定取得患者的同意和授权。根据《中华人民共和国民法典》和《中华人民共和国个人信息保护法》的规定,个人信息处理者首先应当遵循诚信原则取得个人的同意,该同意应当由个人在充分知情的前提下自愿、明确做出。

其次,应当遵循合法、正当、必要原则。正当原则是合法处理个人信息的首要条件,是指个人信息处理的目的明确、合理;必要原则是指收集个人信息应当限于实现处理目的的最小范围,应坚持最少够用原则,不得过度收集个人信息,只处理满足个人信息主体授权同意的目的所需的最少个人信息类型和数量。

再次,处理个人信息应当遵循公开、透明原则,公开个人信息处理规则并且便于查阅和保存,明示处理的目的、方式和范围,个人信息的保存期限应当为实现处理目的所必要的最短时间。

最后,处理敏感个人信息、利用个人信息进行自动化决策应当事前进行个人信息保护影响评估,处理敏感个人信息应当取得个人的单独同意,并采取严格保护措施的情形下,个人信息处理者方可处理敏感个人信息。

医疗行业与其他行业相比还存在特殊性,除了病患个体层面的隐私保护外,还涉及健康医疗大数据的安全管理。这就意味着我们在搭建医疗元宇宙的过程中,需要尤其慎重地对待患者个人数据和医疗大数据,稍有不慎,就有引发民事诉讼甚至行政处罚的风险。元宇宙医疗行业业务必做好数据合规,避免各类法律风险。

14.2.2　隐私权

《中华人民共和国民法典》第一千零三十二条规定,自然人享有隐私权,如图14.5所示。患者信息是与患者利益息息相关的,直接关系到患者的隐私权,关系到医疗元宇宙之间的信任问题。平台及医院应当建立网络安全机制,对涉及隐私权的患者信息应当建立分级安全管理制度。个人隐私权的保护要包括以下内容:(1)自然人享有隐私权;(2)任何组织或者个人不得以刺探、侵扰、泄露、公开等方式侵害他人的隐私权。

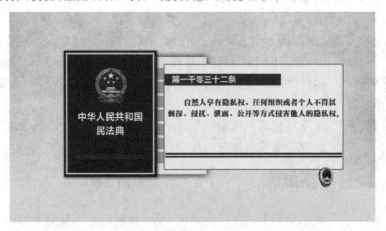

图14.5　《中华人民共和国民法典》关于隐私权的规定

14.2.3　虚拟人合规

智能虚拟人是指利用人工智能(AI)技术通过多模态技术和深度学习模型的运算结果实时或离线驱动虚拟人的语音表达、面部表情、具体动作,其通过 AI 技术打造直播虚拟人的完整人设并赋予直播虚拟人的灵魂。AI 的运行应符合可理解原则和公平原则,AI 应该能够为人类社会现有的道德所理解;AI 的运行应当保持透明可见的原则,不让特定个人或少数群体遭受偏见、侮辱和歧视;AI 应当尊重人格尊严和个人隐私,保障 AI 参与者的知情权和选择权。

14.2.4　元宇宙医疗的法律责任

根据《中华人民共和国民法典》第一千二百一十八条之规定,患者在诊疗活动中受到损害,医疗机构或者其医务人员有过错的,由医疗机构承担赔偿责任。在刑事责任方面,根据《中华人民共和国刑法》第三百三十五条之规定,医务人员由于严重不负责任,造成就诊人死亡或者严重损害就诊人身体健康的,构成医疗事故罪,医务人员需要承担刑事责任。

不管追究医疗事故的民事责任还是刑事责任,问题的核心都是相关人员是否存在过失。目前,在诊断领域,AI 的数据分析结果或判断,仅是辅助医务人员进行疾病诊断。因此,从司法实务的角度来说,一旦发生误诊造成患者损害的责任主体大概率仍然是医务人员,除非可以证明 AI 算法或产品存在重大缺陷导致了医务人员的误诊。

元宇宙医疗是一块广阔的蓝海,也是一块未被开发的金矿。但风险与收益永远是并存的,数据合规与侵权问题永远是行业悬在头顶的一把利剑。相关企业务必未雨绸缪,做好合规的同时也要对各类法律风险有所防范。

14.3　元宇宙的医疗伦理安全

元宇宙本质上是现实世界的映射和延伸,因此现实中的种种伦理道德问题在元宇宙中也会有所展现。如图 14.6 所示,从 2019 年我国民众对于 AI＋医疗伦理问题的担忧情况来看,元宇宙医疗伦理问题亟待解决。

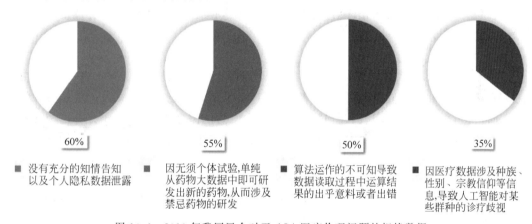

60%	55%	50%	35%
■ 没有充分的知情告知以及个人隐私数据泄露	■ 因无须个体试验,单纯从药物大数据中即可研发出新的药物,从而涉及禁忌药物的研发	■ 算法运作的不可知导致数据读取过程中运算结果的出乎意料或者出错	■ 因医疗数据涉及种族、性别、宗教信仰等信息,导致人工智能对某些群种的诊疗歧视

图 14.6　2019 年我国民众对于 AI＋医疗伦理问题的担忧数据

14.3.1　在元宇宙中导致复杂的医疗伦理、道德问题

1. 元宇宙医患关系问题

医患关系问题长期以来一直存在,我们寄希望于元宇宙,通过建立元宇宙这样的高维空间来解决医生与患者间存在的问题,然而在医疗元宇宙的世界中体现的不仅仅是游戏和虚幻,而是对现实世界的一种映射,这使得元宇宙医患关系的处理更加复杂。随着科技的进步,我们已经对现实的关系有了新的理解,新冠疫情催生了远程医疗的合作关系,让我们认识到医患关系问题在元宇宙中的存在也有其独特处理的方式。

2. 元宇宙人体实验问题

元宇宙中的人体实验必须通过伦理审查才能进行。委员会审查实验设计是否合理、实验人员的能力如何等。人体实验的审查,一方面要经过技术的审查,即审查实验者的水平、能力和可能出现情况的急救方案等;还要经过伦理的审查,即审查实验对象的来源是否合理,实验对象对实验相关内容是否知情同意是非常有必要的。

3. 元宇宙中患者知情自主问题

在元宇宙医疗尊重原则中,除了对患者生命价值的尊重外,更主要的其实是尊重患者的医疗自主权。患者在充分知悉相关信息之后,有权就自己的疾病如何处置做出合乎理性的决定。它的伦理基础在于强调个人自治的不可替代性。即使在事关生死的重大抉择上,也应当给予每个人充分的时间、尊严和机会来自愿做出决定。

14.3.2　元宇宙医疗伦理合规体系建设

元宇宙医疗伦理合规体系建设应当坚持增进人类福祉、促进公平公正、保护隐私安全、确保可控可信、强化责任担当、提升伦理素养等 6 项基本伦理要求。

1. 增进人类福祉

坚持以人为本,遵循人类共同价值观,尊重人权和人类根本利益诉求,遵守国家或地区伦理道德。坚持公共利益优先,改善民生,增强获得感幸福感,推动经济、社会及生态可持续发展,共建人类命运共同体。

2. 促进公平公正

坚持普惠性和包容性,切实保护患者合法权益,推动全社会公平共享人工智能带来的医疗益处,促进社会公平正义和机会均等。在提供人工智能医疗服务时,应充分尊重和帮助弱势群体、特殊群体,并根据需要提供相应替代方案。

3. 保护隐私安全

充分尊重患者信息知情、同意等权利,依照合法、正当、必要和诚信原则处理个人信息,保障个人隐私与医疗数据安全,不得损害个人合法数据权益,不得以窃取、篡改、泄露等方式非法收集利用个人信息,不得侵害个人隐私权。

4. 确保可控可信

保障患者拥有充分自主决策权,有权选择是否接受人工智能提供的医疗服务,有权随时退出与人工智能的交互,有权随时中止人工智能系统的运行,确保人工智能始终处于人类控制之下。

5. 强化责任担当

全面增强责任意识,建立人工智能问责机制,不回避责任审查,不逃避应负责任。

6. 提升伦理素养

积极学习和普及元宇宙医疗伦理知识,客观认识伦理问题,不低估不夸大伦理风险。主动开展或参与元宇宙医疗伦理问题讨论,深入推动元宇宙医疗伦理治理实践,提升应对能力。

元宇宙医疗伦理合规体系的建立,首先应当明确伦理原则,包括:增进人类福祉,促进人类社会和平发展和可持续发展;强调患者在数据中的主体地位,尊重患者的权利和自由,保障患者的人身权、财产权和隐私权。最后,应当制定医院内部安全管理制度和建立健全预警机制,对患者医疗数据的获取和应用过程进行严格的伦理评估,消除大数据异化引起的伦理风险,有效地公开算法基本原理、优化目标、决策标准等信息,引导算法应用公平公正、透明可释,给予患者知情权、选择权,元宇宙医疗运行应符合透明可见、可理解原则和公平原则。

14.4 电子货币

电子货币是指以金融电子化网络为基础,以商用电子化工具和各类交易卡为媒介,以电子计算机技术和通信技术为手段,以电子数据(二进制数据)形式存储在银行的计算机系统中,并通过计算机网络系统以电子信息传递形式实现流通和支付功能的货币。它是一种表示现金的加密序列数,它可以用来表示现实中各种金额的币值。随着基于纸张的经济向数字经济的转变,电子现金将成为主流。电子货币具有匿名性、节省交易费用、节省传输费用、持有风险小、支付灵活方便、防伪造及防重复性、不可跟踪性等特点。

数字人民币(Digital Currency Electronic Payment,DCEP),是中国人民银行研发的电子货币,是数字货币的一种。2017年春节前夕,中国央行首次在工行、中行等五家金融机构的全力配合下,先行在系统内平台上测试了数字票据交易。央行数字货币 DCEP 所支持的"双离线支付",能够无须账户和网络,实现价值转移。意味着 DCEP 在使用的时候不需要绑定银行账户,只要手机上装有 DCEP 数字钱包,只要手机有电,互相碰一碰,就能实现转账,DCEP 能够像纸钞一样在任何场景下流通,兼具了线上支付的便捷性与线下支付的强流通能力。

2022年1月,上海市卫生健康委员会等8部门联合印发了《上海市"便捷就医服务"数字化转型 2.0 工作方案》。其中明确提及增设数币支付渠道,依托"一网通办"平台支撑,以"随申办"移动端为服务渠道,以 DCEP 为场景拓展切口,丰富就医支付方式,积极响应国家稳妥推进数字货币研发的政策,助力上海建成全国首个覆盖数字货币的医疗支付统一平台。以电子货币为手段,以惠民就医为指向。此次 DCEP 在医院支付应用,扩宽了医疗支付的渠道,提高了支付缴费的安全。

另外,湖州市南浔区人民医院正式上线 DCEP 医疗支付功能,成为南浔区首家实现"数字人民币医疗支付场景"的医院。DCEP 缴费服务是医院推出的一项便民创新举措,目前该功能已在门急诊自助机中实现。患者仅需打开智能手机上的数字人民币 App,扫描医院自助机上的付款码即可完成缴费。同理,在缴费窗口出示付款码亦可完成缴费。患者在医院缴费结算时,只需手机有电,无须连接移动网络,即可实现双离线支付。

医院 DCEP 支付场景的实现,一方面扩宽了医疗支付的渠道,极大地便利了医院病患的支付结算,在提高支付效率的同时也减少了病人的排队等候时间,另一方面,DCEP 由央行组织研发,大大提升了支付缴费的安全性。

DCEP 遵循"小额匿名、大额依法可溯"的原则,满足公众对小额匿名支付服务需求,但每一张电子人民币的流通都有数据记录,对打击违法犯罪有很大帮助。除法律法规有明确规定外,不提供给第三方或其他政府部门。通过电子货币支付,提高医院缴费匿名性,节省医院传输费用。持有风险小、支付灵活方便、具有不可跟踪性。以此提高元宇宙的医疗缴费安全。

14.5　数字人保护

数字人,是指通过计算机图形学、图形渲染、动作捕捉、深度学习、语音合成、神经网络渲染等包括 CG、AI、动作捕捉等综合技术手段,打造的存在于非物理世界中的虚拟人物。

14.5.1　数字人的分类

数字人根据不同的分类标准可有多种分类方式,本文仅取与之论述相关的两种分类进行说明。

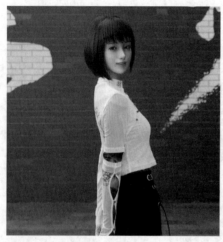

图 14.7　湖南卫视首位数字主持人小漾

（1）根据驱动方式,数字人可划分为真人驱动型与计算驱动型。

真人驱动数字人指动作、声音等拟人行为由真实世界中的自然人发出的数字人,如湖南卫视首位数字主持人——小漾（如图 14.7 所示）。计算驱动数字人指动作、声音等拟人行为通过声音合成、渲染技术、交互设计等计算机技术完成的数字人,如 2007 年出道的日本现象级的虚拟偶像初音未来与中国虚拟歌手洛天依。

（2）根据在现实世界是否有对应原型自然人数字人分为数字分身型与数字原生型。

数字分身数字人在现实世界中存在对应自然人,而根据数字人仿真的程度可分为二次元数字人（基本可理解为动画形象数字人）与超写实数字人或数字孪生数字人（以下统称“写实数字人”,写实数字人基本上呈现为真人样貌）。从二次元数字人到写实数字人实际上是手绘技术到 AI 技术的演变,随着技术水平的推进,数字人已达到或可乱真的程度（如在江苏春晚再现的邓丽君女士,栩栩如生的动作、表情、声音,都让人觉得斯人犹在）。

14.5.2　数字人的法律特性

1. 现行法律框架内,数字人不具有法律人格

法律人格,也称法律地位,是法律规定的法律主体所拥有权利和承担义务的现实状态,其取得方式有:消极取得,自然人因出生享有法律人格;积极取得,公司因公司建立享有法律人格,其人格又被称作拟制人格。很明显,数字人不是自然人,目前法律也并未给它创设人格,故此,法律人并不具有法律人格,也就无法享有法律规定享有主体为自然人或公司等拟制人的姓名权、名称权、肖像权、声音权、名誉权等权利。

2. 数字人可构成自然人人格权的映射

虽然数字人自身无法获得人格权保护,但相关的“中之人”或数字分身数字人在现实世

界对应的自然人的人格权却能在数字人上有所映射。例如,对于数字分身型的数字人,若数字人的形象与对应自然人肖像存在可识别关系,则数字人形象受该自然人肖像权统摄。

那对数字人的侮辱、诽谤是否损害相关自然人的名誉权呢? 司法实践认为: 指向游戏名、网名等虚拟形象的侮辱、诽谤行为同样能使其后的自然人名誉受损,进而构成名誉权侵权。即便数字人不由自然人运营,但因可能被认定存在牵连关系,被认定对数字人的名誉损害构成对相关自然人的名誉侵权。

3. 数字人是网络虚拟财产

需要明确的是,数字人虽不具有法律人格,但应当被认为是网络虚拟财产。《中华人民共和国民法典》第一百二十七条中明确规定:法律对数据、网络虚拟财产的保护有规定的,依照其规定。司法实践中,法院以相关客体是否具有商品属性,是否具有使用价值和交换价值对网络虚拟财产进行判断。因此,数字人具有商品属性、使用价值与交换价值,应当被认为是网络虚拟财产,由其所有人对其享有占有、使用、处分、收益的权利。

综上可知,数字人虽不具有法律人格,但可构成自然人人格权的映射,且数字人属于网络虚拟财产。由此,数字人保护具有重要意义。本文将从感知层面与技术层面两个方面对数字人保护的路径进行分析。

14.5.3　数字人保护

1. 感知层面元素保护

感知层面元素即项目方通过形象设定与剧情设定等打造的可被人类感官感知的元素。例如,形象设定元素中的名称(角色名称、角色昵称、团名)、视觉元素(形象设计、服饰以及周边搭配场景设计)、听觉元素(角色声音、出场音效,特别口号、背景音乐),剧情设定中的数字人的日常言行、爱好、特长等方面的设计。

(1) 商标。

根据《中华人民共和国商标法》的规定,任何具有识别商品或服务来源的文字、图形、字母、数字、三维标志、颜色组合和声音等均可以申请为商标。也就是说数字人名称、形象、声音等,只要可能具有识别来源的功能,都可以尝试进行商标申请。

对数字人这样的综合性 IP 来说,以名称注册商标或可形成与角色形象的彼此辐射,进一步增强保护效果。如"初音未来商标侵权案"中,法院认为"初音未来"作为动漫形象和商标同时并存,通过动漫形象和商标使用各自所获得的知名度具有统一性,不可分割,且互相承继和彼此辐射。

(2) 著作权。

整体说来,视觉元素、听觉元素乃至于剧情设定文本若满足独创性等要求均可获得著作权法的保护。

对于数字人来说核心的视觉元素为数字人自身形象,目前,我国法院基本认为"只要是作者独立创作,具有最低限度的审美意义,且不属于公有领域的造型艺术,均应视为满足了作品的独创性要求",因此数字人形象可以被认定为美术作品。如"YOYO 鹿鸣案"中,法院即认定软件产品女主角 YOYO 鹿鸣的形象体现了个性化表达、具有独创性,可作为美术作品保护。

2. 技术层面元素保护

对技术的保护包含两个层面：第一层面为实体层面（即技术产生的实体成果），第二层面为信息层面。在实体层面，若相关成果能够满足专利法要求，可尝试申请外观设计专利、实用新型或发明。

（1）专利。

根据《中华人民共和国专利法》规定，智力活动的规则和方法不受专利法保护。而算法"是指解题方法的精确描述，是对被组织在一定数据结构中的数据进行的一串处理和操作，以解决一定问题的方法和过程"。因此，算法常被认为是一种智力活动的规则或办法而无法获得专利法的保护。对此，2020年2月生效的《关于修改〈专利审查指南〉的公告》明确规定："如果权利要求涉及抽象的算法或者单纯的商业规则和方法，且不包含任何技术特征，则这项权利要求属于专利法规定的智力活动的规则和方法，不应当被授予专利权。如果权利要求中除了算法特征或商业规则和方法特征，还包含技术特征，该权利要求就整体而言并不是一种智力活动的规则和方法，则不应当依据专利排除其获得专利权的可能性。"因此，若以算法为手段开发可解决某一技术问题的技术方法的，可争取方法专利的保护。

（2）著作权。

对虚拟数字人从著作权的维度进行保护，也是目前常见的知识产权保护方式。

3. 虚拟数字人的视觉形象

（1）视觉形象的著作权。

虚拟数字人的视觉形象制作需要依靠建模技术，虽然建模技术有所不同，但经过建模后所生成的虚拟数字人的视觉形象如满足"以线条、色彩或者其他方式构成的有审美意义的平面或者立体的造型艺术作品"，则可被认定"美术作品"，著作权属于直接创作该美术作品的自然人或可视为作者的法人。此外，若虚拟数字人的故事剧本、特定剧情、服饰妆效等具有独创性和特别保护价值，运营方亦可尝试对此申请著作权。

（2）真人转化型虚拟数字人。

本文所称的"真人转化型虚拟数字人"，系指以明星真人的视觉形象为基础，通过对其重要特征的提取和使用，使得所创造出的虚拟数字人具有和明星真人相类似的形象。该等类似足以使受众识别出该虚拟数字人所参照的明星真人，产生对应关系。对真人转化型虚拟数字人的形象创作需重点关注所参照真人的人格权益，避免潜在的侵权风险。

此外，部分虚拟数字人所参照的基础形象并非明星真人，而是文字作品、美术摄影作品等现有作品中已存在的角色，对该情形，虚拟数字人运营方对该等人物形象的使用构成对原文字作品、美术作品、摄影作品等的改编，新创作出的人物形象 IP 将归改编者所有，但需取得原作品著作权人的授权。

4. 虚拟数字人商业化作品的著作权

随着虚拟数字人商业运营模式的不断创新，以虚拟数字人为基础的音乐歌曲、MV、短视频、话剧等作品层出不穷，成为虚拟数字人流量提升的财富"密码"，如哔哩哔哩 Up 主"柳夜熙"在其官方账号发布了多个短视频作品，最高的一支短视频观看量超 420 万次。

从实务中的商业化案例来看,以虚拟数字人为基础进行创作的作品可大致分为视听作品、音乐作品和舞蹈作品三类,运营方可作为该等商业作品的著作权人或录音录像制作者等邻接权人对该等作品进行保护。在满足《中华人民共和国著作权法》"独创性"要求的前提下,虚拟数字人的作品可以受到以下保护:①虚拟数字人"演绎"的相关歌曲、MV、短视频作品及直播形成的存储文件等可作为视听作品,由运营方与编剧、导演、摄影、作词、作曲等相关方约定著作权的归属;②对于商业化过程中形成的歌曲,可以作为独立音乐作品受著作权法的保护;③若虚拟数字人的舞蹈动作与姿态等符合独创性要求,则亦可作为舞蹈作品受到著作权法的保护。

5. 虚拟数字人的软件和算法保护

虚拟数字人依赖于计算机软件和相关的算法,在人工智能建模、图像生成、内容分析与生成方面均有涉及。无论是生成全新的视觉形象,还是以已经存在的以形象为基础的真人转化型虚拟数字人,相关的语音生成、动画生成以及合成显示都需要通过计算机软件进行处理。在功能更加丰富、互动性较强的虚拟数字人中,可能还存在更高级的算法对捕捉到的语音、图像、动作进行识别,并在分析的基础上进行回应决策,相关过程可能涉及对识别、决策模型的搭建和训练。以上过程中所涉及的代码可以作为计算机软件受到著作权法的保护,相关算法还可以商业秘密的形式进行保护。

6. 商业秘密

根据相关法律规定,不为公众所知悉、具有商业价值并经权利人采取相应保密措施的算法、数据、计算机程序及其有关文档等信息可以作为商业秘密受到《反不正当竞争法》的保护。

也就是说,除了以专利或者著作权这样需要申请权利凭证的方式对技术进行保护外,具有技术自研能力的项目方应当在项目之初对自研算法、人工智能训练数据、程序运行指标等数据采取严格的保密措施并落实相关保密制度,以防重要信息泄露。

14.6　虚拟人繁衍

2021 年,元宇宙概念下的虚拟人崛起。演唱会、综艺、代言、走秀、脱口秀、短剧、直播……"十八般武艺"的虚拟数字人吸引了数以亿计流量关注、企业聚焦、资本追逐。叠加疫情下国人对数字生活需求的快速增加,以及智能手机和消费级 VR 硬件的应用,虚拟数字人发展开始进入快车道。

14.6.1　虚拟人定义

美国作家尼尔·斯蒂芬森(Neal Stephenson)在 1992 年出版的科幻小说《雪崩》中创造了两个概念:元宇宙和虚拟分身。"虚拟分身"在中国发展至今,拥有了更广泛的称呼——虚拟数字人,被视为未来人们进入虚拟"元宇宙"的入口。

虚拟人的三大特征:

(1) 具有"人"的形象;

（2）具备"人"的性格、行为特征；

（3）具备类"人"的互动能力。

未来在元宇宙数字世界的想象中能让每个人实现虚拟化身。而元宇宙中的"人"的相貌可能并不一定在地球上真实存在，但它是有生物特征的，与真实人类相仿，甚至能有自己的行为或思维方式。

14.6.2   虚拟人的涌现

虚拟人的大量涌现，是伴随着元宇宙概念的大背景而来的。在元宇宙这个无所不包的终极世界中，核心要素非虚拟人莫属，它将成为连接真人与虚拟场景的最佳手段。

从出现到涌现，虚拟人在多个行业全面落地发展。涌现是整体大于部分之和，让生物克服天敌、得以种群延续和进化。大量的制作、应用正在让虚拟人进入一个变革与进化的临界点，或许虚拟人将成为"元宇宙"的最核心进化动力。

天眼查数据显示，我国现有虚拟数字人相关企业 28.8 万余家，有近七成的虚拟人企业成立于 1 年之内，行业进入爆发期。从企业注册资本来看，超 6 成企业注册资本在 500 万元以内；从企业成立时间来看，近 9 成企业成立时间在 5 年内，63.96% 的企业成立于 1 年内，如图 14.8 所示。虽然元宇宙的应用场景可能还未完全到来，但虚拟人已经是能最早落地并看到商业可能性的方向，虚拟偶像、电商带货、电视主持等商业应用已被认可。

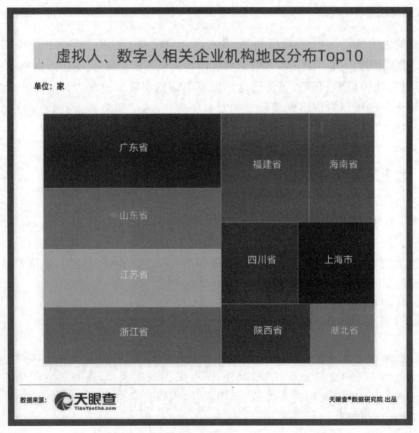

图 14.8   排名前十虚拟人企业地区分布

14.6.3　虚拟人的产业发展现状

1．功能多样，应用广泛

从虚拟数字人的发展历程可以看出，技术是决定其发展程度的核心要素。技术的进步与迭代，使虚拟数字人形态越来越多元，功能越来越多样，应用越来越广泛。近年来，虚拟偶像以肉眼可见的速度疯狂扩张，频繁活跃在演唱会、秀场、直播、社交网站等场景中，为公众带来耳目一新的体验，其吸金变现能力更是屡屡颠覆公众的认知。同时，虚拟主播的队伍越来越庞大，或效力于中央媒体、地方媒体，推动传统媒体融合转型，或在新媒体、商业平台从事短视频、电商直播等工作，服务公众。尤其后者，行业和人数众多，去年仅哔哩哔哩的虚拟主播就多达 3.2 万名，发展势头迅猛。

2．用户基础庞大且年轻

过去，虚拟数字人的用户主要是游戏用户和二次元用户。随着虚拟数字人的发展，用户圈层逐渐扩大，如今已积累起庞大的用户基础。《2021 中国虚拟偶像行业发展及网民调查研究报告》显示，逾八成网民有追星行为，其中喜欢虚拟偶像的占 63.6%。而《2021 中国虚拟偶像消费市场调研报告》称，作为沉溺游戏、动漫的人群，00 后、05 后、10 后对虚拟偶像的了解与追捧比 80 后、90 后更甚。可以推断，未来虚拟数字人用户群体还会不断壮大。

3．市场初具规模

受限于技术，实现元宇宙沉浸式的大规模虚拟世界还比较遥远，但作为元宇宙细分成熟场景，虚拟人已经开始繁荣。虚拟人不是一个新概念，在元宇宙被提出以前，早已在影视与游戏行业中被应用。此前受限于技术和成本，只有影视、游戏工业才有能力消费，很难扩展到其他的行业。而今天正是因为 AI 的突破发展，虚拟人成本有下降趋势，其才可能得到更广泛的应用。目前的虚拟人可以分为娱乐型和服务型两类，应用场景可以覆盖社交娱乐、传媒、金融、电商甚至实体制造业等领域。

目前，虚拟人已经能撑起一个千亿的产业市场，而有近七成的虚拟人企业都成立于 1 年之内。艾媒咨询数据显示，2021 年中国虚拟人带动产业市场规模为 1 074.9 亿元，核心市场规模 62.2 亿元，预计 2025 年市场规模分别达到 6 402.7 亿元和 480.6 亿元。数据显示，我国现有"虚拟人""数字人"的相关企业 28.8 万余家，2016—2020 年，5 年新增注册企业增速复合增长率近 60%，行业进入爆发期。研报显示，2021 年下半年以来，虚拟人赛道在投融资领域维持着高景气。一级融资市场为虚拟人相关公司提供了极大的资金助力，主要集中在虚拟人生态、虚拟偶像、AI 内容生成与虚拟人综合服务等方面。

通过数据分析，预计 2025 年虚拟数字人的"繁衍"速度将超过地球人类的繁衍速度。虚拟人将成为人机交互新界面，承载数字世界的沉浸式体验；可编程的虚拟数字人将实现智能化、规模化生产内容，并形成新的产业生态；2030 年，中国虚拟人赛道将诞生出超过 10 个独角兽企业；AI 情感算法、多模态人机交互、类脑科学等技术在虚拟数字人产业带动下得到跨越式发展；虚拟员工成消费品、金融、地产、物业、教育、文旅等服务行业标配。

随着虚拟数字人的爆发式增长，可信数字身份治理体系和网络安全体系建设迫在眉睫，亟须建立可追溯的分布式数字身份体系。

　　作为新技术、新产业,虚拟数字技术被纳入"十四五"规划纲要,其创新应用将成为我国产业创新的必经之路。乘着元宇宙概念火爆的东风,以及数字人技术和商业化的双重发展,属于虚拟数字人的时代正向我们款款走来。未来,随着视觉呈现技术的不断革新,虚拟数字人会以前所未有的方式一次次打破人们原有的认知,为用户打造无与伦比的体验,延伸出更多产业化的数字人应用,这将是一片崭新的蓝海。

14.7　交互与认知

　　人机交互(Human Computer Interaction,HCI),人机交互又称人机接口、用户界面、人机界面,是一门关于设计、评估、实施以计算机为基础的系统而使这些系统能最容易地为人类所使用的一门科学。通俗地讲,HCI 指的是人和系统互相影响、互相作用的过程。HCI 与认知实现了人与计算机系统之间的信息传输,旨在从人的视角开发易用、有效且令人满意的交互式产品。它与认知心理学、计算机科学、用户模型等理论息息相关,是一个交叉研究领域。

14.7.1　交互认知定义

　　交互认知理论以认知科学为理论基础,HCI 本质上是学习者认知过程的反映。以学习者为中心的 HCI 应研究学习者的认知过程与认知规律,根据学习者的感知、记忆、思维、推理、决策、反馈等认知特点,建构学习者认知模型,提供符合学习者认知需要的界面,构建符合学习者个性化特征的交互模型,动态提供支持学习者交互风格的交互手段。最终给学习者提供多通道用户界面,智能化用户界面,通过对 HCI 中的用户模型、用户界面模型、多通道交互信息整合技术,实现个性化人机互动。

　　一个交互的计算机系统,要能很好地实现计算机与学习者之间的交互,通常必须考虑三个元素:人的因素、交互设备及实现人机对话的软件。人的因素是用户操作模型,HCI 中的人就是用户,简单地说是指使用某产品的人。交互设备是交互计算机系统的物质基础。交互软件则是展示各种交互功能的核心。

14.7.2　交互认证范式

　　2007 年 S. Harrison 和 Phoebe Sengers 在《人机交互的三范式》一文中,提出了 HCI 认知的三种范式,分别是人因范式、认知范式和现象学范式,这些范式中代表了不同的世界观,都对 HCI 认知产生了很大的作用。理解这些不同的范式,有益于我们对 HCI 认知理论有更加系统的思考。

　　范式一:人因范式

　　HCI 领域的"古典"阶段,受到工程学与人类因素的影响,其重点是优化人机配合。在评估"可用性"时,人因范式采用了工程学中的方差减少的思想。

　　范式二:认知范式

　　HCI 领域的"现代"阶段,认知科学背后的隐喻,人类的大脑就像信息处理器,经典认知主义又被称为信息加工。基于认知理论的交互设计,例如基于用户的认知能力,提出任务分析和可用性方法。认知心理学家唐诺德·诺曼被很多人所熟知,他的研究在国内以《设计心理学》的出版而被追捧。作为以认知心理学家主导的研究成果对 HCI 的贡献是巨大的,将这个领域引向可用性实证的方向。

范式三:现象学范式

HCI 领域的"当代"阶段,基于现象学认识问题的能力上,采用多种理论进行非排他性的考虑。HCI 的第三范式,不把交互看成信息的处理过程,而是把交互当作一种意义形成的形式。第三范式将意义和意义建构作为核心,强调人与情景的相互作用。

随着时代的发展,与计算机系统进行交互的方式有更多的可能,"界面"也不再局限于图形用户界面(Graphical User Interface,GUI),而是无形的、自然的、无处不在。

14.7.3　交互认知机理详解

交互认知过程可以看作是人与设备之间进行信息交换的过程,机器经由人机界面将信息通过人体的感觉器官传递给人,而人接收到信息后,会经过感觉、知觉、记忆、决策和运动系统等一连串的加工过程,做出反应选择,完成人机的信息和动作传递。通过心理学与认知神经科学的研究手段,研究者得以观察到人在各个信息加工阶段中的规律、特点与局限性。自然的 HCI 认知正是利用了这些研究发现,充分考虑人在各个信息加工过程中的规律和局限性,从而降低了人的学习成本和心理负荷,提高了用户的情绪体验。

1. 反馈

当人们执行反应后,人脑会对自身的行为进行实时监控和评估。当动作执行出现偏差时,人脑会自动检测到这种意图与动作之间的冲突。但有时,当并行完成多项任务,或由特殊情境导致认知资源减少时,人也可能检测不到自身的失误,或在解释和表达意图时出现错误,导致人为误差的发生。因此,人机界面需要通过优化任务和设备设计,建立容错系统,以及提供及时的反馈和告警等措施,减少用户的认知负荷,从而降低人误的发生。这些反馈系统的设置,帮助完善人自身的反馈系统,使得整个 HCI 认知过程形成完整的闭环。

2. 交互情境

真实的 HCI 认知过程,都是发生在特定的交互情境之中的。传统的人类信息处理模型往往是以人类自身为核心,而较少考虑人作为一个有自主意识的主体在整个人-机-环系统中的能动性和适应性。交互情境不仅能够影响设备的运行,更重要的是它能通过影响人的心理状态来影响人的整个信息加工过程,并最终影响到人的交互行为。因此,对于 HCI 系统的设计与评价,需要考虑交互情境和用户信息加工能力的动态变化,在交互自然性和高效性之间取得平衡。

未来的 HCI 认知及人工智能系统,有明确的发展方向,它包含四个方面:主动的推荐、自主的学习、自然的进化、自身的免疫。在这四个方面中自主性是非常重要的一个概念,同时也涉及人工智能系统,它至少是人机环境系统的自主耦合,形成了一个认知智能。认知的意思就是信息的流动过程,包括输入、处理、输出和反馈这个环节。交互,就是不同物体进行信息交换的过程。信息交换效率是衡量交互最重要的指标。人与机的交互认知,将追随人与人交互认知的演化路径继续越走越远。

本章小结

　　总的来说,元宇宙还处在初步探索的阶段,目前元宇宙＋医疗的发展过程少不了诸多质疑,这些质疑会矫正它的前进方向或阻碍其发展进程,未来只有在医疗数据安全层面、医疗法律安全层面、医疗道德伦理层面的问题都解决了,医疗健康与元宇宙才会成为一对黄金搭档,患者在元宇宙中的医疗安全才能得到更加广泛及深度的保障。

【注释】

1. **治未病**：采取相应的措施防止疾病的发生发展,其在中医中的主要思想是未病先防和既病防变。
2. **数字孪生**：是充分利用物理模型、传感器更新、运行历史等数据,集成多学科、多物理量、多尺度、多概率的仿真过程,在虚拟空间中完成映射,从而反映相对应的实体装备的全生命周期过程。
3. **算法黑箱**：人工智能算法不公开、不透明,被称为"算法黑箱"。
4. **CG**：Computer Graphics,是通过计算机软件所绘制的一切图形的总称,随着以计算机为主要工具进行视觉设计和生产的一系列相关产业的形成,国际上习惯将利用计算机技术进行视觉设计和生产的领域通称为CG。

本章参考文献

[1] 高松,周冠宇,董博.加强健康医疗数据安全保障 积极推进医疗数据安全治理[J].中国信息安全,2022(07)：40-43.

[2] 王英.医疗行业数据合规与数据安全问题探析[N].山西科技报,2022-06-06(B03).

[3] 刘凤羽,甘亦非.虚拟数字人的发展进路探析[J].新闻研究导刊,2022,13(17)：29-31.

[4] 勒川.你好,虚拟数字人[J].中关村,2022(06)：12-17.

[5] 李宝敏,黄炜,徐伯兴,等.远程教育中以学习者为主体的个性化人机交互系统研究[J].现代教育技术,2003(02)：47-50.

[6] 张婷.人机交互界面设计在产品可用性中的应用研究[J].包装工程,2014,35(20)：63-66.

[7] 周晶.基于人机交互理论对乐高机器人玩具的研究[D].南京：南京师范大学,2013.

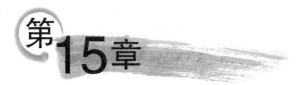

第15章
医学元宇宙与教育

内容与要求

本章主要介绍了元宇宙在医学教育资源、教育理念、教学模式、评价体系和教学研究中的重要作用。

"元宇宙与教育"中要求掌握教育元宇宙的特性;"医学元宇宙教育资源生态"中要求了解医学教育资源现状,掌握元宇宙重构医学教育资源生态;"医学元宇宙教育理念"中要求了解元宇宙下的医学教育新理念;"医学元宇宙教育教学模式"中要求了解元宇宙所带来的教学模式的改变;"医学元宇宙教育评价体系"中要求掌握元宇宙下健全的教育评价体系;"医学元宇宙教育教学研究"中要求了解元宇宙带来的各类教育教学改革;"医学元宇宙教育应用实例"中要求了解常用的应用实例。

重点、难点

本章的重点和难点是如何真正把元宇宙融入医学教育资源、教育理念、教学模式、评价体系及教学研究。

元宇宙能够提供更加丰富立体的沉浸式体验,符合教育行业的很多特点,将给医学教育领域带来极其深刻的影响,为医学教育开辟了新的视野。因元宇宙具有的应用潜力,可以提供教学活动和互动的数字学习空间,开展正式和非正式的教学。在这个基于医学知识、教育理论和多模态医学教育信息技术融合的虚拟世界里,新的学习策略将被需要,临床虚拟仿真项目通过数十个动态临床场景,来提升医学生的临床思维和临床决策能力,并克服空间和成本管理的限制。虚拟教师进行"实物"展示和实操演示,跨越地理限制,学生共享教育资源,感知并传承前人实践经验,同时云端场景教学可帮助解决残障人士教育问题。医学教育元宇宙为构建虚实融生的未来医学教育形态提供了新可能。

15.1 元宇宙与教育

元宇宙作为下一代互联网发展的新形态将开启未来数字世界新纪元。在教育领域,元宇宙通过场景赋能提升学习过程的沉浸感、协作性与创造性,对教育教学影响深远。

元宇宙将重构教育方式。当前,元宇宙的部分应用主要体现在电子娱乐领域,但是简单地将元宇宙本身视作一种电子游戏,显然是比较表面化的解读,忽略了元宇宙对各行各业的影响,特别是对教育领域所能发挥的巨大潜能。教育元宇宙为教师、学生、管理者等创建数字身份,在虚拟世界中开拓教学场所,允许师生在虚拟的教学场所进行互动,为教师与学生创设了一种沉浸式的教学互动场景。

教育元宇宙的应用场景突破了物理世界的局限,通过数字孪生创造了一个新的虚拟教育世界,这个虚拟世界并不是对物理世界的简单复制,而是对物理世界的一种再开发。它所具有的媒体赋能特点可以补充物理世界的缺憾,甚至在某些维度能超越物理世界的限制,使得教师和学生可以在虚实融生状态下,围绕实践问题、实验过程、研究假设以及问题解决方案等进行分析与知识改进,对传统医学教育进行全方位的赋能。

教育元宇宙,一般性定义是指在通过利用元宇宙技术而创建的虚实融合的场景中进行学生教育活动,以元宇宙技术与学生教育的融合形态存在。教育元宇宙的特性如图 15.1 所示,包含以下几点:

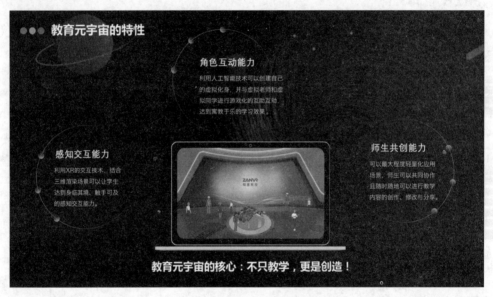

图 15.1　教育元宇宙的特性

（1）感知交互能力。利用 XR 的交互技术,结合三维渲染场景可以让学生达到身临其境、触手可及的感知交互能力。

（2）角色互动能力。利用人工智能技术可以创建自己的虚拟化身,并与虚拟老师和虚拟同学进行游戏化的互助互动,达到寓教于乐的学习效果。

（3）师生共创能力。师生可以最大程度轻量化应用场景,共同协作且随时随地可以进行教学内容的创作、修改与分享。教育元宇宙的核心:不只教学,更是创造!

15.2　医学元宇宙教育资源生态

随着《"健康中国 2030"规划纲要》的发布,我国将维护人民健康提升到国家战略的高度,医学教育改革进入了新时代。新冠病毒感染疫情也直接考验了我国的卫生健康服务体系和医学教育体系,对医学人才培养提出了新要求。处于健康中国战略、全球科技革命、医教协同发展和全球重大传染病疫情的四大机遇交汇期的我国临床医学教育,面临着抓住机遇,着眼未来,推进医学教育全方位改革的历史使命和重任。

15.2.1　医学教育资源现状

2018年,我国180所医学院校共计划招生临床医学专业(不含临床医学类的其他专业)本科生7万余人,校均招生为392人,且各院校间招生规模差异明显,表现为高水平院校招生规模偏小,一般本科院校招生规模偏大。单所院校在教育资源一定的情况下,过大的招生规模势必影响医学教育的质量。临床医学人才供需结构性失衡,人才培养与人才需求的供需平衡机制尚未建立。高校扩招与生源质量下降导致人才培养质量整体下滑。

医科专业院校是培养未来医务工作者的摇篮,学校不仅担负着医学理论知识的灌输还要注重对医学生职业道德素质的培养任务,要培养具备精湛医术和高尚职业道德情操的新时代医疗工作者。作为世界上人口最多的国家和世界第二大经济体,我国建成了世界上最庞大的临床医学教育体系。医学院校基础教学师资不足,非医科背景师资难以承担医学教育,医学教学和基础、临床的整合出现困难。现实中,教育资源分布是不均匀的,很多地方缺乏优秀的教师。元宇宙的应用,能够使这些当面传达的内容通过远程实现。而元宇宙在助力远程教育方面具有比当前所使用的音视频会议更加丰富、生动、沉浸的体验性,在互动性方面也能够更有效地提升。

15.2.2　元宇宙重构医学教育资源生态

教育元宇宙的资源生态包括自创资源,即由教师、学生以及其他群体根据需求进行创造、分享的资源,具有可操控以及可修改等功能,是教育元宇宙资源生成和发展的重要动力;群创资源,即教师和学生群体利用教育元宇宙的协作创造功能进行的资源创造,具有丰富、先进等特性;原生资源,即教育元宇宙创建之初就已具备的资源,可以基于底层开发框架进行应用程序或者资源开发;过程资源,即教育元宇宙系统运行过程中生成的数据资源,为师生探索和分析事物的发展变化、判断学习行为规律提供了关键的数据资源支持;智生资源,即教育元宇宙中利用人工智能技术实现的资源自我生产,赋予了教育元宇宙物体自我生产能力。以下几个案例就是元宇宙在教育资源重构上所做的尝试。

1. 虚拟临床护理系统

护理是一门实践性强的学科,新护士培训注重现场体验,强调在一个充满情感的现实世界里传递人文理念。随着虚拟教室、即时通信、穿戴式设备等技术的快速发展与应用,更有助于知识更新与传播,提高学习效率,让新护士尽快适应岗位。新护士培训同样贯穿"教书育人"理念,需要教师与学员面对面地沟通和交流,在线培训和面授培训的"混合式教学"模式有助于新护士培训的现场体验、情感交流和提升培训效果。例如吉林医药学院设计开发了一套虚拟临床护理过程的系统,如图15.2所示,模拟了实际病区护士站、治疗室、病房等结构,教学过程从简单到复杂,从单项到综合训练。该系统模拟了护士在护士站查看病例、医嘱、护理记录等资料,在病房查看患者生命体征、身体检查报告,在治疗室准备治疗,在病房执行操作等临床实践工作,使学生最大限度贴近临床实践。图 15.3 则为上海体育学院开发的运动伤害现场急救处理虚拟仿真实验国家级一流课程,有效补充了急救护理实践。

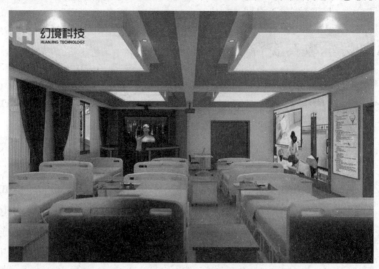

图 15.2　吉林医药学院的虚拟临床护理系统

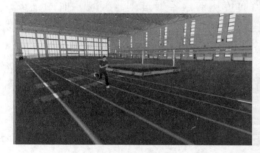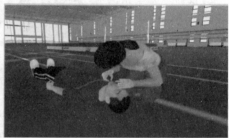

图 15.3　上海体育学院开发的运动伤害现场急救处理虚拟仿真实验国家级一流课程

2. 人工智能技术及设备的应用

诊断机器人、手术机器人、护理机器人、导诊机器人等人工智能医学产品,正在影响和改变现有的医学科学和医学服务模式,不仅有效提高了医疗质量和医疗效率,推进健康中国建设,而且也成为了抵抗疾病、延长生命、保持健康强有力的保障手段。人工智能技术在新冠疫情大流行期间展示了潜力。

目前,人工智能技术可帮助护理人员第一时间掌握患者个体化信息和差异性数据,有效做好护理评估和诊断工作。同时,人工智能技术还能从群体特征和个体特性方面通过智能分析、整理和归纳总结疾病预防、治疗、护理和康复的多种需求,提升护理人员的业务水平。如图 15.4 所示。

国内外一些医院也正在利用虚拟现实技术对医护人员进行操作流程培训。这种培训方式不仅有利于受训者充分理解培训内容,还能帮助医疗机构大幅降低培训成本。

Tel HaShomer 医院使用 HoloLens 2 为医疗中心工作人员提供培训以消除仪器操作熟练度不够问题,如图 15.5 所示。

北大医信智能一体护理系统:通过智能任务生成及提醒功能,提高实际工作中护士操

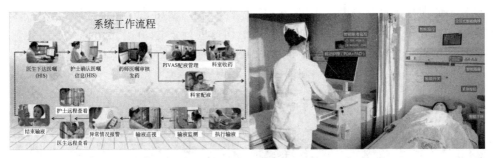

图 15.4 智能技术在临床护理工作的应用

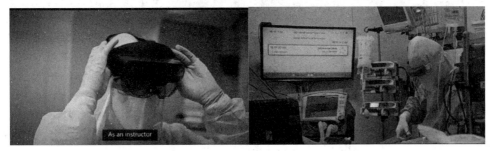

图 15.5 Tel HaShomer 医院利用 HoloLens 2 进行临床医护的培训

作连贯性和执行效率,避免工作遗漏,如图 15.6 所示。

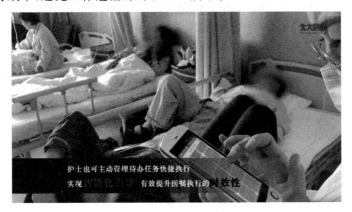

图 15.6 北大医信智能一体护理系统

3. 数字虚拟人职业防护的真实模拟场景

长江大学附属第一医院王靖等利用 VR 技术构建的虚拟人模拟职业防护的真实场景,包括洗手、穿脱隔离衣、戴防护面罩和手套等,对医务人员进行职业防护培训,显著降低了职业暴露发生率。

此外,一些静脉穿刺可视化设备在智慧医院开始使用。如适用于外周静脉穿刺的红外线血管成像仪、荧光静脉留置针冷光检查仪、浅静脉显示仪、负压穿刺、多功能静脉穿刺操作台,适用于中心静脉穿刺的超声波定位、X 射线定位仪。局部功能训练模型,如静脉穿刺手臂模型,造型极其逼真,静脉血管丰富,包括头静脉、贵要静脉、肘正中静脉及其属支,以及手背表面、手掌和十指的小静脉,可以进行静脉注射和静脉穿刺训练。压疮护理模型,可以显示错综复杂的压疮类型,包括窦、瘘、腐痂、压疮感染、骨头暴露、焦痂、缝合的伤口、疱疹和念珠菌感染;学生可以在其上练习伤口的清洗,对伤口进行分类,并且对伤口发展的各个阶段进行评估,同时也可对伤口的长度、深度进行测量,如图 15.7 所示。

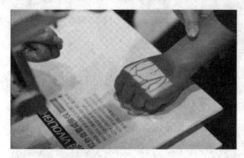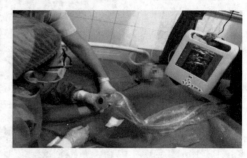

图 15.7　静脉穿刺可视化设备及应用

4. 利用元宇宙的数字疗法与数字新药

盛趣游戏在 2018 年就与浙江大学及其附属儿童医院合作,推出《强化训练号》,运用脑机接口、人工智能、医学大数据等技术,作为治疗患有注意力缺陷多动障碍(ADHD)的数字疗法新药。

医学教育元宇宙具有的沉浸体验、自由创造、虚实融生等特征将为高质量教学提供有力保障。教学将会弥合课堂内外的界限,实现课前自主学习和课内深度讨论的有机融合,学生在课前、课中和课后均可以利用元宇宙实现跨时空的教与学沉浸体验,利用元宇宙中已有的、自创的或者分享的创作工具进行协同探究学习。元宇宙将彻底解决时空局限、资源失衡以及社交受阻等问题,能够实现高质量的医学教育。

15.3　医学元宇宙教育理念

基于元宇宙特性,教育元宇宙将以现实教育实景空间为核心,构建以资源生态建设、社会交往、探究性学习和智能评价系统等为关键环节的智慧学习空间,形成虚实共生和跨界探索的未来教育形态,这在现在的教育理念会形成强大的冲击。

15.3.1　教育理念的现状与问题

第三代世界医学教育改革倡导进行以系统为基础,以胜任力为导向的医学教育,并强调转化式学习和职业精神、跨专业合作的重要性。我国传统教育以教师讲授为主,学生参与度低,而单调、灌输式的学习方法让部分学生丧失了学习的热情与动力。学医需要非常庞大的知识,往往医学生的教材繁多,尽管有大量的文字和图片,没有实物的参考,学习起来往往事倍功半,这样让医学的门槛变得很高。当今加拿大、美国、英国等国家的医学教育也备受世界关注。与之相比,我国医学教育存在差异。

(1)在我国临床医学人才培养过程中,医学院校对国际医学教育改革发展趋势和外部需求的反应迟缓,活力不足,培养模式固化,以学生为中心和胜任力导向的医学教育改革缓慢。国外高等医学院校课程采用以器官-系统为中心的整合模式,各学科系统整合,利于系统、牢固地掌握知识,基础与临床结合也更能提高学生学习积极性,而我国课程以学科为中心,学科间独立,缺乏互通。

(2)医学生的主动学习能力以及跨专业合作能力受多种因素的影响依旧不足,医学生职业素养教育还停留在课程教育方面。临床实习是医学教育的重要环节,但由于受考研的影响,实习时间不足,临床实习质量堪忧。与国外普遍的第一年见习,第三年实习相比,我国常规的第五年实习的课程安排相对较晚,不利于学生结合理论与临床实践。

(3)教学内容相对陈旧,单向式讲授为主的课程依然占据主要地位,教学方法上讨论式、互动式教学严重不足。我国的课堂讨论的比重、独立的小组讨论和病例研讨,相比国外来讲较为薄弱,国外普遍采用 PBL 教学法,以问题为中心,学生为主体进行讨论教学,学生自主学习,互相探讨,层层深入,教师只作为引导者。但中国的教育模式普遍是以教师为主体,学生为辅的“填鸭式”教学模式,僵硬,死板且无趣。考试评价以记忆性内容为主,限制了学生批判性思维和综合能力的养成。在教学方式上,应该采用以问题、案例、团队等为中心的多元化的教学方法,增加学生参与度,积极调动学生的学习热情,激发学生的自主学习能力。

15.3.2　元宇宙改变医学教育理念

应用教育元宇宙虚拟空间、人工智能、交互、区块链、物联网、学习分析、数字孪生等关键技术,通过 AR、VR、MR、三维图形技术等构建一个医学教育虚拟空间,在虚拟空间中可将所需的医学内容以三维图形的呈现,借助 AR、VR、MR 等设备,操作人员可观察实体样本、模型所无法呈现的细节和角度,同时可结合大数据模型可模拟出更多个性化学习方案和评价模板。师生可在虚实环境之间实现教学、学习、研修等活动的转换,虚拟教学环境与真实世界的界限变得越来越模糊,可以实现虚拟世界与真实教学环境的无缝对接和有机融合。为医学研究、临床医学、医学教育提供更广泛思路和更优解决方案。

1. 教师的教学理念

教师可以根据教育元宇宙的全生命周期数据、智能决策推荐和实践反馈数据等开展问题创新性解决、未来发展趋势预测和知识创造等活动,为学习者的知识创造、灵感创新以及群体智慧等提供有力支持。教师要考虑到当前时代的学生是可以实时获取信息,需要接受新挑战,更新的教学理念。

例如暨南大学-华侨医院 VR 手术室虚拟仿真教学项目,如图 15.8 所示,通过视频录像教学,对手外伤的基本临床知识进行复习;然后播放模拟临床接诊场景视频,让学生通过选择题完成问诊、诊断和操作前准备的环节;复习清创、消毒铺巾、肌腱缝合的过程;通过 VR 技术,模拟出清创、消毒铺巾、肌腱缝合 3 项手术操作场景,让学生分别经过练习模式(有操作步骤提示)和考试模式(无操作步骤提示),完成上述 3 项操作。

2. 学生的学习理念

现在的学生是跨入了智能时代的学生,这个时代的电脑、手机、视频、游戏和互联网都深深植根于社会的各个层次。这一代和未来几代的学生将不断面临一种新的刺激,新的挑战,这决定了他们不同的学习过程和不同的信息大脑结构。

如何利用数字信息技术的发展来提高医学教育的质量,使学生的数字素养、技能和学习

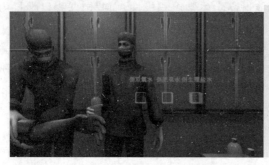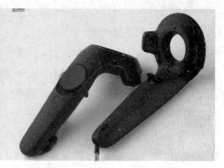

图 15.8　暨南大学华侨医院 VR 手术室虚拟仿真教学项目及控制手柄

偏好得到不断满足,已成为了需要解决的新问题。元宇宙提供的高沉浸感的刺激让医学生产生身处某一处的位置幻觉、相信虚拟世界中事件真实性的合理幻觉,感知与其他人在一起并交互的社会存在幻觉。同时,元宇宙可以打破社会限制,在尊重现实世界法律、伦理、道德规则的同时,为医学生构建创新性科学探究情境。

年轻人将成为未来元宇宙社会的主体,在元宇宙中进行社交、互动将成为其普遍选择的生活方式。作为互联网的主要群体,M 时代(Meta-Mess)的青年人对元宇宙有很强的适应能力和黏合能力。元宇宙消除了学习者在区域、语言、年龄等方面的壁垒,逐渐消解学校教育与社会教育的界限。在众多科技手段辅助下,一些现实课堂无法呈现的教学内容(比如太空探索、深海遨游、异国旅游等)通过元宇宙得以实现,真正达到快乐学习的目的。生动形象的课件使得无论对于宏观世界还是微观世界都能呈现逼真的三维立体模型。知识不再需要死记硬背,而是自然而然地习得。学科间有机融合,界限消失,创新发明将不断涌现。

15.4　医学元宇宙教育教学模式

医学教育元宇宙具备超时空性、交互性、沉浸性和创造性特征。它突破了物理世界和虚拟世界的边界,提供了新的学习视角,可帮助医学生开展知识、技能和情感学习。在元宇宙中,学习者和教师可以摆脱时间和地点的限制。更重要的是,元宇宙的特性将会导致为学习者解锁许多令人惊奇的学习活动,这使他们去感知、探索和创造前所未有的世界。在某种程度上,当前教育中的各种障碍和限制可以在元宇宙世界中得到突破。元宇宙能够有效复制教学关系,利用虚拟化身建立社会关系,支持医学生与教师、同伴、环境等有效交互。

15.4.1　教师教学设计

在医学元宇宙里,教师与学生的讨论式教学不再是文本或二维空间里的案例,取代的是根据病例映射的孪生虚拟病人,将改变教学抽象、可操作性差、反馈信息缺失、时空跨越性受限、决策支持不足的现象,有效促进创造灵感的实现。医学教育元宇宙将为学习者的发现式学习提供多维支持,如自由创造、协作学习以及虚实融生。

因材施教、学习分析旨在掌握与优化学习行为,学习分析主要利用学习者产生的数据,采用深度学习技术对学习者的学习行为和效果进行预测与干预,数字孪生技术能够获取到学习者丰富的信息,涉及学习者活动跟踪、学习者画像、学习态度、教学策略、教学资源等因素,实现以学生的差异认知需求为中心的教学模式。医学教育元宇宙中人工智能技术、区块链技术能够满足学生个性化自适应学习需求。

在医学教育元宇宙中利用数字孪生技术将学习者多维度的数据映射到虚拟学习空间,利用人工智能深层次挖掘其中隐藏的学习特点和学习需求,根据智能反馈信息,对学习效果进行评价,为不同类型的学习者打造个性化的学习方案,促进教与学,从而挖掘学生最大的学习潜能,实现"因材施教"的教育理念。医学教育元宇宙利用学习分析理论与技术为师生提供支持,适应了个性化和人性化的学习需求。

15.4.2　学生的学习行为

教育元宇宙的学习行为是指学习者与其他学习者、教师、智能体以及多种智慧物体进行的实践探索、理论反思和知识创造等活动,主要包括自我学习、协作学习和智慧生成等。自我学习是学习者根据学习目标、学习计划和学习任务,利用教育元宇宙中的学习资源、学习工具和学习环境进行的一种以兴趣或者任务为导向的学习活动。协作学习是由不同地域、不同类型和不同层次的学习者以协作的方式进行复杂问题解决的学习活动。智慧生成是师生协同并参照实验数据进行的问题解决方案创新过程,可以根据教育元宇宙的全生命周期数据、智能决策推荐和实践反馈数据等开展问题创新性解决、未来发展趋势预测和知识创造等活动,为学习者的知识创造、灵感创新以及群体智慧等提供有力支持。

学习者的自由创造呈现多种形式,根据学习需要可进行病例创建,根据患者的社会人口信息、医学诊断、检查结果以及膳食、心理、运动等多维度数据创建虚拟孪生病例,学生可以反复修改参数,分析实验结果及系统的智能反馈信息,学生感受到和物理世界一样的训练过程,有效帮助学生理解导致疾病各种因素的联系及相互的矛盾,创造出多种解决方案,并验证其性能优劣,激发学习者的学习兴趣和创新性。师生可以在医学元宇宙中依托人工智能技术、孪生虚拟病例协作学习,探索问题解决路径,分析实践结果,设计改进方案。

15.4.3　医学元宇宙教学模式

元宇宙的一个重要特征叫作沉浸式的体验。沉浸式的体验是人们对元宇宙或者对未来互联网的一个本质追求。元宇宙是虚拟环境的自然拓展,VR决定了元宇宙的表现形态,而与VR密切相关的数字孪生人和人机交互是元宇宙有生命的象征。可以说,没有VR就没有元宇宙。人类的视觉、听觉、触觉、嗅觉、味觉在元宇宙里都有可能实现,在未来,第六感也有可能在元宇宙实现。

目前一些医学院校已经开展了一些基于虚拟现实技术的教学实践,这些实践是最具有元宇宙基因的一些尝试。虽然其技术水平还有待提高,但是已经展现出医学教育元宇宙巨大的发展空间。

医学生在元宇宙世界,被提供视、听、触、味、嗅全方位的感官深度沉浸体验,还包括更加自然的运动感、力反馈的自然交互方式。接入的访问终端包括XR终端、自然交互、动感模拟及代理机器等。

1. 虚拟人体解剖学习

人体解剖图谱是学习和识别人体特征结构的主要工具,通过平面的插图来解释人体各个组织和器官的组成。在医学教育元宇宙中,利用拓展现实技术使人体解剖学习方式发生了根本性变革,学习者可以360°观看该解剖结构,弥补二维图像中人体空间定位的缺陷,还可以动态模拟人体某一个器官或系统的功能,例如心脏的跳动、肾小球过滤、手部的运动、某组织发育生长的过程,让学习者更直观地学习和了解人体解剖知识、更科学地学习人体发育生长的相关知识,对于医学教育和医学研究都有重大意义。

2. 虚拟手术训练

采用深度沉浸的体验式学习方法培训外科医生,可以有效地提高学生的手术技能。学生可以利用数字孪生技术生成数字化虚拟病人进行手术训练,孪生虚拟病人将物理世界病人的生命体征与健康状态以及其他反应机体的信息进行镜像映射,学生能够针对虚拟病人进行连续、动态的高精度监测及实时操作,如果学生发生错误,数字孪生系统可随时返回,恢复手术前原样,支持重新手术训练。高拟真度让学生如置身真实手术室中,进行操作,感受人体机理。通过使用人机交互设备的触觉强力反馈来感知人体组织的不同质感。此外,这种沉浸式训练不受时空的限制,学生可以随时进入虚拟世界完成手术模拟训练,降低了教育成本。如图15.9所示,为膝关节虚拟手术系统流程。

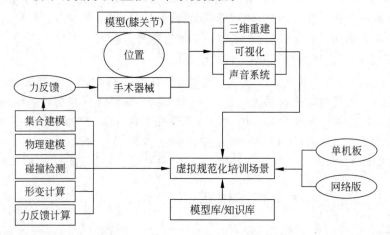

图 15.9　膝关节虚拟手术系统流程图

3. 虚拟生物制药

目前,生物制药的相关教学和科研呈现效率低下、时间密集、试错不断的状态。在元宇宙提供的平台上可以将药物研究从假设驱动转变为数据驱动,元宇宙的沉浸式实时协作平台可以与物理世界的计算化学工作流程集成,允许学习者在可视化的条件下修改和模拟生物和化学物质,促进数据和信息的有效通信,从而加速科学决策。

深度沉浸体验性学习突破了传统课堂、在线学习空间和混合学习的学习环境局限,使身处各地的学习者能够随时在深度沉浸环境中体验学习,在元宇宙中完成基础训练、模拟手术、康复模拟等操作,医学教育元宇宙在大数据、人工智能等技术的支持下可以实时纠错,并自动形成评价报告,实现智能反馈。

通过视、听、触、味、嗅全方位的感官医学实践教学及力反馈的自然交互方式,弥补物理世界标本取材成本高昂,数量短缺的不足,使学习者在虚拟世界得到与物理世界同样的训练体验。这种学习过程是基于元宇宙进行的具身体验,通过反思观察、抽象概括以及行动应用进行的学习活动。

虚拟世界和真实的物理世界相互交汇融合,深度沉浸式场景将成为医学教育元宇宙的重要组成,实现病症可视,名师共享。

15.5　医学元宇宙教育评价体系

元宇宙为未来的教育打开了一个新的窗口,越来越多的教育研究人员对元宇宙的持续关注表明了未来教育的趋势和方向。有研究表明,通过虚拟仿真,学生在课堂上获得的知识可转移性有所提高,即使在最复杂的临床情况下,如体征和症状的管理,以及在包容性等领域。南澳大利亚大学研究团队使用不同的结果测量方法,人工智能或 VR 对疼痛护理教育的可用性。其他护理服务领域的研究也证明,通过体验较为完善的虚拟现实项目,可提高学生的决策方面的能力,同时使学生感觉舒适和有趣,能在一个现实和安全的环境中学习决策。良好的虚拟现实经验,不仅使护理本科生,也使护理研究生的知识水平提高,增加对概念的理解,并能将理论与实践联系起来。

对于生物制药相关专业的医学生来说,在元宇宙提供的平台上可以将药物研究从假设驱动转变为数据驱动。元宇宙的沉浸式实时协作平台,可以与物理世界的计算化学工作流程集成,便于学生修改和模拟化合物,促进数据和信息的有效通信,从而加速科学决策。当前医疗领域正在积极引入 5G、VR/AR/MR、AI、区块链、大数据、触觉互联网等技术,这些技术在培训等方面显示出巨大的潜能,越来越多地开始采用这些技术进行在线培训。帕特·博奇奇奥指出,虽然在线大学越来越受欢迎,然而,几乎没有争论的是,仅仅在电脑屏幕上观看讲座并不是学习和参与课堂讨论的最佳方式。在元宇宙中,将有整个虚拟校园,来自世界各地的学生可以在课堂内外一起学习、工作和社交。这种方式将解决远程教育、在线学习所存在的固有问题,从而成为未来学习的一种主流方式。医学教育工作者必须正确了解元宇宙的学习环境架构,研究基于元宇宙的学习活动模式,引导医学生创新学习,形成健全的评价体系。但是,除了将数据应用于支持教学过程和评价外,要避免数据的泄露和滥用;避免医学生对元宇宙过分依赖,预防学习心理问题;注意元宇宙中的道德伦理,在政策文件指导下正确开展学习活动。最终,将医学教育元宇宙打造为以医学生学习和社交互为核心的学习系统。

在目前教育环境中,教师很难观察学习者的表现并收集学习数据。人们往往关注的是关注学习者的学习结果,而不是他们的学习表现。在不远的将来,元宇宙可以提供一种更为系统公正的方式评估方法,借助人工智能、计算、存储等手段,可以在元宇宙的学习过程中准确地记录和分析学习者的表现,并由此产生各种形式的评估结果,生成具有形成性和总结性数据的学习分析报告。

教育元宇宙教学效果评价体系主要涉及评价内容、评价对象、评价跨度和评价机制。评价内容主要评估学习者的核心素养、创新能力以及自我提升能力。评价对象是学习行为数据、学习资源建设、互评与反馈信息等。评价跨度是指评价时间、评价对象和评价空间的范围与程度。评价机制是以区块链技术构建的评价方法体系,可以实现教育元宇宙中学习者评价的全程留痕、可以追溯、公开透明和不可伪造等目标。

基于元宇宙的学习活动既能复制模拟现实世界的学习方式,又能开展新形式的教学样式。元宇宙能够提供在线学习空间,允许全世界医学生在任何时间和地点开展同步协作式学习,并逐步形成完善的评价体系。

(1)沉浸式知识习得。作为基于医疗数据创建的符合医学事实、信息标准的沉浸式学习平台,元宇宙允许医学生三维观测、解剖数字器官,掌握解剖知识;动态演示疾病发生、发展过程,帮助医学生了解病因、发病机制、病理以及药理知识;多模态地呈现疾病特征,如患者的声音、动作、生理信号,呈现实验室检查结果、临床数据等,辅助医学生进行诊断;再现急救情景、外科手术、术后护理,提供沉浸式的急救程序、手术步骤、护理原则学习体验。

(2)具身式虚拟训练。元宇宙提供的学习情景、同步反馈及重复操作机会,帮助医学生在安全、低风险的环境下习得并迁移技能。医学生能够观测患者反应,基于与虚拟患者的互动进行问诊,开展手术操作练习,学习医疗设备操作方法,制定治疗方案,预测治疗效果。元宇宙还允许医学生体验患者、护士和管理人员角色,学习如何避免医患矛盾。

(3)探究式学习共同体。元宇宙利用医学知识、实践经验、患者健康档案等创建数字虚拟教师,智能化指导医学生进行疾病检查、决策、手术操作等学习;实现医学生学习生理信号的数字转换,实时监测多人学习状态,自动干预协作学习过程;创建平行世界,支持医学生开展大流行疾病预防、治疗等研究。元宇宙还可以追踪生理指标、运动训练和饮食情况等,帮助医学生实现健康管理。

塔尔萨大学护理学院通过虚拟现实技术构建虚拟患者与学生互动,让学生在实际工作前更能适应突发情况。当学生进入虚拟房间,看到房间里有一名患者和一名护理助理,学生可以问他们问题,用设备听他们说话,并进行问题的处理、护理措施的实施,这时候护士是一名真正的决策者,这对于培养一名好护士有很大的帮助。如图15.10所示。印第安纳大学护理学院的学生在 IUPUC 模拟中心使用虚拟现实技术来练习临床场景,如图15.11所示。

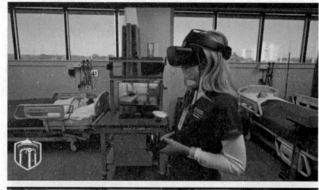
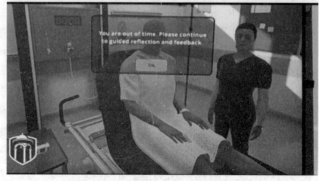

图 15.10　塔尔萨大学护理学院通过虚拟现实技术构建虚拟患者与学生互动

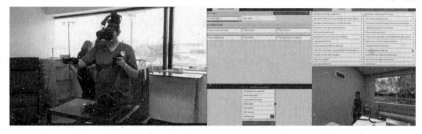

图 15.11 印第安纳大学护理学院的学生在 IUPUC 模拟中心使用虚拟现实技术来练习临床场景

牛津医学模拟公司为伦敦米德尔塞克斯大学的学生护士、儿科研究生和助产士学生提供了虚拟培训环境,让他们在虚拟环境中接受训练,以应对现实环境中遇到的情况。如图 15.12 所示,虚拟病房为学生呈现 20 种不同的健康问题,包括呼吸问题、糖尿病、败血症、严重过敏和慢性阻塞性肺病患者。学生可以与虚拟病人互动,诊断任何疾病,并提供最佳治疗。练习完成后,一个分析引擎将提供反馈和评分,方便学生与现实世界的导师进行讨论。该系统目前正在向三年级的学生护士和儿科研究生推广,学生助产士也可使用该系统。

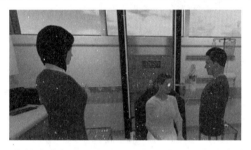

图 15.12 英国伦敦米德尔塞克斯大学学生在虚拟医院病房接受沉浸式培训

15.6 医学元宇宙教育教学研究

随着元宇宙的不断发展创新,教育将颠覆传统线下教育场景,不断巩固线上线下融合的教学场景。通过打造的多种虚拟教室、沉浸式实验室等数字孪生教学场景,以及高度交互性的学习方式,激发学生对获取知识的热情。元宇宙医学教育也将激发广大医学教育从业人员在元宇宙中进行内容创作的研创开发,实现教师生的共同创新,这样既确保教学资源的公平性和高质量性,增大学习者在时间和空间的灵活度,也大幅提升医学教育原创资源的丰富程度和质量。元宇宙将不断加强医学教育教学研究,寻求更多的应用场景。

15.6.1 面向社区与医疗保健

当元宇宙扩展到医疗保健行业时,可能对临床实践和人类健康产生深远影响。Wang Ge 研究组发现,"医疗技术和人工智能"(MeTAI)的元领域可以促进基于人工智能的医疗实践,特别是医学成像指导下的诊断和治疗的开发、原型化、评估、监管、翻译和重建。包括虚拟比较扫描、原始数据共享、增强监管科学和元医疗干预,可提高医疗保健质量、可及性、成本效益和患者满意度。

在元宇宙的虚拟医院中,病人同样可"前往"医院就诊,病人面对的医生可能远在千里之外,甚至可能只是一个人工智能控制的数字医生,这样病人足不出户就能得到良好的医疗服务。在手术方面,医生可以基于计算机强大的算力对现实患者进行"复制",在元宇宙中"生成"一个虚拟患者,并在"虚拟手术室"中对其进行外科手术,在手术过程中进行方案的修改、完善,最终选择一种最佳治疗方案,这样可以降低手术风险,减少医疗事故的发生。人工智能(AI)支持的医疗保健,通过元宇宙的增强,可以创建虚拟医院,转变临床工作流程并加速与心理健康、心脏病学、眼科、和口腔健康相关的疾病的诊断和治疗。未来,元宇宙会彻底改变数字医疗保健的提供、获取、教育和患者结果。未来智慧医院的组成也将打破传统医院的构成,如图 15.13 所示。

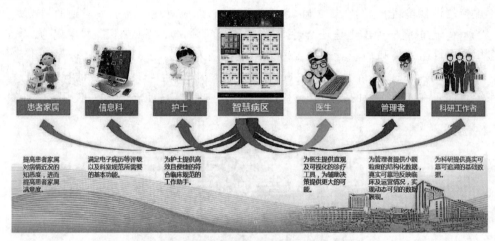

图 15.13　未来智慧医院的组成部分

对于社区,医护人员或者社区工作人员将通过智能化移动终端和可穿戴设备仪器的监测,及时发现健康状况异常的个体和人群,做到疾病早期识别,提前给予患者健康提示和专业建议,可有效将护理服务时间段前移,通过医疗人工智能系统的互动沟通对健康状况进行预评估,真正做到未病先防、既病防变,如图 15.14 所示。

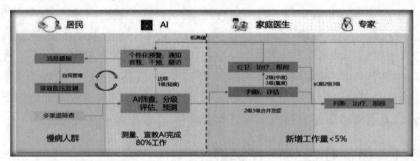

图 15.14　未来智慧医院的组成部分未来社区中 AI 与居民、医生、专家的互动

随着全球对非面对面交流的需求,老年人对非接触式医疗保健服务的需求增加了。这将使老年人通过医学元界,尤其是元平台、元社区、元医院体验到的自我监测、自我疗愈和医疗保健范式,重构老年人的服务模式,而这取决于社区智能环境的共建。元宇宙还将会进入预测、预防、康复、辅助生命、陪伴、监督等领域的应用场景,也为精神问题的非药物补充治疗带来革命性的前景。

15.6.2　数字虚拟医患沟通

随着元宇宙元素的出现及应用,医疗体系或将重构生态体系——围绕患者体验,建立起现实与虚拟之间的联系,最终实现健康元宇宙中全民健康的愿景。南昌大学第一附属医院开设了 VR 全息健康管理体验中心,患者和其家属可通过 VR 配合触控和手势识别,近距离了解人体结构、工作原理和常见疾病下的器官的病理表现,以及疾病发生时的健康导诊,从容提升公众对健康管理的认知。不仅如此,虚拟现实技术结合 CT 与计算机建模技术,能还原病人的身体情况,让医生更加清晰地观察病人的病情,还能将手术过程通过直播、录制的方式进行交流分享。

医患沟通是医疗实践活动中的一个重要组成部分,决定着医疗活动的能否正常开展,良好的沟通平台对于医疗工作的开展具有重要的促进作用。传统的医患沟通一般是医患双方直接面对面地交流,地点大多是在医疗场所。随着信息技术日新月异的发展,沟通形式也越来越多样化,比如传统的电话、电子邮件,以及微信、短视频等新媒介。当前,人民需求不断提高,对医疗服务的满意度标准也随之不断提升。医疗行业医患关系紧张等问题时有发生,这些问题的出现给教育部门、医院、医科院校及医学生敲响警钟。医学事业健康发展,既需要医务工作人员具备专业成熟的医疗技术,也离不开每一位医疗工作者和每一位患者及家属的良好沟通与配合。

1. 术前沟通

元宇宙元素可应用在临床手术的术前至术中的整个流程,通过 VR/AR、全息影像等技术,解决手术病灶定位困难、医疗手术资源短缺以及医患沟通不畅等痛点。

通过在术前根据患者数据模拟结构解剖图,能够清楚展现各个部位并解决视觉盲区,同时可将整个手术过程在术前模拟进行,减少手术时间、并发症的发生率和辐射暴露。而 3D 视觉平台也为病人和家属提供了解释沟通的方式,病人能够根据细节随时咨询情况,从而更加科学地了解疾病并克服内心恐惧。

2. 指导护理

元宇宙可以 VR 方式指导院外护理操作方法,包括用药指导、伤口护理、意外急救等。例如,可采用 VR 技术构建虚拟环境平台,为患者设计虚拟的康复训练场景和医疗作业任务,使患者借助于虚拟环境产生临场感,提高患者投入康复医疗的积极性,将康复训练、心理治疗和病案数据库管理结合为一体。另外还可以通过脑机接口,连接大脑和外部设备,实现大脑与设备之间的信息交换,通过精确的电流刺激让大脑产生特定的感觉,应用于癫痫、瘫痪、失语等脑/神经相关的疾病,脑卒中康复治疗等。

15.6.3　医学教师与医学生的关系与情感体验

当进入元宇宙阶段,个人形象将更立体,更富个性,形成虚拟数字人,如清华大学计算机系的"华智冰"。在数字技术加持下,自然人与虚拟数字人形成了具身、化身和分身的关系,具身是现实世界的自然人,化身是具身控制的虚拟数字人,分身是人工智能控制的虚拟数字人,因此,虚拟人类可能是真实人类的 10 倍以上。例如 Ready Player Me 的虚拟形象系统可以融入虚拟世界及游戏引擎。用户可以创造一个或多个 3D 虚拟形象,横跨多个游戏使用,实现真正的元宇宙旅行。韩国学者金周庸(Joo Young Kim)将元宇宙视为"一个共享虚拟环境的互操作持久网络。在这个网络中,人们可以通过自己的化身与其他代理和对象进行同步交互"。

对元宇宙的探讨,不应该仅局限于未来美好生活的一面。元宇宙如果缺乏有效伦理约束,可能会放大人性中恶的一面。元宇宙的道德伦理真空或让人性的恶在其中放大,社交场景化或加剧现实社会人际问题,躲在虚拟身份背后的人们对自身伦理道德约束的程度弱于以往任何世代,人性中的恶或得以宣泄,移动互联网时代的"顽疾",如网络暴力,也将在元宇宙中以另一种方式延续下去。此外,元宇宙社交场景化带来的沉浸感还可能进一步放大这种问题,影响人们的婚恋观和生育观。所以,应重视元宇宙的伦理建设。

"当我们审视元宇宙时,无论是在电子游戏还是更广泛的背景下我们都需要注意反映当今世界和社会的包容性、代表性。"数字虚拟人一方面,能够从多方面满足人类的情感需求,如给予人类陪伴或者舒缓现实世界的社交压力等;另一方面,能够在多方面替代人类成为新的生产力,如生产制造,科研以及艺术创造等。数字人的权利与义务,人类和他的数字克隆之间的相处问题都值得深思。曾经的护患关系、护护关系、医护关系,都需要重新审视。这样,才能确保有目的地创建一个欢迎所有人的元宇宙。

15.6.4 患者的隐私、医学生个人数据安全与虚拟医疗护理行为责任

科技发展到元宇宙阶段,带给医学护理学科的不只是机会,也蕴含着风险与伦理风险。现实社会中存在的一系列治理问题在元宇宙中也同样会出现,还需要考虑健康元宇宙发展中的一些技术、社会和伦理问题,以及如何解决这些问题。因此,元宇宙也需要依靠法律体系等强制性力量以及伦理道德、社会价值观等自制自律机制。

目前使用的中心化集中验证模式,如微信、支付宝的验证方式,可在不同场景下使用。但是,集中式身份验证模式极易产生安全威胁和隐私滥用问题,这就需要利用区块链技术建立新的分布式身份认证体系,可以在跨生态网络中保护隐私和数据安全。在技术高度发达的元宇宙时代,科技成为了人们获取"真相"的重要手段。随之而来的是人们的隐私被轻而易举地监测甚至是窃取。如果缺乏强有力的国家和全球健康治理和问责机制的情况下,数字健康生态系统会造成医疗机密和隐私泄露的风险,导致数据共享以及公司或政府在其预期目的和患者范围之外使用。如何避免用户信息窃取、滥用以及基于这些数据的网络犯罪等问题将成为元宇宙建设的重大考验。

而进入元宇宙的个人将在区块链的基础上建立去中心化的身份验证体系(Decentralized Identifiers,DID),来保护用户隐私。DID 也可以视作一种数字护照。用来验证双方的身份、证明所有权,且不需要透露更详尽的个人信息,也不需要将这些信息存储在一个集中式服务器上,因而避免了这些信息被他人访问。因此,DID 不仅能与真实的身份绑定,而且可以在不同应用场景间切换,达到高效和安全的目的。

15.6.5 "治病"与"防病"的深度融合

实现高质量医防融合是推进"以治病为中心"向"以健康为中心"转变的关键。然而,不少国家的疾控与医疗系统是相互独立的,两者在资源配置、专业人员等方面仍未有效融合,

"治病"与"防病"割裂的现象普遍存在。

在未来,生命健康数据、真实病历、技术知识的累积和智能头显设备的普及互联,为多模态大数据分析——挖掘病人基本体征、既往病历、自然环境以及社会环境之间的潜在联系提供了得天独厚的条件,有助于全面厘清疾病流行分布演化规律,准确预测全人群层面的疾病流行趋势。例如,在云宇宙中,通过对个体健康状况进行实时监控和深度学习,对上传至元宇宙的体征数据、医学影像、临床数据进行自动识别,判定患病风险,并在生物芯片支持下模拟人体运作,生成健康报告,提供健康促进(如体育健身运动)、就医治疗建议,从而实现全方位个性化的健康管理功能。例如,通用电气和斯坦福大学医学中心合作开发的健康数据分析平台 Evidation Health,通过分析可穿戴设备量化用户行为,自主生成健康管理策略,并为医药企业和研究机构提供真实有效的临床数据。而且,未来的循证公共卫生工作将不再需要通过传统实地调查手段获取疾病数据,而是与基于元宇宙的个体健康管理功能进行协同配合。

15.7　医学元宇宙教育应用实例

15.7.1　教育元宇宙资源生态构建

威尔元创教育元宇宙资源生态构建方案,教师和学生以数字身份参与课堂,在虚拟教学场所中进行互动,医学教育元宇宙的应用场景:泛在可验证的智慧学习、深度沉浸的体验性学习、跨时空的深度协作发现式学习、虚实融生的协同知识生成学习。

1. 教育元宇宙资源生态平台建设威尔元创方案

(1) 威尔元创教育元宇宙平台简介。

威尔元创教育元宇宙平台是一款基于轻量化云原生 XR 引擎技术开发的教育元宇宙虚拟仿真实训平台,平台基于扩展现实技术为用户提供沉浸式体验,基于数字孪生技术生成现实世界的镜像,基于区块链技术将虚拟世界与现实世界密切融合,从而帮助院校建立一个基于元宇宙的专业的虚拟实训教学平台,如图 15.15 所示。

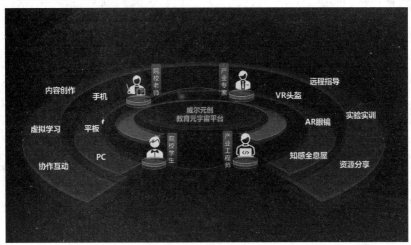

图 15.15　威尔元创教育元宇宙平台

平台不受终端设备及场地限制,可以随时随地通过 Web 使用手机、平板、PC、VR/AR 头盔、全息屋系统等不同终端设备,登录到该平台进行沉浸式虚拟教学与实训应用,平台内教师和学生以数字身份参与课堂,如图 15.16 所示,在虚拟教学场景中可通过语音对话、资源编辑、资源共享(包括:XR、3D、PPT、视频、全景图等)等方式进行多人互动教学。同时,平台还兼容主流引擎(如 Unity3D)开发的场景资源,可快速接入主流 3D 工具设计的三维素材,通过自主研发的插件进行一键无缝接入,有利于快速利用市场上现有场景和素材;该平台旨在为零基础师生提供零代码创建虚拟现实内容创作体验,这打破了传统的封闭执行文件模式,从而构建了共享共创的 XR 教学资源平台。

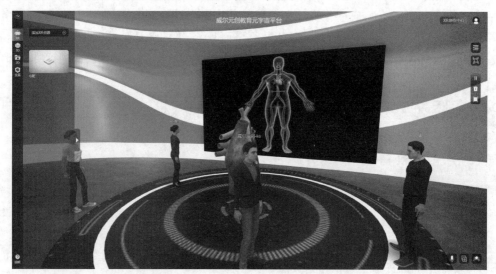

图 15.16 威尔元创教育元宇宙课堂

(2)威尔元创教育元宇宙平台优点如图 15.17 所示。

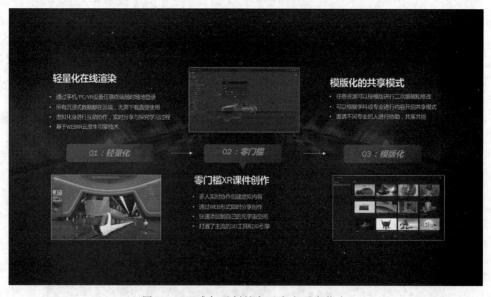

图 15.17 威尔元创教育元宇宙平台优点

- 轻量化：通过 PC、手机、VR 等任意终端设备随时登录，数据云端部署，无须下载，虚拟场景互动协作，资源实时共享；轻量化云原生 XR 引擎技术。
- 零门槛：零代码 XR 课件编辑创作；多人协同，实时创作。
- 模板化：任意资源可以模板化；所有资源可以开启共享模式。

2. 教育元宇宙资源构建威尔元创模式

（1）威尔元创编辑器简介。

威尔元创编辑器是一款基于 Web 3D 轻量化原生引擎技术开发，SaaS 部署，在线编辑软件，如图 15.18 所示。集资源上传、资源编辑、课件创作、课程讲授于一体，如图 15.19 所示。威尔元创编辑器旨在为零代码编写基础的学校师生提供更便捷、更丰富的软件系统。威尔元创编辑器登录便捷，零门槛，资源共享，支持多人协同创作；一键在线发布，一键输出到教育元宇宙平台。

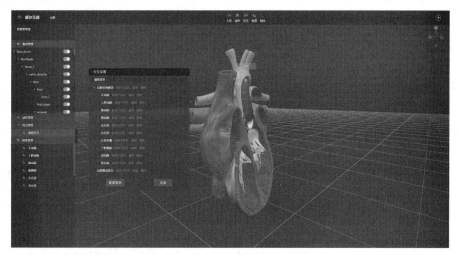

图 15.18 威尔元创编辑器

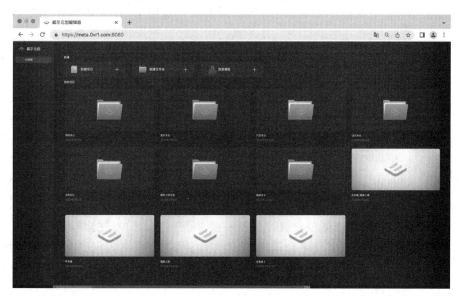

图 15.19 课件创作

（2）威尔元创教育编辑器应用前景。

VR 课程资源现状：VR 课程资源数量少，多数由公司主导开发，专业度不够，不符合教学标准；VR 课程创作门槛较高，在校师生不能按照课程标准创作自己的课件；以往 VR 课程使用，受场地限制，不能随时随地创作课程资源。现存虚拟教学平台不能有效利用和协同共创，一个虚拟课程前期开发出来，多采用一个执行文件在线固定的访问使用模式，无法将内容知识点更新和二次编辑。XR 内容生产的缺失是 VR 教育行业面临的首要难题。对内容生产制作、内容策划和创意能力的考验是 VR 内容课程制作生产的关键。优质的 VR 内容需要权威的教育资源紧密合作，由从事多年教学的资深教师团队深度参与到内容的生产，才能让 VR 教学内容更加精准，满足长期教学的需求。

基于市场的需要，威尔元创编辑器支持用户在线通过浏览器访问，进行实时、零门槛创建 XR 课件资源，创作完成的资源可以通过威尔元创教育元宇宙平台进行沉浸式体验，并且通过威尔元创编辑器创建的内容是一个活态化的内容资源，可以任意进行修改和编辑。可以说威尔元创编辑器的开发，极大地解决了 VR 授课存在的问题，有效地利用现有资源，将教学效果最大化。

15.7.2　医学教育元宇宙资源生态案例：基础医学教育元宇宙

基础医学主要包括人体解剖学、组织学、胚胎学、生理学等。基础医学教育元宇宙主要是基于 Web 3D 轻量化原生引擎技术开发的教学平台，为教育教学提供广阔的医学教学场景，教师可以通过基础医学教育元宇宙平台，同时为不同地域学生上课，在虚拟课堂教学场景中，教师可以展示自己的 PPT 课件，可以进行三维模型展现，完全实现了教师资源的实时共享，除此之外，在虚拟空间内，教师和学生可以实时语音对话，可充分调动课堂的气氛，打破了以往线上教学空间的局限性，将虚拟和现实充分融合。基础医学教育元宇宙平台为课堂教学提供了无限的可能。

基于目前基础医学教育教学现状，应用威尔元创教育元宇宙平台构建基础医学教育元宇宙，实现基础医学教育虚拟重现、虚拟仿真、虚实融合及虚实联动，赋能智慧教育环境，提供沉浸式教育资源，开展个性化学习活动及执行智能教学评价，重构教育未来。

1. 基础医学教育元宇宙简介

基础医学教育元宇宙平台是一款基于轻量化云原生 XR 引擎技术开发的教育元宇宙虚拟仿真实训平台，平台基于扩展现实技术为用户提供沉浸式体验，基于数字孪生技术生成现实世界的镜像，基于区块链技术将虚拟世界与现实世界密切融合，从而帮助院校建立一个基于元宇宙的基础医学专业的虚拟实训教学平台，如图 15.20 所示。

平台不受终端设备及场地限制，可以随时随地通过 Web 使用手机、平板、PC、VR/AR 头盔、全息屋系统等不同终端设备，登录到该平台进行沉浸式虚拟教学与实训应用，平台内教师可以通过真实的三维立体模型进行课程讲授，便于学生对知识的理解和掌握。同时开放共享，全国各地教师可以通过平台，随时随地与各地各院校学生身处同一虚拟场景中，对知识点进行深度剖析，从真正意义上实现资源共享，从根本上保证学生创新能力、科研能力与实际动手能力的提高。

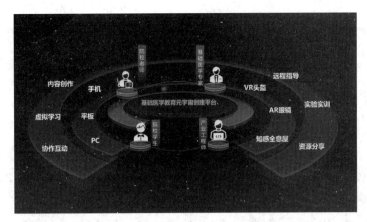

图 15.20 基础医学教育元宇宙平台

2. 基础医学教育元宇宙的创建

(1) 威尔元创构建基础医学教育元宇宙平台。

* 登录并选择房间,选择角色,完成基本设置(网站地址:meta.0vr1.com),如图 15.21~
图 15.23 所示。

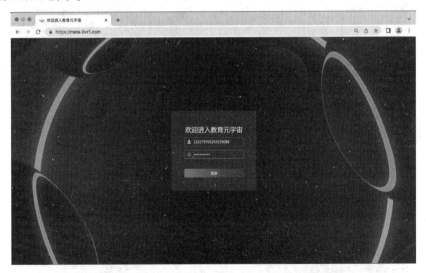

图 15.21 通过浏览器进入教育元宇宙:账号密码登录

* 在创作中心用编辑器,建新建文件夹,修改名称,创建基础医学元宇宙平台,如图 15.24
所示。

(2) 在建好的基础医学元宇宙平台设置基础医学元课程,如图 15.25 所示。

(3) 威尔元创构建基础医学教育元宇宙课堂,如图 15.26~图 15.28 所示。

* 在设置好的基础医学元课程构建基础医学元课堂。

3. 基础医学教育元宇宙特点

快速和及时性:登录方便,速度快,只要能上网,可以及时地开始学习,不浪费时间。不
受时间空间的限制:学习地点更灵活、更方便。

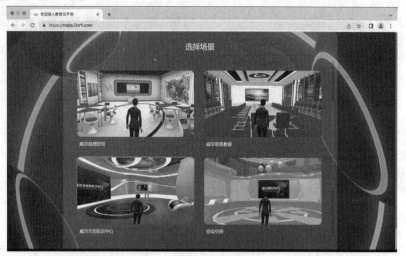

图 15.22　选择房间

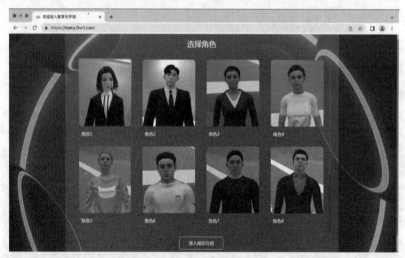

图 15.23　选择角色

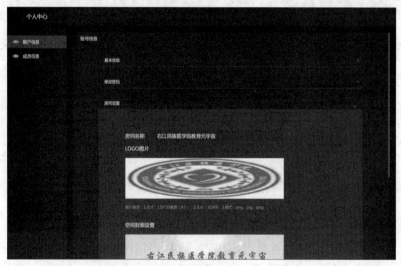

图 15.24　创建基础医学元宇宙平台

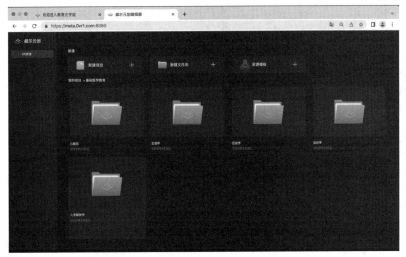

图 15.25 设置基础医学元课程

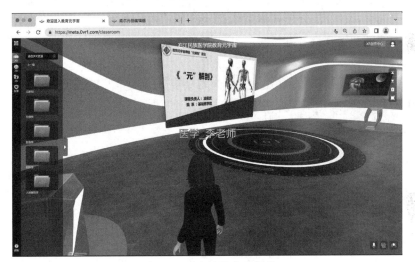

图 15.26 选择并进入课程

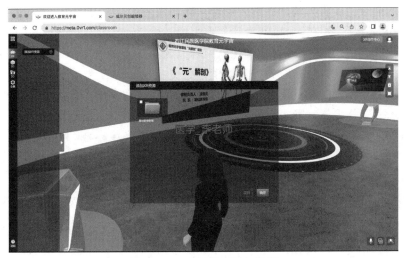

图 15.27 在课程中添加资源

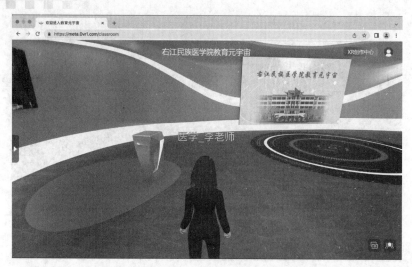

图 15.28　完成课堂建设

不受技术限制：对学员软硬件要求低。

丰富的交互性和协作性：进行问题讨论的时候，不受空间限制，大家可以实时进行讨论交流，同时支持同一场景内的多人互动。

费用低廉：支持资源共享，节省了由于异地学习或授课带来的差旅、住宿、教师、教室等大量的费用，这就意味着相同的成本可以学习更多的知识。

4. 基础医学教育元宇宙未来前景

基于基础医学教育教学现状，基础医学教育元宇宙具有巨大的潜力，且应用前景乐观。实际上，自虚拟现实技术出现以来，各国政府对于虚拟现实技术，如 AI、VR、AR 在教育领域的应用就给予了大力支持，并且出台了一系列相关政策文件，旨在推动虚拟现实技术在教育领域的应用。近年来，为了极大地满足课堂教学的需要，已有很多院校建立了自己的虚拟现实实验教室，这些都表明了虚拟现实教育已经发生从萌芽到应用的巨大转变。

因基础医学教育本身的实践性要求，结合基础医学教育元宇宙平台的开放性，基础医学教育元宇宙的健康发展将为基础医学教育带来新的教育教学变革、孕育新的教学方式与方法，成为解放基础医学教育行业生产力和创作力的契机。而计算机图形学、计算机视觉技术的迅速发展，基础医学教育元宇宙平台让师生可以随时随地处在同一个教育元宇宙学习环境中，能同时看到逼真的虚拟场景，且其教学行为交互也非常自然。当然，基础医学教育元宇宙平台除了要充分发展视觉体验技术外，也不能忽视教学环境中自然交互技术的研发，要将视觉、听觉、触觉等多感官通道调动起来，聚焦多通道自然交互信息融合，营造一个逼真沉浸的、能提供多通道自然交互体验的基础医学教育元宇宙环境，为师生提供更真实的教学场景，更多元的教学资源。基础医学教育元宇宙正在对线上教育的发展产生革命性影响。视觉沉浸技术的发展将打破数学推理和科学实验的认知局限，发展成为人类认识自然规律的新方式。基础医学教育元宇宙对在线教育的重塑是突破性的，将成为教育教学改革的关键。

15.7.3　元宇宙医学课程实例：基于融创结合的"元解剖"

人体解剖学是研究正常人体各器官形态、结构、位置、毗邻及结构与功能关系的科学。

学习解剖学,在于理解和掌握人体各系统器官的形态结构的基本知识,为学习其他基础医学和临床医学奠定必要的形态学基础。但由于解剖学的直观性很强,具有名词多、描述多的特点。要求学生在学习过程中既要充分利用各种标本、模型、图片等直观道具,又要求学生在学习中多看、多摸、多想、多记,以加深对形态知识的理解和掌握。从而形成局部与整体统一的观点,形态与功能统一的观点,理论联系实际的观点。在传统课堂教学过程中,学生们不得不面对厚重的书本,以及甲醛固定后颇有气味的人体标本。传统课堂教学弊端在疫情下显得更为突出,但教育元宇宙的兴起,使得解决这些弊端有了更优的方案。

在教育元宇宙环境中,可以让学生们通过一个全新的维度来直观地理解知识。场景内,教师可根据自己的教学经验,设计符合自己风格的教学内容,如:教师可以编辑人体模型,添加相应组织、结构,设计课程交互点,添加相应动画及文字标识等,这样课堂上学生可以在虚拟场景中,随意转动了解人体结构,细化到每个器官,遇到不懂的地方时也不需要去查书,而是可以通过每个器官旁边的文字标识了解相应内容,甚至学生可以在虚拟场景中取下每一层皮肤、从表层皮肤到最深层的骨骼。甚至还能即时研究它们在运作时的状态,与身体器官进行“互动”,从而让学生们更真实地理解肌肉、器官、神经和血管之间的相互作用。在教育元宇宙编辑器场景中学习者可通过编辑器自行导入相应教学场景、模型及素材库,教师可通过模型、素材及智能函数模块定制需要的动作逻辑,为学生制作真实的解剖学教学场景,进而满足课堂教学需要,同时编辑器可提供多人协作功能,学生可通过多人协作等方式创建3D交互式场景工程,编辑器的应用,切实提高了课堂教学的效率。人体解剖学在教育元宇宙中教学一体,师生共创,源于解剖超越解剖的特性,将之称为“元解剖”更为合适。

1. 教育元宇宙医学课程“元解剖”构建范例

(1) 应用威尔元创编辑器制作“元解剖”XR 资源,如图 15.29~图 15.32 所示。

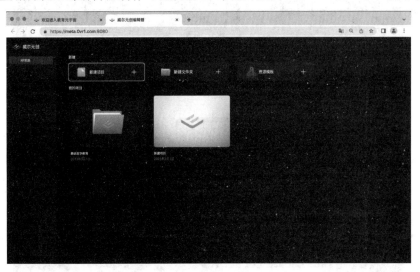

图 15.29　进入编辑器新建项目

- 进入编辑器,新建项目,进入项目,上传模型(支持多种通用格式模型)。
- 添加知识点也可以通过右键补充 PDF 等二维资源。

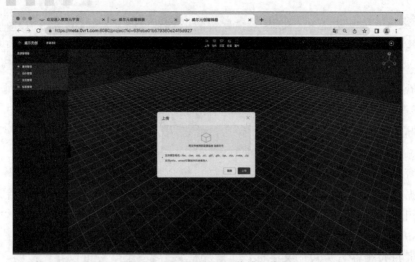

图 15.30　进入项目上传模型资源

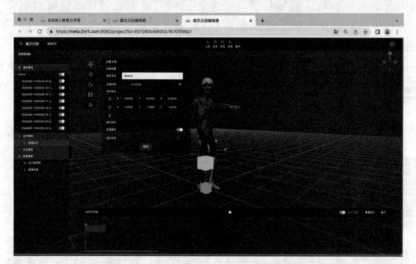

图 15.31　设置标签、动作制作动画效果

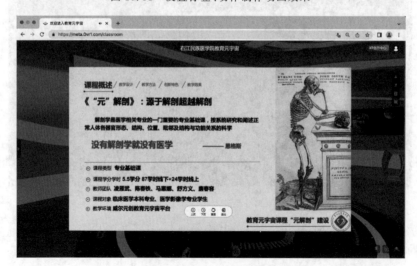

图 15.32　补充二维资源

（2）将"元解剖"XR 课程资源部署到基础医学教育元宇宙平台。

- 在平台单击添加 XR 课程资源即可将制作好的"元解剖"XR 课程资源添加到基础医学教育元宇宙平台上的课程"元解剖"，如图 15.33 所示。

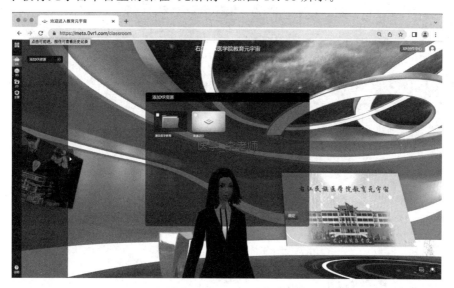

图 15.33　添加 XR 资源到课程

- 添加好 XR 资源的课程"元解剖"部署到教育元宇宙平台，如图 15.34 所示。

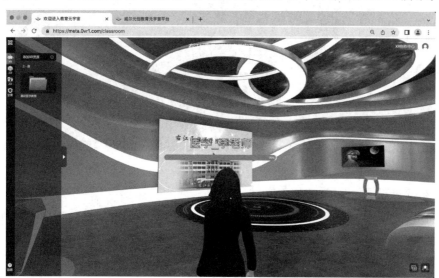

图 15.34　部署课程到教育元宇宙平台

2. 教育元宇宙医学课程"元解剖"应用示范

（1）沉浸式学习教育元宇宙课程"元解剖"。

- 自主学习课程如图 15.35 所示。
- 教师开启一键跟随，跟随教师上课，实时语音一键开启，如图 15.36 所示。

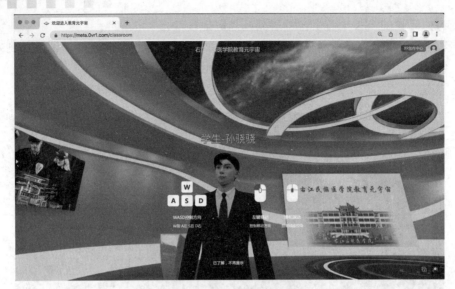

图 15.35　登录自主学习课程

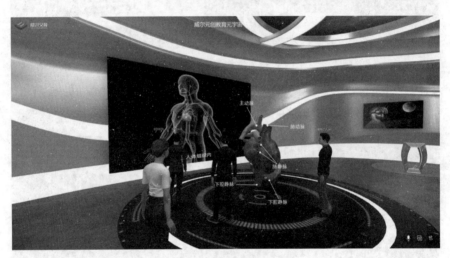

图 15.36　互动学习

（2）在教育元宇宙课程"元解剖"中创造价值。

- 学生应用威尔元创编辑器完成解剖 XR 资源创作并上传到教育元宇宙课程学生作业成品区，如图 15.37 所示
- 教师将学生作业成品区优质解剖 XR 资源择优部署到教育元宇宙课程学习区，更新迭代课程内容，体现学生价值，如图 15.38 所示。

（3）教育元宇宙课程"元解剖"学习评价。

- 根据学习者在虚拟空间做任务的过程和结果进行真实性评价，从而对学习者在学习过程中遇到的问题和困难提出精确的判断，如图 15.39 所示。

（4）教育元宇宙课程"元解剖"学习干预。

　　通过教育大数据的长期存储和真实记录来建立学习者的数字孪生学习画像，在德智体美劳各方面进行个性化评价，同时根据当前学习状况和过往记录，及时评估并预测学习者状态，提出教学个性化精准干预方案，如图 15.40 所示。

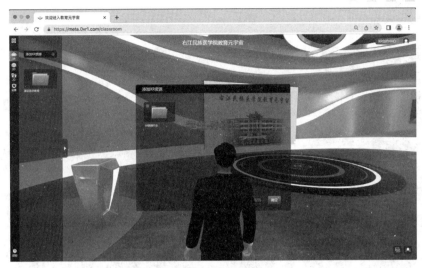

图 15.37 学生上传作业

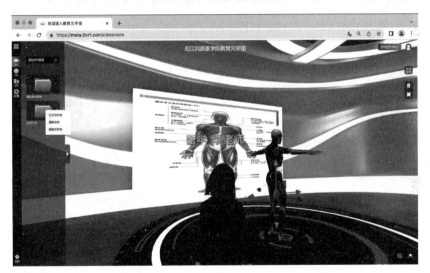

图 15.38 择优部署学生作业

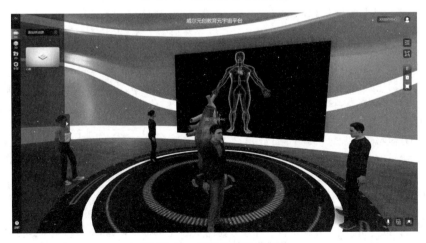

图 15.39 过程性精准化评价

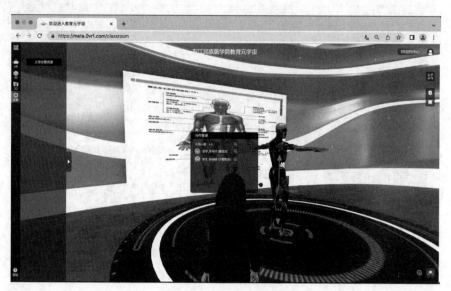

图 15.40　个性化精准干预

本章小结

伴随着"元宇宙"时代到来,教育实现自我迭代拥有了更多可能性,未来医学教育将是在基于现实物理世界和教育元宇宙构建的虚实融生环境中进行的高质量学习,通过它们的优缺互补完成教学实践。学习者可以在未来利用更加便捷的医学教育元宇宙访问设备实现虚实环境的跨界学习,使学习者能够根据学习需要进行持续假设验证和实践探索,弥补传统医学教育的不足,为医学、生命科学等教学实践提供支撑,元宇宙也必将对医学教育产生深远的影响。

【注释】

1. **ADHD**,即 Attention deficit hyperactivity disorder,注意力缺陷多动障碍,是一种在儿童期很常见的精神失调。根据世界卫生组织的《世界通用疾病分类手册》第 10 版(ICD-10,WHO,1992)称此症为"过度活跃症"(Hyperkinetic Disorder),分类编号为 F90,一般又俗称为"过动儿"。

2. **PBL 教学法**,即 Problem-Based Learning,简称"PBL",是以问题为导向的教学方法,最早起源于 20 世纪 50 年代的医学教育,是基于现实世界的以学生为中心的教育方式。PBL 学习的核心是通过"以学生为中心"的理念去优化传统教育中的被动学习模式,激发出学生的创造力和潜能,让学生从被动学习者转变为主动学习。

3. **M 时代**,即 Meta-Mess,元宇宙时代。

4. **MeTAI**,即 Medical technology and artificial intelligence,医疗技术和人工智能,也被称为医疗界的元宇宙。MeTAI 可促进基于 AI 的医疗实践的开发、原型设计、评估、监管、转化和完善,尤其是医学影像引导诊断和治疗,将对临床实践和人类健康产生深远影响。

5. **DID**,即 Decentralized Identifiers,身份验证体系,是一种新型的全球性的唯一标识符,具有全局唯一性、高可用性可解析性和加密可验证性。通常与加密材料(如公钥)和服务端点相关联,以建立安全的通信信道。DID 对于任何受益于自管理、加密可验证的标识符(如个人标识符、组织标识符和物联网场景标识符)的应用程序都很有用。

本章参考文献

[1] 王岳,陈晨,王亚平,等.医学教育元宇宙学习环境架构探讨[J].中国数字医学,2022,17(09)：45-47.

[2] 廖凯举,王维民.我国高等临床医学教育的现状与展望[J].医学与社会,2021,34(06)：124-28.

[3] 徐明毅.元宇宙的构成要素及发展趋势探讨[J].软件工程与应用,2022,11(5)：1037-1046.

[4] ZHANG X，CHEN Y，HU L，et al. The metaverse in education：Definition，framework，features，potential applications，challenges，and future research topics[J]．Frontiers in Psychology，2022，13：1016300.

[5] 魏开宏,苏媛.国外元宇宙研究述论：热点、堵点与愿景[J].新疆师范大学学报(哲学社会科学版),2022(5)：1-18.

[6] WANG G，BADAL A，JIA X，et al. Development of metaverse for intelligent healthcare[J]．Nature Machine Intelligence,2022(4)：922 -929.

[7] HARMON J，PITT V，SUMMONS P，et al. Use of artificial intelligence and virtual reality within clinical simulation for nursing pain education：A scoping review[J].Nurse Education Today,2021(97),2：104700

[8] THIEN HT,PHAM QV,PHAM XQ,et al. Artificial Intelligence for the Metaverse：A Survey[J]. Engineering Applications of Artificial Intelligence,2023(117,Part A)：105581.

图书资源支持

感谢您一直以来对清华版图书的支持和爱护。为了配合本书的使用，本书提供配套的资源，有需求的读者请扫描下方的"书圈"微信公众号二维码，在图书专区下载，也可以拨打电话或发送电子邮件咨询。

如果您在使用本书的过程中遇到了什么问题，或者有相关图书出版计划，也请您发邮件告诉我们，以便我们更好地为您服务。

我们的联系方式：

清华大学出版社计算机与信息分社网站：https://www.shuimushuhui.com/

地　　址：北京市海淀区双清路学研大厦 A 座 714

邮　　编：100084

电　　话：010-83470236　010-83470237

客服邮箱：2301891038@qq.com

QQ：2301891038（请写明您的单位和姓名）

资源下载：关注公众号"书圈"下载配套资源。

资源下载、样书申请

书圈

图书案例

清华计算机学堂

观看课程直播